Kohlhammer

Die Herausgeber

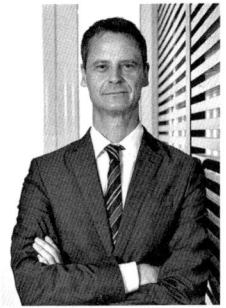

Dr. med. York Dhein M.Sc., seit 2014 Vorstandsvorsitzender der Johannesbad Gruppe mit Sitz in München. Das Familienunternehmen gehört zu den zehn großen Anbietern stationärer Rehabilitation in Deutschland.

Seine beruflichen Stationen im Gesundheitswesen: Facharzt für Innere Medizin, Bereichsleiter des Leistungs- und Versorgungsmanagements der Siemens Betriebskrankenkasse, Principal der Kienbaum Managementberatung mit den Schwerpunkten Organisationsentwicklung, Sanierung und Strategieentwicklung.

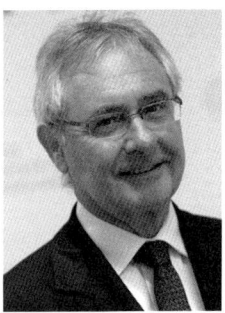

Univ.-Prof. Dr. rer. pol. Dr. biol. hom. Wilfried von Eiff, Leiter des Centrums für Krankenhaus-Management (Universität Münster) sowie Academic Director des Center for Health Care Management and Regulation an der HHL Leipzig Graduate School of Management; Stellvertretender Vorsitzender des Aufsichtsrats der Kerckhoff-Klinik (Bad Nauheim).

Als Verwaltungsdirektor war er Mitglied des Vorstands der Uni-Kliniken Gießen und mehrere Jahre leitender Manager in der Autoindustrie zuständig für Organisation, IT und Logistik; leitete die REDIA-Studie über die Auswirkungen der DRG-Systems im Akutbereich auf die Kosten- und Qualitätssituation in der Rehabilitation.

York Dhein, Wilfried von Eiff (Hrsg.)

Erfolgreiches Rehabilitationsmanagement

Ein Leitfaden für die Praxis

Verlag W. Kohlhammer

Dieses Werk einschließlich aller seiner Teile ist urheberrechtlich geschützt. Jede Verwendung außerhalb der engen Grenzen des Urheberrechts ist ohne Zustimmung des Verlags unzulässig und strafbar. Das gilt insbesondere für Vervielfältigungen, Übersetzungen, Mikroverfilmungen und für die Einspeicherung und Verarbeitung in elektronischen Systemen.

Die Wiedergabe von Warenbezeichnungen, Handelsnamen und sonstigen Kennzeichen in diesem Buch berechtigt nicht zu der Annahme, dass diese von jedermann frei benutzt werden dürfen. Vielmehr kann es sich auch dann um eingetragene Warenzeichen oder sonstige geschützte Kennzeichen handeln, wenn sie nicht eigens als solche gekennzeichnet sind.

Es konnten nicht alle Rechtsinhaber von Abbildungen ermittelt werden. Sollte dem Verlag gegenüber der Nachweis der Rechtsinhaberschaft geführt werden, wird das branchenübliche Honorar nachträglich gezahlt.

1. Auflage 2020

Alle Rechte vorbehalten
© W. Kohlhammer GmbH, Stuttgart
Gesamtherstellung: W. Kohlhammer GmbH, Stuttgart

Print:
ISBN 978-3-17-033124-2

E-Book-Formate:
pdf: ISBN 978-3-17-033125-9
epub: ISBN 978-3-17-033126-6
mobi: ISBN 978-3-17-033127-3

Für den Inhalt abgedruckter oder verlinkter Websites ist ausschließlich der jeweilige Betreiber verantwortlich. Die W. Kohlhammer GmbH hat keinen Einfluss auf die verknüpften Seiten und übernimmt hierfür keinerlei Haftung.

Geleitwort 1

Thomas Bublitz

Zukunft der Rehabilitation: Situation, Handlungsbedarf, Chancen und Risiken

Die Gesundheitsversorgung in Deutschland befindet sich massiv im Umbruch. Das Lebensalter der Menschen steigt, chronische Krankheiten nehmen zu, bei einem sich gleichzeitig rasant entwickelnden medizinischen Fortschritt – Faktoren, die die Patientenversorgung maßgeblich mit beeinflussen. Schwere Erkrankungen sind heute immer besser behandelbar, wobei das Alter der Patienten zunehmend eine geringere Rolle spielt. Die medizinische Versorgung kranker Menschen durch Spezialisten rückt mehr und mehr in den Vordergrund. Stationäre Krankenhausbehandlungen verkürzen sich, so dass sich die Verweildauer im Krankenhaus seit dem Jahr 2000 auf sieben Tage nahezu halbiert hat. Aber auch gesellschaftliche Entwicklungen, wie eine ständig steigende Zahl von Singlehaushalten, verändern die Anforderung an unser Gesundheitswesen. Aus diesen Gründen wird es immer wichtiger, Patienten im Anschluss an die Akutbehandlung Hilfestellungen zu geben, um ihnen die Rückkehr in Alltag, Familie und Beruf zu erleichtern. Die medizinische Rehabilitation wird also immer wichtiger: Sie steigert die Lebensqualität vieler Menschen, verhindert Frühverrentung, vermeidet Pflegebedürftigkeit.

Und – Reha besitzt einen nachweislich hohen Nutzen für die deutsche Volkswirtschaft. Mit rund 500 Millionen Euro entlastet beispielsweise die orthopädische Reha bei Rückenschmerzen die Volkswirtschaft und damit die Steuer- und Beitragszahler in Deutschland. Das belegt eine aktuelle Studie der AOK Baden-Württemberg, der Deutschen Rentenversicherung Baden-Württemberg (DRV) und des Instituts für Rehabilitationsmedizinische Forschung an der Universität Ulm (IFR Ulm).

Voraussetzung für eine gut funktionierende Rehabilitation ist ein bedarfsgerechter und frühzeitiger Zugang zu diesen Leistungen. Diese Anforderung ist bis heute nicht erfüllt. Die Kriterien, nach denen Patienten Rehabilitationsleistungen erhalten, sind zu wenig transparent und erfolgen teilweise kosten- oder budgetgesteuert. Dabei ist ein unkomplizierter Zugang zur Reha für viele Menschen eine wirksame Hilfe, wenn sie von Pflegebedürftigkeit oder Frühberentung bedroht sind. Nach wie vor haben Hausärzte mit erheblichen Barrieren zu kämpfen, damit diese Versicherten notwendige Reha-Leistungen erhalten. Die Krankenkassen lehnen knapp 40 % der Anträge auf medizinische Rehabilitationsleistungen aus dem niedergelassenen Bereich ab. Der gesetzlich verankerte Grundsatz »Reha vor Pflege« wird insofern nicht bedarfsgerecht umgesetzt und ist damit nach wie vor ein wichtiges gesundheitspolitisches Handlungsfeld.

Ein weiterer Schwerpunkt muss auf die Qualitätsorientierung, insbesondere mit Fokus auf die Ergebnisqualität, gelegt werden. Reha-Kliniken, die den Behandlungserfolg ihrer akut- oder rehabilitationsmedizinischen

Behandlungen belegen können, müssen dafür auch belohnt werden – durch eine bevorzugte Belegung mit Patienten und eine leistungsgerechte Vergütung der erbrachten Reha-Maßnahmen. Der aktuell bestehenden Unterfinanzierung in der Rehabilitation muss dringend entgegengewirkt werden, um eine qualitativ hochwertige Rehabilitationsversorgung auch langfristig sichern zu können. So belegt das aktuelle Gutachten der aktiva Beratung im Gesundheitswesen GmbH »Was kostet die Rehabilitationsleistung? – Kostenberechnung auf Basis struktureller Anforderungen in der gesetzlichen Krankenversicherung« erneut, dass eine leistungsgerechte Vergütung bei stetig wachsenden Qualitätsanforderungen in der Reha nach wie vor zu den drängenden aktuellen Aufgaben gehört. Es kann nicht sein, dass die Preisentwicklung in der medizinischen Reha den ständig wachsenden Leistungserfordernissen diametral gegenüberstehen. Nach wie vor tut Gesundheitspolitik zu wenig, um daran etwas zu ändern. Der aktuelle Gesetzgebungsprozess des Pflegepersonal-Stärkungs-Gesetzes ist dafür der beste Beleg. Die Refinanzierung der steigenden Pflegekosten und die weiteren vorgesehenen Förderungen zur Stärkung der Pflege betreffen allein Akut-Krankenhäuser und die Altenpflege. Die 30.000 Pflegekräfte in Reha-Kliniken wurden per Gesetz zu Fachkräften 2. Klasse degradiert: Reha-Kliniken erhalten keine Refinanzierung der Pflegekosten sowie keine Unterstützung in der betrieblichen Gesundheitsförderung.

Die Gesundheitspolitik liefert damit per Gesetz eine Steilvorlage zur Verschlechterung der Pflegesituation in der medizinischen Reha und gefährdet u. a. die wichtige Anschlussversorgung von Patienten beispielsweise nach Schlaganfall, Herzinfarkt, Hüftoperationen oder Krebsbehandlungen. Denn gut ausgebildete Pflegekräfte werden in den Akutbereich abwandern, weil sie dort als dringend benötigte Fachkräfte mehr Geld verdienen werden. Rehabilitationseinrichtungen geraten so unter enormen Druck. Wollen sie Pflegekräfte halten, werden sie die Gehälter anheben müssen. Eine Finanzierungsmöglichkeit für steigende Personalkosten haben sie jedoch de facto nicht. Die Grundlohnrate nach § 71 SGB V verhindert, dass sich die Preise an stärker steigende Kosten beispielsweise für das Personal anpassen können.

Die Herausforderungen für die Reha werden deutlich: Der Gesetzgeber muss handeln und für sinnvolle und zukunftsfeste Rahmenbedingungen in der Reha sorgen. Für den »Rest« einer modernen, effizienten und qualitativ hochwertigen medizinischen Versorgung stehen das Management, die Ärzte, die Pflegekräfte und die Therapeuten gerade. Deshalb ist die Lektüre dieses Buches oberste Pflicht.

Thomas Bublitz
Hauptgeschäftsführer des BDPK e. V.
Vorstandsmitglied der Deutschen Krankenhausgesellschaft e. V,
Geschäftsführer des Institutes für Qualitätsmanagement im Gesundheitswesen GmbH und der 4QD – Qualitätskliniken.de GmbH
Mitglied im Unterausschuss Veranlasste Leistungen des Gemeinsamen Bundesausschusses.

Geleitwort 2

Jens Scholz und Matthias Köhler

Vision Rehabilitation 2030: Einflussfaktoren, Handlungsbedarf, innovative Versorgungsansätze

In den vergangenen 20 Jahren wurde wiederholt der Untergang der Rehabilitation prophezeit. Vermutlich wird es Rehabilitation in Deutschland auch 2030 noch geben – aber sie wird anders aussehen als heute. Verschiedene Einflussfaktoren spielen hierbei eine Rolle.

Angesichts des demografischen Wandels ändern sich Patientenstrukturen: Es wird weniger jüngere erwerbstätige Menschen geben, deren berufliche Tätigkeit infolge gesundheitlicher Beeinträchtigungen gefährdet ist. Daher wird die Nachfrage nach Heilverfahren sinken. Dafür werden vermehrt ältere multimorbide Patienten mit hochgradigen gesundheitlichen Einschränkungen nach vorangegangenen Akutereignissen in Reha-Einrichtungen drängen. Diese heute oft als »noch nicht rehafähig« abgelehnten Patienten kommen angesichts der zunehmend kürzeren Verweildauern immer früher aus den Akutkliniken. Das ist im Prinzip auch sinnvoll, denn frühzeitige Mobilisierung, Vermeidung von Infektionen mit multiresistenten Erregern und Einsparung unnötiger Kosten im Gesundheitswesen sind wichtige und richtige Ziele. Sind aber Rehakliniken in landschaftlich attraktiver Lage und somit weit entfernt von zuweisenden Akutkliniken auch entsprechend ausgestattet für die Versorgung dieser kranken Patienten – gerade vor dem Hintergrund des sich in den nächsten Jahren weiter verstärkenden Fachkräftemangels? Ist der Transport über viele Kilometer von der Akut- in die Rehaklinik wirklich sinnvoll und widerspricht er nicht dem überwiegenden Wunsch nach wohnortnaher Versorgung? Das Modell einer »Campus-Reha«, in der Patienten auf dem Campus der Akutklinik in enger Kooperation von Akut- und Rehamedizinern nach ihrem Akutaufenthalt rehabilitiert werden, ist eine vielversprechende Alternative für künftige Herausforderungen. Erste erfolgreiche Modellprojekte existieren und weisen den Weg in eine künftige flächendeckende Umsetzung.

Die finanziellen Rahmenbedingungen für die Gesundheitsversorgung werden sich angesichts der demografischen Entwicklung verschlechtern. Angebote werden bzgl. ihrer Evidenz noch stärker auf den Prüfstand gestellt. Der Sachverständigenrat sieht in der mangelnden Evidenzbasierung das Kernproblem des gesamten Reha-Sektors. Bis 2030 werden daher nur Rehakliniken überleben, die auf internationalen Expertenempfehlungen basierende Qualitätssicherungssysteme vorweisen können, welche die medizinische Ergebnisqualität ihrer Einrichtungen transparent darstellen. Erste Ansätze, die das trägerübergreifende Ausrollen eines solchen Systems zur Erfassung und Darstellung medizinischer Ergebnisqualität in der Rehabilitation in den nächsten Jahren in Aussicht stellen, existieren.

Weiterhin werden digitale Interventionsangebote die Rehabilitation in absehbarer

Zeit maßgeblich verändern. 2030 werden sich die Menschen Rehaeinrichtungen aussuchen, die ihnen individuell auf ihre Bedürfnisse zugeschnittene Angebote mit flexiblem Tagesablauf ermöglichen. Im Fokus wird nicht mehr der mindestens drei-wöchige Aufenthalt fern ab der eigenen Lebenswelt mit dann abruptem Ende stehen. Stattdessen werden Patienten die Möglichkeit erhalten, nach einer (kürzeren) Reha im Idealfall lebenslang mit digitaler Unterstützung – wo und wann immer sie möchten – auf ihren individuellen Bedürfnissen entsprechende Informationen und Beratungen zuzugreifen. KI-basierte Plattformen werden die Menschen befähigen, sich selbst über Ihre Gesundheit noch besser zu informieren. Rehaeinrichtungen sollten daher ihre gemeinsame Chance mit Akut- und Praxis-Einrichtungen nutzen: Die in den multiprofessionellen Teams vorhandene Expertise ist eine ideale Voraussetzung zur Entwicklung nachhaltiger Angebote einer ganzheitlichen patientenzentrierten Betreuung chronisch kranker Menschen mit ihren meist vielschichtigen krankheitsbedingten Herausforderungen.

Prof. Dr. Jens Scholz
Vorstandsvorsitzender Universitätsklinikum Schleswig-Holstein (UKSH)

Prof. Dr. Matthias Köhler
Geschäftsführer Medizin
VAMED Kliniken Deutschland GmbH

Inhalt

Geleitwort 1 5
Thomas Bublitz

    Zukunft der Rehabilitation: Situation, Handlungsbedarf, Chancen und
    Risiken 5

Geleitwort 2 7
Jens Scholz und Matthias Köhler

    Vision Rehabilitation 2030: Einflussfaktoren, Handlungsbedarf, innovative
    Versorgungsansätze 7

Vorwort der Herausgeber: Den Wandel gestalten 17

1 Rehabilitation in Deutschland: Die neue Marktdynamik im Rehabilitationssektor 19
   1.1   Der Reha-Markt 20
        Peter Borges und Agnes Zimolong
        1.1.1   Zweck und Funktion der Rehabilitation 20
        1.1.2   Grundsätze der Finanzierung der Rehabilitation 21
        1.1.3   Eckdaten Reha-Markt 22
        1.1.4   Eckdaten stationärer Reha-Markt 22
        1.1.5   Eckdaten ambulanter Reha-Markt 24
        1.1.6   Markt im Umbruch – ein Überblick 26
        1.1.7   Auswirkungen aus Sicht von Kunden, Kostenträgern und
               Trägern 28
   1.2   Patienten werden auch Konsumenten: Markenmedizin in der Reha? ... 30
        Heinz Lohmann, Ines Kehrein und Konrad Rippmann
        1.2.1   Internet lichtet Intransparenz 30
        1.2.2   Patienten werden auch Konsumenten 31
        1.2.3   Prozess statt Institution 31
        1.2.4   Strukturierte Versorgung auf digitalem Workflow 32
        1.2.5   Definierte Behandlungen ermöglichen Leistungsversprechen 32
        1.2.6   Wettbewerbserfolg für Reha-Kliniken durch Markenmedizin 33
   1.3   Zukunft der Rehabilitation – aus Sicht der Krankenkassen 34
        Gertrud Demmler
        1.3.1   Rehabilitation. Was ist das eigentlich? 34
        1.3.2   Rehabilitation aus Sicht der Patienten 35

		1.3.3	Welche Rehabilitationsbedarfe zeigen sich in der Versorgungspraxis?	36
		1.3.4	Krankenkassen im Spannungsfeld zwischen Qualität und Kosten	37
		1.3.5	Rehabilitation muss zielgruppenorientierte Rehabilitationskonzepte entwickeln und sich von sektoralem Denken und Entwicklungskonzepten lösen.	38
		1.3.6	Individualisierte (patientenzentrierte) Therapie kann Gesundungsverläufe und Umgang mit Erkrankungen deutlich verbessern und damit Qualität und Wirtschaftlichkeit erhöhen	39
		1.3.7	Qualität aus Patientensicht kann nur entstehen, wenn Patientenfeedback auch über eine systematische Verlaufskontrolle im Nachgang der Reha erfolgt	39
	1.4		Die Zukunft der Rehabilitation – Die Sicht der Deutschen Rentenversicherung	40
			Thomas Keck	
		1.4.1	Die Rehabilitation der gesetzlichen Rentenversicherung heute...	40
		1.4.2	Zahlen, Daten, Fakten, Reha Budget	41
		1.4.3	Welche Reha-Maßnahmen gibt es?	43
		1.4.4	Herausforderungen der Zukunft	45
		1.4.5	Finanzierung – DRG in der Reha der gRV	48
		1.4.6	Zukunft – Wie wird sie aussehen?	50
		1.4.7	Fazit	51
2			**Medizinische Versorgungsansätze im Wandel – Auswirkungen auf den Reha-Markt in ausgewählten Bereichen**	**55**
	2.1		Stand und Zukunft der Rehabilitation in der Orthopädie	56
			Bernhard Greitemann	
		2.1.1	Anschlussrehabilitation unter DRG Bedingungen	56
		2.1.2	Return to work – medizinisch-berufliche Orientierung in der Rehabilitation	57
		2.1.3	Flexibilisierung der Rehabilitation	59
		2.1.4	Verbesserung der Nachsorge	60
		2.1.5	Prävention in der Rehabilitation	60
		2.1.6	Bedarf nach Vernetzung	62
	2.2		Veränderungen in der Akutmedizin und ihre Auswirkungen auf die kardiologische Rehabilitation	63
			Thomas Mengden, Bettina Hamann und Matthias Müller	
		2.2.1	Ausgangslage und Perspektive	63
		2.2.2	Entwicklung der kardialen Krankheitsbilder	64
		2.2.3	Evidenz der koronaren Prehabilitation	68
		2.2.4	Konsequenzen für die Rehabilitation aus Sicht des Managements	70

	2.3	Neurologische Rehabilitation der Zukunft		73
		Wilfried Schupp		
		2.3.1	Indikation und Rahmenbedingungen (Phasenmodell)	73
		2.3.2	Evidenzbasierung und Versorgungsstrukturen	74
		2.3.3	Entwicklung von Behandlungsmodulen	75
		2.3.4	Therapeutische Hilfsmittel im Wandel	76
		2.3.5	Langzeitbetreuung und Selbstmanagement	76
		2.3.6	Entwicklungen und Zukunftsszenario	77
	2.4	Geriatrische Rehabilitation		79
		Dirk van den Heuvel		
		2.4.1	Ausgangslage	79
		2.4.2	Ansteigender Versorgungsbedarf	80
		2.4.3	Entwicklung im Bereich der geriatrischen Rehabilitation	81
		2.4.4	Vernetzung der Angebote	81
		2.4.5	Ausblick	82
3	**Führungs- und Personalmanagement**			**84**
	3.1	Wertorientierte Führung – Führungsmodell für agiles Management in der Gesundheitswirtschaft		85
		Wilfried von Eiff		
		3.1.1	Ausgangslage	85
		3.1.2	Das CKM-Führungsmodell	86
		3.1.3	Agile Führung	93
		3.1.4	Zusammenfassung und Bewertung	98
	3.2	Herausforderung Fachkräftemangel		100
		Edeltraud Bernhard		
		3.2.1	Neue Wege sind erforderlich	100
		3.2.2	Vier wichtige Aktionsfelder	100
		3.2.3	Schlussbemerkung	109
4	**IT-Management und Digitalisierung in der Rehabilitation**			**111**
	4.1	Chancen und Nutzen digitaler Gesundheitsanwendungen in Rehabilitation und Prävention		112
		Michael John		
		4.1.1	Medizinische und gesellschaftliche Hintergründe	112
		4.1.2	Digitale Gesundheitsanwendungen aus Sicht der Akteure	113
		4.1.3	Systemkonzepte und Funktionen für digitale Gesundheitsanwendungen	117
		4.1.4	Chancen und Nutzen digitaler Gesundheitsanwendungen in Rehabilitation und Prävention	120
		4.1.5	Empfehlungen für die Einführung digitaler Gesundheitsanwendungen	125
		4.1.6	Zusammenfassung und Ausblick	127
	4.2	Digitale Entrepreneure: innovative Geschäftsmodelle und Versorgungsansätze für die Rehabilitation und Prävention in Zeiten des Fachkräftemangels		131
		Maximilian Michels		

		4.2.1	Zukünftige Rolle der Tele-Rehabilitation	131
		4.2.2	Therapie-Apps	132
		4.2.3	Nachhaltigere Prävention	135
		4.2.4	Reduzierung der Zugangsbarrieren	136
	4.3	Digitalisierung aus Sicht der Kostenträger		137
		Ulrich Holschbach		
		4.3.1	Digitalisierung in Bezug auf Kunden, Geschäftsmodelle und Märkte	138
		4.3.2	Digitalisierung in Bezug auf die Rehabilitation, deren Kunden und Anbieter	138
		4.3.3	Digitalisierung in Bezug auf die Kostenträger, (eine) Einschätzung zu Chancen, Risiken und Handlungsbedarfen	139
		4.3.4	Fazit	140
	4.4	Digitalisierung für sektorenübergreifende Zusammenarbeit im Gesundheitswesen		141
		Admir Kulin		
		4.4.1	Neue Perspektiven	142
		4.4.2	Was muss Digitalisierung leisten?	145
		4.4.3	Lösungsvoraussetzungen	145
		4.4.4	Lösungsszenarien – ein idealisierter customer/patient journey	146
		4.4.5	Fallbeispiel: m.Doc Smart Clinic – Digitalisierung sinnvoll nutzen	146
		4.4.6	Was ist bei der Einführung einer Klinik-Plattform zu beachten?	147
5	**Lean- und Qualitätsmanagement in der Reha**			**149**
	5.1	Lean in der Rehabilitation – Die Transformation zu einer effizienten und effektiven Organisation		150
		Alfred Angerer		
		5.1.1	Fallstricke in der Prozessoptimierung	150
		5.1.2	Why? Die Lean Vision	152
		5.1.3	What? Die Lean Prinzipien und Werkzeuge	152
		5.1.4	How? Der Weg zu einer Lean Organisation	154
		5.1.5	Fazit	158
	5.2	Ziele und Wege des Qualitätsmanagements in der medizinischen Rehabilitation		159
		Volker Weissinger		
		5.2.1	Qualität in der medizinischen Rehabilitation	159
		5.2.2	Qualitätssicherung und Qualitätsmanagement: Rechtlicher Rahmen	160
		5.2.3	Umsetzung der gesetzlichen Vorgaben zum Qualitätsmanagement am Beispiel	161
		5.2.4	Qualitätsdimensionen im Bereich der medizinischen Rehabilitation	162
		5.2.5	Die Bedeutung der Qualität für die Belegungssteuerung in der Rentenversicherung	167

		5.2.6	Internes Qualitätsmanagement vor dem Hintergrund eines qualitätsorientierten Steuerungssystems der Rentenversicherung	168

5.2.6 Internes Qualitätsmanagement vor dem Hintergrund eines qualitätsorientierten Steuerungssystems der Rentenversicherung ... 168
5.2.7 Ausblick ... 170
5.3 Qualitätsmonitoring für kurze Reaktionszeit ... 171
Rudolf Bachmeier
5.3.1 Qualität aus Sicht des Kunden – Moments of Truth ... 171
5.3.2 Wie lässt sich Qualität aus Sicht des Kunden messen und überprüfen ... 171
5.3.3 Qualität als Managementaufgabe ... 176

6 Vertriebsmanagement und Marketing im Reha-Markt ... 181
6.1 Marketing Management – Auf dem Weg zum Magnet-Status ... 182
Wilfried von Eiff
6.1.1 Marketing und Markenmanagement ... 182
6.1.2 Marketingziele und Marketingbegriff ... 182
6.1.3 Der Marketing-Mix ... 183
6.1.4 Die Marke als Wahrnehmungsmonopol ... 185
6.1.5 Markenwert und Markenfunktion ... 185
6.1.6 Markenansätze ... 186
6.1.7 Kompetenz und Assoziation: Meinungsbild und Qualitätsversprechen prägen die Marke ... 187
6.1.8 Erfolgsfaktor zur Entwicklung eines Markenstatus ... 188
6.1.9 Fazit ... 190
6.2 Markenstrategie in der Rehabilitation: Markenwert, Markenkern und Stakeholder-spezifische Markenversprechen ... 190
Marc Raschke
6.2.1 Es macht nicht immer Sinn, sich in die Markenentwicklung zu begeben. ... 191
6.2.2 Eine Marke beschreibt nichts weniger als die Identität eines Unternehmens ... 191
6.2.3 Eine solide entwickelte Marke ist wie ein gutes Steak ... 191
6.2.4 Eine Marke hat immer auch eine Erzählung ... 192
6.2.5 Lassen Sie Ihre Marke in eine WG einziehen ... 192
6.2.6 Märkte sind Gespräche – lassen Sie Mitarbeiter und Kunden zu Wort kommen ... 193
6.2.7 Eine Marke muss gelebt werden ... 193
6.3 Schlüsselfaktor Sales: Der Kunde im Fokus – Vertrieb integriert ausrichten ... 194
Eike Alexander Kraft und Simon Pink
6.3.1 Köder legen: Lösungen für das Bedürfnis des Kunden ... 194
6.3.2 Interesse smart konvertieren ... 195
6.3.3 Den Kreislauf am Leben halten ... 196
6.3.4 Integrierter Vertrieb statt Silos ... 197
6.4 Besonderheiten von Sales in der Reha aus Sicht der Praxis ... 197
Simon Pink
6.4.1 Schlüsselfaktor Sales ... 197

		6.4.2	Kommen Sie auf die Beine	198
		6.4.3	Der erste Schritt	199
		6.4.4	Kunden erkennen und Beziehungen eingehen	199
		6.4.5	Spezifische Zielgruppenansprache in der Rehabilitation	200
		6.4.6	Fazit	204
7	Corporate Finance – Steuerung und Finanzierung des Reha-Betriebes			206
	7.1	Finanzierungsplanung für Rehabilitationskliniken Interdependenzen zwischen Strategie-, Investitions- und Finanzmanagement		207
		Wilfried von Eiff		
		7.1.1	Refinanzierung von Reha-Leistungen und Planungsinterdependenzen	207
		7.1.2	Strategische Planung: Das Unternehmen im Wettbewerb erfolgreich positionieren	208
		7.1.3	Investitionen	209
		7.1.4	Finanzierungsformen	210
		7.1.5	Fazit	211
	7.2	Finanzierungsmodelle: Vor- und Nachteile – je nach Strategie		213
		Werner Weißenberger		
		7.2.1	Die Bedeutung der Immobilie in der Rehabilitation aus Finanzierungssicht	213
		7.2.2	Finanzierungsmodelle – Alternativen	214
		7.2.3	Zusammenfassung	218
	7.3	Ganzheitliches Controlling im Reha-Betrieb		219
		Ulf Ludwig		
		7.3.1	Benchmarks als Steuerungsinstrument	223
		7.3.2	Was bringt der Vergleich mit anderen Branchen?	226
		7.3.3	Was bringt der Vergleich mit ausländischen Einrichtungen?	226
		7.3.4	Fazit	227
8	Fusionen und Übernahmen: Strategische Optionen für Unternehmenswachstum			228
	8.1	Fusionen und Übernahmen in Gesundheitswirtschaft und Rehabilitation – Trends und Strategieoptionen		229
		Christine A. von Eiff und Andreas J. W. Goldschmidt		
		8.1.1	Ausgangssituation: M+A-Marktdynamik	229
		8.1.2	Die Dynamik des Rehabilitationsmarktes als M&A-Auslöser	231
		8.1.3	Verstärkte M+A-Aktivitäten im Reha-Markt	231
		8.1.4	Strategieoptionen für M&A im Gesundheitsbereich	233
		8.1.5	Erfolgsfaktoren des M&A-Managements	236
		8.1.6	Erkenntnisse und Ausblick	238
	8.2	Private Equity – Investoren im Gesundheitswesen: Geschäftsmodell, Chancen und Risiken		238
		Wilfried von Eiff		
		8.2.1	Marktattraktivität aus Sicht von PE-Investoren	238
		8.2.2	Das Private Equity – Geschäftsmodell	239
		8.2.3	Kritik am PE-Geschäftsmodell	242

| | | 8.2.4 | Wachsender Stellenwert von PE-Investoren | 244 |
| | | 8.2.5 | Zusammenfassung und Bewertung | 244 |

9 Forschung und Lehre in der Reha-Wissenschaft ... 248

9.1 Forschung und Lehre zu Rehabilitation und Teilhabe ... 248
Teresia Widera und Maren Bredehorst
    9.1.1 Reha und Teilhabe als Gegenstand von Forschung und Lehre... 249
    9.1.2 Verwissenschaftlichung der Rehabilitation ... 250
    9.1.3 Rehawissenschaftliche Strukturen ... 253
    9.1.4 Lehrstühle und Forschungsabteilungen mit Reha-Bezug ... 255
    9.1.5 Förderungsmodalitäten in den Reha-Wissenschaften ... 258
    9.1.6 Output aus Forschung und Lehre ... 260
    9.1.7 Errungenschaften und »blinde Flecken« ... 263
    9.1.8 Herausforderungen von Reha-Forschung und -Lehre ... 265

9.2 Wirksamkeit und gesundheitsökonomischer Nutzen der medizinischen Rehabilitation ... 270
Gert Krischak
    9.2.1 Studien zur Wirksamkeit und dem Nutzen in der Rehabilitation ... 270
    9.2.2 Methoden zur Untersuchung der Wirksamkeit in der Rehabilitation ... 270
    9.2.3 Andere Lösungsansätze zur Untersuchung der Wirksamkeit in der Rehabilitation ... 271
    9.2.4 Ein neues Modell für eine Kontrollgruppe von Nicht-Rehabilitanden (IFR-Modell) ... 272
    9.2.5 Untersuchung der Wirksamkeit und des Nutzens der Rehabilitation ... 273
    9.2.6 Rehabilitation senkt Arbeitsunfähigkeitstage ... 274
    9.2.7 Rehabilitation senkt die Inanspruchnahme stationärer Leistungen ... 275
    9.2.8 Effekt auf Ausgaben für Medikamente und Heil- und Hilfsmittel ... 275
    9.2.9 Rehabilitation verzögert den Eintritt in die Erwerbsminderungsrente ... 275
    9.2.10 Kosten-Nutzen-Analysen in der Rehabilitation ... 277
    9.2.11 Ausblick ... 278

10 Neuere Formen der Rehabilitation: Trends und Perspektiven für das Continuum of Care ... 280

10.1 Ambulante Rehabilitation ... 281
Lars Weber und Björn von Pickardt
    10.1.1 Die Vorteile der ambulanten Rehabilitation ... 281
    10.1.2 Zur Entwicklung der ambulanten medizinischen Rehabilitation ... 282
    10.1.3 Reha-Nachsorge ... 283

		10.1.4	Perspektiven der ambulanten Rehabilitation – »Prävention vor Rehabilitation und Nachsorge«..	284
		10.1.5	Ausblick	285
	10.2	Mobile Rehabilitation		286
	Claudia Friedrich			
		10.2.1	Definition der mobilen Rehabilitation	286
		10.2.2	Entwicklung der mobilen Rehabilitation bis heute	286
		10.2.3	Patienten und Indikationen..	287
		10.2.4	Ablauf und Organisation..	287
		10.2.5	Besonderheiten der Mobilen Rehabilitation	288
		10.2.6	Welchen Einfluss hat die Digitalisierung auf die Mobile Rehabilitation?..	289
		10.2.7	Ausblick	289
	10.3	Campus-Konzepte für sektorübergreifende Versorgung...................		290
		10.3.1	Das Campus-Konzept Das Sektor übergreifende Medizin- und Service-Portfolio als strategische Option	290
			Maximilian C. von Eiff, Matthias Müller und Wilfried von Eiff	
		10.3.2	Campus Trends und Perspektiven für das »Continuum of Care« – Das RHÖN-Campus-Konzept	300
			Bernd Griewing und Dominik Walter	
11	Rehabilitation im internationalen Vergleich...			305
	Andreas Winkelmann, Andrea Bökel und Christoph Gutenbrunner			
	11.1	Einleitung		306
	11.2	Konzeptionelle Grundlagen der Rehabilitation im internationalen Kontext...		306
	11.3	Grundsätze der Analyse der Rehabilitation auf Länderebene............		307
	11.4	Beispiele für nationale Rehabilitationssysteme		308
		11.4.1	Europa (hier mit dem Beispiel Schweden als Industrieland)	308
		11.4.2	Asien (hier mit den Beispielen China und Indonesien als Schwellenländer)	311
		11.4.3	Afrika: Ghana als Land mit geringem Einkommen...............	315
	11.5	Internationale Organisationen		316
	11.6	Schlussfolgerung und Ausblick...		317

Agenda Rehabilitation 2025... **320**
York Dhein und Wilfried von Eiff

Autorenverzeichnis **325**

Stichwortverzeichnis **329**

Vorwort der Herausgeber:
Den Wandel gestalten

Es gibt wohl wenige Bereiche in der Gesundheitswirtschaft, wo Vergangenheit und Zukunft so stark aufeinanderprallen wie in der Rehabilitation. Die Altvorderen denken noch in Kuren und verlassen sich auf den Staat und seine Rahmenbedingungen. Das ist nicht unser Verständnis: In dem Wort »managen« steckt das lateinische *manus* – also Hand anlegen, gestalten – eine moderne Reha gestalten.

Das ist dringend erforderlich. Denn: Der Bedarf an medizinischer Rehabilitation wird weiter steigen, schon allein wegen des demografischen Wandels. Die Herausforderungen sind klar und oft beschrieben: Wir müssen eine Infrastruktur aus dem letzten Jahrhundert in ein digital unterstütztes medizinisches Versorgungsnetzwerk überführen: Zukünftig werden besonders die großen, interdisziplinären Rehabilitationskliniken als »Maximalversorger der Rehabilitation« auch als ländlicher Gesundheitsversorger überleben. Wir brauchen mehr ambulante und mobile Angebote ebenso wie mehr Campus Modelle, die als integrierte Versorgungskonzepte auf eine wachsende Akzeptanz stoßen. Unabdingbar sind zudem eine stärkere sektorübergreifende Vernetzung sowie mehr Transparenz bei Reha-Leistungen und deren Qualität, – um nur einige Stichpunkte zu erwähnen.

Das wird nur gelingen, wenn wir auch die wirtschaftlichen Effekte und Potentiale der Rehabilitation stärker in die Wahrnehmung der Menschen und der Politik bringen: Rehabilitation besitzt nachweislich einen hohen wirtschaftlichen Nutzen – mit rund 500 Millionen Euro pro Jahr entlastet alleine die orthopädische Reha bei Rückenschmerzen die Volkswirtschaft und damit die Steuer- und Beitragszahler in Deutschland. Ebenso birgt Reha zur Vermeidung von Pflege große humane und wirtschaftliche Potentiale. Diese zu heben, bedarf es aber einer leistungsgerechten Vergütung. Auch das gehört auf die Reha-Agenda der nächsten Jahre. Da kann es nicht sein, dass bei einem Gesetz zur Weiterentwicklung der Pflege die Rehabilitation schlicht ausgespart wird.

Den nachhaltigen Nutzen von Rehabilitation für die Menschen und unsere Industriegesellschaft zu vermitteln, wird keine leichte Aufgabe. Zumal es in vielen Ländern keine Rehabilitation gibt, wie wir sie in Deutschland kennen. Die Menschen, beispielsweise in den skandinavischen Ländern, leben mindestens genauso lange bei gleicher Lebensqualität – und auch deren Volkswirtschaften gedeihen prächtig.

Zudem müssen wir unser Denken erneuern: Das heißt, den Patienten als Kunden ansehen und in den Mittelpunkt stellen. Eine moderne Reha denkt die Versorgungspfade aus Sicht des Patienten, nimmt den Menschen als informierten Patienten ernst, der sein Wunsch- und Wahlrecht zunehmend nutzt. Das heißt aber auch, Innovationen wie Teletherapie und Robotik konsequent zu nutzen und die Potentiale der Digitalisierung zu heben. Da ist noch viel zu tun.

Das alles sind Herausforderungen in einem Markt, der das Ende der Beschaulichkeit längst eingeläutet hat. Wir sehen, wie ausländische Finanzinvestoren die Marktdynamik bestimmen und die Konsolidierung vorantreiben, wie größere Klinik- und Praxisketten das Marktgefüge nachhaltig verschieben.

Umso mehr entscheidet in der Phase des Umbruchs ein weitsichtiges, konsequentes und innovatives Management über den wirtschaftlichen Erfolg oder Bestand eines Unternehmens. Rehabilitation ist ein wertvolles Gut – wenn wir sie erhalten wollen, müssen wir sie grundlegend verändern. Gefordert sind wir als Manager im Gesundheitswesen.

Als Einführung in jedes Kapitel zeigen wir den *Kontext* auf, in dem die dort behandelten Themen stehen und skizzieren die jeweiligen Herausforderungen, mit denen das Reha-Management konfrontiert ist. Aus den Beiträgen abgeleitete *Perspektiven und Empfehlungen für das Reha-Management* am Ende jedes Kapitels vermitteln strategische Leitlinien, an denen sich nachhaltiges Managementhandeln in der Rehabilitation orientieren sollte.

In der *Agenda Rehabilitation 2025* stellen wir in acht programmatischen Punkten Empfehlungen vor, wie aus Sicht des Reha-Managements die Rahmenbedingungen für den Rehabilitationsmarkt weiterentwickelt werden sollten, damit Rehabilitation auch in Zukunft seiner wichtiger werdenden gesellschaftlichen Aufgabe gerecht werden kann. Angesprochen sind hier neben den politischen Entscheidungsträgern auch die Kostenträger und die Verbände.

Kurzum: Anspruch dieses Buches ist es, Diskussionen aufzuwerfen und Perspektiven aufzuzeigen, Fragen zu beantworten, Managern Instrumentarien an die Hand zu geben, Ansätze für innovative Konzepte und strategische Handlungsoptionen zu skizzieren – also: ein Praxisleitfaden zu sein, von Managern für Manager.

Dieses Buch ist das Ergebnis der konstruktiven Mitwirkung zahlreicher Unterstützer. Als Herausgeber bedanken wir uns bei den Mitautoren, die mit Engagement und qualifizierten Beiträgen zum Qualitätsniveau dieses Werkes beitrugen.

Unser besonderer Dank geht an Herrn Hans Carl Meister, der mit Akribie und Sachverstand das interne Lektorat besorgte, den Zeitplan immer im Blick hatte und den Projektverlauf zielsicher koordinierte. Danken möchten wir auch dem Kohlhammer Verlag für ein effektives Lektorat sowie für die angenehme Zusammenarbeit.

September 2019

Dr. med. York Dhein, Bad Füssing
Prof. Dr. Dr. Wilfried von Eiff, Münster

1 Rehabilitation in Deutschland: Die neue Marktdynamik im Rehabilitationssektor

Kontext

Das Ende der Beschaulichkeit – so könnte man am besten die Veränderungen in der Rehabilitation in den letzten Jahren auf den Punkt bringen. Bis vor wenigen Jahren führte der Versorgungssektor Rehabilitation ein eher ruhiges und beschauliches Dasein: Ein stabiles Marktvolumen mit 9,5 Mrd. Euro pro Jahr, ca. 2 Mio. Reha-Fälle und ca. 1.076 Vorsorge- und Rehabilitationseinrichtungen. Konstante, aber eher bescheidene Wachstumsraten.

Aber nun bewegt sich etwas: Wie viele Branchen der deutschen und europäischen Gesundheitswirtschaft ist die Rehabilitation in den Fokus von in- und ausländischen Investoren geraten. Der Markt wird in einer rasenden Geschwindigkeit konsolidiert, große Kliniken werden größer, kleinere Einrichtungen gehen zuhauf aus dem Markt. Das wirft die Fragen für das Management in der Rehabilitation auf: Haben Einzeleinrichtungen noch eine Zukunft, wie sollen sich mittelgroße Ketten strategisch positionieren?

Um Handlungsstrategien entwickeln und hier Antworten geben zu können, muss man zu allererst den Markt und seine aktuelle Dynamik verstehen. Kapitel 1.1 gibt einen umfassenden Überblick über die Besonderheiten des Reha-Marktes und den Stand der Konsolidierung.

Nicht nur der Markt verändert sich, auch die Anforderungen an die Rehabilitation. Bisher war es eher ein vages Versprechen, dass der Patient die Rehabilitationseinrichtung frei wählen könne. Jetzt gewinnt das Wunsch- und Wahlrecht massiv an Bedeutung. Der Patient als Kunde rückt in den Mittelpunkt der Gesundheitsbranche und wird zum Entscheider, der die zunehmende Leistungs- und Qualitätstransparenz nutzt. Das stellt Unternehmen in der Rehabilitation vor große Aufgaben – sie müssen die Rehabilitation aus Sicht des Kunden neu denken. Provokante Thesen dazu formuliert Kapitel 1.2.

Auch die Kostenträger nehmen die Rehabilitation neu in die Pflicht. »Raus aus dem Elfenbeinturm« – das bringt das Kapitel 1.3 auf den Punkt. Aus Sicht einer innovativen Krankenkasse werden klare Erwartungen an eine moderne Rehabilitation formuliert: Das Leistungsangebot müsse besser vernetzt, ambulanter, individueller, digitaler werden, mit transparenter Qualität und Finanzierung.

Die Deutsche Rentenversicherung als zweiter großer Kostenträger in der Rehabilitation skizziert neue Wege im Kapitel 1.4. – und zwar konsequent aus der Perspektive, den Arbeitnehmer möglichst lange gesund im Berufsleben zu halten. Aufgezeigt werden neue Ansätze, um möglichst frühzeitig die richtigen Leistungen der Prävention und Rehabilitation an den richtigen Adressaten zu bringen. Das bedeutet nicht weniger als einen Paradigmenwechsel im Grundverständnis der DRV: von der Gewährung einer Leistung zum aktiven Gestalter im Gesundheitswesen.

1.1 Der Reha-Markt

Peter Borges und Agnes Zimolong

1.1.1 Zweck und Funktion der Rehabilitation

Die Rehabilitation dient der Wiederherstellung der eigenen Fähigkeiten und Fertigkeiten und soll Menschen mit (drohender) Behinderung dabei helfen, ein möglichst selbstbestimmtes Leben zu führen. Die Rehabilitation (lat. »Wiederherstellung, Wiedereinsetzen«) umfasst dabei die Gesamtheit aller erforderlichen Maßnahmen, um Menschen mit körperlicher, geistiger oder seelischer Behinderung bzw. drohender Behinderung und Menschen, die die Behinderung oder deren Folgen selbst überwinden können, zu helfen, ihre Fähigkeiten und Kräfte zu entfalten und einen entsprechenden Platz in der Gemeinschaft zu finden. Dazu gehört auch die Teilnahme am Arbeitsleben. (Gutachten Sachverständigenrat zur Begutachtung der Entwicklung im Gesundheitswesen 2014, S. 256)

Der Zweck und die Funktion der Rehabilitation ist in Deutschland in der Sozialgesetzgebung definiert. Das neunte Gesetzbuch – Rehabilitation und Teilhabe von Menschen mit Behinderungen – das im Jahr 2001 eingeführt wurde, soll die unterschiedlichen Zuständigkeiten und Leistungsansprüche, die in unterschiedlichen Sozialgesetzbüchern geregelt sind, zusammenfassen sowie vereinfachte Verfahrensvorschriften schaffen.

In Deutschland sind sieben verschiedene Sozialleistungsträger – als Rehabilitationsträger – für die Rehabilitation zuständig (§§ 6 und 6a SGB IX). Die wichtigsten in Bezug auf Ausgabenvolumina für die Rehabilitation sind dabei die gesetzliche Krankenversicherung (GKV) und die deutsche Rentenversicherung (DRV). Nach dem Prinzip der einheitlichen Risikozuordnung hat der Gesetzgeber die Aufgabe der Rehabilitation demjenigen Sozialleistungsträger zugeordnet, der das finanzielle Risiko ihres Scheiterns tragen würde, beispielweise:

- die gesetzliche Rentenversicherung bei drohender Berentung und/oder Arbeitsunfähigkeit
- die gesetzliche Unfallversicherung bei drohender Behinderung in Folge eines Arbeitsunfalls
- die gesetzliche Krankenversicherung bei drohender Pflegebedürftigkeit. Die gesetzlichen Pflegekassen sind bis dato nicht als Rehabilitationsträger zugelassen, was vielerorts kritisch bewertet wird.

Die Zuständigkeit der Rehabilitationsträger ist jedoch nicht immer klar abgrenzbar, was zu Nachteilen für die Betroffenen führen kann. Hier sind der Gesetzgeber und die Rehabilitationsträger weiterhin gefordert, eindeutige und unbürokratische Zugangswege zur Rehabilitation zu schaffen bzw. durch Anreize zu fördern. (Detailliertere Ausführungen zur Problematik der Zuständigkeit und Finanzierung durch die Rehabilitationsträger siehe Gutachten Sachverständigenrat zur Begutachtung der Entwicklung im Gesundheitswesen 2014, S. 271 ff.)

Grundsätzlich werden drei Leistungsbereiche der Rehabilitation unterschieden: die medizinische, die soziale und die schulische/berufliche Rehabilitation. Die folgenden Ausführungen zum Reha-Markt konzentrieren sich auf die medizinische Rehabilitation, ohne die Bedeutung der anderen Rehabilitationsformen zu verkennen.

Innerhalb der medizinischen Rehabilitation werden folgende Leistungsformen unterschieden:

- Antragsrehabilitation/Heilverfahren
  - Die allg. Heilverfahren werden i. d. R. mit Hilfe des Haus- oder Facharztes beantragt
  - Nach der Antragstellung erfolgt eine Prüfung durch den Rehabilitationsträger im Hinblick auf den Rehabilitationsanspruch und die Rehabilitationsfähigkeit des Antragstellers
  - Der Antragsteller hat Widerspruchsrecht sowie Wunsch- und Wahlrecht.
- Anschlussheilbehandlung/-rehabilitation (AHB/AR)
  - Reha-Leistungen, die in spezialisierten Reha-Kliniken unmittelbar (bis 14 Tage) nach einem akutstationären Aufenthalt durchgeführt werden mit dem Ziel einen möglichst nahtlosen Übergang zwischen der Akutbehandlung und der Rehabilitation zu schaffen
  - Es erfolgt keine umfassende Antragstellung an den Rehabilitationsträger, sondern ein verkürztes Verfahren zu Übernahme der Reha-Kosten durch das Krankenhaus (Antrag auf Kostenzusage)
  - Bei der AHB wird ein erhöhter medizinischer Schweregrad und Rehabilitationsbedarf der Patienten erwartet. Auch hier gilt prinzipiell das Wunsch- und Wahlrecht des Patienten hinsichtlich der Einrichtung.
- Frührehabilitation
  - Rehabilitative Maßnahmen, die schon während der akutstationären Versorgung entweder in Akutkrankenhäusern oder je nach Bundesland auch in speziell dafür zugelassenen Rehakliniken durchgeführt werden
  - Leistungserbringer müssen spezifische Struktur- und Prozessanforderungen erfüllen und in den meisten Bundesländern auch als Krankenhäuser zugelassen sein
  - Finanzierung erfolgt größtenteils über DRG-Fallpauschalen soweit es sich um Krankenhausbehandlung handelt

Der Zugang zur Rehabilitation soll insgesamt den folgenden gesetzlichen Grundsätzen folgen:

- Reha vor Rente
- Reha vor Pflege
- Ambulant vor stationär
- Einleitung frühestmöglich
- Ganzheitlicher Ansatz

1.1.2 Grundsätze der Finanzierung der Rehabilitation

Die Rehabilitation ist monistisch finanziert. Eine monistische Finanzierung bedeutet, dass sämtliche Betriebskosten, d. h. die medizinische, therapeutische und pflegerische Leistungserbringung, Verpflegung, Unterbringung sowie die Investitionskosten über die Vergütungssätze vergütet werden. Die Höhe der Vergütungssätze werden einrichtungs- und indikationsbezogen zwischen den (federführenden) belegenden Rehabilitationsträgern und den Reha-Einrichtungen direkt vereinbart. Die Vergütung kann dabei über tagesgleiche Pflegesätze oder Fallpauschalen erfolgen.

Das Verfahren der Vergütungssatzfindung und -anpassung ist nicht transparent und aufgrund des Belegungsmonopols der Rehabilitationsträger fürchten die Rehakliniken Nachteile bei der Belegung, wenn sie im Vergleich zu anderen Einrichtungen höhere Preise durchsetzen wollen. Die Höhe der aktuell üblichen Vergütungssätze im Reha-Markt ist jedoch häufig nicht ausreichend, um die Betriebskosten sowie die Investitionen langfristig zu finanzieren, ein Umstand der seit Jahren thematisiert wird. (Borges, Zimolong et al. 2011 bis 2018, 2018, 2016, 2012) Die Rentenversicherung hat sich in Bezug auf jährliche Steigerungen der Vergütungssätze an das Verfahren im Bereich der Krankenhäuser angeglichen (Grundlohnsummensteigerung bzw. Meistbegünstigungsklausel). Die gesetzliche Krankenversicherung ist im Hinblick auf Vergütungssatzsteigerungen noch intransparenter. Die Reha-Einrichtungen können bei Dissens versuchen, eine angemessene Vergütung in einem Schiedstellenverfahren durchzusetzen (§ 111b SGBV).

Angesichts dieser Verwerfungen verstärkt u. a. der Bundesrechnungshof den Druck, das System der Belegung und Vergütung in der Rehabilitation transparenter und einheitlicher zu gestalten.

1.1.3 Eckdaten Reha-Markt

Angesicht der vorhandenen offiziellen Statistiken ist die Darstellung des Reha-Marktes nur mit Einschränkungen möglich. Das Statistische Bundesamt zum Beispiel unterscheidet nicht zwischen Vorsorge und Rehabilitation, fasst also beide Bereiche sowohl hinsichtlich der Strukturen als auch der Leistungen in seinen Statistiken zusammen. Die Rentenversicherung veröffentlicht detailliertes Datenmaterial – jedoch nur für ihren Zuständigkeitsbereich. Die Datenerhebung für die medizinische Rehabilitation im Bereich der GKV-Finanzierung ist wiederum anders strukturiert. Auch sind die Statistiken für die stationäre und ambulante Rehabilitation nicht einheitlich. Die folgenden Ausführungen geben die Eckdaten und Trends im Bereich der medizinischen Rehabilitation in Deutschland trotz dieser Einschränkungen auf dem jeweils möglichen Aktualitätsstand wider.

1.1.4 Eckdaten stationärer Reha-Markt

Das Marktvolumen für die stationäre Rehabilitation ist mit 9,5 Mrd. EUR und damit einen Anteil von 7 % angesichts der Gesamtausgaben für stationäre Einrichtungen vergleichsweise klein.

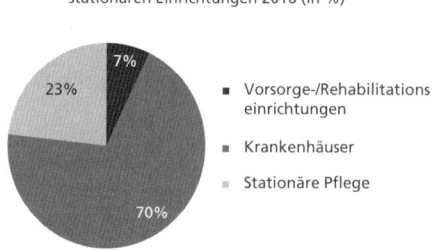
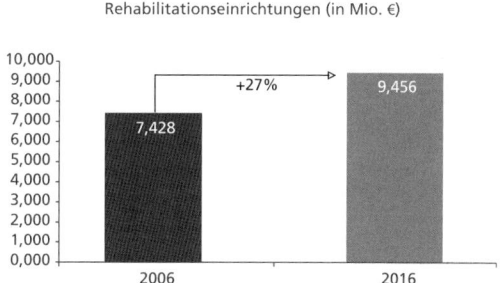

Abb. 1.1.1: Gesundheitsausgaben für stationäre Rehabilitation (Quelle: Gesundheitsberichterstattung Bund 2018a)

Die Ausgaben für stationäre Rehabilitation sind zwischen 2006 und 2016 um rd. 27 % gestiegen. Dies ist im Vergleich zu Ausgabensteigerungen für die Krankenhäuser (+ 45 %) sowie stationäre Pflegeeinrichtungen (+ 64 %) im gleichen Zeitraum deutlich unterdurchschnittlich. Die Ausgabenbegrenzung für die Rehabilitation erfolgt zum einem durch das sogenannte Reha-Budget, das seit dem Inkrafttreten des Wachstums- und Beschäftigungsförderungsgesetzes im Jahr 1997 die Obergrenze für das zulässige Ausgabenvolumen der Rentenversicherung darstellt. Zum anderen durch die restriktive Ausgabenpolitik der Rehabilitationsträger, insbesondere der GKV. So sind laut Gesundheitsberichterstattung des Bundes die Ausgaben der DRV für stationäre Rehabilitationseinrichtungen im Betrachtungszeitraum um 30 % gestiegen, die der GKV gerade mal um 5 %.

Die Vorsorge- und Rehabilitationseinrichtungen befinden sich überwiegend in privater Trägerschaft (54 %), gefolgt von freigemeinnützigen (26 %). Bei Einrichtungen in öffentlicher Trägerschaft (20 %) handelt es sich teilweise um DRV eigene Kliniken, was die besondere Rolle der DRV im Bereich der Rehabilitation als Rehabilitationsträger und gleichzeitiger Leistungserbringer verdeutlicht.

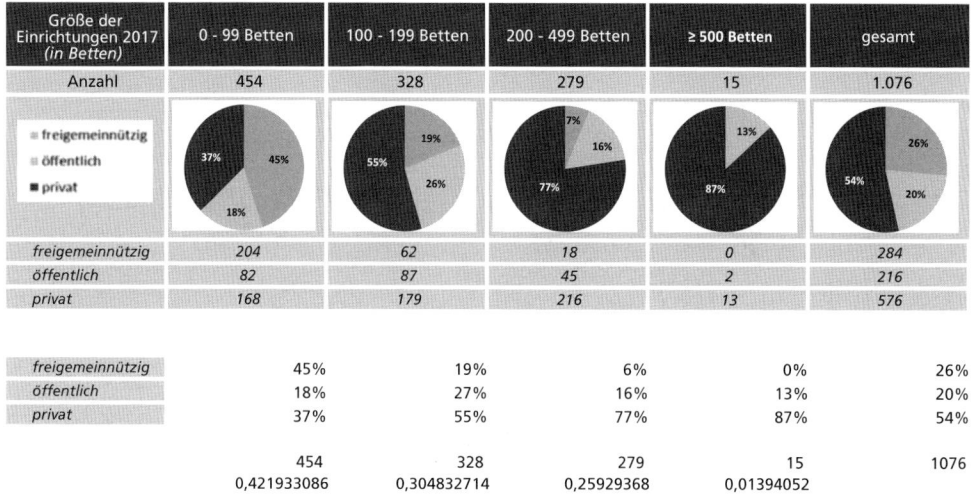

Abb. 1.1.2: Trägerschaft und Einrichtungsgröße in der stationären Rehabilitation (Quelle: Statistische Ämter des Bundes und der Länder 2018)

Fast 42 % aller Vorsorge- und Rehabilitationseinrichtungen im Jahr 2017 sind mit einer Kapazität von 100 Betten eher klein. Auch die Verteilung der Trägerschaften variiert nach der Einrichtungsgröße.

Die Leistungsentwicklung in der stationären Rehabilitation ist den letzten zehn Jahren nahezu stagniert. Dabei sind die Kapazitäten um 3,9 % zurückgegangen. Im Ergebnis ist die durchschnittliche Auslastung der aufgestellten Betten auf rd. 84 % gestiegen.

Die Leistungsentwicklung unterscheidet sich auf Ebene der Indikationen jedoch stark voneinander. Zu den deutlich überdurchschnittlich wachsenden Indikationen im Hinblick auf die Entwicklung der Belegungstage im Betrachtungszeitraum 2007–2017 gehören beispielsweise die Psychosomatik (+ 39 %), die Geriatrie (+ 28 %), die Neurologie (+ 10 %) oder die Pneumologie (+ 10 %). Demgegenüber haben sich beispielsweise die Indikationen Rheumatologie (- 42 %), die Gastroenterologie (- 18 %) negativ entwickelt. Die in absoluten Zahlen bedeutendste orthopädische Rehabilitation (+ 0,1 %) stagniert im stationären Setting. (Statistisches Bundesamt VR-1 Statistiken; Auskunftstabellen 2007 und 2017)

1 Rehabilitation in Deutschland: Die neue Marktdynamik im Rehabilitationssektor

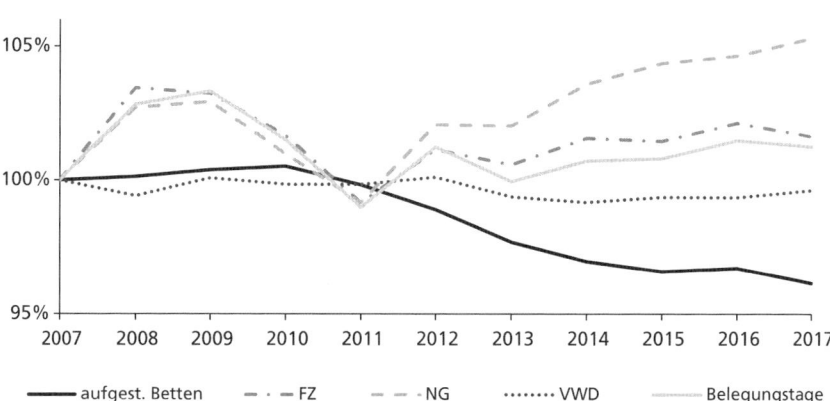

Stationäre Reha	2007	2017	Veränd. 2007–2017	CAGR 2007–2017
Aufgestellten Betten	170.845	164.266	-3,9 %	0,4 %
Fallzahl	1.942.566	1.974.248	+1,6 %	+0,2 %
Nutzungsgrad (in %)	79,4	83,6	+5,3 %	+0,5 %
VWD (in Tagen)	25,47	25,38	-0,4 %	0,0 %
Belegungstage	49.482.568	60.097.686	+1,2 %	+0,1 %

Abb. 1.1.3: Leistungsentwicklung stationäre Rehabilitation (Quelle: Gesundheitsberichterstattung des Bundes 2018b)

1.1.5 Eckdaten ambulanter Reha-Markt

Die Datenlage zur ambulanten Rehabilitation ist deutlich schlechter. Es existieren keine belastbaren Statistiken über die Anzahl und Struktur der Anbieter. Die Entwicklung zeigt deutlich ansteigende Leistungen in diesem Marktsegment.

Die Leistungen der ambulanten Rehabilitation sind stark gestiegen. Im Bereich der DRV zwischen 2006 und 2016 um 96 %, bei der GKV um 59 %. Die Ambulantisierung der Rehabilitation ist unverkennbar. Auch die relativen Anteile der Patienten, die in der ambulanten Rehabilitation behandelt wurden, sind bei der DRV auf 15 % und bei der GKV auf 12 % angestiegen. Es wird erwartet, dass sich dieser Trend zu Lasten der stationären Angebote weiter verstärkt.

Die Entwicklung auf Ebene der Indikationen kann aufgrund der Datenlage nur für die DRV dargestellt werden. Die starken Zuwächse sind dabei für alle vier dargestellten somatischen Indikationen sichtbar.

1.1 Der Reha-Markt

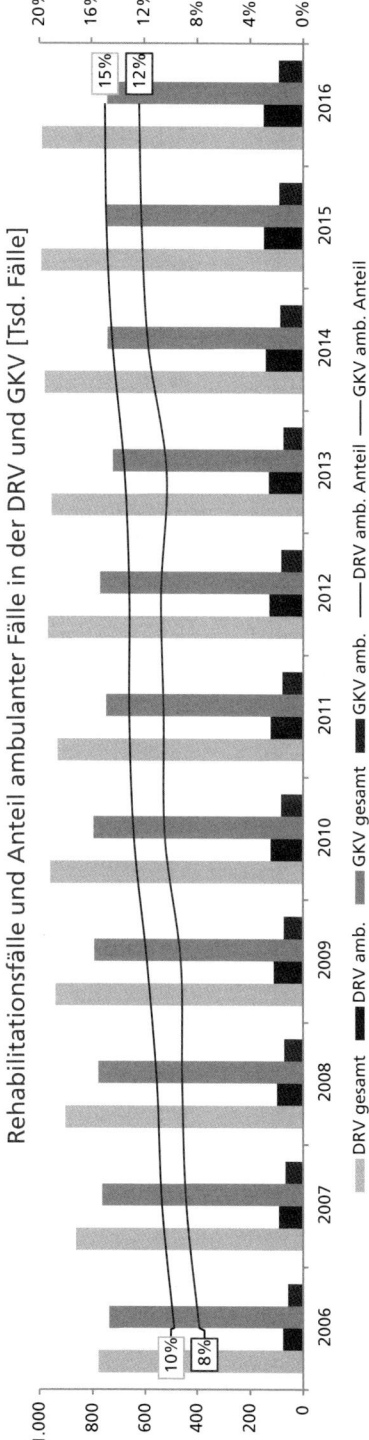

Rehabilitationsfälle und Anteil ambulanter Fälle in der DRV und GKV [Tsd. Fälle]		2006	2007	2008	2009	2010	2011	2012	2013	2014	2015	2016	Veränderung	
													'06–'16	CAGR
DRV	Amb. + stationäre Fälle	780	863	903	940	960	933	970	955	981	994	991	27%	2,4%
	Amb. Fälle	76	92	100	111	123	123	128	129	141	148	148	96%	6,9%
	Anteil amb.	*10%*	*11%*	*11%*	*12%*	*13%*	*13%*	*13%*	*14%*	*14%*	*15%*	*15%*		
GKV	Amb. + stationäre Fälle	738	765	779	793	796	747	770	720	740	742	741	0%	0,0%
	Amb. Fälle	58	67	71	73	83	79	83	74	86	90	92	59%	4,7%
	Anteil amb.	*8%*	*9%*	*9%*	*9%*	*10%*	*11%*	*11%*	*10%*	*12%*	*12%*	*12%*		

Abb. 1.1.4: Leistungsentwicklung ambulante Rehabilitation (Quelle: Gesundheitsberichterstattung des Bundes 2018c und Deutsche Rentenversicherung Bund: Reha-Bericht 2018.)

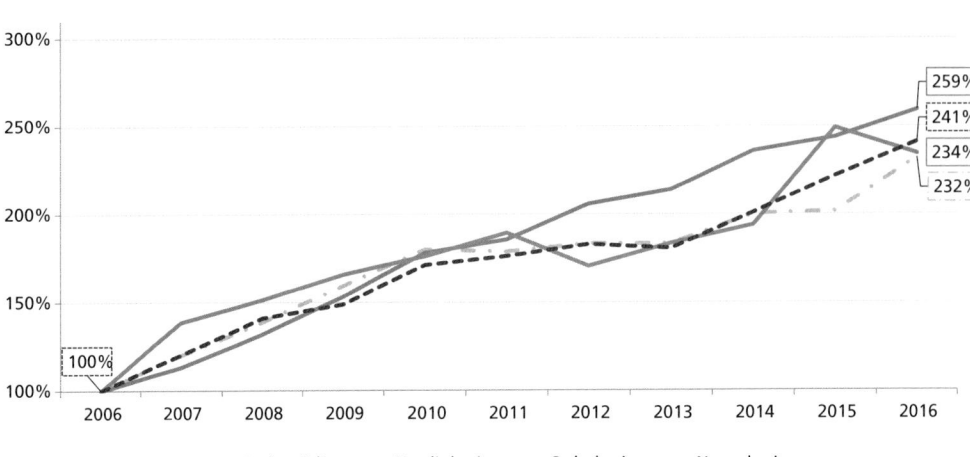

Abb. 1.1.5: Fallzahlenentwicklung amb. Rehabilitation (Quelle: Gesundheitsberichterstattung des Bundes und Deutsche Rentenversicherung Bund: Rehabilitation 2016. Würzburg: Deutsche Rentenversicherung Bund)

1.1.6 Markt im Umbruch – ein Überblick

Neben der teilweise starken Ambulantisierung, befindet sich die medizinische Rehabilitation insgesamt in einem generellen Umbruch, der vielseitige Gründe hat.

Der Reha-Markt durchlebt – ohne große politische Resonanz – einen deutlich sichtbaren Konsolidierungsprozess. Zum einem entstanden durch die großen Transaktionen der letzten Zeit große Reha-Anbieter unter der Führung von Private-Equity-Investoren, zum anderen sind zunehmend Marktaustritte von kleinen Einrichtungen in ländlichen Regionen festzustellen.

In den letzten acht Jahren sind laut offiziellen Statistiken insgesamt 122 stationäre Einrichtungen aus dem Markt ausgeschieden, dies trifft überproportional viele kleine Einrichtungen außerhalb der Städteregionen. Reha-Kliniken mit über 200 Betten sind von den Schließungen nicht betroffen. Zudem entstehen in Städteregionen und Ballungsgebieten neue Klinik-Standorte. Der Grund für die Marktaustritte ist fast ausschließlich die fehlende wirtschaftliche Tragfähigkeit. Investitionsstau und nicht refinanzierte Kostenstrukturen treffen kleinere Reha-Kliniken überproportional stark.

Die Konzentrationsprozesse erfolgen dabei ohne eine strukturpolitische Konzeption und ohne die Bedarfssituation zu berücksichtigen. Bei größeren Transaktionen und Zusammenschlüssen von Anbietern werden lediglich kartellrechtliche Fragen untersucht. Es findet – anders als im Krankenhaussektor – keine Bedarfsplanung statt.

Gleichzeitig nimmt das Engagement von Investoren, insbesondere angelsächsischen PE-Gesellschaften und Immobilienfonds, auf dem Reha-Markt in den letzten Jahren spürbar zu, was den zuvor durch inhabergeführte Familienunternehmen dominierten Markt verändert. Bei den größeren Klinikgruppen in privater Trägerschaft sind an den fünf größten Gruppen, institutionelle Investoren (mit)beteiligt.

1.1 Der Reha-Markt

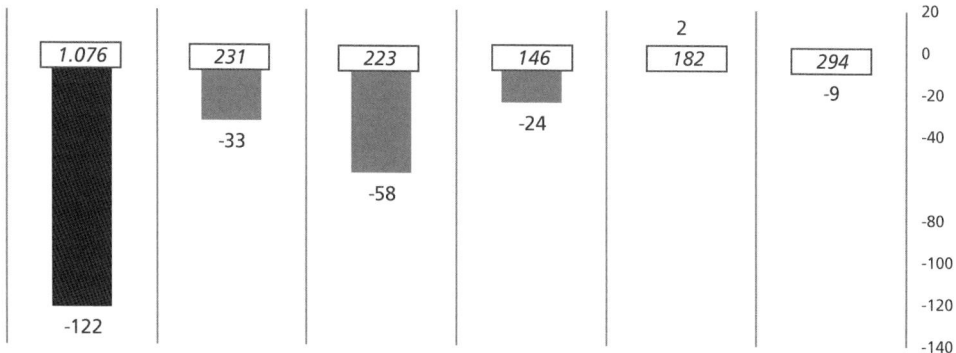

Abb. 1.1.6: Entwicklung Anzahl Einrichtungen nach Größenklassen (Quelle: Statistische Ämter des Bundes u. der Länder (2018 und 2010): Verzeichnis der Krankenhäuser und Vorsorge- oder Rehabilitationseinrichtungen)

Tab. 1.1: Beispiele private Klinikgruppen in der stationären Rehabilitation (Quelle: eigene Berechnungen auf Basis von Statistische Ämter des Bundes und der Länder (2018): Verzeichnis der Krankenhäuser und Vorsorge- oder Rehabilitationseinrichtungen. Wiesbaden: Statistisches Bundesamt)

Träger	Große private Marktteilnehmer – stationäre Reha		
	Anzahl Einrichtungen	Bette	Marktanteil (Betten)
MEDIAN Kliniken & RHM Gruppe &AHG	76	15.495	9,4 %
Asklepios Kliniken & MediClin	45	9.088	5,5 %
HELIOS Kliniken	27	5.576	3,4 %
Schön Klinik	17	3.014	1,8 %
CELENUS (inkl. Salvea)	28	2.995	1,8 %
Medical Park	13	2.749	1,7 %
m&i-Klinikgruppe Enzensberg	9	2.671	1,6 %
Wicker Klinken	9	2.557	1,6 %
Waldburg-Zeil	11	2.538	1,5 %
Johannesbad Gruppe	9	2.268	1,4 %
Paracelsus (Porterhouse Group AG)	10	1.735	1,1 %
REHASAN	6	1.569	1,0 %
Sana Kliniken	10	780	0,5 %

Die aktuell größte private Klinikkette, die als Zusammenschluss der Klinikgruppen RHM, Median und AHG agiert hat, mit einem Marktanteil von 9,4 % gemessen an der Bettenkapazität hat die Deutsche Rentenversicherung (Marktanteil 10,7 %) fast eingeholt.

Die zunehmende Ambulantisierung, die Verlagerung der Kliniken in Städteregionen in die Nähe der Zuweiser und Patienten, die Konzentrationsprozesse und die zunehmende Relevanz institutioneller Investoren verändern den Reha-Markt nachhaltig.

Gleichzeitig verschlechtern sich die Bedingungen im Reha-Markt durch den Fachkräftemangel wie z. B. die aktuell befürchtete Abwanderung des Pflegepersonals in andere Sektoren des Gesundheitswesens. Die Rehabilitationsstrukturen werden als Reaktion darauf kostenaufwändiger. Die bereits heute herrschende Unterfinanzierung wird sich dadurch wahrscheinlich weiter verstärken.

Eine mögliche Lösung wäre eine branchenweite Qualitätsinitiative für personelle Strukturen in der Rehabilitation und deren Refinanzierung. Die großen Player könnten dabei – anders als bisher – ihre Marktstellung nutzen, um diese Preis- und Qualitätsoffensive anzuführen. Aber auch die Fachverbände und ihre Mitglieder sollten ihre Anstrengungen weiter intensivieren. Ein gemeinsames Auftreten und gemeinsame Forderungen aller Reha-Anbieter an die Politik wären im Sinne aller erforderlich.

1.1.7 Auswirkungen aus Sicht von Kunden, Kostenträgern und Trägern

Kostenträger

Die DRV-Bund als Leitbeleger erarbeitet aktuell ein neues Vergütungssystem und eine Belegungssteuerung nach einheitlichen Kriterien. Hierdurch wird die heute oftmals intransparente Preisbildung und Belegungssteuerung erheblich transparenter. »Gute Anbieter« werden hiervon profitieren.

Offen bleibt die Frage, wie sich die GKV, deren Belegungsanteile demografisch bedingt weiter steigen werden, zukünftig verhält. Es besteht die berechtigte Sorge, dass aufgrund der bestehenden Trennung der Finanzierung von GKV und Pflegeversicherung, sich die GKV durch ein »Durchreichen« der Patienten aus dem Akutsektor direkt in die Pflege weiter entlastet. Das vielbeschworene Prinzip »Reha vor Pflege« bleibt somit mehr Wunsch als Realität. Nur wenn dieser Mechanismus durchbrochen wird, kann die Rehabilitation wirkungsvoll Pflegebedürftigkeit verhindern bzw. mindern.

Die größere Marktmacht einzelner Anbieter in Verbindung mit rückläufigen Marktkapazitäten bei gleichzeitiger Nachfragesteigerung könnte diesem Treiben der GKV jedoch Einhalt gebieten – was zu wünschen wäre.

Anbieter

Für die Anbieter wird das Thema Fachkräftemangel weiter an Bedeutung bzw. Bedrohung zunehmen. Mit der faktisch nunmehr wieder geltenden Selbstkostendeckung für die Pflege, werden die Akutkliniken mit sicheren Arbeitsplätzen und Tariflohn noch stärker als bisher zur Konkurrenz auf dem Arbeitgebermarkt. Es ist eine Frage der Zeit, wann dieses Prinzip auf andere Berufsgruppen wie Ärzte und Therapeuten ausgeweitet wird.

Hinzu kommt, dass die periphere Lage vieler Rehaeinrichtungen die Arbeitgeberattraktivität weiter senkt. Die mangelnde Verfügbarkeit von Fachkräften wird den Marktaustritt dieser Grenzanbieter aus der Zeit der Rehabilitation 1.0 deutlich beschleunigen.

Nachgefragt bzw. zukunftsfähig sind Anbieter in Metropolregionen, die ambulante und stationäre Angebote sinnvoll kombinieren und deren Prozesse bis hin zu Patienten-Apps digitalisiert sind.

Offen bleibt wie immer bei der Rehabilitation die Frage der Investitionsfinanzierung für diese neuen Strukturen. Ob hier die etablierten Familienunternehmen oder die wachsenden Ketten im Vorteil sind, bleibt abzuwarten.

Kunden

Die zunehmende Ambulantisierung der Rehabilitation sowie die notwendige Nähe zur Akutmedizin, wird zu mehr wohnortnahen Angeboten führen, die sich über Qualität differenzieren. Die Zeiten von Billiganbietern in abgeschriebenen Immobilien in der Peripherie werden dann endgültig der Vergangenheit angehören.

(Angebots-)Innovationen und Digitalisierung werden eine Reha 3.0 hervorbringen. Aus Sicht der Kunden wird Reha verfügbarer, moderner und qualitativ besser werden.

Literatur

Bedarfsgerechte Versorgung – für ländliche Regionen und ausgewählte Leistungsbereiche, Sachverständigenrat zur Begutachtung der Entwicklung im Gesundheitswesen, Gutachten 2014.

Borges, P., Zimolong, A. et al. (2011 bis 2018): Gutachten zur aktuellen und perspektivischen Situation der medizinischen Rehabilitation. Köln: AG MedReha.

Borges, P., Zimolong, A. et al. (2012): Was kostet die Rehabilitationsleistung? Kostenberechnung auf Basis der strukturellen Anforderungen. Köln: AG MedReha.

Borges, P., Zimolong, A. et al. (2016): Investitionsbedarf in der medizinischen Rehabilitation – Ergebnisse einer Befragung. Köln: AG MedReha.

Borges, P., Zimolong, A. et al. (2018): Gutachten zum Finanzbedarf von Rehabilitationsleistungen in der GKV. Köln: AG MedReha.

Deutsche Rentenversicherung Bund (2017): Rehabilitation 2016. Würzburg: Deutsche Rentenversicherung Bund.

Deutsche Rentenversicherung Bund (2018): Reha-Bericht 2018. (https://www.deutsche-rentenversicherung.de/Allgemein/de/Inhalt/6_Wir_ueber_uns/03_fakten_und_zahlen/03_statistiken/02_statistikpublikationen/02_rehabericht_2018.pdf?__blob=publicationFile&v=2, Zugriff am 08.01.2019).

Gesundheitsberichterstattung des Bundes (2016): Abgeschlossene ambulante Leistungen zur medizinischen Rehabilitation und sonstige Leistungen zur Teilhabe für Erwachsene in der Gesetzlichen Rentenversicherung (Anzahl). Gliederungsmerkmale: Jahre, Deutschland, Alter, Geschlecht, Rentenversicherungszweig, 1. Diagnose (ICD-10). (http://www.gbe-bund.de/oowa921-install/servlet/oowa/aw92/dboowasys921.xwdevkit/xwd_init?gbe.isgbetol/xs_start_neu/&p_aid=i&p_aid=10249605&nummer=681&p_sprache=D&p_indsp=-&p_aid=74921877, Zugriff am 08.01.2019)

Gesundheitsberichterstattung des Bundes (2018): Krankenhäuser und Vorsorge- oder Rehabilitationseinrichtungen (Anzahl) und aufgestellte Betten, Pflegetage, Fallzahl, Durchschnittliche Verweildauer in Tagen, Hauptamtliche Ärzte (Vollkräfte), Nichtärztliches Personal (Vollkräfte) in Krankenhäusern und Vorsorge- oder Rehabilitationseinrichtungen (Zeitreihe). Gliederungsmerkmale: Jahre, Region, Einrichtungsmerkmale (http://www.gbe-bund.de/oowa921-install/servlet/oowa/aw92/WS0100/_XWD_FORMPROC?TARGET=&PAGE=_XWD_512&OPINDEX=1&HANDLER=_XWD_CUBE.SETPGS&DATACUBE=_XWD_540&D.001=1000001&D.923=29027, Zugriff am 08.01.2019).

Gesundheitsberichterstattung des Bundes (2018a): Gesundheitsausgaben in Deutschland in Mio. €. Gliederungsmerkmale: Jahre, Art der Einrichtung, Art der Leistung, Ausgabenträger. (http://www.gbe-bund.de/oowa921-install/servlet/oowa/aw92/WS0100/_XWD_FORMPROC?TARGET=&PAGE=_XWD_306&OPINDEX=3&HANDLER=XS_ROTATE_ADVANCED&DATACUBE=_XWD_334&D.000=ACROSS&D.734=DOWN&D.733=PAGE&D.732=PAGE, Zugriff am 08.01.2019)

Gesundheitsberichterstattung des Bundes (2018b): Krankenhäuser und Vorsorge- oder Rehabilitationseinrichtungen (Anzahl) und aufgestellte Betten, Pflegetage, Fallzahl, Durchschnittliche Verweildauer in Tagen, Hauptamtliche Ärzte (Vollkräfte), Nichtärztliches Personal (Vollkräfte) in Krankenhäusern und Vorsorge- oder Rehabilitationseinrichtungen (Zeitreihe). Gliederungsmerkmale: Jahre, Region, Einrichtungsmerkmale. (http://www.gbe-bund.de/oowa921-install/servlet/oowa/aw92/WS0100/_XWD_FORMPROC?TARGET=&PAGE=_XWD_512&OPINDEX=1&HANDLER=_XWD_CUBE.SETPGS&DATACUBE=_XWD_540&D.001=1000001&D.923=29027, Zugriff am 08.01.2019).

Gesundheitsberichterstattung des Bundes (2018c): Leistungsfälle und Leistungstage sowie Tage je Fall von Rehabilitationsmaßnahmen der GKV-

Versicherten. Gliederungsmerkmale: Jahre, Alter, Art der Rehabilitationsmaßnahmen, Kassenart, Diagnosen. (http://www.gbe-bund.de/oowa921-install/servlet/oowa/aw92/WS0100/_XWD_FORMPROC?TARGET=&PAGE=_XWD_104&OPINDEX=3&HANDLER=XS_ROTATE_ADVANCED&DATACUBE=_XWD_132&D.000=ACROSS&D.002=PAGE&D.008=PAGE&D.629=DOWN&D.100=PAGE&D.946=PAGE, Zugriff am 08.01.2019).

Statistische Ämter des Bundes und der Länder (2010): Verzeichnis der Krankenhäuser und Vorsorge- oder Rehabilitationseinrichtungen. Wiesbaden: Statistisches Bundesamt.

Statistische Ämter des Bundes und der Länder (2018): Verzeichnis der Krankenhäuser und Vorsorge- oder Rehabilitationseinrichtungen. Wiesbaden: Statistisches Bundesamt.

Statistisches Bundesamt VR-1 Statistiken; Auskunftstabellen 2007 und 2017.

1.2 Patienten werden auch Konsumenten: Markenmedizin in der Reha?

Heinz Lohmann, Ines Kehrein und Konrad Rippmann

1.2.1 Internet lichtet Intransparenz

Den Patienten wird von den Akteuren der Gesundheitswirtschaft immer noch keine allzu aktive Rolle zugerechnet. Allerdings lassen sich so die Entmündigten längst schon nicht mehr alles bieten. Sie wirken häufiger als früher bei betreffenden Entscheidungen mit. Das gilt sogar verstärkt auch in der Reha. Hintergrund sind vermehrt Informationen, die den Patienten heute viel leichter zugänglich sind. Wettbewerb als Instrument der Herausbildung von Qualität und des schonenden Einsatzes von Ressourcen kann nur wirksam werden, wenn das Verhältnis von Leistung und Preis die Marktchancen bestimmt. Die Bewertung eines Produktes oder einer Dienstleistung gewinnt hierbei mehr und mehr an Bedeutung.

Medizin 4.0 ist die große Herausforderung und eine gleichermaßen wertvolle Chance für die Gesundheitsanbieter von heute. Es geht darum, die Erkenntnisse und Erfahrungen der letzten 30 Jahre mit der Digitalisierung in anderen Branchen auf die Gesundheitsanbieter zu übertragen. Industrie 4.0 ist das Vorbild.

Drei Segmente von Medizin 4.0 gilt es in Zukunft zu entwickeln. Zum einen muss durch den Wandel vom institutionen- zum prozessbezogenen Agieren den Wünschen und Erwartungen der Patienten entsprochen werden (Trojandt 2016). Strukturierte Behandlungsprozesse erlauben die Nutzung von digitalen Workflows, der die Ärzte, Pflegekräfte und die weiteren Therapeuten von den negativen Folgen des bisher unstrukturierten Vorgehens befreit. Zum anderen erlaubt die moderne Informationstechnik die Etablierung einer wirksamen Internetmedizin. In diesen beiden Bereichen gibt es erste Beispiele für erfolgreiche Anwendungen. Die dritte Gruppe von IT-Entwicklungen erlaubt die Auswertung großer Datenmengen (Debatin und Goyen 2016). Letztlich wird »Big Data« die Art und Weise der gesundheitlichen Leistungserbringung selbst verändern. Der gezielte Einsatz von diagnostischen und therapeutischen Verfahren ist mittels der Analyse von weltweiten Behandlungsweisen und ihrer Ergebnisse in der Lage, individuellen Patienten erkannte Profile zuzuordnen und damit die Diagnose und Therapie einer größtmöglichen Wirkung zuzuführen.

1.2.2 Patienten werden auch Konsumenten

Sie wird immer noch heiß diskutiert, die Frage: »Patient oder Konsument?« Dabei ist natürlich der Patient im OP vom Können und Wissen der Experten abhängig. Aber in anderen Phasen der Behandlung ist der Patient selbstbestimmter und somit auch Konsument. Das gilt für Reha-Patienten in besonderer Weise. Immer wichtiger werden deshalb Informationen über die Angebote und Transparenz, die, zu zögerlich zwar, aber dennoch Einzug halten. Zeitungen und Zeitschriften haben die Auflagen steigernde Funktion von Gesundheitsthemen längst entdeckt. Mediziner-Rankings sind beliebter denn je. Und im Internet boomen Bewertungsportale aller Art.

Der Patient rückt nur dann in den Mittelpunkt der Gesundheitsbranche, wenn die Leistungs- und Qualitätstransparenz gewährleistet ist (Paquet 2011). Dabei garantieren letztlich nicht die Formalqualifikationen der Experten hohe Qualität, sondern die objektiven Ergebnisse der Behandlungslösungen. Sie müssen künftig im Zentrum einer unabhängigen Bewertung stehen. Das deutsche Gesundheitssystem ist aber nach wie vor durch eine ausgeprägte Segmentierung gekennzeichnet. Dazu tragen ganz zentral die sehr unterschiedlichen Finanzierungsgrundlagen bei. Sie verhindern bisher weitgehend die Überwindung der tradierten Grenzen zwischen den Systemteilen.

Patienten, die zu Konsumenten werden, erwarten entgegen der bisherigen Situation, zunehmend ganzheitliche Gesundheitsangebote, die auf einem strukturierten Prozess beruhen. Diese tief greifenden Veränderungen bringen für die Anbieter der Gesundheitswirtschaft die Verpflichtung mit sich, positiv auf die neuen Herausforderungen einzugehen. Für die Akteure der Branche steht bisher »ihre« Institution im Zentrum. Für die Nutzer, also die Patienten, ist hingegen fast ausschließlich die Behandlungslösung von Interesse. Der Behandlungsprozess rückt ins Zentrum des Gesundheitsmarktes. Dabei ist es besonders wichtig, zu einem geplanten und strukturierten Vorgehen zu kommen. Eine solche Entwicklung ist die Voraussetzung für »Markenmedizin«. Patienten können ihre Rolle als Konsumenten nur dann aktiv wahrnehmen, wenn ihnen Hilfe zur Erlangung von Transparenz zu Teil wird. Die Zeit zur Realisierung ist jetzt reif. Wichtig ist künftig insbesondere eine unabhängige Institution, die die Rolle der Patienten als Konsumenten stärkt. In Analogie zur Stiftung Warentest ist die Gründung einer »Stiftung Gesundheitstest« deshalb jetzt überfällig.

Ein zentraler Treiber auf dem Gesundheitsmarkt ist künftig also der Patient selbst. Diese Entwicklung ist noch am Anfang, aber sie wird sich in den nächsten Jahren weiterentwickeln. Auf Märkten ist es nicht erforderlich, dass alle oder der Großteil der Konsumenten souverän agieren. Es genügt, wenn relevante Anteile ihre Präferenzen verändern, dann hat das für die Anbieter gewaltige Folgen. Das gilt auch auf den Gesundheitsmärkten.

1.2.3 Prozess statt Institution

Menschen, die mehr Informationen über Gesundheitsangebote haben, erachten Komplettlösungen als außerordentlich wichtig. Konsumenten sind interessiert an umfassenden Produkten und Dienstleistungen. Ambulante, stationäre und rehabilitative Angebote müssen deshalb zu »Strukturierter Medizin« verknüpft werden. Dazu ist ein durchgängiger Prozess aufzusetzen, in den die Zulieferung von Medizinprodukten, individueller Pharmaversorgung, Laborleistungen und Heil- und Hilfsmitteln sowie vielem anderen mehr eingesteuert werden kann. Das wird die Zukunft der Medizin sein: nicht mehr einzelne Teilleistungen separiert voneinander, sondern ganzheitliche Angebote über die Institutionen hinweg. Das Expertensystem Medizin der Vergangenheit war auf Institutionen ausgerichtet. Je mehr der Patient auch Konsument wird, desto mehr nimmt die Bedeutung von Prozessen zu.

Für eine humane Gesellschaft ist es wichtig, dass auch Menschen, die die neuen Produkte und Dienstleistungen nicht selbst finanzieren können, sie trotzdem bekommen. Das fördert die Stabilität (Klusen und Straub 2003). Das Ziel für Anbieter muss also sein, eine besondere Qualität zu angemessenen Preisen zu erreichen. Die notwendige Komplexität lässt sich nur realisieren, wenn, statt »schneller« zu arbeiten, »anders« gearbeitet wird.

1.2.4 Strukturierte Versorgung auf digitalem Workflow

Die modernen Behandlungslösungen erreichen einen hohen Grad an Komplexität. Die tradierten Organisationsstrukturen werden dem damit verbundenen Anspruch an die Managementsysteme in keiner Weise gerecht. Nach wie vor ist die Erfahrung der Akteure zentrale Basis des Handelns. Alle Anstrengungen zur Strukturierung der Organisation müssen bisher im Wesentlichen als gescheitert angesehen werden. Standards sind nicht umfassend in die Praxis umgesetzt. Sie sind in aller Regel nicht integraler Bestandteil ärztlichen, pflegerischen und sonstigen therapeutischen Tuns. Das hat für die durchgängige Qualität und Wirtschaftlichkeit der Behandlung nachhaltige Folgen (Meyer-Abich 2010). Auch ist die notwendige Arbeitsteilung der Leistungserbringung erheblich gestört. Auf moderne Informationstechnologien zur Steuerung und Unterstützung der Prozesse wird weitgehend verzichtet.

Methoden und Instrumente der Industrialisierung sind in der Medizin nicht zur Anwendung gekommen. Mit dem Argument individueller diagnostischer und therapeutischer Notwendigkeiten ist die Anwendung der Prinzipien arbeitsteiliger Produktionstechniken verworfen worden. Die Strukturierung der Behandlung erlaubt jetzt in Kombination mit aktuellen Entwicklungen in der Informationstechnologie die »individuelle Standardisierung«. Auf einer strukturierten Basis ist eine patientenbezogene Ausgestaltung der Services und Produkte möglich.

1.2.5 Definierte Behandlungen ermöglichen Leistungsversprechen

Mehr und mehr Strukturierung sichert eine gleichbleibende Qualität und ermöglicht damit die Abgabe eines Leistungsversprechens. Nicht mehr die Institution, die Praxis bzw. das Krankenhaus oder die Rehabilitationseinrichtung sowie die Arztpersönlichkeit sind die Auswahlkriterien der Patienten oder ihrer Krankenkassen, sondern die Behandlungslösung. Sie kann sich damit mittelfristig zur Marke weiter entwickeln (Lohmann 2006). »Markenmedizin« setzt strukturierte Prozesse bei der Organisation der Erstellung von Behandlungslösungen voraus.

Strukturierte Behandlungslösungen werden nachhaltig nur funktionieren, wenn alle Beteiligten diese Art der Leistungserbringung als persönlich entlastend, mehr noch, als Optimierung des eigenen Tuns, erleben. »Markenmedizin« ist zwar zunächst auf die Nachfrage gerichtet, hat aber zugleich eine wichtige, nach innen auf die Leistungserbringer selbst gerichtete Funktion beim Umbau des Systems. Sie ermöglicht den Konsens der Beteiligten, da die Optimierung der Behandlung der Patienten eine gemeinsame Verständigungsebene bildet. Das Management ist bisher nur am Rande in den Veränderungsprozess einbezogen worden (Eberstadt und Groth 2008). Insbesondere die institutionelle Begrenzung der bisherigen Ansätze hat verhindert, dass die gesamte Behandlung eines Patienten und ihr Erfolg ins Zentrum der Optimierungsstrategie gerückt werden konnten. Nur, wenn Ärzte und Pflegekräfte gemeinsam mit dem Management die Zukunft gestalten, wird sich der Erfolg einstellen.

1.2.6 Wettbewerbserfolg für Reha-Kliniken durch Markenmedizin

Die Umfeldbedingungen für die Branche der Gesundheitsdienstleister allgemein und speziell auch für die Reha-Anbieter entwickeln sich immer schneller in Richtung von Wettbewerb und Verdrängung. Dazu kommen Unsicherheiten bei den gesundheitspolitischen und sozialrechtlichen Rahmenbedingungen sowie den Finanzierungsgrundlagen des Kerngeschäfts Rehabilitation. Die Unternehmen stehen damit vor einer ganzen Reihe von Herausforderungen – strategisch, strukturell, medizinisch-klinisch – und alle sind verbunden mit hohen Investitionsvolumina. Hier gilt es, vor dem Hintergrund einer klar strukturierten Entwicklungsperspektive für das Leistungsportfolio, die richtigen Entscheidungen hinsichtlich Art, Inhalt und Priorisierung der Maßnahmen zu treffen. Ziel ist die Etablierung einer Markenmedizin, attraktiv für Patienten, ihre Zuweiser und die Kostenträger (Rippmann 2016). Dies erfolgt unter Aspekten der Marktentwicklung, Portfolioerweiterung und damit verbesserter Risikobetrachtung.

Wie können Reha-Kliniken diese Chance nutzen, eine am Markt wahrgenommene Leistungsmarke zu entwickeln?

Die Kernfragen dabei sind:

- Welche Leistungen lassen sich attraktiv am Markt positionieren?
- Wo besteht Potential für »medizinische Leuchttürme«?
- Welche Leistungen haben einen höheren oder geringeren Deckungsbeitrag?
- Wo lassen sich Kosten reduzieren ohne die Qualität zu vermindern?
- Wie lässt sich das stationäre, ambulante und touristische Leistungsportfolio optimieren?
- Was muss Bestandteil des Kerngeschäfts bleiben?
- Was kann mit Kooperationspartnern effizienten und effektiver geleistet werden?
- Welche Strukturen werden für die zukünftigen Leistungen benötigt?
- Wie können Angebote so strukturiert werden, um sie unabhängig vom Leistungsvermögen einzelner Ärzte zu erbringen?

Ziel ist ein ausgewogenes Leistungsportfolio mit Potenzial zur Markenbildung, welche vor allem die Qualität der medizinischen Ergebnisse und weniger den Einfluss der Institution abbildet. Markenversprechen ist Qualitätsversprechen, und das kann umso besser gehalten werden, je strukturierter die medizinisch-rehabilitativen Angebote sind.

Das Ergebnis des Markenmedizin-Prozesses (Lohmann 2016) bietet eine für den Betrieb und seine Mitarbeiter nachhaltige Zukunftsperspektive und für die Kunden attraktive Angebote mit Alleinstellungsmerkmalen.

Literatur

Debatin, J., Goyen, M. (2016): »Big Data und Analytics« im Gesundheitswesen. In: Lohmann H, Kehrein I, Rippmann K (Hrsg): Markenmedizin für informierte Patienten. Heidelberg: medhochzwei Verlag.

Eberstadt, N., Groth, H. (2008): Die Demographiefalle. Gesundheit als Ausweg für Deutschland und Europa, Stuttgart, New York: Georg Thieme Verlag.

Klusen, N., Straub, C. (Hrsg) (2003): Bausteine für ein neues Gesundheitswesen. Technik, Ethik, Ökonomie. Baden-Baden: Nomos Verlagsgesellschaft.

Lohmann, H. (2006): Neupositionierung der Gesundheitsanbieter – DRG als Basis für Markenmedizin. In: Rebscher, H. (Hrsg): Gesundheitsökonomie und Gesundheitspolitik im Spannungsfeld zwischen Wissenschaft und Politikberatung. Heidelberg. München, Landsberg, Berlin: Economia, MedizinRecht.de.

Lohmann, H. (2016): Patienten werden auch Konsumenten. In: Lohmann, H., Kehrein, I., Rippmann, K. (Hrsg.): Markenmedizin für informierte Patienten. Heidelberg: medhochzwei Verlag.

Meyer-Abich, KM. (2010): Was es bedeutet, gesund zu sein. Philosophie der Medizin. München: Hanser.

Paquet, R. (2011): Vertragswettbewerb in der GKV und die Rolle der Selektivverträge. Nutzen und Informationsbedarf aus der Patientenperspektive. Bonn: FES.

Rippmann, K. (2016): Heilkunst 4.0 – moderne Technologie unterstützt strukturierte Medizin. In: Lohmann, H., Kehrein, I., Rippmann, K. (Hrsg.): Markenmedizin für informierte Patienten. Heidelberg: medhochzwei Verlag.

Trojandt, G. (2016): Spitzenqualität garantiert an jedem Tag. In: Lohmann, H., Kehrein, I., Rippmann, K. (Hrsg): Markenmedizin für informierte Patienten. Heidelberg: medhochzwei Verlag.

1.3 Zukunft der Rehabilitation – aus Sicht der Krankenkassen

Gertrud Demmler[1]

1.3.1 Rehabilitation. Was ist das eigentlich?

Eine Definition der Rehabilitation findet sich im Technical Report 668/1981 der Weltgesundheitsorganisation (WHO):

> »Rehabilitation umfasst den koordinierten Einsatz medizinischer, sozialer, beruflicher, pädagogischer und technischer Maßnahmen sowie Einflussnahmen auf das physische und soziale Umfeld zur Funktionsverbesserung zum Erreichen einer größtmöglichen Eigenaktivität zur weitest gehenden Partizipation in allen Lebensbereichen, damit der Betroffene in seiner Lebensgestaltung so frei wie möglich wird.« (WHO 1981, S. 9).

Bei der Frage der Rehabilitation geht es damit immer um die Fähigkeit der Teilhabe am gesellschaftlichen Leben. Schon hier wird deutlich, dass Rehabilitation weit über die medizinische und pflegerische Versorgung hinausgeht und damit der persönliche und individuelle Bedarf einzelner Menschen auch in Abhängigkeit der eigenen Situation sehr verschieden ist. Geht es um die Fähigkeit, aus eigener Kraft seinen Lebensunterhalt zu verdienen oder die selbständige eigene Versorgung im häuslichen Umfeld aufzubauen? Der Maßstab und die Zielsetzung für eine erfolgreiche Rehabilitation variiert sehr stark. Das erklärt historisch auch, warum die Rehabilitation durch eine Vielzahl von Sozialversicherungsträgern verantwortet wird (§§ 5, 6 SGB IX).

Den verschiedenen Trägern der Sozialversicherung werden dabei unterschiedlichste Rollen zugewiesen.

Krankenkassen sind Leistungen zur *medizinischen Rehabilitation* zugewiesen (§ 40 SGB V ff.). Diese Teilhabeleistungen dienen dazu:

Menschen mit Behinderungen oder die von Behinderung bedroht sind, die Leistungen zur Verfügung zu stellen, die die Behinderung abwenden, beseitigen, mindern, ihre Verschlimmerung zu verhüten oder ihre Folgen zu mildern.

Einschränkungen der Erwerbsfähigkeit oder Pflegebedürftigkeit zu vermeiden, zu überwinden, zu mindern oder eine Verschlimmerung zu verhüten sowie

- den vorzeitigen Bezug anderen Sozialleistungen zu vermeiden.
- Die Teilhabe am Arbeitsleben dauerhaft zu sichern.

---

[1] An dem Beitrag haben Katrin Pumm, Thorsten Schumacher, Dr. Eva Scherwitz, Martin Spegel, alle SBK, und Dorothee Bitters, Oliver Harks, beide GWQ ServicePlus AG, mitgewirkt. Herzlichen Dank vor allem an die wichtigen Hinweise aus der Praxis.

- Die Teilhabe am Leben in der Gesellschaft sowie eine möglichst selbständige und selbstbestimmte Lebensführung zu ermöglichen oder zu erleichtern.

Die Bandbreite der rehabilitativen Bedarfe ist damit sehr groß und reicht vom Erhalt der Mobilität älterer Versicherten über eine krankheitsbedingte Überwindung kognitiver und körperlicher Einschränkungen wie z. B. nach einem Schlaganfall oder das Zurückfinden in den Alltag nach schwerer Erkrankung wie z. B. nach einer Krebserkrankung bei Kindern.

Folgende Besonderheiten ergeben sich für die Krankenkassen:

1. Die rehabilitativen Leistungen sind grundsätzlich nachrangig zu leisten, d. h. soweit andere Leistungsträger infrage kommen, sind diese vorrangig heranzuziehen. Das häufigste Beispiel sind Rehabilitationsleistungen zur Sicherung der Erwerbsfähigkeit durch die Rentenversicherung oder aus der Beschäftigung verursachte Unfallfolgen durch die Unfallversicherung.
2. In der medizinischen Rehabilitation gilt der Vorrang der ambulanten Rehabilitationsleistung.
3. Mehrstufigkeit des Systems: erst Krankenbehandlung, dann Reha.

Diese drei im SGB verankerten Besonderheiten müssen hinsichtlich eines individuellen und durchgängigen Behandlungsverlaufs und innovativer Rehabilitationskonzepte zunehmend infrage gestellt werden. Die konkreten Änderungsbedarfe werden im Laufe des Beitrags näher beleuchtet.

1.3.2 Rehabilitation aus Sicht der Patienten

Die historisch und verursachungsorientierten Zuständigkeiten in der Rehabilitation sind aus Sicht der Versicherten häufig nur schwer zu durchschauen. Sie sind darauf angewiesen, dass der jeweils adressierte Träger umfassend berät. Hier gibt es seit Jahren immer wieder Änderungsvorschläge, die die inhaltliche Beratung und Begleitung von der Finanzierungsverantwortung zu trennen versucht. Ein Durchbruch ist bisher allerdings nicht gelungen.

Das heißt aus Sicht der Betroffenen komplizierte Antrags- und Bewilligungsprozesse, die dringend auch vor dem Hintergrund der Digitalisierung verändert werden müssen.

Ebenso führen die Vorrangregelungen nicht immer zu den besten Versorgungswegen aus Sicht der Betroffenen. Wann ist gegebenenfalls eine stationäre Rehabilitation besser als die vorrangig ambulante?

Bezogen auf die verschiedenen Leistungsoptionen, die entweder im Rahmen einer Rehabilitation oder einzeln durch Verordnung des Arztes erbracht werden, wie z. B. Heilmittel oder Ergotherapie sind für den Patienten die Regeln für die Inanspruchnahme nicht transparent und nachvollziehbar. Das gilt umgekehrt natürlich auch für Ärzte, Krankenkassen und weitere Beteiligte.

Ein Praxisbeispiel: Ein beschäftigter Bürokaufmann erleidet einen Meniskusriss. Er ist arbeitsunfähig, möchte aber so schnell wie möglich wieder arbeiten. Die Behandlung über Heilmittel reichen ihm nicht aus und dauern ihm zu lange, deshalb beantragt er bei der Rentenversicherung (RV) eine Reha. Die RV leitet diese an die Krankenkasse weiter, weil die Erwerbsfähigkeit nicht gefährdet ist; der Kunde wendet sich an seine Krankenkasse, erhält wieder eine Ablehnung, da die Heilmittel nicht ausgeschöpft wurden. Das Ergebnis bei einem Fliesenleger dagegen wäre anders; hier würde die RV eine Reha genehmigen, da ein Einfluss auf Erwerbsfähigkeit gegeben ist.

Das Beispiel zeigt die Fragen, die im Kern immer eines gemeinsam trägt: Was ist für den Betroffenen in der persönlichen Situation der beste und richtige Weg? Schon innerhalb des SGB V und damit dem für Krankenkassen tragenden Rechtsrahmen, ist die der persönlichen Situation angemessene Versorgung nicht immer einfach zu realisieren. Fast unmöglich wird es aber, wenn in der Frage der Rehabilitation verschiedene Träger gefragt sind.

> **Veränderungsbox aus Sicht der SBK**
>
> 1. Auch die Rehabilitation muss konsequent in die medizinischen und pflegerischen Behandlungs- und Therapieprozesse integriert werden. Den Krankenkassen ist deshalb eine umfassende Beratungskompetenz unabhängig von der Finanzierungsverantwortung zu geben. Alternativ kann dem Versicherten die Entscheidungsfreiheit gegeben werden, welchen der beteiligten Träger, er mit dem Verfahren beauftragt.
> 2. Ein einheitliches, digitales Antrags- und Genehmigungsverfahren für alle Sozialleistungsträger muss eingeführt werden.
> 3. Perspektivisch ist die historische gewachsene Aufteilung der Rehabilitationsverantwortung aus Sicht der Betroffenen neu zu gestalten. Dazu sind geeignete Methoden, wie Customer Journeys für die Lösungsgestaltung zu nutzen.
> 4. Die Vorrangigkeit der ambulanten Reha und die Mehrstufigkeit ist durch einen individuellen und bedarfsorientierten Rehabilitationsprozess abzulösen.

1.3.3 Welche Rehabilitationsbedarfe zeigen sich in der Versorgungspraxis?

Die richtige »Indikationsstellung« ist wie in der Medizin allgemein auch in der Reha ein grundlegendes Thema. Wir beobachten in der Praxis zuallererst die fehlende Bedarfserkennung. Das gilt natürlich auch in dem vorgelagerten Vorsorgebereich. Zwar hat der Gesetzgeber in den letzten Jahren z. B. über das Entlassmanagement im Krankenhaus (§ 39 Abs 1a SGB V) das Thema adressiert, die konsequente Nutzung und Bedarfserkennung in der ambulanten Praxis bleibt aber nach wie vor der Schlüssel. Ob hier zur Unterstützung der Ärzte in Zukunft über KI relevante Informationen generiert werden können, um die Bedarfserkennung zu verbessern, ist mehr eine Frage, ob solche Systeme Eingang in die Praxen finden und weniger eine Frage, dass hier Datenanalytik gute Ergebnisse liefern kann. Wir werden als Krankenkassen hier in jedem Fall viel stärker versichertenbezogene Informationen nutzen, um unseren Versicherten auch aktiv Beratung und Angebote machen zu können. (Dies gilt natürlich immer unter dem Vorbehalt der Einwilligung des Versicherten.)

Vorsorge wird gegenüber Rehabilitation immer noch vernachlässigt. Nur damit können wir dem Problem begegnen, dass die Krankenkasse häufig erst dann angesprochen wird, wenn Probleme da sind bzw. der Antrag vom Arzt eingereicht wird. Die Präventions- und Vorsorgeorientierung ist in der medizinischen und pflegerischen Versorgung nicht konsequent verankert. (Darüber hinaus sind die Finanzierungsanreize auch bei den Krankenkassen eher präventions- und vorsorgeschädlich (Gutachten WIG[2], 2016).)

Die Absicherung der Rehabilitationsergebnisse im Alltag wird ebenfalls vernachlässigt. Wenn eine Rehabilitation durchgeführt wird, sind die Patienten meist zufrieden. Allerdings ist die Nachsorge häufig nicht sichergestellt. Hier sind die Betroffenen auf ihre Ärzte angewiesen bzw. müssen es alleine schaffen, das Erlernte in den Alltag zu integrieren. Versicherte erwarten oft eine Begleitung auch nach der Reha. Hier kommt es, wie generell in Vorsorgefragen häufig zu einem Übergang in die eigene Verantwortung des Versicherten. Eine umfassende Beratung (z. B. Rehasport, Selbsthilfegruppen, Leistungen zur Teilhabe am Arbeitsleben, Frühförderung) wie in der SBK über diese Möglichkeiten sind ein wichtiger Baustein, um die Nachhaltigkeit der Maßnahmen sicherzustellen.

Der fehlende Zugang zu ambulanten Angeboten bestimmt auch die Notwendigkeit rehabilitative Maßnahmen im stationären Umfeld durchzuführen. Diese Entwicklung, die wir für alle medizinischen Berufe und Angebote im ländlichen Raum erleben, wird auch hier eine wichtige Zukunftsfrage darstellen. Wie können auch hier digital unterstützte und telemedizinische Anwendungen, den Zugang zu nicht-stationären, rehabilitativen Leistungen sicherstellen?

> **Veränderungsbox aus Sicht der SBK**
>
> 5. Telemedizinisch unterstützte Therapien und hybride Modelle müssen entwickelt werden, um den Zugang zu ambulanter Versorgung insbesondere in der Fläche anzubieten. Der fehlende Fachkräftemangel wird die Skalierung von Therapiekonzepten erzwingen. Dazu müssen Krankenkassen und den beteiligten Therapeuten Pilotmodelle ermöglicht werden

1.3.4 Krankenkassen im Spannungsfeld zwischen Qualität und Kosten

Die Landesverbände der Krankenkassen und die Ersatzkassen schließen auf Landesebene Versorgungsverträge mit allen zertifizierten Vorsorge- und Rehabilitationseinrichtungen (§ 111 a–c, SGB V). Lediglich die Vergütungshöhe können Krankenkassen in Selektivverträgen und den einzelnen Einrichtungen direkt vereinbaren. (Die SBK bündelt diesen Einkauf und den Abschluss der Selektivverträge über die GWQ ServicePlus AG, einer Gesellschaft, die ursprünglich von 16 BKKen gegründet wurde. Siehe: www.gwq-serviceplus.de. Nur durch die Umsatzbündelung sind wir ein relevanter Gesprächspartner für die Einrichtungen.) Allein aufgrund dieser vertragsrechtlichen Gestaltung wird klar, dass die einzelne Krankenkasse vor allem in der Preis- und damit Kostengestaltung Einfluss nehmen kann und über bevorzugte Vertragshäuser die Wahlentscheidung der Versicherten mit beeinflussen kann. Grundsätzlich besteht die Wahlfreiheit des Versicherten (Der Kunde hat ein Wunsch- und Wahlrecht, dieses ist allerdings durch ein berechtigtes Interesse zu belegen (z. B. christliche Ausrichtung der Klinik, spezielles Behandlungskonzept). Kann er das nicht, fallen gegebenenfalls Mehrkosten an (§ 8 SGB IX).

Das Therapieangebot, die Ausgestaltung der Klinik, die Höhe der Vergütung, sowie die Behandlungsergebnisse sind je nach Rehaklinik sehr unterschiedlich. Im stationären Bereich gibt ein deutliches indikationsübergreifendes Preisgefälle von Süd- nach Norddeutschland. So reicht z. B. der Preis für die Orthopädische Reha von rund 2.000 € bis zu 3.000 €. Die verschiedenen Therapieangebote, Behandlungsschwerpunkte und eine unterschiedliche Patientenstruktur erschweren einen Vergleich der Versorgungsqualität der Reha-Kliniken untereinander. Über die Selektivverträge lassen sich insbesondere Anforderungen an die Prozess- und Strukturqualität der Kooperationskliniken stellen.

Die Verträge der GWQ ServicePlus AG (im folgenden GWQ) im stationären Bereich geben einen Rahmen an Qualitätsparametern vor, in dem sich die Klinik bewegen kann. Die vereinbarten Vergütungssätze bzw. Fallpauschalen bilden analog der Krankenhausvergütung einen Casemix der Patienten ab. Hinzu kommen Rückvergütungsregelungen mit einigen Kliniken in Abhängigkeit vom Belegungsvolumen.

In der GKV sind der größte Ausgabenblock für Rehabilitation die Leistungen einer Anschlussrehabilitation mit einem Volumen von 1,8 Mrd. € im Jahr 2017. Die vom stationären Aufenthalt unabhängigen Rehabilitationsleistungen dagegen verursachen ein Volumen von 412 Mio € im Jahr 2017. Auch wenn der Anteil der Rehabilitationsausgaben an den Gesamtausgaben der GKV einen relativ geringen Anteil ausmacht, steigen die Ausgaben seit Jahren kontinuierlich an.

Zusammenfassend lässt sich feststellen, dass wir heute vor allem ein Kosten-/Preiswettbewerb unter den Vertragspartnern haben und dort (indikationsbezogen oder regional), wo ein Überangebot herrscht, zum Teil ein mengenfixierter, ruinöser Wettbewerb stattfindet. Daraus abgeleitet können deutliche Konzentrationstendenzen in der stationären Rehabilitation beobachtet werden. Preiswettbewerb ist der zentrale Steuerungshebel der Krankenkassen. Qualität spielt nur vertragspartnerindividuell eine Rolle. Die Transparenz insgesamt zu Qualität und Wirtschaftlichkeit ist vor allem für Patienten nicht gegeben.

> **Veränderungsbox aus Sicht der SBK**
>
> 6. Wir brauchen einen ganzheitlichen Qualitäts- und Wirtschaftlichkeitsansatz auf der Basis eines bedarfsorientierten, indikationsspezifischen Behandlungspfades. Die sektorspezifischen Regelungen müssen nachrangig werden.
> 7. Qualitätsfördernde Anreize für die einzelne Krankenkasse sind im MorbiRSA nicht gegeben, hier dominieren die Ausgaben bzw. Preiseffekte. Außerdem sind denkbare positive Folgeeffekte wirtschaftlich oft erst viel später realisierbar.

1.3.5 Rehabilitation muss zielgruppenorientierte Rehabilitationskonzepte entwickeln und sich von sektoralem Denken und Entwicklungskonzepten lösen.

Auch in der Rehabilitation wird immer deutlicher, dass die sektorale, trägerbezogene und einrichtungsbezogene (stationär, ambulante) Betrachtung im SGB nicht geeignet ist, zielgruppenorientierte Rehabilitationskonzepte zu entwickeln. Eine besonders relevante Zielgruppe der Zukunft ist diejenige der Pflegebedürftigen und ihrer pflegenden Angehörigen.

So wurde dem Thema bei der Einführung des Pflegepersonal-Stärkungsgesetz 2019 (Pflegepersonal-Stärkungsgesetz – PpSG vom 11.12.2018) zwar für die Zielgruppe Pflegebedürftige und pflegende Angehörige ein großer Raum eingeräumt, Dreh- und Angelpunkt bleibt übergreifend für alle Rehabilitationsbedarfe, die verschiedenen Möglichkeiten so individuell und bedarfsgerecht zu kombinieren, zu gestalten und weder trägerbezogen noch sektoral die Rehabilitation zu steuern.

Neben den sich aus den zunehmenden Zahlen an Pflegebedürftigen ergebenden neuen Rehabilitationskonzepten sind wohnortnahe Rehabilitationskonzepte für Beschäftigte und Versicherten mit Familien ein wichtiges Thema. Diese sind vorwiegend in Ballungszentren vorhanden. Von einer flächendeckenden Versorgung sind wir aber weit entfernt, da es sich hierbei um interdisziplinäre Behandlerteams handelt, die mit der typischen z. B. physio- oder ergotherapeutischen Einzelpraxis nur wenig gemein hat. Deshalb ist die Frage, ob der Zugang zu solchen ambulanten Rehabilitationsprogrammen in Zukunft über Hybridmodelle, d. h., mit digitalen Elementen erweitert werden können.

Schließlich bleibt ein wichtiges Thema: Wie können Ergebnisse der Rehabilitation nachhaltig sichergestellt werden? Dazu gibt es seit Jahren auch immer wieder vereinzelte Angebot auf dem Markt, die z. T. privat oder über die Vertragsgestaltung einzelner Kassen die Nachhaltigkeit sichern sollen. Beispiele hierfür sind Mail Nachsorge nach Reha-Aufenthalt wegen psychischer Erkrankung in der Panorama Fachklinik in Scheidegg (https://www.psyres.de/scheidegg/welcome, Zugriff am 12.04.2019) oder nach Mutter-Vater-Kind Kur bzw. Reha für Adipositas- und Diabetes Patienten (DiaBestes magazin 2/18), Betreuung auch nach Maßnahmen per Chat, Forum, Telefon durch einzelne Anbieter.

1.3.6 Individualisierte (patientenzentrierte) Therapie kann Gesundungsverläufe und Umgang mit Erkrankungen deutlich verbessern und damit Qualität und Wirtschaftlichkeit erhöhen

Am Beispiel der Rehabilitation ist sehr deutlich geworden, dass die Ergebnisse nur dann wirtschaftlich und qualitativ hochwertig sein können, wenn sie Teil eines integrierten und ganzheitlichen Behandlungspfades sind. Allein die unterschiedlichen Zielgruppen und Bedarfe machen deutlich, dass es nicht den Rehabilitationsbedarf gibt, sondern dass individuelle und patientenzentrierte rehabilitative Leistungen in den Behandlungsprozess integriert werden müssen.

Die zunehmenden Rehabilitationsbedarfe für Pflegebedürftige und Angehörige und aufgrund langjähriger chronischer Erkrankungen verlangen andere Vorgehensweisen als die bisher mehr an der akuten Behandlung orientierten Leistungsprozesse. Dies ist eine Folge der demografischen Entwicklung, die sich nicht nur in der allgemeinen medizinischen Versorgung, sondern auch in der Rehabilitation als das zentrale Zukunftsthema zeigt.

Das Zusammenspiel der hausärztlichen Versorgung, die Versorgungsgestaltung der Kassen und die Erprobung hybrider Modelle sind deshalb wichtige Zukunftsfragen. Wie kann im Zusammenspiel zwischen Krankenkassen und Ärzten ein individueller Behandlungsprozess gestaltet werden. Wir haben hier im individuellen Kontakt mit Ärzten, mit denen wir gut zusammenarbeiten, gute Erfahrungen. Allerdings sieht das SGB diesen Austauschprozess nicht wirklich vor. Der gesetzlich gestaltete Rahmen ist ein formaler Genehmigungsprozess und kein bedarfsorientierter Kommunikationsprozess. Letzteres ist vor dem Hintergrund der fehlenden digitalen Vernetzung auch praktisch noch nicht vorstellbar. Ganz zu schweigen davon, dass die Rehabilitationseinrichtungen noch nicht einmal an die gesetzlich entstehende TI angebunden sind.

1.3.7 Qualität aus Patientensicht kann nur entstehen, wenn Patientenfeedback auch über eine systematische Verlaufskontrolle im Nachgang der Reha erfolgt

Wenn die Versorgungsgestaltung individualisiert und die Vernetzung der Akteure die Versorgungsgestaltung skalierbar macht, kann schließlich die Evidenz und Nachhaltigkeit und damit die Qualität und Wirtschaftlichkeit über die Rückkoppelung mit den Versicherten erfolgen. Individualisierte Behandlungskonzepte verlangen gleichzeitig vielmehr als in der Vergangenheit, die Ergebnisabsicherung und die Einbindung der Patienten.

> **Veränderungsbox aus Sicht der SBK:**
>
> 8. Reha muss an die entstehend Telematik Infrastruktur angebunden werden und mit der ePA kommunizieren.
> 9. Individuelle Behandlungspfade und Versorgungsprozesse müssen zwischen Hausärzten und Kassen entwickelt werden. Die standardisierten kollektiven Genehmigungsprozesse werden einer individuellen und personalisierten Versorgung niemals gerecht.
> 10. Real world evidence muss auf digitalem Wege über real time Feedbacksysteme geschaffen werden.

Literatur

Fachklinik Schwaben (2018): DiaBestesMagazin 2/18: (https://www.fachklinik-schwaben.de/fileadmin/content/schwaben/documents/Newsletter/DiaBestes_Magazin_Fachklinik_Schwaben_2018_2.pdf, Zugriff am 21.01.2019).

Pflegepersonal-Stärkungsgesetz (2018): Bundesgesetzblatt Jahrgang 2018 Teil I Nr. 45 2394 Gesetz zur Stärkung des Pflegepersonals (Pflegepersonal Stärkungsgesetz – PpSG) vom 11.12.2018.

Sozialgesetzbuch (SGB) Fünftes Buch (V) – Gesetzliche Krankenversicherung vom 20.12.1988 (BGBl. I S. 2477) zuletzt geändert durch Gesetz vom 11.12.2018 (BGBI I S. 2394, 2402).

Sozialgesetzbuch (SGB) Neuntes Buch (IX) – Rehabilitation und Teilhabe von Menschen mit Behinderungen vom 23.12.2016 (BGBl. I S. 3234) zuletzt geändert durch Gesetz vom 28.11.2018 (BGBl. I S. 2016).

WHO (1981): Disability prevention and rehabilitation. Genf: Technical Report Series 668.

WIG[2] (2016): Gutachten zu Anreizen für Prävention im Morbi-RSA, WIG[2] Wissenschaftliches Institut für Gesundheitsökonomie und Gesundheitssystemforschung, Leipzig. https://www.ikkev.de/fileadmin/Daten/Downloads/Morbi-RSA-2016/2016_03_30_Gutachten_zu_Anreizen_fuer_Praevention_im_Morbi-RSA.pdf, Zugriff am 21.01.2019).

1.4 Die Zukunft der Rehabilitation – Die Sicht der Deutschen Rentenversicherung

Thomas Keck

1.4.1 Die Rehabilitation der gesetzlichen Rentenversicherung heute

Die gesetzliche Rentenversicherung (gRV) erbringt rehabilitative Leistungen nach dem Grundsatz »Rehabilitation vor Rente«. Sie ist zuständiger »Rehabilitationsträger«, wenn durch eine Funktionsbeeinträchtigung (Krankheit oder körperliche, geistige oder seelische Behinderung) die Erwerbsfähigkeit eines Versicherten beeinträchtigt oder bedroht ist (§ 9 Abs. 1 SGB VI). In diesem Fall kann die gRV Leistungen zur Prävention, medizinischen Rehabilitation, Teilhabe am Arbeitsleben, Nachsorge sowie ergänzende Leistungen erbringen. Ziel ist es, das vorzeitige Ausscheiden eines Versicherten aus dem Erwerbsleben zu verhindern bzw. die möglichst dauerhafte Wiedereingliederung des Betroffenen in das Erwerbsleben sicherzustellen. Damit besitzt die gRV ein umfassendes Leistungsrecht, das durch das SGB IX (in der Fassung des Bundesteilhabegesetzes [BTHG] vom 23. Dezember 2016) noch weiter konkretisiert wurde, insbesondere für Menschen mit Behinderung bzw. solche, die von Behinderung bedroht sind (§ 1 SGB IX). Die Leistungen zur Rehabilitation sind auf Antrag an Versicherte zu erbringen, bei denen die persönlichen und versicherungsrechtlichen Voraussetzungen für eine solche Leistung vorliegen.

Die Leistungen zur Prävention sind durch das FlexiRentenG (BGBL. 13.12.2016) gestärkt worden. Damit hat der Gesetzgeber der gRV die Möglichkeit eröffnet, noch frühzeitiger Leistungen für die Versicherten zu erbringen, d. h. Leistungen können für Versicherte jetzt auch schon dann erbracht werden, wenn erste gesundheitliche Beeinträchtigungen bestehen, die die individuelle Beschäftigungsfähigkeit ungünstig beeinflussen können (»Prävention vor Rehabilitation vor Rente«). Gleichzeitig wurde die Möglichkeit geschaffen, im Rahmen von Modellprojekten eine umfassende berufsbezogene Gesundheitsuntersuchung ab

Vollendung des 45. Lebensjahres (Ü45-Gesundheitscheck) anzubieten. Anschließend soll darauf aufbauend eine Gefährdungs- und Potentialanalyse erstellt werden, um Präventions- und Rehabilitationsbedarfe frühzeitig zu identifizieren (BT-Drucks. 18/9787, S. 24). Damit wird ein weiteres Angebot für Versicherte geschaffen, die den Check-up 35 der Krankenkassen gegebenenfalls nicht genutzt haben.

1.4.2 Zahlen, Daten, Fakten, Reha Budget

Durch die stetig steigende Lebenserwartung (Statistisches Bundesamt o. D.-a), die Zunahme chronischer Erkrankungen (Robert-Koch-Institut 2016, S. 5 ff.) und die Verlängerung der Lebensarbeitszeit (Statistisches Bundesamt o. D.-b) nimmt das Thema »Prävention und Rehabilitation« einen hohen Stellenwert ein. Die hohe Bedeutung spiegelt sich auch in den entsprechend hohen Antrags- und Bewilligungszahlen zur medizinischen und beruflichen Rehabilitation wider.

Bei den stationären Leistungen zur medizinischen Rehabilitation nehmen die muskuloskelettalen Erkrankungen den größten Anteil ein, wenngleich der Anteil der psychischen Erkrankungen in den letzten Jahren stark gestiegen ist.

Die hohe Anzahl von durchgeführten Rehabilitationsmaßnahmen ist mit hohen Ausgaben verbunden. Die Festsetzung der jährlichen Ausgaben für diese Leistungen (Reha-Budget) wurde durch das Gesetz über Leistungsverbesserungen in der gesetzlichen Rentenversicherung (RV-Leistungsverbesserungsgesetz) vom 23. Juli 2014 unter Berücksichtigung der demografischen Entwicklungen angepasst (Demografiekomponente). Das Reha-Budget ist in der Folge zunächst gestiegen, ab dem Jahr 2018 wird es jedoch wieder abnehmen (Glombik 2014, S. 212).

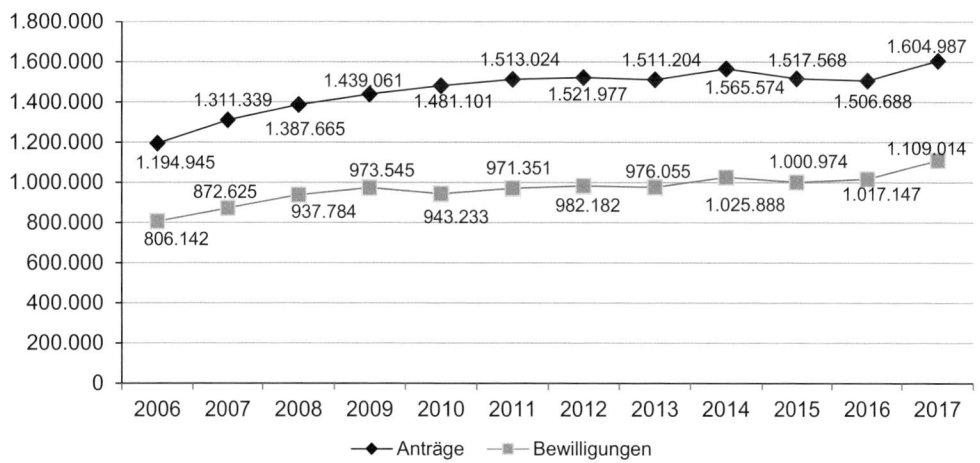

Abb. 1.4.1: Anträge und Bewilligungen bei Leistungen zur medizinischen Rehabilitation (Quelle: Deutsche Rentenversicherung: Statistik über Anträge und ihre Erledigung nach § 3 RSVwV, Tab. 031.0)

1 Rehabilitation in Deutschland: Die neue Marktdynamik im Rehabilitationssektor

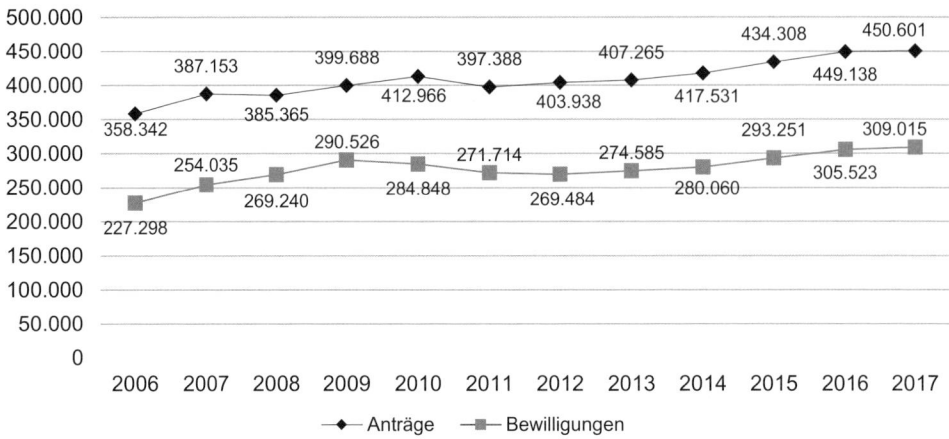

Abb. 1.4.2: Anträge und Bewilligungen bei Leistungen zur Teilhabe am Arbeitsleben (Quelle: Deutsche Rentenversicherung: Statistik über Anträge und ihre Erledigung nach § 3 RSVwV, Tab. 079)

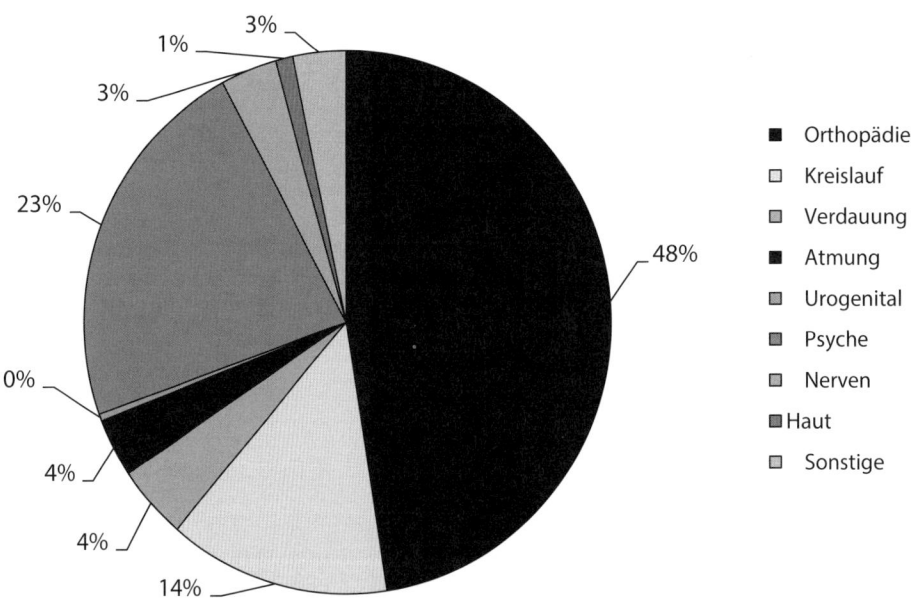

Abb. 1.4.3: Krankheitsspektrum – Stationäre medizinische Rehabilitation (Quelle: Deutsche Rentenversicherung: Info-System Reha; ohne Suchtrehabilitation & Kinderheilbehandlung, Durchführungsart: Gesamt)

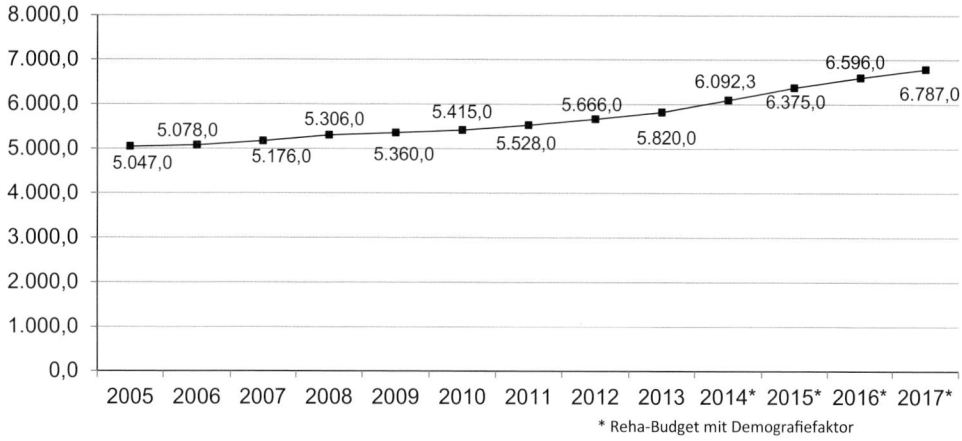

Abb. 1.4.4: Entwicklung des Rehabilitations-Budgets (Quelle: Deutsche Rentenversicherung: Statistikband Rehabilitation, Tab. 6.00 A)

1.4.3 Welche Reha-Maßnahmen gibt es?[2]

Die Leistungen der gRV untergliedern sich in:

- Präventionsmaßnahmen
- Ü45-Gesundheitscheck
- Leistungen zur medizinischen Rehabilitation
- Leistungen zur Teilhabe am Arbeitsleben
- Nachsorge

Die Präventionsmaßnahmen der gRV sind grundsätzlich modularisiert und umfassen vier inhaltlich aufeinander aufbauende Phasen (Deutsche Rentenversicherung Bund o. D.-a, S. 4). In Abhängigkeit von der Indikation können sie jedoch hinsichtlich der inhaltlichen Ausrichtung und Ausgestaltung divergieren. Leistungen mit einem überwiegend orthopädischen Schwerpunkt werden bundesweit unter der »Marke« »Betsi« (Beschäftigungsfähigkeit teilhabeorientiert sichern) zusammengefasst (Deutsche Rentenversicherung Bund et al. 2008, S. 1 ff.). Jede Präventionsmaßnahme beginnt mit einer Initialphase, in der u. a. eine Eingangsuntersuchung durchgeführt wird. Dann werden die individuellen Rehabilitationsziele identifiziert und in einem Therapieplan festgehalten. Die Initialphase kann sowohl stationär als auch ambulant erfolgen und umfasst je nach Therapiekonzept der jeweiligen Einrichtung drei bis sieben Tage. Die Ausgestaltung der Präventionsleistungen ist abhängig von dem konkreten Bedarf des Versicherten und in jedem Fall patientenorientiert. Auf die Initialphase folgt die Trainingsphase, welche alltags- und berufsbegleitend möglichst in der Nähe des Wohn- oder Arbeitsorts in einem ambulanten Reha- oder Trainingszentrum durchgeführt wird. Während dieser Phase nehmen die Präventionsteilnehmer ein- bis zweimal wöchentlich an Präventionsmodulen teil. An die Trainingsphase schließt sich die sechsmonatige Eigenaktivitätsphase an, in der die Versicherten die vermittelten Ansätze zu Verhaltens- und Lebensstiländerungen eigenverantwortlich im Lebensalltag umsetzen sollen. Das Programm endet mit der Auffrischungs-

---

2 Die Leistungen der Kinder- und Jugendrehabilitation sowie der Suchtrehabilitation bleiben in dieser Abhandlung außer Betracht.

phase bzw. einem Refreshertag, welcher die Teilnehmer auch bei der Bewältigung von Umsetzungshindernissen unterstützen soll. Der Refreshertag wird entweder stationär oder ambulant von dem jeweiligen Anbieter der Initialphase durchgeführt (Deutsche Rentenversicherung Bund o. D.-a, S. 4 ff.). Zumeist erfolgt die Durchführung der Präventionsleistung in Gruppen und vereint möglichst ähnliche Berufsgruppen.

Für die Indikation Psychosomatik wird ebenfalls ein eigenständiges Präventionsprogramm »Gusi« (Gesundheitsförderung und Selbstregulation durch individuelle Zielanalyse) angeboten (Rehabilitationszentrum Bad Salzuflen und Deutsche Rentenversicherung Bund 2017, S. 30–31), das in der Systematik dem Betsi-Programm in der Orthopädie gleicht. Die Umsetzung der Präventionsmaßnahmen nimmt allerdings derzeit keinen signifikanten Stellenwert in der gRV ein. Die Durchführung von Präventionsmaßnahmen erfolgt meist betriebsbezogen, könnte aber deutlich Zuwachs bekommen, wenn die Maßnahmen bekannter werden und mehr Versicherte die Präventionsleistungen selbst beantragen würden.

Der Ü45-Gesundheitscheck stellt seit dem Jahr 2017 für die gRV eine neue Leistung dar. Gemeinsam mit den anderen Leistungsträgern können hier frühzeitige Leistungen zur Erhaltung der Gesundheit und Erwerbsfähigkeit entwickelt werden, sodass hierdurch die Möglichkeit einer trägerübergreifenden Versorgung des Versicherten gegeben ist

Im Rahmen von Modellverfahren soll eine solche Untersuchung vor dem 45. Lebensjahr der Versicherten trägerübergreifend erprobt werden (§ 14 Abs. 3 SGB VI). Dabei soll die Untersuchung einer freiwilligen, individuellen, berufsbezogenen Gesundheitsvorsorge des Einzelnen dienen. Schon zu einem sehr frühen Zeitpunkt kann hier festgestellt werden, ob der Versicherte weitergehende Maßnahmen zur Prävention, Rehabilitation und/oder beruflichen Weiterbildung bedarf. Im Rahmen einer Präventionsmaßnahme könnte ihm Unterstützung angeboten werden, sodass es bestenfalls gar nicht erst zu einer Einschränkung seiner Funktionsfähigkeit kommt. Wichtig dabei ist, das Interesse des Versicherten zu wecken, sich eigenständig für seine Gesundheit einzusetzen.

Bislang ist dieses Angebot in der gRV noch nicht ausgeprägt, einzelne Projekte werden indes derzeit erprobt (Deutsche Rentenversicherung Westfalen 2019). Nach der Entwicklungs- und Erprobungsphase wird es flächendeckend als ein reguläres Leistungsangebot der gRV implementiert.

Die medizinischen Leistungen und die Leistungen zur Teilhabe am Arbeitsleben sind Leistungen, die die gRV in den letzten Jahrzehnten weiterentwickelt und ausgebaut hat.

Nach den Rehabilitationsleistungen können Nachsorgeleistungen bewilligt werden. Sie kommen immer dann in Betracht, wenn eine Verstetigung des Rehabilitationsergebnisses angezeigt ist. Es kann zwischen verschiedenen Produkten gewählt werden, z. B. »IRENA« (Intensivierte Nachsorge), »Psy-RENA« (Reha-Nachsorge für psychische Erkrankungen) und »T-RENA« (Trainingstherapeutische Reha-Nachsorge) (Deutsche Rentenversicherung Bund 2018c, S. 16–18).

Neben diesen Leistungen zur Teilhabe der gRV ist die Beratung der Versicherten durch die Reha-Fachberater der gRV ein wichtiges Angebot. Insbesondere bei dem Übergang von der medizinischen in die berufliche Rehabilitation handelt es sich um ein einschneidendes Ereignis für die Versicherten. Neben berufsbegleitenden Maßnahmen können hier auch umfassende Umschulungen in Betracht kommen, die die berufliche Laufbahn der Versicherten deutlich verändern können. Die berufsbezogenen Leistungen werden durch den Reha-Fachberater der gRV für die Versicherten individuell zusammengestellt. Diese sind umfassend geschult und können mit ihrer Kompetenz für die Betroffenen den Weg in eine neue berufliche Zukunft ebnen.

1.4.4 Herausforderungen der Zukunft

Demografische Veränderungen

Die Gesellschaft in Deutschland wird immer älter und damit auch diejenigen, die im Erwerbsleben stehen. Gleichzeitig müssen die Beschäftigten länger, d. h. aktuell bis zum 67. Lebensjahr arbeiten. Die Erwerbstätigenquote in der Altersgruppe der 55- bis 65-Jährigen (2017 70,1 %) nimmt kontinuierlich zu (Institut für Arbeit und Qualifikation der Universität Duisburg-Essen o. D., S. 2; Bundesinstitut für Bevölkerungsforschung o. D.). Gleichzeitig wird die Zahl der Erwerbstätigen insgesamt sinken. Waren im Jahr 2017 noch ca. 44,2 Mio. Personen erwerbstätig, so wird die Anzahl bis zum Jahr 2030 auf ca. 39,2 Mio. Erwerbstätige abnehmen (Bundesministerium für Arbeit und Soziales 2013, S. 4; Statistisches Bundesamt 2018). Für die Arbeitswelt wird es wichtiger werden, die vorhandenen Erwerbstätigen möglichst gesund im Erwerbsleben zu erhalten, da deren Fachkompetenz einen wertvollen Beitrag gegen den Fachkräftemangel darstellt (BT-Drucks. 18/978, S. 1). Daneben wird es auch Menschen geben, die länger arbeiten wollen, weil ihre Rentenansprüche zu gering ausfallen und damit ihre Altersvorsorge nicht ausreichend sein kann. Die gRV ist hier aufgefordert Konzepte zu entwickeln, um die Erwerbstätigen dabei zu unterstützen möglichst lange im Erwerbsleben verbleiben zu können.

Veränderte Anforderungen

An die Menschen werden sowohl im Berufs- wie im Privatleben veränderte Anforderungen gestellt. Die Menschen sind »ständig on«. Es findet eine Entgrenzung der Arbeit statt, gleichzeitig wird durch den Einbezug der digitalen Technik vermehrt die Möglichkeit der Heimarbeit angeboten (Kliner et al. 2017, S. 107). Je höher der Grad der Digitalisierung im jeweiligen Tätigkeitsbereich, desto größer sind die Möglichkeiten hinsichtlich einer Verlagerung von Aufgaben (Dengler und Matthes 2018, S. 4, Ostwald et al. 2016, S. 51). Damit einher geht eine höhere Erreichbarkeit des Einzelnen, sowohl beruflich als auch privat (Kliner et al. 2017, S. 107). Mit den steigenden Arbeitsanforderungen erhöht sich gleichzeitig die Belastung der Menschen, d. h. sie kann zu einer höheren psychischen Betroffenheit führen (Kratzer 2012, A-2246/B-1831/C-1795). Der technologische Fortschritt, die Digitalisierung und Automatisierung sowie die stetig zunehmende Vernetzung von Informationen führen zu spürbaren und unvermeidlichen Veränderungen im Arbeitsmarkt (Bertelsmann Stiftung 2015).

Vor diesem Hintergrund wird die psychische Gefährdungsbeurteilung (Berufsgenossenschaft für Gesundheitsdienst und Wohlfahrtspflege o. D.) in den nächsten Jahren weiter an Bedeutung gewinnen (Gemeinsame Deutsche Arbeitsschutzstrategie Arbeitsprogramm Psyche o. D.). Damit können die arbeitsschutzrechtlichen Problemfelder im Betrieb kenntlich gemacht und Problemlösungen erarbeitet werden. Im Rahmen des betrieblichen Gesundheitsmanagements bzw. des untergeordneten Betrieblichen Eingliederungsmanagements kann hier gegengesteuert werden (§ 167 Abs. 2 SGB IX). Neben den betrieblichen gesundheitsfördernden Maßnahmen (Resilienzschulung, meditative Techniken etc.) wird gegebenenfalls im Einzelfall das berufliche Umfeld anzupassen bzw. ein Tätigkeitswechsel des Betroffenen in Betracht zu ziehen sein.

In den letzten Jahren lag die statistische Quote bei den Zugängen von Erwerbsminderungsrenten aufgrund von psychischen Erkrankungen bei ca. 43 %, d. h., dass fast jeder zweite Erwerbsminderungsrentner psychisch erkrankt ist (Deutsche Rentenversicherung Bund 2018a, S. 57, Deutsche Rentenversicherung Bund 2018b, S. 104–105). Untersuchungen haben gezeigt, dass die Diagnose »Depression« vergleichsweise häufig in den letzten Jahren gestellt wurde. Zurückzuführen ist der Anstieg dieser Diagnose insbesondere auf das Bevölkerungswachstum sowie die längere Lebenserwartung, da vor allem ältere Personen von einer solchen Diagnose betroffen sind (o. V. 2017). Hinzu kommt die zunehmende Aufmerksamkeit gegenüber psychischen Belastungen und Störungen, sodass diese häufiger erkannt und darüber hinaus die Stigmatisierung dieser Erkrankung in der Gesellschaft zunehmend gesunken ist (Hofer 2017, Robert-Koch-Institut 2016, S. 43–44). Ein Assessment im Zeitpunkt der Rentenantragstellung ist empfehlenswert, gerade wenn es psychische Erkrankungen betrifft, um dem Betroffenen gegebenenfalls individuelle Hilfsmaßnahmen (präventiv oder rehabilitativ) anbieten zu können. Sein Verbleib im Erwerbsleben könnte so möglicherweise gesichert werden.

In jedem Fall gilt es, den Versicherten möglichst frühzeitig zu befähigen, selbständig und eigenverantwortlich mit seiner Funktionsbeeinträchtigung umzugehen und die Anforderungen des Arbeits- und Berufslebens besser bewältigen zu können.

Veränderungsbedarf

Die Rehabilitation der gRV wird sich hinsichtlich der inhaltlichen Ausgestaltung an die veränderten gesellschaftlichen Verhältnisse anpassen müssen. Da das mit der Rehabilitation verfolgte Ziel der (Wieder-)Eingliederung maßgeblich von den arbeits- und berufsbezogenen Aspekten beeinflusst wird, müssen diese neben den medizinischen Aspekten ebenfalls in den Rehabilitationsprozess einbezogen werden (Keck 2006, S. 25–26). Die medizinisch-beruflich orientierte Rehabilitation (MBOR) war hier der Einstieg. Das MBOR-Konzept setzt bei den Verhältnissen, d. h. an den Arbeitsbedingungen an (»Verhältnisrehabilitation«). Dabei werden die Leistungen individuell und passgenau auf die Bedürfnisse und die jeweilige Erwerbssituation des Einzelnen abgestimmt und geeignete Behandlungs- und Therapieangebote unterbreitet (Deutsche Rentenversicherung Bund 2005, S. 7, MediClin AG 2019). Neben den beruflichen sind aber auch die individuellen sozialen und privaten Verhältnisse bei einer Rehabilitation zu berücksichtigen, zumal sie den Einzelnen wesentlich beeinflussen und Auswirkungen auf sein Verhalten aufzeigen können. Daraus geht hervor, dass sich die gRV dem Einzelnen im Rahmen des Rehabilitationsprozesses anders annehmen muss als heute.

Heute wird der Rehabilitationsantrag (G 0100) gestellt und entweder durch ein Gutachten oder einen Befundbericht gestützt. Bei der medizinischen Rehabilitation kommt der Selbsteinschätzungsbogen (G 0115) hinzu, der die subjektiven Wünsche und Befindlichkeiten des Einzelnen erfasst. Passend zur beruflichen Rehabilitation gibt es die Anlage zum Antrag auf Leistungen zur Teilhabe am Arbeitsleben (G 0130), der die berufliche Situation des Einzelnen aus dessen Sicht erfasst. Diese Daten bilden den Grundstock für die Bedarfsermittlung. Dabei handelt es sich um rudimentäre Daten, die in einem komplexen Fall eher nicht ausreichend sein dürften. Hier ist eine umfassende Anamnese oder gar ein Screening besser geeignet, gerade wenn es sich um eine komplexe Fallsituation handelt. Diese dürften in Zukunft vermehrt auftreten, da das Erwerbstätigenpotential geringer, älter, chronisch kränker und multimorbider wird (Robert-Koch-Institut 2016, S. 38 ff). Insofern muss die gRV ihre bisherigen Verfahren im Rehabilitationsprozess anpassen und sich vor allem ihrer Reha-Fachberater bedienen.

Liegen Anzeichen für eine komplexere Fallsituation vor, gilt es den Einzelnen über die Situation aufzuklären und ein umfassendes Assessment in einer Klinik anzustoßen bzw. durchzuführen, damit der Gesamtbedarf in Anlehnung an das bio-psycho-soziale Modell der Internationalen Klassifikation der Funktionsfähigkeit (ICF) umfassend und gegebenenfalls trägerübergreifend im Sinne des BTHG festgestellt werden kann (Keck et al. 2014, S. 99 ff, Keck und Gödecker-Geenen 2012, S. 356). Hierbei sind die weiteren möglichen beteiligten Leistungsträger einzubinden. Das zukünftige Rehabilitationsbewilligungsverfahren gestaltet sich in solchen Fällen komplexer. Für den Teilhabeerfolg ist es unumgänglich, den Betroffenen von Beginn an im Prozess mitzunehmen, ihn aktiv zu beteiligen und letztlich zu befähigen in den eigenen Angelegenheiten besser entscheiden zu können (Keck und Gödecker-Geenen 2012, S. 356). Vor diesem Hintergrund ist davon auszugehen, dass die Beratung und Begleitung durch die gRV während des gesamten Teilhabeprozesses stärker als bisher nachgefragt wird. Die Rolle des Beraters bzw. Begleiters können auch andere am Rehabilitationsprozess Beteiligte übernehmen. Die veränderte Nachfrage von Beratungsleistungen wird auch Auswirkungen auf die Organisationsstruktur und Aufgabenverteilung der Rentenversicherungsträger haben (Keck et al. 2014, S. 101, 105).

Firmenservice

Die gRV hat als gemeinsames Serviceprodukt im März 2015 den bundesweiten »Firmenservice« eingeführt, bei dem es sich um ein kostenloses Beratungsangebot, vor allem für Arbeitgeber und Betriebe, handelt. Er berät die betrieblichen Akteure, wie Arbeitgeber, Betriebs- und Werksärzte, Betriebsräte und Schwerbehindertenvertretungen bei allen Fragen rund um das Leistungsspektrum der gRV (Deutsche Rentenversicherung Bund o. D.-b; Deutsche Rentenversicherung Knappschaft-Bahn-See 2017, S. 1-2). Um die Beratungsleistung in Anspruch zu nehmen, kann sich der Arbeitgeber direkt an die gRV wenden. Gleichzeitig kann die gRV auch aktiv auf die Arbeitgeber zugehen und ihre Beratungsleistung anbieten; das betrifft vor allem kleine und mittelständische Unternehmen (KMU).

Zu berücksichtigen ist, dass der Arbeitgeber möglichst zeitnah und unkompliziert die Beratungsleistung erhält. Sie sollte möglichst alle Bereiche der Sozialversicherung umfassen, um eine Beratung »wie aus einer Hand« sicherzustellen und Zuständigkeitsfragen von den Arbeitgebern fernzuhalten. Dies kann durch Kooperationen und eine systematische Vernetzung der Sozialversicherungsträger geschehen. Gleichzeitig ist eine Haltungsänderung aller beteiligten Sozialversicherungsträger erforderlich, denn diese müssen sich insoweit annähern, dass sie sich gegenseitig über ihre Leistungsangebote informieren und diese miteinander vernetzen. Dazu werden zwischen den Sozialleistungsträgern verschiedene Konzepte erarbeitet und erprobt, die anschließend trägerübergreifend in die Regelabläufe zu implementieren sind. Das gemeinsame Handeln zugunsten des Versicherten bzw. Unternehmens steht hier im Mittelpunkt der Leistungsbereitstellung.

Der Firmenservice wird bei einem zunehmenden Fachkräftemangel eine wichtige Rolle in der gRV spielen. Er wird das Bindeglied zwischen den verschiedenen Sozialversicherungszweigen und den Unternehmen darstellen. Bei komplexeren Leistungsangeboten sind hier kompetente Berater des Firmenservice gefragt. Eine Chance, die die Sozialpartner erkannt haben und ausbauen wollen.

Case Management

In der gRV wird seit mehreren Jahren ein Fallmanagement bzw. Case Management (CM) bei den Leistungen zur Teilhabe am Arbeitsleben gezielt eingesetzt. Dazu hat die gRV ein eigenes Konzept (Keck et al. 2014, S. 99 ff.) entworfen, wonach der Einzelne umfassend während des Rehabilitationsprozesses betreut und begleitet wird. Diese Aufgabe übernehmen die Reha-Fachberater der gRV, die eine Ausbildung zum Case Manager innerhalb eines zertifizierten Verfahrens abgeschlossen haben. (Bei der Ausbildung handelt es sich um zertifiziertes Schulungsprogramm nach den Standards der Deutschen Gesellschaft für Care und Case Management e. V.)

Mit dem CM soll zunächst die komplexe Problemlage des Einzelnen erfasst werden, so dass der individuelle Beratungs- und Unterstützungsbedarf für die Rückkehr in den Beruf ermittelt werden kann. Dies erfolgt in einem berufsbezogenen Screening. Innerhalb einer individuellen Beratung wird die berufliche und gesundheitliche Situation mit dem Betroffenen besprochen. Mit ihm wird gemeinsam ein Teilhabeplan erarbeitet, der die zukünftigen Perspektiven für die berufliche Integration aufzeigt. Wichtig ist, dass die Erarbeitung gemeinsam auf Augenhöhe mit dem Versicherten erfolgt, denn nur so kann eine tragende Identifikation und Motivation für den beruflichen Integrationsprozess erreicht werden. Innerhalb der Konkretisierung und Umsetzung des Teilhabeplanes übernimmt der Case Manager die Vernetzung mit weiteren am Integrationsprozess beteiligten Akteuren. Ziel ist die passgenaue Integration des Betroffenen in das Erwerbsleben. Im Rahmen einer abschließenden Evaluation ist zu prüfen, ob die dauerhafte Integration gelungen ist (Gödecker-Geenen 2014, S. 407–408). Dabei ist davon auszugehen, dass sich der Teilhabeplan nicht nur auf die Dauer der einzelnen Rehabilitationsmaßnahme beschränkt, sondern auch mehrere Jahre umfassen kann. Interessant wäre hier eine In- und Outcomemessung, inwieweit der Rehabilitationserfolg – auch teilweise – erreicht worden ist. Hierzu gibt es bereits erste Überlegungen. Sowohl für den Einzelnen, als auch für die Case Manager könnte dies ein entscheidendes Hilfsmittel zur Motivationsförderung sein, gerade bei länger andauernden Rehabilitationsleistungen.

Das CM setzt eine Haltungsänderung auf Seiten der gRV voraus, d. h. hier müssen sich die Arbeitsabläufe verändern und der versichertenbezogene Servicegedanke im Mittelpunkt stehen. Service in diesem Sinne bedeutet, dass der Einzelne umfassend beraten und während des gesamten Teilhabeprozesses begleitet wird. Das CM ergänzt insoweit den Firmenservice der gRV und gestaltet ihn mit.

1.4.5 Finanzierung – DRG in der Reha der gRV

Die gRV vergütet rehabilitative Leistungen überwiegend durch einrichtungsspezifische, vollpauschalierte, tagesgleiche Pflegesätze (Haaf 2002, S. 18, Haaf 2004, S. 317). In der Historie der gRV wird seit Jahren mit unterschiedlicher Intensität die Frage aufgeworfen, ob das bestehende Vergütungssystem anzupassen ist. Neben den Rehabilitanden-Management-Kategorien (RMK) (Egner 2012, S. 127 ff., Spyra, et al. 2008, S. 108–129) und Rehabilitations-Behandlungs-Gruppen (RBG) (Neubauer und Ranneberg 2005, S. 7 ff.) wurde insbesondere die Übertragung von Fallgruppensystemen (Diagnosis Relatet Groups [DRG]), wie sie bereits im Jahr 2004 in der Akutmedizin verpflichtend gelten, intensiv diskutiert (Haaf 2004, S. 313). Neben diesen Überlegungen wird derzeit in Erwägung gezogen, die Leistungen zur Rehabilitation auszuschreiben, sie also dem Wettbewerbsrecht unterzuordnen.

Bei sämtlichen Überlegungen zur Anpassung der Vergütung von Rehabilitationsleistungen in der gRV ist jedoch zu beachten, dass die Leistungen Versorgungsleistungen darstellen, die immer dann notwendig werden, wenn eine konkrete, individuelle Funktionsstörung des Versicherten besteht oder eintreten könnte. Inwieweit auf solche individuellen, differierenden Bedarfslagen, welche auch durchaus innerhalb derselben Indikation unterschiedlich ausfallen können, mit einem »Standardprodukt« reagiert werden kann, ist zweifelhaft. Auch das BTHG fordert eindeutig die Individualisierung der rehabilitativen Leistungen. Da die Erfahrungen mit dem DRG-System in der Akutversorgung nicht durchweg positiv sind, ist eine Übertragung derzeit nicht vorstellbar. Insgesamt geht die Kritik dahin, dass durch die Einführung der DRG die individualisierte Behandlung der Patienten vernachlässigt wird und ein rein ökonomieorientiertes System aufgebaut wurde (Bundesärztekammer 2013, S. 8–9, Haaf 2002, S. 24, Haaf 2003, S. 621). Da die Erlössituation bei Fallpauschalen wie beim DRG-System vom Behandlungsaufwand abhängig ist, besteht grundsätzlich ein Anreiz bei den Leistungserbringern den Ressourcenbedarf möglichst gering zu halten. Die Leistungserbringer könnten mit Verweildauerkürzungen, Leistungsreduzierungen im Behandlungsfall und Auswahl der Therapiemaßnahmen primär nach Kostengesichtspunkten reagieren. Eine Verschlechterung der Behandlungsqualität könnte möglicherweise die Folge sein (Haaf 2002, S. 24, Haaf 2003, S. 621).

Da die Höhe der Pflegesätze in der gRV derzeit in Pflegesatzverhandlungen zwischen den Kostenträgern und den einzelnen Leistungserbringern ausgehandelt wird (Haaf 2002, S. 18), wird u. a. diskutiert, wie die Leistungskriterien sowie die darauf fußende Vergütung transparenter dargelegt werden können. Ausgangspunkt aller Überlegungen bilden derzeit die marktüblichen, indikationsspezifischen Vergütungen in der Rehabilitation der gRV. Hierauf aufbauend kann die individuelle Vergütungsverhandlung erfolgen. Dabei sind die grundsätzlichen Voraussetzungen für die Zulassung von Einrichtungen zur Leistungserbringung für die Träger der gRV zu beachten, d. h. die Grundanforderungen an eine Rehabilitationsleistung (Strukturqualität, Basisvertrag) müssen von der Einrichtung erfüllt werden. Daneben können besondere, spezifische Leistungsmerkmale (spezielle Therapiekonzepte etc.) im Rahmen von individuellen Verhandlungen bei der Vergütung berücksichtigt werden. So ist es möglich, ein breites Leistungsspektrum vorzuhalten und jedem Rehabilitanden entsprechend seiner individuellen Bedarfslage nach Art, Inhalt und Umfang eine angemessene Leistung anzubieten.

Die Auswahl der Einrichtung erfolgt durch den Leistungsträger anhand eines einheitlichen Kriterienkataloges maschinell, so dass grundsätzlich mehrere Leistungserbringer infrage kommen. Individuell für den Einzelnen wählt der Rentenversicherungsträger den Leistungserbringer aus, der für den Versicherten in seinem konkreten Einzelfall der Bestgeeignete ist. Die Entscheidung wird entsprechend vermerkt. Oberste Priorität genießt dabei das Wunsch- und Wahlrecht des Versicherten.

Abschließend lässt sich konstatieren, dass die Vergütung qualitätsorientiert erfolgt und keine »Standardvergütung« darstellt, sodass Leistungen, die ein qualitativ höheres Leistungsniveau beinhalten, auch höher vergütet werden. Leistungen zur Teilhabe stellen individuelle Versorgungsleistungen dar, deren Vergütung nicht überwiegend unter ökonomischen Aspekten erfolgen darf.

Zukünftig wird das Vergütungssystem weiter zu entwickeln sein. Vorstellbar wäre eine Vergütungsstruktur, die sich den individuellen Therapiekonzepten der verschiedenen Einrichtungen anpasst und den Gesamtrehabilitationsprozess patientenbezogen ausdifferenziert und begleitet. Dazu wären die Patientenpfade weiter zu entwickeln und modulare Teilschritte zu definieren, die wiederum eine Bandbreite der Vergütung widerspiegeln könnten. Sicher handelt es sich dabei nicht um ein »verwaltungsarmes« System, das kann aber auch nicht der alleinige Anspruch an ein Vergütungssystem sein. Die individuellen Leistungen für die Versicherten stehen im Mittelpunkt, an diesen hat sich die Vergütung zu orientieren. Gleichzeitig ist zu prüfen, inwieweit hier Mitwirkungspflichten der Versicherten weiter herangezogen werden müssen. Denn das Konzept der medizinischen Rehabilitation fußt unter anderem auf der Eigenverantwortung des Versicherten und erfordert seine aktive Mitwirkung. Letztendlich kommt es darauf an, den Rehabilitanden zu befähigen, mit den Folgen seiner (chronischen) Erkrankung verantwortungsbewusst umzugehen und deren Progredienz entgegenzuwirken (Haaf 2002, S. 16). Es gilt die Eigenverantwortung des Einzelnen von der kollektiven Verantwortung der Gesellschaft abzugrenzen. Gesundheit ist ein hohes Gut, das jeder für sich fördern sollte, es handelt sich hierbei um keine reine Staatsaufgabe.

1.4.6 Zukunft – Wie wird sie aussehen?

Ziel der gRV ist die Sicherung und Wiederherstellung der Erwerbsfähigkeit. Erwerbsminderung soll verhindert werden, damit der Einzelne weiterhin aus seinem Erwerbseinkommen seinen Lebensunterhalt bestreiten kann. Daneben ergeben sich positive Auswirkungen auf die Volkswirtschaft und die eigenständige Absicherung im Alter, denn die Altersvorsorge in den Sozialversicherungen ist stark einkommens- bzw. erwerbsorientiert (Keller und Seifert 2011, S. 4).

Vor dem Hintergrund der Dynamisierung und Flexibilisierung der Arbeitsverhältnisse stellt sich zunehmend die Frage, ob es die klassische Erwerbsarbeit in 10 bis 20 Jahren so noch geben wird. In den späten 80er und 90er Jahren des letzten Jahrhunderts war noch davon auszugehen, dass ein Arbeitnehmer durchschnittlich über 30 bis 45 Jahre denselben Arbeitsplatz innehatte. Die durchschnittliche Rentenbezugszeit betrug ca. 10 bis 15 Jahre. In den letzten Jahrzehnten zeichnete sich jedoch immer mehr ab, dass die Erwerbsverläufe zunehmend unstetig und lückenhaft werden. Im günstigsten Fall handelt es sich dabei um eine stete positive Weiterentwicklung der Beschäftigung mit ununterbrochenem Einkommen und steten Beitragszahlungen. Denn in der gRV ist dies von entscheidender Bedeutung, damit bis zum Renteneintritt eine möglichst hohe Anzahl an Entgeltpunkten aufgebaut werden kann, aufgrund derer dann die Rente berechnet wird.

Parallel dazu ist die Frage zu stellen, wie rehabilitiert werden soll. Da die Rehabilitation der Rentenversicherung immer an der Wiedereingliederung und damit an einen beruflichen Arbeitsplatz anknüpft, ist von Bedeutung, wie dieser zukünftig ausgestaltet ist. Fraglich ist auch, ob es eine Rolle spielen wird, wie die konkrete Ausbildung des Betroffenen aussieht. In den Fällen, in denen ein Erwerbsverhältnis besteht, wird es wichtig sein, dem Versicherten so früh wie möglich notwendige, individuelle und passgenaue Rehabilitationsleistungen anzubieten, damit er möglichst lange in dem bestehenden Erwerbsverhältnis verbleiben kann. Darüber hinaus wird es aber auch notwendig sein, dass für Beschäftigte mit vorhandenen oder drohenden gesundheitlichen Einschränkungen die Möglichkeit geschaffen wird, ihre Tätigkeit bzw. ihren Arbeitsplatz zu wechseln. In großen Unternehmen wird es leichter fallen eine entsprechende Alternativtätigkeit innerhalb des Unternehmens zu finden. In KMU werden Tätigkeitswechsel eher nicht oder nur in geringem Umfang möglich sein. Hier muss auch betriebsübergreifend nach einer Lösungsmöglichkeit geschaut werden. Ein solches Vorgehen ist nicht trivial, sondern setzt Kenntnisse über den lokalen Arbeitsmarkt voraus. Zudem sind branchenübergreifende Netzwerke zu implementieren. Der Zusammenarbeit zwischen der Bundesagentur für Arbeit, dem Jobcenter und der gRV wird hier eine neue, besondere Rolle zukommen. Vor ein paar Jahren wurde das Projekt TErrA von sieben Verbundpartnern (u. a. Bundesverband Deutscher Berufsförderungswerke e. V.) initiiert, das genau das sicherstellen soll und vom Bundesministerium für Bildung und Forschung gefördert wird (Niehaus und Thiehoff 2018, S. 20–21, Bundesverband Deutscher Berufsförderungswerke e. V. o. D.). Praxis- und Umsetzungspartner ist hier das Berufsförderungswerk Dortmund. Die Ergebnisse sind gut, allerdings setzt das Projekt einen erhöhten Kooperationsaufwand voraus. Die Rehabilitations-Fachberater können hier für die erforderliche Vernetzung der verschiedenen Akteure sorgen. Gleichzeitig müssen aber auch die

Unternehmen bereit sein, unternehmensübergreifende Vermittlungen zuzulassen.

Bei den vermittelnden Gesprächen in den Unternehmen spielt das Vertrauen zwischen Arbeitnehmer und Arbeitgeber eine große Rolle, da der Arbeitsplatz infrage gestellt wird. Grundsätzlich notwendig ist der Wille des Unternehmers den Einzelnen weiter im Betrieb zu beschäftigen.

Was aber, wenn der Versicherte sich außerhalb der bisherigen Erwerbstätigkeit befindet und bereits eine Entgeltersatzleistung bezieht? Heute wird hier gemeinsam mit der BA und den Jobcentern nach einem möglichen Beschäftigungsverhältnis gesucht, in das der Versicherte integriert werden kann. Spätestens bei einer beständigen Anzahl an Arbeitslosen, gebrochenen Erwerbsverläufen und einer schrumpfenden und alternden Bevölkerung wird die Frage nach einem »Bedingungslosen Grundeinkommen« in der öffentlichen Diskussion erneut an Bedeutung gewinnen. Auch vor dem Hintergrund der laufenden Entwicklung bei den Beschäftigungsverhältnissen, welche vermehrt nicht mehr die klassischen Bedingungen (Arbeitsplatz, Direktionsrecht, Eingliederung in den Betrieb) erfüllen, wird das Thema zunehmend relevant werden. Insbesondere im stetig zunehmenden Markt der Click- und Crowdworker sind die arbeits- und sozialrechtlichen Fragen noch nicht geklärt. Das soll nicht heißen, dass mit der Einführung eines »Bedingungslosen Grundeinkommens« die Lösung der Probleme gefunden ist. Wichtig ist zu klären, wie diese Arbeitsformen zukünftig zu bewerten sind und ob bzw. wie sie sozialversicherungsrechtlich ausgestaltet werden können – ein gesamtgesellschaftliches Thema, das uns noch sehr beschäftigen und die Sozialversicherungssysteme zu Veränderungen zwingen wird.

1.4.7 Fazit

Die präventiven und rehabilitativen Leistungen der Rentenversicherung leisten bereits heute einen wesentlichen Beitrag, um die Erwerbsfähigkeit des Versicherten möglichst dauerhaft zu erhalten und die Integration in das Erwerbsleben sicherzustellen. Hierbei ist erfolgsentscheidend, dass der individuelle Rehabilitationsbedarf der Betroffenen möglichst frühzeitig, umfassend und funktionsbezogen erfasst wird, d. h. die Gesundheitssituation des Betroffenen, einschließlich der personen- und umweltbezogenen Faktoren wird betrachtet. Darauf aufbauend ist die entsprechende Versorgung des Betroffenen mit individuellen, passgenauen Leistungen – auch systemübergreifend – sicherzustellen.

Damit dies gelingt, muss die unabhängige und umfassende Beratung des Versicherten im Vordergrund der Handlungen der gRV rücken. Im Sinne von mehr Teilhabe und individueller Selbstbestimmung muss der Betroffene befähigt werden, eigenverantwortlich und selbstbestimmt Entscheidungen für sich treffen zu können. In unserem immer komplexer werdenden Sozialversicherungssystem ist es dem Einzelnen jedoch nicht möglich, alle entscheidungsrelevanten Informationen der verschiedenen Beteiligten zusammenzuführen, um auf dieser Basis allein eine Entscheidung treffen zu können. Die gRV kann hier ihre eigenen Leistungen und Angebote mit denen der anderen Leistungsträger verknüpfen, aufeinander abstimmen und trägerübergreifende Netzwerke entwickeln, um ein umfassendes Kompetenzgremium zu Gunsten des Einzelnen zu bilden. Neben den komplexen Leistungen zur Teilhabe wird die Begleitung des Einzelnen insbesondere für Versicherte mit komplexen Problemlagen immer wichtiger (Case Management). Die aktive unterstützende Begleitung des Einzelnen wird hier ein unverzichtbares Erfolgskriterium darstellen. Hier wird der Grundsatz gelten »Begleitung – kompetent, individuell, solange wie nötig«.

Literatur

Bertelsmann Stiftung (Hrsg.) (2015): Die Zukunft der Arbeit kommt – unaufhaltsam. (https://

www.zukunftderarbeit.de/publikationen/, Zugriff am 03.01.2019).

Berufsgenossenschaft für Gesundheitsdienst und Wohlfahrtspflege (o. D.): Gefährdungsbeurteilung psychischer Belastung, Wie Unternehmen das Handlungsfeld Psyche systematisch bearbeiten. (https://www.bgw-online.de/DE/Arbeitssicherheit-Gesundheitsschutz/Gefaehrdungsbeurteilung/Gefaehrdungsbeurteilung-Psyche/Gefaehrdungsbeurteilung-Psyche_node.html, Zugriff am 03.01.2019).

BT-Drs. 18/9787 (2016): Drucksache des Deutschen Bundestages 18/9787 vom 27.09.2016: Entwurf eines Gesetzes zur Flexibilisierung des Übergangs vom Erwerbsleben in den Ruhestand und zur Stärkung von Prävention und Rehabilitation im Erwerbsleben (Flexirentengesetz).

Bundesärztekammer (Hrsg.) (2013): Position der Bundesärztekammer zur Krankenhausfinanzierung. Berlin: o. V.

Bundesinstitut für Bevölkerungsforschung (o. D.): Immer mehr Ältere sind erwerbstätig. (https://www.demografie-portal.de/SharedDocs/Informieren/DE/ZahlenFakten/Erwerbstaetigenquote_Alter55bis64.html, Zugriff am 13.01.2019).

Bundesministerium für Arbeit und Soziales (Hrsg.) (2013): Arbeitsmarktprognose 2030, Eine strategische Vorausschau auf die Entwicklung von Angebot und Nachfrage in Deutschland. Bonn: o. V.

Bundesverband Deutscher Berufsförderungswerke e. V. (Hrsg.) (o. D.): Terra, Tätigkeitswechsel zum Erhalt der Arbeitsfähigkeit, Präventive Gestaltung von Erwerbsverläufen. (https://taetigkeitswechsel.de/wp-content/uploads/2018/12/TErrA-Infoflyer.pdf, Zugriff am 20.01.2019).

Berufsgenossenschaft für Gesundheitsdienst und Wohlfahrtspflege (2019): Gefährdungsbeurteilung psychischer Belastung, Wie Unternehmen das Handlungsfeld Psyche systematisch bearbeiten. (https://www.bgw-online.de/DE/Arbeitssicherheit-Gesundheitsschutz/Gefaehrdungsbeurteilung/Gefaehrdungsbeurteilung-Psyche/Gefaehrdungsbeurteilung-Psyche_node.html, Zugriff am 15.01.2019).

Dengler, K., Matthes, B. (2018): Substituierbarkeitspotentiale von Berufen: Wenige Berufsbilder halten mit der Digitalisierung Schritt. IAB-Kurzbericht 4/2018, Institut der Arbeitsmarkt- und Berufsforschung, Die Forschungseinrichtung der Bundesagentur für Arbeit. Nürnberg: Bertelsmann Verlag GmbH & Co. KG.

Deutsche Rentenversicherung Bund (Hrsg.) (2015): Medizinisch-beruflich orientierte Rehabilitation, Anforderungsprofil zur Durchführung der Medizinisch-beruflich orientierten Rehabilitation (MBOR) im Auftrag der Deutschen Rentenversicherung. Berlin: o. V.

Deutsche Rentenversicherung Bund (Hrsg.) (2018a): Rentenversicherung in Zahlen 2018. Berlin: o. V.

Deutsche Rentenversicherung Bund (Hrsg.) (2018b): Rentenversicherung in Zeitreihen, DRV-Schriften, Band 22. Berlin: o. V.

Deutsche Rentenversicherung Bund (Hrsg.) (2018c): Rahmenkonzept zur Nachsorge – für medizinische Rehabilitation nach § 15 SGB VI –. Berlin: o. V.

Deutsche Rentenversicherung Bund (Hrsg.) (o. D.-a): Prävention und Gesundheitsförderung, Rahmenkonzept zur Umsetzung der medizinischen Leistungen zur Prävention und Gesundheitsförderung nach § 14 Abs. 1 SGB VI. (http://www.deutsche-rentenversicherung.de/cae/servlet/contentblob/295234/publicationFile/55947/Rahmenkonzept_Med_Leistungen_Pr%C3%A4vention.pdf, Zugriff am 24.01.2019).

Deutsche Rentenversicherung Bund (Hrsg.) (o. D.-b): Neuer bundesweiter Firmenservice, Beratungsangebot für Unternehmen (https://www.deutsche-rentenversicherung.de/Allgemein/de/Inhalt/0_Home/meldungen/firmenservice.html, Zugriff am 29.01.2019).

Deutsche Rentenversicherung Bund, Deutsche Rentenversicherung Westfalen, Deutsche Rentenversicherung Baden-Württemberg (2008): Beschäftigungsfähigkeit teilhabeorientiert sichern, »Betsi«. Ein gemeinsames Rahmenkonzept der Deutschen Rentenversicherung Bund, der Deutschen Rentenversicherung Westfalen und der Deutschen Rentenversicherung Baden-Württemberg zur frühzeitigen und teilhabeorientierten Sicherung der Beschäftigungsfähigkeit von erwerbstätigen Versicherten. (https://www.deutsche-rentenversicherung.de/BadenWuerttemberg/de/Inhalt/Allgemeines/Downloads/Reha-Projekte/Betsi-Rahmenkonzept.pdf?__blob=publicationFile&v=7, Zugriff am 17.01.2019)

Deutsche Rentenversicherung Knappschaft-Bahn-See (2017): Firmenservice – eine Leistung der Deutschen Rentenversicherung für Arbeitgeber und ihre Beschäftigten. In: KBS Sozialreport – Newsletter der Knappschaft-bahn-see, Nr. 6/2017.

Deutsche Rentenversicherung Westfalen (2019): Modellprojekt »Ü45-Gesundheits-Check« startet exklusiv in Münster. https://www.deutsche-rentenversicherung.de/Westfalen/de/Inhalt/4_Presse/Journalisten/Pressemitteilungen/2019/Ueber_45_Gesundheits_Check.html, Zugriff am 07.01.2019).

Egner, U., Wegener, A., Zellner, M., Vorsatz, N. (2012): Rehabilitanden-Management-Kategorien – ein bedarfsorientiertes Patientenklassifikationssystem für die Rehabilitation aus Sicht der

Deutschen Rentenversicherung. RVaktuell 4: 127–134.

Gemeinsame Deutsche Arbeitsschutzstrategie Arbeitsprogramm Psyche (GDA Psyche) (Hrsg.) (o. D.): »Bei psychischen Belastungen gibt es eine Schutzlücke.« Interview mit Dr. Hans-Jürgen Urban, Geschäftsführendes Vorstandsmitglied der IG Metall in Frankfurt, Funktionsbereiche Sozialpolitik, Arbeitsgestaltung und Qualifizierungspolitik-. (https://www.gda-psyche.de/SharedDocs/Interviews/DE/interview-urban.pdf?__blob=publicationFile&v=2, Zugriff am 10.01.2019).

Glombik, M. (2014): Entwicklungen in der Rehabilitation. In: Die Rentenversicherung: Organ für den Bundesverband der Rentenberater e. V. 55.(11): 207–213.

Gödecker-Geenen, N. (2014): Übergänge schaffen. f&w – führen und wirtschaften im Krankenhaus 4: 407–408.

Haaf, H.-G. (2002): Gesundheitsökonomische Analyse der Vergütung mit Fallpauschalen in der medizinischen Rehabilitation. Die Rehabilitation: Zeitschrift für Praxis und Forschung in der Rehabilitation 41: 14–30.

Haaf, H.-G. (2003): Vergütung mit DRG-Fallpauschalen im Krankenhaus und die Konsequenzen für die medizinische Rehabilitation. In: Deutsche Rentenversicherung 10: 620–631.

Haaf, H.-G. (2004): Neue Vergütungs- und Versorgungsformen und ihre Auswirkungen auf die Rehabilitation. Die Rehabilitation: Zeitschrift für Praxis und Forschung in der Rehabilitation 43: 312–324.

Hofer, J. (2012): Weshalb steigt die Zahl der Betroffenen? (https://www.beobachter.ch/gesundheit/psychologie/depressionen-weshalb-steigt-die-zahl-der-betroffenen, Zugriff am 24.01.2019).

Institut für Arbeit und Qualifikation der Universität Duisburg-Essen (o. D.): Erwerbstätigenquoten nach Altersgruppen 1991–2017. (https://www.google.com/url?sa=t&rct=j&q=&esrc=s&source=web&cd=2&cad=rja&uact=8&ved=2ahUKEwjtqsGHue_fAhVMLVAKHaQ5CoQQFjABegQICBAC&url=http%3A%2F%2Fwww.sozialpolitik-aktuell.de%2Ftl_files%2Fsozialpolitik-aktuell%2F_Politikfelder%2FArbeitsmarkt%2FDatensammlung%2FPDF-Dateien%2FabbIV15.pdf&usg=AOvVaw27S2sPVq7i0AWarDNzV5tl, Zugriff am 13.01.2019)

Keck, T. (2006): Medizinisch-beruflich orientierte Rehabilitation als gesellschaftliche Aufgabe der Rentenversicherung. In: Müller-Fahrnow, W. Hansmeier, T., Karoff, M. (Hrsg.): Wissenschaftliche Grundlagen der medizinisch-beruflich orientierten Rehabilitation. Lengerich: Pabst Science Publishers. S. 25–35.

Keck, T. (2012): Neue Beratungsangebote in der Rehabilitation. Die Deutsche Rentenversicherung Westfalen als Dienstleister für Rehabilitanden und Arbeitgeber. RVaktuell 11: 355–360.

Keck, T., Gödecker-Geenen, N., Mennemann, H. (2014): Case Management als Handlungsmethode im Kontext der Rehabilitation. RVaktuell 4: 99–106.

Keller, B., Seifert, H. (2011): Atypische Beschäftigung und soziale Risiken, Entwicklung, Strukturen, Regulierung. In: WISO direkt, Friedrich-Ebert-Stiftung, Abteilung Wirtschafts- und Sozialpolitik (Hrsg.) Oktober 2011, Bonn: bub Bonner Universitäts-Buchdruckerei.

Kliner, K., Rennert, D., Richter, M. (2017): Ergebnisse der BKK Umfrage »Digitalisierung, Arbeit und Gesundheit«. In: Knieps, F., Pfaff, H. (Hrsg.) (2017): BKK Gesundheitsreport 2017, Digitale Arbeit – Digitale Gesundheit. Zahlen, Daten, Fakten mit Gastbeiträgen aus Wissenschaft, Politik und Praxis, Berlin: Medizinisch Wissenschaftliche Verlagsgesellschaft. S. 107–124.

Kratzer, N. (2012): Arbeitsbedingte psychische Erkrankungen: Burn-out – Fehldiagnose oder Epidemie? Dtsch Arztebl 109(45): A-2246 / B-1831 / C-1795.

Loose, B L. (2017): Aktuelle Befunde zur »Altersarmut« aus der Forschungsförderung des Forschungsnetzwerks Alterssicherung der Deutschen Rentenversicherung Bund. RVaktuell 64(2): 43–49.

MediClin AG (2019): 10 Fragen zu MBOR. (https://www.mediclin.de/Zielgruppen/P-A/Patienten-und Angehoerige/Im-Fokus/MBOR/10-Fragen-zur-medizinisch-beruflich-orientierten-Rehabilitation.aspx, Zugriff am 01.01.2019).

Neubauer, G., Ranneberg, J. (2005): Ergebnisorientierte Vergütung der neurologischen Rehabilitation, Abschlussbericht. Universität München, Neubiberg.

Niehaus, M. und Thiehoff, R. (2018): Präventive Tätigkeitswechsel für nachhaltige Erwerbsverläufe – das Projekt TErrA. praeview, Zeitschrift für innovative Arbeitsgestaltung und Prävention 1: 20–21.

o. V. (2017): WHO: Millionen leiden an Depressionen. (https://www.aerzteblatt.de/nachrichten/73297/WHO-Millionen-leiden-an-Depressionen, Zugriff am 29.01.2019).

Ostwald, D., Hofmann, S., Acker, O., Pachmajer, M. (2016): Der Einfluss der Digitalisierung auf die Arbeitskräftesituation in Deutschland, Berufs- und branchenspezifische Analyse bis zum Jahr 2030. PricewaterhouseCoopers Aktiengesellschaft, Wirtschaftsprüfungsgesellschaft (Hrsg.). Frankfurt am Main: o. V.

Rehabilitationszentrum Bad Salzuflen, Deutsche Rentenversicherung Bund (2017): Therapiekonzept der Klinik Lipperland – Prävention, Stressmedizin und Psychosomatische Rehabilitation – 2017 im Rehabilitationszentrum Bad Salzuflen der Deutschen Rentenversicherung Bund. (http://www.rehazentrum-badsalzuflen.de/wecos/download/infobaseplus-inhalte/0/76/211/1/Therapiekonzept_Klinik_Lipperland_2017.pdf, Zugriff am 15.01.2019).

Robert-Koch-Institut (Hrsg.) (2016): Gesundheit in Deutschland – die wichtigsten Entwicklungen. Gesundheitsberichterstattung des Bundes. Gemeinsam getragen von RKI und Destatis. Berlin: o. V.

Spyra, K., Müller-Fahrnow, W., Blume, C., Böttcher, J., Erhart, M., Streibelt, M. (2008): Rehabilitanden-Management-Kategorien (RMKs) und die Option einer finanziellen Vergütung im Sinne von Rehabilitanden-Management-Pauschalen. Praxis Klinische Verhaltensmedizin und Rehabilitation 80: 108–129.

Statistisches Bundesamt (Hrsg.) (o. D.-a): Lebenserwartung und Sterblichkeit. (https://www.destatis.de/DE/ZahlenFakten/_Querschnitt/DemografischerWandel/DemLebenserwartung.html, Zugriff am 28.01.2019).

Statistisches Bundesamt (Hrsg.) (o. D.-b): Erwerbstätigkeit älterer Menschen. (https://www.destatis.de/DE/ZahlenFakten/_Querschnitt/DemografischerWandel/DemErwerbstaetigkeitAeltererMenschen.html, Zugriff am 28.01.2019).

Statistisches Bundesamt (Hrsg.) (2018): Zahl der Erwerbstätigen im Jahr 2017 um 1,5 Prozent gestiegen. (https://www.destatis.de/DE/PresseService/Presse/Pressemitteilungen/2018/01/PD18_001_13321.html, Zugriff am 02.01.2019).

Perspektiven und Handlungsempfehlungen für das Reha-Management

- Leistungen der Rehabilitation werden zukünftig möglicherweise ausgeschrieben. Ein aussagefähiges Leistungs- und Kostenrechnungssystem in Kombination mit einer Deckungsbeitragsrechnung sind Voraussetzungen für eine Preiskalkulation, die einen bedarfsgerechten und wirtschaftlichen Reha-Betrieb ermöglicht.
- Das Reha-Vergütungssystem wird weiterentwickelt. Reha-Leistungen sollen daher verstärkt auf Basis nachvollziehbarer transparenter Leistungskriterien bewertet und vergütet werden. Dabei ist den individuellen Besonderheiten des einzelnen Patienten Rechnung zu tragen. Das Reha-Management sollte frühzeitig selbst aussagefähige Beurteilungskriterien entwickeln, um sich auf zukünftige Preisverhandlungen vorzubereiten sowie um Einfluss nehmen zu können auf Politik und Interessenverbände.
- Patienten werden (zumindest in Teilen ihrer Reha-Karriere) zu Konsumenten. Sie verlangen nach ganzheitlichen Gesundheitsangeboten, durch die auch therapiepflichtige Begleiterkrankungen professionell behandelt werden können und die auch Komfortleistungen einschließen.
- Koordinationsleistungen (z. B. erbracht durch Case Manager) werden in einem »wertorientierten Gesundheitssystem« an Bedeutung gewinnen.
- Aufgrund des demografischen Faktors wird sich das Durchschnittsalter der Reha-Patienten erhöhen und deren Multimorbidität wird zunehmen. Von daher ist anzuraten, frühzeitig geriatrische Kompetenz in der ärztlichen und pflegerischen Versorgung aufzubauen, geriatrische Assessments standardmäßig einzuführen sowie Programme zur Sturzprophylaxe, zum Umgang mit Delir und Demenz zu realisieren.
- Reha-Einrichtungen in ländlichen Räumen sollten prüfen, inwieweit sie primär- und akutmedizinische Versorgungseinheiten (MVZ, ambulantes Operieren, Notfalltresen, …) am Haus unterbringen. Dies würde dem Trend Rechnung tragen, wonach durch Zunahme multimorbider Patienten Akutversorgung und Reha integriert angeboten werden. Andererseits wäre dies ein Beitrag zur Überwindung der drohenden Unterversorgung mit medizinischen Leistungen im ländlichen Raum.

2 Medizinische Versorgungsansätze im Wandel – Auswirkungen auf den Reha-Markt in ausgewählten Bereichen

> **Kontext**
>
> Rund die Hälfte der Fälle in der Rehabilitation sind Anschlussheilbehandlungen (AHB), erfolgen also unmittelbar nach dem Aufenthalt in einem Akutkrankenhaus. Entsprechend eng verknüpft sind die beiden Versorgungssektoren in verschiedenen Ebenen – die Rehabilitationsklinik »atmet« sozusagen mit der Akutklinik.
>
> Der »englische Patient«, also der noch »blutige« Patient, der sehr früh aus dem Akutkrankenhaus zur Optimierung der DRG Verweildauern nach Hause entlassen oder in die Rehabilitation verlegt wird, ist ja schon sprichwörtlich geworden. Für das Reha-Management ist es also unverzichtbar zu verstehen, wie sich die Akutmedizin weiterentwickelt. Alle Veränderungen der Patientenklientel bezüglich Anzahl, Schweregrad der Erkrankung, Begleiterkrankungen und Alter stellen andere oder neue Anforderungen an die Organisation, an die Rehabilitationsmedizin, die Therapie und die Medizintechnik. Entsprechend herausfordernd ist es sicherzustellen, dass die Rehabilitationsmedizin nicht den Anschluss verliert. Ein Modell aus der Praxis, wie das gelingen kann, ist der orthopädische Chefarzt in der Rehabilitation, der noch regelmäßig operiert.
>
> Der Wandel in der Akutmedizin erzwingt also strategische Entscheidung in der Rehabilitation, welche Betten und welche Therapieprogramme mittelfristig in welcher Indikation vorgehalten werden. Hier ist der Wandel schon im vollen Gange: Zum Beispiel werden orthopädische und kardiologische AHB Betten zugunsten der Geriatrie und Neurologie abgebaut. Kleinere Rehabilitationskliniken verlieren zugunsten der größeren Einheiten, denn nur noch hier können die qualitativen Anforderungen der Patientenversorgung zuverlässig sichergestellt werden.
>
> Die folgenden Kapitel beschreiben, wie sich die Veränderungen in der Akutmedizin auf die Rehabilitation auswirken, und zwar in den wichtigsten Indikationen:
>
> - 2.1. Orthopädie
> - 2.2. Kardiologie
> - 2.3. Neurologie
> - 2.4. Geriatrie
>
> Gemeinsam ist allen Bereichen: Die Bedeutung der Rehabilitation wird weiter steigen, die sektor- und indikationen-übergreifende Verknüpfung wird zum Standard werden müssen und die Prävention bekommt einen deutlich größeren Stellenwert.

2.1 Stand und Zukunft der Rehabilitation in der Orthopädie

Bernhard Greitemann

2017 wurden deutschlandweit 707.375 Maßnahmen zur medizinischen Rehabilitation durchgeführt (Rehabilitation 2017). 137.339 davon erfolgten bei Erkrankungen des Muskel-Skelett-Systems, das heißt im orthopädischen Bereich. 11.172 zusätzliche Maßnahmen sind als unfallchirurgische Maßnahmen nach Verletzungen durchgeführt worden. Sicherlich sind weitere Teile orthopädischer Behandlungen auch unter den Krebserkrankungen bzw. bei den Durchblutungsstörungen zu suchen. 383.996 Maßnahmen erfolgten als sogenannte Anschlussrehabilitationsmaßnahmen nach operativen Eingriffen oder Akutkrankenhausaufenthalten, hier wiederum 73.542 im Bereich der orthopädischen Erkrankungen, 9.808 bei Verletzungen, Vergiftungen etc. Weiterhin stellen also Maßnahmen der orthopädischen Rehabilitation einen wesentlichen Anteil des Rehabilitationsgeschehens in Deutschland dar. Im Jahre 2014 machte dies bei Frauen 34 %, bei Männern 31 % der stationären Rehabilitationsmaßnahmen aus (Rehabilitation 2014). Der folgende Beitrag beschäftigt sich mit zukünftigen Entwicklungen und Anpassungsbedarfen in der medizinischen Rehabilitation.

2.1.1 Anschlussrehabilitation unter DRG Bedingungen

Durch die verkürzten Akutverweildauern bei gleichzeitig steigenden Operationszahlen, insbesondere im Bereich der Endoprothetik, aber auch der großen Wirbelsäuleneingriffe, hat sich die Anschlussrehabilitation deutlich verändert, die Belastungen für die Rehabilitationseinrichtungen sind deutlich angestiegen. Folgen früherer Verlegungen sind bei den Patienten ein noch reduzierter Allgemeinzustand und eine reduzierte Belastungsfähigkeit, häufig ist noch ein niedriger Blutfarbstoff vorhanden (was bei cardiologischen Komorbiditäten erheblich die Belastungsfähigkeit mindert) und die Patienten benötigen aufgrund des Wundschmerzes noch eine intensivere medikamentöse Therapie, teilweise auch Antibiotika. Bei mehr als 70 % der Patientin findet sich noch liegendes Nahtmaterial, sodass auch ein erhöhter Aufwand an Verbandswechsel, Wundmanagement durch geschultes Personal und eine Belastung des ärztlichen Dienstes resultiert. Dieses hatte bereits die REDIA III Studie (von Eiff et al. 2011) gezeigt. Zudem hält der Trend zu mehr ambulanter Rehabilitation, gerade nach den operativen Eingriffen, an. In der REDIA III Studie waren bereits 29 % der Hüft-TEP-Nachbehandlungen ambulant erfolgt, bei den Knie-Endoprothesen betrug dies 23 %. Insgesamt macht der Anteil ambulanter Rehabilitationsmaßnahmen im Geschehen der Rentenversicherung bereits im orthopädischen Bereich mehr als 36 % der Rehabilitationsmaßnahmen aus.

Nichtsdestotrotz gibt es auch eine größere Anzahl an Patienten, die trotz verkürzter Akutverweildauer, aufgrund verlängerter Übergangszeiten (Rehakliniken können noch nicht aufnehmen da voll, oder es besteht noch keine Rehabilitationsfähigkeit nach Infektionen). Diese Patienten werden dann entweder nach Hause entlassen (wenn dort Unterstützung durch Angehörige besteht), oder in Kurzzeitpflege verlegt, was für manche Patienten eine erhebliche psychische Belastung darstellt. Meist ist in Kurzzeitpflegeeinrichtungen eine kontinuierliche ärztliche Kontrolle und Betreuung, die bei diesen Patienten noch notwendig ist, nicht gegeben, andererseits auch keine Therapieangebote. Besonders betroffen hiervon sind sogenannte komplexere orthopädische Problemlagen, d. h. Patienten nach beispielsweise Amputationen, großen Tumoroperationen, nach Platzhalterimplantationen und mehrfachen Eingriffen bei infizierten Endoprothesen oder bei Polytraumapatienten. Hier besteht derzeit eindeutig ein Spannungsfeld durch

a. zu geringe Pflegesätze für die Rehabilitationseinrichtungen bei gestiegenen Anforderungen,
b. eine Rehabilitationslücke, gerade für besonders schwer betroffene Patienten mit besonderen Problemlagen.

Die Deutsche Gesellschaft für Orthopädie und Unfallchirurgie hat deshalb in einem Memorandum auf die Problemlage hingewiesen, dass bei den Betroffenen wertvolles Rehabilitationspotential ungenutzt bleibt und unnütz psychische Belastungen steigen. Es wird darauf hingewiesen, dass zu erwarten ist, dass, wenn diese Patienten frühzeitig quasi in einer Interimsphase, ähnlich der neurologischen Rehabilitation Phase C, in Rehabilitationseinrichtungen früh behandelt werden, diese Patienten auch eine deutlich höhere Teilhabechance haben, andererseits aber auch schneller in den beruflichen Bereich wieder reintegriert werden können. Dieser Ansatz in der orthopädisch-unfallchirurgischen Rehabilitation ist in modernen medizinischen Entwicklungen, insbesondere nach Einführung der Fallpauschalen, geschuldet. Er bietet die Chance, dass Outcome nach schweren Verletzungen und größeren orthopädischen Problemen zu verbessern. Eine unmittelbar an die Akutphase oder eine Frührehabilitation sich anschließende postakute Rehabilitation stellt allerdings eine deutliche Herausforderung für Rehabilitationseinrichtungen dar, die nur geleistet werden kann, wenn die aufgeführten Anforderungen erfüllt werden und die Einrichtungen hierfür konzipiert sind. In dieser Hinsicht kann auch unschwer ein entsprechender Strukturkatalog erarbeitet werden, um die Strukturqualität hier zu sichern. Die zukünftige Entwicklung im AR/AHB-Bereich wird unverkennbar auf eine zeitlich engere Verzahnung Akut/Reha mit höherem Akutbehandlungsanteil in der Rehabilitationseinrichtung hinauslaufen, der Anteil ambulanter Maßnahmen wird steigen, flexible Modelle, Reha stationär und ambulant verzahnt, werden entstehen.

2.1.2 Return to work – medizinisch-berufliche Orientierung in der Rehabilitation

Zu den Aufgaben der Rehabilitation aus Sicht der Deutschen Rentenversicherung gehören das Behandeln, Überwinden oder die Kompensation von Funktionsstörungen, insbesondere aber die Vermeidung von Folgeproblemen im Hinblick auf die Teilhabe, speziell aus Sicht der AfA die Teilhabe am Arbeitsleben. Dementsprechend ist die Berücksichtigung beruflicher Belange eine Conditio sine qua non in der Rehabilitation und wird in der Zukunft weiter an Bedeutung gewinnen. Durch die Veränderungen in der Bevölkerungsaltersstruktur und die dadurch bedingten zusätzlichen Belastungen der Sozialsysteme, wird die Bedeutung der Rehabilitation für den Erhalt der Arbeitsfähigkeit, gerade bei älteren Arbeitnehmern, auch berufsbegleitend, eine zunehmend wichtige Aufgabe. Bereits durch Regelungen zum Abbau von Vorruhestandsregelungen, der Initiative 50+ und die verlängerte Lebensarbeitszeit infolge der Anhebung des Renteneintrittsalters auf offiziell 67 Jahre, ist zwischen 2001 und 2012 die Beschäftigungsquote älterer Arbeitnehmer (das sind Arbeitnehmer zwischen 55 und 64 Jahren) im europäischen Vergleich von 37,9 % auf 59,9 % gestiegen (Eurostat). Der Erhalt von Arbeitsplätzen für ältere Arbeitnehmer ist sowohl für den Bestand der Wirtschaft als auch für die Alterssicherung der Betroffenen unumgänglich. Dabei müssen auch Veränderungen im Arbeitsfeld selbst Berücksichtigung finden (▶ Tab 2.2.1.1).

Tab. 2.1.1.1: Veränderungen im Arbeitsfeld der Zukunft

Chancen	Risiken
Rückgang körperlicher Belastung	Steigendes Arbeitsvolumen für den Einzelnen bei sinkendem Personalbestand (Arbeitsverdichtung)
Verbesserung in der Arbeitsphysiologie und -psychologie	Zunahme psychischer Belastungen
Technische Unterstützung	Instabile Arbeitsverhältnisse
Neue Formen der Zusammenarbeit (Telearbeit)	Größere Anforderungen an Flexibilität, Mobilität und Erreichbarkeit
Internationalisierung	Verwischte Grenzen Beruf/Privat
Voraussetzungen:	
Lebenslanges Lernen	
Flexibilität	
Fremdsprachen	
Nutzung von IT-Möglichkeiten	

Aus wissenschaftlichen Untersuchungen ist bekannt, dass die berufliche Reintegrationsmöglichkeit von verschiedenen Faktoren abhängt:

a. Die Möglichkeit beruflicher Reintegration ist altersabhängig (Regel et al. 1993)
b. Die Reintegration von Arbeitnehmern ist abhängig von Bildung, Berufsbildung und Einkommen (Tate 1992)

Die Reintegration an den Arbeitsplatz ist besonders problematisch bei Patienten mit Problemen am Muskel- und Skelettsystem und körperlichen beanspruchenden Berufen. International gibt es starke Evidenz für die Wirksamkeit von multimodalen, multidisziplinären Behandlungen unter Einbezug des Arbeitsplatzes (Jellinek, Harvey 1982, Millstein et al. 1985, van der Weide et al. 1999, Karijalainen 2000, Verbeek 2001, Feuerstein et al. 2003, Waddell, Burton 2005). Auch in deutschen Studien konnte erfolgreich demonstriert werden, dass der Arbeitsplatzeinbezug eine wesentliche Verbesserung der multidisziplinären Behandlung beim chronischen Rückenschmerz bringt (Müller-Fahrnow et al. 2005, Streibelt et al. 2006, Bethge et al. 2010).

Dabei ist die erfolgreiche Reintegration an den Arbeitsplatz direkt abhängig von der subjektiven Überzeugung des Patienten, dass er in den nächsten Jahren am Arbeitsplatz wieder arbeiten kann. Im Rahmen der IOPKO Studie (Greitemann et al. 2006) hatte sich gezeigt, dass etwa 50 % der Patienten mit chronischem Rückenschmerz subjektiv der Meinung waren, in einem Jahr nicht mehr vollschichtig in ihrem alten Beruf arbeiten zu können. Der Einbezug derartiger Programme in die Rehabilitation ist somit enorm wichtig. Die DRV Bund hat hierauf reagiert und MBOR Programme in diversen Stufen angeboten, dies sind:

MBOR A

Beschäftigung mit der beruflichen Situation des Versicherten.

MBOR B

Beschäftigung mit Versicherten mit besonderer beruflicher Problemlage (Langzeitarbeitsunfähigkeit, Arbeitslosigkeit, arbeitsfähig, aber der Arbeitsplatz ist in näherer Zukunft erheblich gefährdet).

MBOR C

Versicherte mit der Notwendigkeit zur beruflichen Umorientierung oder Weiterqualifikation, diese Programme werden in formalen Kooperationen mit beruflichen Bildungsanbietern durchgeführt.

Ziel aller Bemühungen ist eine möglichst enge Vernetzung mit dem beruflichen Umfeld. Für derartige Patienten ist ein intensives arbeitsplatzorientiertes Trainingsprogramm erforderlich. Neben rein somatischen Problemen ist dabei auch die psychische Situation am Arbeitsplatz (Konfliktsituation, Mobbing, Bossing) miteinzubeziehen und zu behandeln. Diese Programme müssen in eine medizinische Rehabilitation integriert werden und sich fortlaufend steigern. In unserer Klinik wird nach einer Diagnostik und insbesondere einer medizinisch rehabilitativ orientierten Behandlungsphase in einer weiteren Phase ein arbeitsplatznahes Training mit den Probanden unter Berücksichtigung ergonomischen Verhaltens, Möglichkeiten zur Entlastung am Arbeitsplatz mit sehr individueller Betreuung durchgeführt. Im Rahmen des Job-Matches können wir dabei sehr schnell funktionelle Anforderungen im Beruf den funktionellen Fähigkeiten des Patienten gegenüberstellen und diese trainieren bzw. bei Defiziten berufliche Problemlagen erkennen. Zunehmend steigert sich ein derartiges Programm dann in ein sehr konkretes Arbeitsplatztraining, was im Wesentlichen darauf abzielt, dem Probanden selbst zu versichern, dass er die Leistungsfähigkeit für eine derartige Belastung noch oder wieder hat, und dem Team belastbare zusätzliche Informationen auch in beruflichen Belastungssituationen zu geben.

Im Programm MBOR C erfolgt bei Probanden, die voraussichtlich die alte Tätigkeit nicht mehr durchführen können, eine intensive, mit evaluierten Fragebogen durchgeführte Analyse der Ressourcen, der Motivation, der Flexibilität und der Mobilität im Hinblick auf Umorientierungen sowie gleichzeitig eine Arbeitsmarktanalyse in der lokalen Region des Patienten und parallel laufende Abklärung der Trägerzuständigkeit. Ziel ist es, dem Patienten möglichst in der Rehabilitation schon eine annähernde Orientierung im Hinblick auf die berufliche Umorientierung zu geben, ihm Sicherheit im Zuständigkeitsverfahren sowie konkrete Termine für den Kontakt zur nachgehenden Betreuung durch Rehafachberater zu vermitteln und ihn mit Hausaufgaben auf diese weiterführenden Gespräche vorzubereiten. Dabei steht insbesondere die Beschleunigung der Verfahren weit im Vordergrund.

Zunehmend reagieren die Rehabilitationsträger auf diese veränderten Rehabilitationsstrukturen, indem sie aufsuchende Rehabilitationsberatung durch Rehabilitationsfachgebiete lokal in den Betrieben anbieten und dadurch die Reintegrationsraten steigern wollen.

Zusammenfassend ist festzustellen, dass medizinisch-berufliche Orientierung in der Rehabilitation eine Conditio sine qua non ist, dass die spezialisierten Angebote von MBOR B und C allerdings möglichst in besonders erfahrenen Einrichtungen erbracht werden sollten, um auch eine ausreichende Probandenzahl und genügend Erfahrung mit dieser Klientel und diesen Angeboten zu haben.

2.1.3 Flexibilisierung der Rehabilitation

Um den Herausforderungen, einerseits durch die sich ändernden Arbeitsfeldsituationen, andererseits durch die geschilderten Herausforderungen an die Rehabilitation durch die Einführung der DRGs, gerecht zu werden, ist es unumgänglich, dass die bisherige starre

Rehabilitation flexibilisiert wird. Hierzu sind als Ansätze aus medizinischer Sicht folgende zu beschreiben:

a. Schnittstellenübergreifende Rehabilitation mit fließenden Rehabilitationssystemen unter Berücksichtigung der jeweiligen Kostenträgerschaften.
   – Hiermit ist gemeint, dass es zwar sinnvoll ist, dass die Rehabilitation weiterhin in unterschiedlichen Kostenträgerschaften geregelt ist, dass es aber für den Patienten nicht zu den immer wieder angesprochenen »Schnittstellenproblemen« kommen darf. Sinnvoll wäre es, wenn der erstangesprochene Träger quasi im Sinne der Vorleistung für den betroffenen Patienten agiert und evtl. Kostenträgerfragen hintenangestellt werden.
b. Die Anschlussrehabilitation muss flexibler werden. Jetzt schon ist es so, dass insbesondere jüngere, belastbarere Patienten vermehrt in die ambulante Rehabilitation gehen, dieser Trend sollte weiter unterstützt werden. Allerdings ist auch bei älteren Patienten ohne gravierende Komorbiditäten bzw. Komplikationen nach der Operation ein Abgehen von den starren drei bis vier Wochen Rehabilitationszeiten sinnvoll, beispielsweise mit einer verkürzten stationären Behandlung und dafür verlängerten ambulanten Nachbehandlung. Derartige Systeme sind fordernd, vor allem für die stationären Rehabilitationseinrichtungen, da kalkulatorisch erhöhte Unsicherheiten anfallen sowie Mehrbelastungen für das Personal (durch erhöhten Patientenumsatz). Dieser kann und muss allerdings durch sinnvolle monetäre Vergütungssysteme abgegolten werden.

2.1.4 Verbesserung der Nachsorge

Eine erfolgreiche Rehabilitation bedarf zur Verstetigung der Langzeiterfolge einer adäquaten Nachsorge. Aus der Erkenntnis, dass die Nachsorge im akutmedizinischen Bereich durch Budgetierungen teilweise beeinträchtigt war, hat die Deutsche Rentenversicherung relativ frühzeitig Nachsorgeprogramme eingeführt. Diese waren bisher zwischen der DRV Bund und Regionalträgern teilweise unterschiedlich. Seit Beginn 2019 sind diese Programme nun vereinheitlicht. Angeboten werden zur Nachsorge im orthopädischen Bereich ab 01.01.2019 folgende Programme:

- T-RENA
  (monomodales Programm, beispielsweise Physiotherapie, MTT)
- Psy-RENA
  (bei psychischen Beeinträchtigungen durch spezialisierte zugelassene Zentren)
- IRENA
  (multimodales Behandlungsprogramm, beispielsweise mit Inklusion von Psychotherapie etc., sowie die bekannten Langzeitprogramme des Funktionstrainings und des Rehasportes)

Um den Betroffenen die Recherche nach derartigen Zentren zu erleichtern ist eine deutschlandweite Internetplattform eingerichtet worden, auf der man sich nach entsprechend zugelassenen Zentren informieren kann. Diese Nachsorgeprogramme haben das Ziel, noch bestehende Restdefizite aufzuarbeiten und berufsbegleitend den Gesundheitszustand zu stabilisieren. Sie sind längerfristig angelegt. Ein weiterer positiver Effekt dieser Veränderungen wird sein, dass sich ambulante Rehabilitationseinrichtungen durch diese Zusatzangebote wirtschaftlich auch besser rechnen lassen.

2.1.5 Prävention in der Rehabilitation

Durch die Änderung der gesetzlichen Auftragslage (§ 31 Punkt 1.1 und § 31 Punkt 1.2, SGB VI) sind die Rentenversicherungsträger auch aufgefordert Präventionsmaßnahmen anzubieten. Ein schon seit längerer Zeit erfolgreich angebotenes Präventionsprogramm ist das BETSI Programm, ein Konzept zur frühzeitigen teilhabeorientierten Sicherung der Beschäftigungsfähigkeit, was die DRV bei besonders gesundheitsgefährdenden beruflichen Situationen, die die Erwerbsfähigkeit ungünstig beeinflussen, angeboten hat. In der Regel gliedern sich derartige Programme in eine kurze stationäre oder ganztägig ambulante Initialphase, deren Aufgabe es ist, einerseits die Diagnostik für das anschließende Belastungsprogramm durchzuführen, andererseits die Patienten zu motivieren an der längeren Trainingsphase stabil teilzunehmen. Es folgt dann über mehrere Wochen eine berufsbegleitende ambulante Trainingsphase, insbesondere mit verhaltensverändernden Programminhalten (Ausdauertraining, Bewegungstherapie, Ernährungsberatung, ergonomisches Training, Achtsamkeit etc.), anschließend werden auch Refresher-Phasen angeboten. Derartige Programme zeigen überzeugende Effekte. So konnte im BETSI Programm der Klinik Münsterland der Anteil der Betroffenen, die im SPE-Fragebogen (subjektive Prognose der Erwerbsfähigkeit) eine gute Prognose im Hinblick auf die Zukunft der Erwerbsfähigkeit zeigten, eine Steigerung der positiven Angaben zur Aufnahme in der Klinik bis zu einem Jahr nach der Rehabilitation von 47,3 % auf 73,6 % erreicht werden. Derzeit ist hier die Entwicklung weiter im Fluss, so gibt es durchaus Überlegungen auch Präventionsprogramme als kurzfristige Trainingsprogramme anzubieten, teilweise auch im stationären Setting, was durchaus eher in Richtung der Flexibilisierung einer Rehabilitation geht. Eine zukünftig klar sich abzeichnende Entwicklung ist die zunehmende Vernetzung der Rehabilitationseinrichtungen mit den Betrieben. Im Rahmen eines Case-Managements würden im betrieblichen Gesundheitsmanagement präventive Angebote erbracht werden, die bei sich entwickelnden Problemlagen zunehmend durch Präventionsangebote der Rentenversicherung ergänzt werden. Ist dann eine stationäre oder ambulante Vollrehabilitation erforderlich, so wird diese Maßnahme eingeleitet und anschließend werden die Betroffenen über die Nachsorgeprogramme flankierend, ggf. mit BEM Maßnahmen unterstützt, in die betriebliche Situation wieder eingegliedert. Hierdurch würde ein erfolgreicher Behandlungskreislauf entstehen. Weitere Voraussetzungen für eine derartig positive Rehabilitation ist die Vernetzung mit dem niedergelassenen Arzt vor Ort. Dieser muss intensiv über die rehabilitativen Maßnahmen informiert sein, er kann sie durch das Einschleusen der Patienten in derartige Programme frühzeitig steuern und mitbetreuen. Voraussetzungen für eine erfolgreiche Ansatzweise sind in Tabelle 2.1.1.2 (▶ Tab. 2.1.1.2) dargestellt.

Tab. 2.1.1.2: Voraussetzungen für eine erfolgreiche Vernetzung Rehabilitation – Akutbereich

Vor der Rehabilitation	Nach der Rehabilitation
Verbesserte Information über die Rehabilitation und deren Ziele	Informationen über Nachsorgemöglichkeiten und Nachsorgeeinrichtungen
Verbesserte Information über das Verfahren und den Ablauf sowie Therapieerwartungen	Nachbefragungen zur Zielerreichung
Vorbereitende Hausaufgaben für den Rehabilitanden: • Rehazielbeschreibung • Beschreibung der Erwartungen • Beschreibung erfolgreicher Vorbehandlungen • Berufsbild und Arbeitsplatzbeschreibung	Telemedizin • Telemedizinische Unterstützung durch Gesundheits-App etc.

2.1.6 Bedarf nach Vernetzung

Rehabilitation bedarf, um erfolgreich zu sein, einer intensiven Vernetzung mit dem Umfeld. Dies ist zu Beginn der Rehabilitation mit dem Hausarzt als ambulantem Gate-Keeper anzustreben. Trotz des Zeitdrucks im medizinischen System müssen hierfür geeignete Möglichkeiten vorhanden sein, die sich auch in einem Vergütungssystem widerspiegeln müssen. Die zweite Vernetzungsstelle ist die Vernetzung wiederum zum privaten, sozialen und häuslichen Umfeld. Hierbei ist der betreuende Haus- oder Facharzt weiterhin einzubinden, es sind aber wesentlich intensiver die Angehörigen und evtl. Schlüsselpositionen im privaten und sozialen Umkreis des Patienten mit einzubeziehen, um der Forderung der UN Behindertenrechtskonvention nach einer weitest möglichen Teilhabe im beruflichen, privaten und sozialen Umfeld dem gerecht zu werden.

Die dritte Notwendigkeit der Vernetzung ist die intensivere Vernetzung mit den Betrieben. Will man den Problemen der sinkenden Fachkräfte, des intensiven Bedarfs der Industrie nach Fachkräften, dementsprechend auch einem frühzeitigen Return to work bei betroffenen Arbeitnehmern gerecht werden, will man, dass auch ältere Arbeitnehmer die Möglichkeit haben ihre Knowhow in den Arbeitsprozess noch einzubringen, oder will man, dass bisher eher »aussortierte« Gruppen, wie beispielsweise Langzeitarbeitslose, körperlich und seelisch behinderten Personengruppen wieder eine Möglichkeit zur Rückkehr in den Arbeitsmarkt haben, erreichen, so ist in allen Bereichen eine wesentlich intensivere Zusammenarbeit notwendig. Dies beinhaltet unter anderem auch sicher die wesentliche Verstärkung von aufsuchenden, mobilen Rehabilitationsangeboten im direkten Umfeld des Patienten.

Literatur

Bethge, M. et al. (2010): Berufliche Wiedereingliederung nach einer medizinisch-beruflich orientierten orthopädischen Rehabilitation: Eine clusterrandomisierte Studie. Rehabilitation 49 (1): 2–12.
Eurostat – Jahrbuch der Regionen, Beschäftigungsstatistik (www.ec.europa.eu/eurostat/de, Zugriff am 28.05.2019).
Feuerstein, K. et al. (2003): Integrated case management for work-related upper-extremity disorders: impact of patient satisfaction on health and work status. J Occup Environ Med 45: 803–812.
Greitemann, B. et al. (2006): Integriertes orthopädisch-psychosomatisches Konzept zur medizinischen Rehabilitation von Patienten mit chronischen Schmerzen des Bewegungsapparates – Langfristige Effekte und Nachhaltigkeit eines multimodalen Programmes zur Aktivierung und beruflichen Umorientierung. Z Orthop 144(3): 255–266.
Jellinek, H.M., Harvey, R.F. (1982): Vocational/educational services in a medical rehabilitation facility: outcomes in spinal cord and brain injured patients. Arch Phys Med Rehabil 2: 87–88.
Karjalainen, K. (2000): Multidisciplinary biopsychosocial rehabilitation for subacute low back pain among working age adults. Cochrane Database Syst Rev 3.
Millstein, S. et al. (1985): A review of employment patterns of industrial amputees – factors influencing rehabilitation. Proste Orth 9: 69–78.
Müller-Fahrnow, W. et al. (2005): Berufliche Orientierung in der medizinischen Rehabilitation und Leistungen zur Teilhabe am Arbeitsleben. Rehabilitation 44(5): 287–296.
Regel, G. et al. (1993): Rehabilitation und Reintegration polytraumatisierter Patienten. Unfallchirurg 96: 341–349.
Rehabilitation 2014, Statistik der Deutschen Rentenversicherung, DRV Bund Berlin.
Rehabilitation 2017, Statistik der Deutschen Rentenversicherung, DRV Bund Berlin.
Streibelt, M. et al (2006): Effekte berufsbezogener Behandlungselemente in der orthopädischen Rehabilitation der Rentenversicherung. Rehabilitation 45(3): 161–171.
Tate, G. (1992): Workers disability and return to work. Am J Phys Rehabil 71: 92–96.
van der Weide, W.E. et al. (1999): Relation between indicators for quality of occupational rehabilitation of employees with low back pain. Occup Environ Med 56: 488–493.
Verbeek, J.H. (2001): Vocational rehabilitation of workers with back pain, Scand J Work Environ Health 27: 346–352.
von Eiff, W. et al. (2011): REDIA III Auswirkungen der DRG-Einführung auf die medizinische Rehabilitation. Ergebnisse einer prospektiven medizinisch-ökonomischen Langzeitstudie 2003 bis 2011. Berlin: LIT Verlag Dr. W. Hopf.

Waddell, G., Burton, A.K. (2005): Concepts of rehabilitation for the management of low back pain. Best Pract Res Clin Rheumatol 19: 655–670.

2.2 Veränderungen in der Akutmedizin und ihre Auswirkungen auf die kardiologische Rehabilitation

Thomas Mengden, Bettina Hamann und Matthias Müller

2.2.1 Ausgangslage und Perspektive

Aufgrund demografischer Veränderungen, parallel zu Veränderungen in der medikamentösen, interventionellen und chirurgischen Therapie, befindet sich die kardiologische Rehabilitation in Deutschland in einer Umbruchphase, die bei weitem noch nicht abgeschlossen ist.

Im Bereich der koronaren Herzerkrankung (KHK), der klassischen Rehabilitationsindikation, ist seit Jahren ein deutlicher Abfall der vollstationären Hospitalisierung zu verzeichnen, der begleitet wird von einer Verschiebung der Revaskularisationen zugunsten von Katheterinterventionen (PCI) vs. Operationen (ACB) im Verhältnis 10:1. Es ist für die nächsten Jahre zu erwarten, dass aufgrund einer weiteren Optimierung der Sekundär- und Primärprävention die Morbidität der koronaren Herzerkrankung weiter abnehmen wird. Mit zunehmendem Alter der medikamentös, interventionell und chirurgisch versorgten KHK-Patienten nehmen Begleiterkrankungen wie Herzinsuffizienz, Delir und Niereninsuffizienz weiterhin deutlich zu. Bei den Klappen-Erkrankungen sind die beiden großen Trends die interventionelle Versorgung der Aorten-Klappenstenose sowie der sekundären Mitralinsuffizienz. Das weiterhin rasch wachsende Volumen dieser Interventionen ist von Patientenseite durch ein zunehmendes Alter von durchschnittlich über 80 Jahren, sowie damit verbunden, einer hohen Multimorbidität gekennzeichnet. Im Gegensatz zur koronaren Herzerkrankung nimmt die Morbidität der Herzinsuffizienz seit Jahren deutlich zu. Auch diese Patienten sind zunehmend älter und multimorbider und werden in Zukunft zunehmend mit chirurgischen und interventionellen Techniken wie Linksherz-Unterstützungssystemen, CRT, ICD/Live-Vest und interventionellen Mitralklappen-Prozeduren versorgt werden. Im Bereich der Psychokardiologie ist aufgrund der oben genannten Entwicklungen ein prospektiv weiter zunehmender Anteil an Patienten mit kognitiven Einbußen und Delir nach Interventionen und chirurgischen Eingriffen zu erwarten.

Die kardiologischen Rehabilitationseinrichtungen in Deutschland werden sich darauf einstellen müssen, dass das Bild des typischen Reha Patienten bereits im Wandel ist und sich in Zukunft weiter ändern wird. Dieser Wandel ist charakterisiert durch zunehmendes Alter und Gebrechlichkeit sowie Multimorbidität, kognitive Defizite, Delir, Herzinsuffizienz und Niereninsuffizienz. Dieser Wandel erfordert die Bereitstellung von neuen Assessments sowie neuen Therapieangeboten und damit einhergehenden zunehmenden personellen Ressourcen, welche durch die aktuellen Vergütungssysteme bei weitem nicht abgebildet sind.

Integrierte Versorgungsaufträge bieten den höchsten Anreiz, den Patienten bestmöglich zu versorgen. Hierbei erscheint die Einbeziehung von Prähabilitationsmaßnahmen in einem ambulanten oder stationären Reha-Setting sinnvoll. Grundlage sind Zielqualitäten mit entsprechender erfolgsorientierter und Strukturkriterien-basierter Vergütung.

2.2.2 Entwicklung der kardialen Krankheitsbilder

Koronare Herzerkrankungen

Obwohl die Morbidität der KHK altersabhängig steigt, ist in Deutschland sowie in anderen Industrienationen seit Jahren ein deutlich rückläufiger Trend für die vollstationäre Hospitalisierungs-Rate zu verzeichnen. Diese betrug laut dem letzten Herzbericht in Deutschland 608.000 Hospitalisierungen pro Jahr (Deutscher Herzbericht 2017). In den Altersgruppen der 45- bis unter 65-jährigen und der 65- bis unter 75-jährigen war der stärkste Rückgang mit 47,3 % respektive 37 % über zehn Jahre zu verzeichnen. Ebenso nahm die Sterbeziffer der koronaren Herzerkrankung im gleichen Zeitraum um 50 % ab. Diese Erfolgsgeschichte wird zurückgeführt auf eine Verbesserung der Primärversorgung des akuten Koronar-Syndroms sowie zunehmenden Therapiemöglichkeiten im Bereich der Primär- und Sekundärprävention. Diese Erfolgsgeschichte wird u. a. durch zunehmenden Einsatz von leitliniengerechter antihypertensiver Therapie (Williams et al. 2018), PCSK9-Hemmer in der Lipidtherapie (Sabatine et al. 2017) sowie neuere Ansätze im Bereich der Antikoagulation und Plättchenhemmung (Eikelboom et al. 2017) weiter fortgeschrieben.

Die Entwicklung der interventionellen und chirurgischen Therapie der KHK wird durch unterschiedliche Trends charakterisiert. Trotz aktueller Leitlinien zur Behandlung der koronaren Herzerkrankung (Neumann et al. 2018) und Etablierung von sogenannten Heart-Teams beträgt das Verhältnis von PCI zu ACB in Deutschland laut dem letzten Herzbericht 10 : 1. Im Jahre 2000 lag dieses Verhältnis noch bei 2,9 : 1. Wenn Patienten mit KHK interventionell revaskularisiert werden, so ist in den letzten Jahren der Anstieg der PCIs in der Gruppe der über 80-jährigen am deutlichsten gewesen. Herzinsuffizienz und Niereninsuffizienz haben im Zeitraum 2008–2015 als Begleiterkrankungen bei Linksherzkatheter oder PCI von 9,8 auf 57,6 % für die Herzinsuffizienz und von 17,9 auf 22,7 % für die Niereninsuffizienz zugenommen. Der nach aktuellen Leitlinien geforderte Ischämienachweis zum Beispiel durch FFR, iFR oder bildgebende Verfahren gewinnt zunehmend an Bedeutung und wird neben den verbesserten Präventionsmaßnahmen sowie medikamentös konservativen Therapieverfahren (Al-Lamee et al. 2018) möglicherweise zu einer Verringerung des gesamten Revaskularisations-Volumens führen.

Wenn Patienten sich einer isolierten koronaren Bypassoperation unterziehen, so sind sie im Schnitt deutlich älter als früher (der Anteil der über 70-jährigen betrug zuletzt 46,7 %) und haben mehr Begleiterkrankungen wie Nieren- oder Herzinsuffizienz. Dieses chirurgische Kollektiv wird auch zunehmend anfälliger für postoperative Komplikationen wie Gebrechlichkeit, Sturzneigung und Delir.

Aufgrund des starken Rückgangs der Sterbeziffer der koronaren Herzerkrankung nimmt der Anteil an Patienten zu, die nach überlebtem Herzinfarkt mit einer mehr oder minder ausgeprägten Herzinsuffizienz-Symptomatik aus dem Krankenhaus entlassen werden. In den bisherigen Betrachtungen und auch im letzten Herzbericht gehen aufgrund fehlender Daten Kombinations- oder Hybrideingriffe (Klappe plus Bypass/PCI) nicht ein. In Rehabilitationseinrichtungen mit Campuskonzept wie der Kerckhoff-Klinik ist der Anteil solcher kombinierten Eingriffe hoch. Damit verbunden ist aufgrund unserer letzten Erhebungen im QS-Reha Verfahren eine signifikant erhöhte Komorbidität im Vergleich zu anderen Rehabilitationseinrichtungen festgestellt worden. Kardiologische Rehabilitationseinrichtungen werden sich dementsprechend in Zukunft darauf vorbereiten müssen, mehr ältere und gebrechliche KHK-Patienten mit Herzinsuffizienz und interventionell oder chirurgisch therapierter Klappenerkrankung zu versorgen.

Klappenerkrankungen

Der in Deutschland seit Jahren zu verzeichnende Anstieg der Lebenserwartung (auch durch die Erfolge der Herzmedizin) hat zur Folge, dass die Morbidität von Herzklappenerkrankungen im Zeitraum 1995–2016 um 70,1 % zugenommen hat. Bei den über 75-jährigen betrug der Anstieg der Morbidität sogar 184,8 % im gleichen Zeitraum.

Bei den Herzklappenerkrankungen stehen folgende Krankheitsbilder mit abnehmender Häufigkeit im Fokus der interventionellen oder chirurgischen Therapie:

1. Verkalkende Verengung (Stenose) der Aortenklappe
2. Undichtigkeit (Insuffizienz) der Mitralklappe (primär und sekundär)
3. Undichtigkeit der Trikuspidalklappe

Die isolierte Aortenklappen-Chirurgie ist in Deutschland mit ca. 10.000 Eingriffen pro Jahr relativ konstant geblieben. Im Vergleich dazu hat die kathetergestützte Klappenimplantation (TAVI, endovaskulär oder transapikal) ohne Herz-Lungen-Maschine von insgesamt 2.566 Eingriffen im Jahr 2009 auf 17.097 Eingriffe im Jahr 2016 eine rasante Dynamik entwickelt. Diese Dynamik wurde im Wesentlichen dadurch getragen, dass Risikopatienten, die vorher nicht konventionell chirurgisch versorgt werden konnten, jetzt interventionell versorgt werden. Eine aktuelle Prognose der europäischen Kardiologengesellschaft (Durko et al. 2018) geht von einer Prävalenz der symptomatischen Aortenklappenstenose von ca. 0,4 % pro Jahr bei den über 65-Jährigen aus. Das Potenzial der möglichen TAVI- Patienten mit hohem oder mittlerem Risiko beträgt demnach in Deutschland ca. 20.000 pro Jahr (Durko et al. 2018). Sollte sich in den laufenden Studien bestätigen, dass auch Patienten mit einem niedrigen Operationsrisiko von einem kathetergestützten Klappenersatz profitieren, so würde sich dieses Potenzial auf ca. 32.000 Patienten pro Jahr für Deutschland erhöhen. Mit durchschnittlich 81 Jahren waren die TAVI-Patienten in Deutschland bislang deutlich älter als herzchirurgisch versorgte Patienten (durchschnittlich 68 Jahre). Die größte Altersgruppe der mit TAVI versorgten Patienten in Deutschland war deswegen die Gruppe der 80 bis 90-Jährigen mit 58,9 %. TAVI-Patienten sind in der Regel multimorbider mit häufigen Begleitdiagnosen wie Herzinsuffizienz, pulmonal-arterieller Hypertonie, koronarer Herzerkrankung, Diabetes mellitus. Häufige Komplikationen nach kathetergestützten Eingriffen sind vaskulär (7,1 %) sowie bradykarde Herzrhythmusstörungen, die mit einem Schrittmacher versorgt werden müssen (22,6 %). Die konventionell chirurgisch versorgten Patienten erhalten in der Regel eine sogenannte Bioprothese, bei der keine orale Antikoagulation notwendig ist. Das Verhältnis Bioprothese zu mechanischem Herzklappenersatz in Aorten-Position betrug im Jahr 1995 noch 1 : 2 im Jahr 2016 10 : 1.

Auch bei den Erkrankungen der Mitralklappe, hier im Wesentlichen die Mitralklappeninsuffizienz, ist ein Anstieg der Operationen von 1995 auf 2016 um 123,6 % zu verzeichnen. Diese Entwicklung wird begleitet von einer zunehmenden Verlagerung vom kompletten Ersatz der Mitralklappe zur klappenerhaltenden Rekonstruktion (Reparatur). Das Verhältnis Ersatz zu Rekonstruktion betrug im Jahre 1995 noch 3,3 : 1 im Jahr 2016 0,59 : 1. Die Rekonstruktion der Mitralklappe durch den Herzchirurgen geht dabei zunehmend Richtung endoskopischer Techniken ohne Eröffnung des Brustkorbes. Diese endoskopischen Techniken sind mit einer deutlichen postoperativen Schmerzreduktion, weniger Transfusionen, weniger Wundinfektionen, weniger Vorhofflimmern und weniger peripherer Dekonditionierung verbunden (Roubelakis 2018).

Auch bei der Mitralklappe sind die Interventionen auf dem Vormarsch. So zeigte eine

US-amerikanische Studie aus dem Jahre 2018 bereits einen Anteil von kathetergestützten Mitralklappen-Interventionen von 18 % (Gupta et al. 2018). Der Anteil der Katheterinterventionen stieg mit steigendem Alter und lag in der Gruppe der 65 bis 75-Jährigen bei 8,1 %, in der Gruppe der über 85-jährigen bei 63 % (Gupta et al. 2018). Das Potential der möglichen Patienten für kathetergestützte Eingriffe wird sich durch die Indikation »Mitralklappen-Insuffizienz als Folge einer Herzinsuffizienz« (sog. sekundäre Insuffizienz) möglicherweise noch erhöhen und erste Studien zeigen hoffnungsvolle Signale (Stone et al. 2018).

Bei der Katheterversorgung der Trikuspidalklappen-Insuffizienz steht die Entwicklung noch ganz am Anfang und bislang ist unklar inwieweit diese Eingriffe das Patientenkollektiv wesentlich vergrößern werden (von Bardeleben et al. 2018). Ähnlich wie bei der Katheterversorgung der Mitralklappe ist aber mit sehr alten, multimorbiden Patienten zu rechnen, die fast alle eine begleitende symptomatische Herzinsuffizienz haben.

Für kardiologische Rehabilitationskliniken bedeuten die aufgezeigten Entwicklungen eine Zunahme an älteren, multimorbiden und gebrechlichen Patienten mit Zustand nach Katheterinterventionen im Bereich der Aorten- und Mitralklappe. Aus eigenen Erfahrungen mit diesen Patienten zeigen diese, neben einer ausgeprägten peripheren Dekonditionierung, häufig noch deutliche Symptome einer Herzinsuffizienz und entsprechend muss die Herzinsuffizienztherapie im Verlauf der Reha-Maßnahme noch optimiert werden. Bei chirurgisch versorgten Patienten werden Kombinationseingriffe (Bypass plus Klappe) sowie Rekonstruktionen im Bereich der Mitralklappe ohne Eröffnung des Brustbeins weiter an Bedeutung zunehmen.

Herzinsuffizienz

Die vollstationäre Hospitalisierungsrate für die Diagnose Herzinsuffizienz betrug zuletzt 414.000 pro Jahr in Deutschland. Die Morbidität ist seit 1995 kontinuierlich zunehmend mit einer Zuwachsrate von 101,5 % bis heute. Es werden also mehr Patienten mit der Hauptdiagnose Herzinsuffizienz aus dem Akutbereich entlassen. Bei rückläufiger Liegedauer wird somit die nachstationäre Versorgung dieser Patienten, zum Beispiel in kardiologischen Rehabilitationseinrichtungen, immer wichtiger.

Der zunehmende Einsatz einer leitliniengerechten, lebensverlängernden Medikation hat zu einer deutlichen Verringerung der Mortalität durch Herzinsuffizienz geführt (McMurray et al. 2014). Daneben ist ein deutlicher Zuwachs an interventionellen und herzchirurgischen Therapieformen zur Behandlung der Herzinsuffizienz und ihrer Folgen zu erwarten.

Dies betrifft zum einen die Implantation von Herzschrittmachersystemen mit und ohne Defibrillationsmöglichkeit, deren Häufigkeit von ca. 14.000 im Jahre 2010 auf 23.000 im Jahre 2016 zugenommen hat. Neben der permanenten Implantation eines Schrittmachersystems zur Verhinderung des plötzlichen Herztodes (ICD), werden zunehmend häufig auch tragbare Überbrückungssysteme in Form der sogenannten Life-Vests angewandt (Olgin 2018).

Bei der Behandlung der terminalen Herzinsuffizienz gibt es, bei deutlich rückläufigen Transplantationszahlen, einen klaren Trend zum vermehrten Einsatz von sogenannten Herzunterstützungssystemen (»Kunstherz«). Diese Systeme werden im Brustkorb durch den Herzchirurgen eingesetzt und pumpen kontinuierlich Blut von der linken Hauptkammer in die Aorta. Der Einsatz solcher Unterstützungssysteme hat sich in den letzten zehn Jahren versechsfacht (Lampropulos et al. 2014). Bei zunehmender Morbidität der Herzinsuffizienz und verbesserten Systemen zum Beispiel mit magnetangetriebenen Pumpen (Mehra et al. 2018) oder aufladbaren, implantierbaren Batterien wird diese Therapieform in Zukunft weiter wachsen.

Wie schon bei den Klappenerkrankungen erwähnt, werden zunehmend auch Patienten mit sekundärer Mitralinsuffizienz kathetergestützt versorgt werden.

Für kardiologische Rehabilitationskliniken bedeuten diese Entwicklungen ein zunehmendes Potential an Patienten, die nach verkürzter Liegedauer im Akutbereich in den üblichen Versorgungsstrukturen noch nicht ausreichend behandelt werden können. Diese Patienten werden zunehmend mit interventionellen und chirurgischen Maßnahmen wie Schrittmacher/ICD, Klappen-Interventionen, Ablationen und Herzunterstützungssystemen versorgt werden. Die Rehabililtation von Patienten mit ICD/Life-Vest oder Kunstherz ist mit zusätzlichen Schulungen von Mitarbeitern des Reha-Teams, Anpassung der Therapiepläne sowie erhöhtem personellen Aufwand in den Bereichen Psychokardiologie, Schrittmacherambulanz und Kardiotechnik verbunden. Alle Patienten, ob medikamentös oder interventionell/chirugisch versorgt, zeigen eine mehr oder weniger ausgeprägte periphere Dekonditionierung und benötigen deswegen neben Ausdauertraining eine intensive medizinische Trainingstherapie unter physiotherapeutischer Anleitung sowie psychokardiologische Unterstützung bei der Krankheitsbewältigung und -verarbeitung.

Frailty und postoperatives Delir

Der demografische Wandel bewirkt, dass Patienten für herzchirurgische/interventionelle Eingriffe immer älter und damit auch multimorbider und gebrechlicher werden. Mit diesem Wandel im Patientenkollektiv sehen wir neben einer höheren Multimorbidität auch einen Anstieg von gebrechlichen Patienten. Diese haben nach herzchirurgischen Eingriffen eine erhöhte postoperative Morbidität, Mortalität und längere Krankenhausaufenthalte.

Sowohl herzchirurgische als auch interventionell versorgte Patienten weisen eine starke, positive Korrelation zwischen »Frailty« (Gebrechlichkeit) und postoperativen kardialen sowie zerebrovaskulären Komplikationen auf (Afilalo et al. 2017, Sepehri 2014). Daraus ergeben sich Ansätze, bereits vor einer OP/Intervention derartige Patienten im Sinne einer »Prähabilitation« fit zu machen.

Vor dem Hintergrund, dass »Frailty« phänotypisch durch eine Reduktion von Muskelmasse, -kraft und -ausdauer charakterisiert ist, scheint eine kardiale Rehabilitation bestens geeignet, diese Defizite auszugleichen.

Mit zunehmendem Alter und Risikofaktoren für ein postoperatives/-interventionelles Delir erreicht diese Diagnose eine Häufigkeit von bis zu 40 %. Neben dem Alter sind insbesondere Herzinsuffizienz und Niereninsuffizienz prädiktiv für das Auftreten eines postoperativen oder postinterventionellen Delirs. Mit dem Delir sind deutliche Erhöhungen der kardiovaskulären Komplikationsrate, Einschränkungen in der Alltagstauglichkeit und eine dreifach erhöhte Gebrechlichkeit assoziiert.

Die Indikationsausweitung von insbesondere interventionellen Verfahren auf alte und sehr alte Patienten wird kardiologische Rehabilitationskliniken zunehmend mit einer Versorgung von Patienten konfrontieren, die mit Zustand nach Delir und möglicherweise noch nicht abgeklungenen kognitiven Defiziten aufgenommen werden. Darüber hinaus besteht zunehmend die Indikation zur Versorgung von sehr gebrechlichen Patienten bei starker peripherer Dekonditionierung. Vor diesem Hintergrund müssen die klassischen Assessment-Tools wie zum Beispiel Belastungs-EKG und 6-Minuten-Gehtest durch spezifische Assessment Tools ergänzt werden, die Mobilität, kognitive Funktionen, Ernährung, Muskelmasse und Muskelkraft sowie Depression und Angst erfassen (Vigorito et al. 2017). So sind im Schnitt ca. 15 % aller kardiologischen Reha-Patienten initial überhaupt nicht in der Lage, ein Belastungs-EKG zu absolvieren (Salzwedel et al. 2015). Auf therapeutischer Seite müssen aufgrund von Gebrechlichkeit und kognitiven Defiziten mehr Angebote in den Bereichen Krafttraining, Koordination und Balancetraining, Ernährungsberatung, Ergotherapie und psychokardiologischer Betreuung erfolgen. Vor diesem Hintergrund wurde an unserem Campus vor zwei Jahren ein spezifisches Therapieangebot für Patienten mit Zustand nach kathetergestütztem Aortenklappenersatz etabliert. Des Weiteren erfolgt im Akutbereich ein Delir-Screening, das den unmittelbaren Behandlungsbedarf ermittelt und dann nicht-pharmakologische sowie pharmakologische Maßnahmen zur Folge hat, welches ergänzt wird durch edukative Maßnahmen in der Abteilung Rehabilitation. Derartige Angebotserweiterungen erfordern eine deutliche Anhebung der personellen und materiellen Ressourcen, deren Refinanzierung bei den zurzeit geltenden Entgelten vollkommen ungeklärt ist und zu Lasten von Rehabilitationseinrichtungen geht, die einen hohen Anteil an chirurgisch oder interventionell versorgten Klappen- und Herzinsuffizienz-Patienten haben.

2.2.3 Evidenz der koronaren Prehabilitation

Klinisch und aus Studien ist es gut bekannt, dass die körperliche Leistungsfähigkeit ein wesentlicher prognostischer Parameter für postoperative Komplikationen ist. Darüber hinaus erholen sich präoperativ sportliche und »fitte« Patienten deutlich besser nach einer Operation als unfitte Patienten. Es scheint daher sinnvoll die Patienten bereits vor OP/Intervention gezielt im Sinne einer Rehabilitation vorzubereiten (Übersicht bei Bloch 2017).

Gezielte Maßnahmen zur weitmöglichst präoperativen Optimierung der Körperfunktionen werden als »Prehabilitation« bezeichnet (Bloch 2017). Zielorgane einer Prehabilitation sind

- Bewegungsapparat
- Herz-Kreislauf-System
- Lungenfunktion
- Stoffwechsel
- Immunsystem
- Psyche

Ähnlich wie in der klassischen Rehabilitation kommen in der Prehabilitation Bausteine wie Ausdauer, Kraft-, Atem- und Koordinationstraining zur Anwendung. Darüber hinaus edukative Elemente zum Lebensstil/Ernährung sowie eine psychologische Beratung.

Studienlage bei herzchirurgischen Patienten

Die aortokoronare Bypass-Operation gilt als Standardtherapieverfahren bei Patienten mit koronarer Mehrgefäßerkrankung. Bei Patienten mit stabiler Symptomatik besteht in der Regel eine Wartezeit von der Diagnose bis zur Operation von etwa vier bis sechs Wochen. Die präoperative Wartezeit ist mit einer Zunahme von Angst und Depressionen, einem vermehrten Auftreten von Myokardischämien und Infarkten sowie einer erhöhten postoperativen Mortalität im Krankenhaus assoziiert (McCormick et al. 2006). Es konnte sogar aufgezeigt werden, dass eine verlängerte Wartezeit mit einer erhöhten postoperativen Mortalität im Krankenhaus korreliert (Sobolev 2008).

Dass es sich auszahlt, die präoperative Wartezeit auf eine Bypass-Operation für eine OP-Aufklärung zu nutzen, um Patienten Ängste zu nehmen und Missverständnisse bzw. Unklarheiten aus dem Weg zu räumen, zeigten Furze et al. (2009) Durch das sogenannte *HeartOP* Programm wurde die Depressionsrate signifikant reduziert. Die Patienten gingen physisch gestärkter in die Operation und waren postoperativ williger an einer Rehabilitationsmaßnahme teilzunehmen (Furze et al. 2009).

Die Auswirkungen von körperlichem Ausdauertraining auf die Endothelfunktion und deren molekulare Mechanismen bei Patienten mit koronarer Mehrgefäßerkrankung und Indikation zur elektiven aortokoronaren Bypass-Operation wurde erstmals in der prospektiv randomisierten LIMA-Studie (left internal mammarian artery) analysiert. In einer retrospektiven Auswertung hinsichtlich der klinischen Ergebnisse der LIMA Studie konnten gezeigt werden, dass die perioperative Ereignisrate in der Trainingsgruppe im Vergleich zur Kontrollgruppe signifikant geringer war (ereignisfreie Überlebensrate 65 % in der Trainingsgruppe im Vergleich zu 33 % in der Kontrollgruppe). Bei Aufnahme in die Anschlussheilbehandlung zeigten die Patienten der Trainingsgruppe sogar eine bessere ergometrische Belastbarkeit im Vergleich zur Kontrollgruppe (Hambrecht et al. 2003).

Die Kanadier Arthur et al. (2000) führten ebenfalls ein achtwöchiges präoperatives aerobes Ausdauertraining mit Patienten durch, denen eine Bypass-Operation unmittelbar bevorstand. Schwerpunkt dieser Studie war die Bestimmung der postoperativen Krankenhausaufenthaltsdauer. Die Trainingsgruppe verbrachte signifikant weniger Tage im Krankenhaus und eine kürzere Zeit auf der Intensivstation. Durch diese Reduktion der Dauer des stationären Aufenthaltes konnten erhebliche Kosten eingespart werden (Arthur et al. 2000).

Der demografische Wandel bewirkt, dass Patienten für herzchirurgische/katheterinterventionelle Eingriffe immer älter und damit auch multimorbider werden. So erhöhte sich z. B. der Anteil von herzchirurgischen Patienten über 75 Jahre von 16 % im Jahr 1990 bis auf 25 % in kürzlichen Analysen (Afilalo et al. 2017). Mit diesem Wandel im Patientenkollektiv sehen wir neben einer höheren Multimorbidität auch einen Anstieg von gebrechlichen Patienten. Diese haben nach herzchirurgischen/katheterinterventionellen Eingriffen eine erhöhte postoperative Morbidität, Mortalität und längere Krankenhausaufenthalte.

Ein kürzliches systematisches Review zeigte, dass bei herzchirurgischen Patienten eine starke, positive Korrelation zwischen »Frailty« (Gebrechlichkeit) und postoperativen kardialen sowie zerebrovaskulären Komplikationen besteht (Sepehri 2014).

In einer prospektiven, randomisierten Studie konnte kürzlich gezeigt werden, dass bei älteren Patienten vor elektiver Bypass-OP eine Prehabilitation sicher ist und zu einer Verbesserung der präoperativen kardiopulmonalen Leistungsfähigkeit (VO2 max.) führt (Walther et al. 2016).

Prehabilitationsprogramme sind bereits erfolgreich in den Indikationen Orthopädie und Onkologie etabliert. Trotz einiger Hinweise auf einen Benefit auch bei herzchirurgischen Patienten, existieren bislang weder in Deutschland noch in Europa Zentren, die ihren Patienten eine solche kardiale Prehabilitation anbieten. Die Idee einer kardialen Prehabilitation ist intuitiv und wissenschaftlich hochattraktiv und gewinnt durch zunehmendes Alter und Frailty unserer Patienten immer mehr an Bedeutung

Das Prehabilitationsprogramm arbeitet mit den gleichen Therapiepfaden wie die klassische kardiale Rehabilitation und wird von dem gleichen multidisziplinären Team begleitet.

Die Ziele des Programms sind wie folgt:

1. Reduktion postoperativer Hospitalisierung und Komplikationen
2. Verkürzung der Rekonvaleszenz und damit frühere Verlegung in die Rehabilitation
3. Verminderung von Angst, Depression und Delir
4. Verbesserung von Ausdauer, Kraft, Atmung und Koordination
5. Verminderung von Stürzen
6. Reduktion cv Risikofaktoren
7. Verbesserung der Stoffwechsellage
8. Optimierung der Medikation
9. Stärkung des Immunsystems
10. Schnelleres Erreichen der Reha-Ziele und Aktivitäten des täglichen Lebens
11. Schnellere berufliche Wiedereingliederung

2.2.4 Konsequenzen für die Rehabilitation aus Sicht des Managements

Wie die Ergebnisse der REDIA-Studie gezeigt haben, hat sich das kardiologische Patientenkollektiv seit Einführung der DRGs deutlich geändert (von Eiff et al. 2011). So erhöhte sich die Anzahl von Nebenerkrankungen um 45 % und die Rückverlegungsquote in ein Akuthaus um 42 % im Beobachtungszeitraum 2003–2011. Ebenfalls erhöhte sich der Anteil von Patienten mit erhöhtem medizinisch- und therapeutischem Aufwand.

Wenn die durchschnittlichen Verweildauern bei erhöhter Komplexität und Morbidität der Fälle konstant bleiben sollen, so kann sich dies negativ auf die ICF-basierten Reha-Ziele auswirken. Sollen trotz steigendem Alter, komplexerer Interventionen und steigendem Co-Morbiditätsscore die mit den Patienten formulierten ICF-basierten Reha-Ziele bei gleicher Verweildauer weiterhin erreicht werden, so wird dies in Zukunft nur möglich sein, wenn die therapeutischen Leistungen verdichtet werden und der Personalaufwand erhöht wird. 2018 waren 49 % unserer kardiologischen Rehabilitations- und AHB-Patienten bei Aufnahme in die Rehabilitationseinrichtung noch nicht in der Lage Treppen zu steigen. Dies entspricht einem Energieverbrauch von 2–3 metabolischen Äquivalenten (Metabolic Equivalenz auf Task, METS). Was entspricht diesem Energieverbrauch von 2–3 METs im Alltag? Beim Billardspielen werden z. B. ca. 2,5 METS veranschlagt, für Aquafitness sind jedoch schon ca. 4,0 METS erforderlich

Die konsequente Einhaltung des Grundsatzes »Rehabilitation vor Pflege« durch die Sozialleistungsträger ist Voraussetzung für eine Anpassung der Leistungsstruktur. Solange sektoral-limitiertes Denken ebensolches Handeln zur Folge hat, wird sich die Anzahl der pflegebedürftigen Bürger weiter erhöhen.

Aus ärztlicher Perspektive wird es auf der Basis der aktuellen und zukünftigen Trends in der Akutmedizin und der daraus resultierenden veränderten Anforderungen in der kardiologischen Rehabilitation medizinisch dennoch weiterhin möglich sein, eine qualifizierte Rehabilitation mit Erreichen der ICF-basierten Rehaziele zu realisieren.

Die daraus resultierende Verdichtung der Therapien sowie der damit erhöhte Personalaufwand wird durch die derzeit geltenden Vergütungssätze bei weitem nicht abgebildet. Die bundesweit erheblich schwankenden Vergütungssätze für vergleichbare Leistungen sind anzupassen. Die Versorgung von älteren und multimorbiden Patienten mit Multimedikation sowie koordinativen und kognitiven Defiziten erfordert nicht nur quantitativ, sondern auch qualitativ eine Anpassung der fachlichen Voraussetzungen in allen Mitarbeiterbereichen. So ist zum Beispiel auf der Ebene des ärztlichen Dienstes eine qualitativ hochwertige Versorgung der Patienten nur durch Mitarbeiter zu erreichen, die eine internistisch/kardiologische Expertise auf Facharztniveau haben. Die Rehabilitation von Patienten mit ICD/Life-Vest oder Kunstherz ist z. B. mit zusätzlichen Schulungen von Mitarbeitern des Reha-Teams, Anpassung der Therapiepläne sowie erhöhtem personellen Aufwand in den Bereichen Psychokardiologie, Schrittmacherambulanz und Kardiotechnik verbunden. Die Zunahme von kognitiven Defiziten und deliranten Zuständen nach chirurgischen oder katheterinterventionellen Eingriffen macht auch im psychologisch/psychokardiologischen Bereich einen erhöhten Personalaufwand aus. Kognitive Defizite, eingeschränkte Mobilisierung und Koordination erhöhen darüber hinaus den pflegerischen Aufwand.

Zu der Frage einer gerechten Vergütung der steigenden komplexeren Leistungen gibt es kein belastbares wissenschaftliches Material. Eine Einschätzung dieser Frage kann daher nur durch Expertenmeinung beantwortet werden.

Mögliche Ansätze sind:

1. Integrierte Versorgungsverträge, die die Bereiche Prähabilitation, Akutmedizin und Rehabilitation umfassen.
2. Individuelle Vergütungssätze auf der Basis differenzierter Morbiditäts- und Komorbiditätsscores.
3. Vereinfachte Vergütungskriterien auf der Basis von METS.

In die Betrachtung aller Möglichkeiten sind Opportunitätskosten einzubeziehen. Vorgezogener Eintritt in Pflegebedürftigkeit sollte ebenso Teil einer Analyse sein, wie Wiederaufnahmen in Akutkrankenhäuser.

Integrierte Versorgungsaufträge bieten den höchsten Anreiz, den Patienten bestmöglich zu versorgen. Hierbei erscheint die Einbeziehung von Prähabilitationsmaßnahmen in einem ambulanten oder stationären Reha-Setting sinnvoll. Grundlage sind Zielqualitäten mit entsprechender erfolgsorientierte und Strukturkriterien-basierter Vergütung.

Alternativ könnte ein differenzierter Morbiditäts- und Komorbiditätsscore in Kombination mit dem individuellen Aktivitätsniveau (in METS) zur Anwendung kommen. Erhöhte Tagessätze kämen so z. B. zur Anwendung bei Patienten mit hohem Morbiditätsscore und niedrigen METS. Eine weitere Fallpauschalierung ohne grundsätzlichen Anpassung des Vergütungsniveaus führt ausschließlich zu einer Risikoverlagerung auf den Leistungserbringer.

Abschließend lässt sich feststellen, dass der Rehabilitation aus Sicht des Patienten (Teilhabe) und unter makroökonomischen Aspekten zu wenig Bedeutung beigemessen wird. Sozialpolitische Grundsätze »Rehabilitation vor Pflege« werden somit durch die sektorallimitierte Sichtweise von Kranken- und Pflegekassen konsequent ignoriert. Im Wettbewerb der Sektoren werden mit dem Pflegepersonalstärkungsgesetz Kosten für Pflegekräfte in Akutkrankenhäusern vollumfänglich finanziert und in Pflegeeinrichtungen ausgiebig subventioniert. Der Bereich der Rehabilitation wird durch diese Maßnahmen – angrenzende Sektoren betreffend – eine weitere Herausforderung schultern müssen, zumal die unterhalb der Veränderungsraten steigenden Vergütungssätze eine tarifliche Entlohnung nicht zulassen.

Literatur

Afilalo, J., Lauck, S., Kim, DH., Lefèvre, T., Piazza, N., Lachapelle, K., Martucci, G., Lamy, A., Labinaz, M., Peterson, MD., Arora, RC., Noiseux, N., Rassi, A., Palacios, IF., Généreux, P., Lindman, BR., Asgar, AW., Kim, CA., Trnkus, A., Morais, JA., Langlois, Y., Rudski, LG., Morin, JF., Popma, JJ., Webb, JG., Perrault, LP. (2017): Frailty in Older Adults Undergoing Aortic Valve Replacement: The FRAILTY-AVR Study. J Am Coll Cardiol. Aug 8;70(6):689–700.

Al-Lamee, R., Thompson, D., Dehbi, HM., Sen, S., Tang, K., Davies, J., Keeble, T., Mielewczik, M., Kaprielian, R., Malik, IS., Nijjer, SS., Petraco, R., Cook, C., Ahmad, Y., Howard, J., Baker, C., Sharp, A., Gerber, R., Talwar, S., Assomull, R., Mayet, J., Wensel, R., Collier, D., Shun-Shin, M., Thom, SA., Davies, JE., Francis, DP. (2018): ORBITA investigators. Percutaneous coronary intervention in stable angina (ORBITA): a double-blind, randomised controlled trial. Lancet. Jan 6;391(10115): 31–40.

Arthur, H.M. et al. (2000): Effect of preoperative intervention on preoperative and postoperative outcomes in low-risk patients awaiting elective coronary artery bypass graft surgery. Ann Intern Med 133: 253–262.

Bloch, W. (2017): Prehabilitation: »Fit« werden für eine Operation. Dtsch Arztebl 114(22–23): A-1118 / B-934 / C-914.

Deutscher Herzbericht 2017.

Durko, AP., Osnabrugge, RL., Van Mieghem, NM., Milojevic, M., Mylotte, D., Nkomo, VT., Pieter Kappetein, A. (2018): Annual number of candidates for transcatheter aortic valve implantation per country: current estimates and future projections. Eur Heart J. Jul 21;39(28):2635–2642.

Eikelboom, JW., Connolly, SJ., Bosch, J., Dagenais, GR., Hart, RG., Shestakovska, O., Diaz, R., Alings, M., Lonn, EM., Anand, SS., Widimsky, P., Hori, M., Avezum, A., Piegas, LS., Branch, KRH., Probstfield, J., Bhatt, DL., Zhu, J., Liang, Y., Maggioni, AP., Lopez-Jaramillo, P., O'Donnell, M., Kakkar, AK., Fox, KAA., Parkhomenko, AN., Ertl, G., Störk, S., Keltai, M., Ryden, L.,

Pogosova, N., Dans, AL., Lanas, F., Commerford, PJ., Torp-Pedersen, C., Guzik, TJ., Verhamme, PB., Vinereanu, D., Kim, JH., Tonkin, AM., Lewis, BS., Felix, C., Yusoff, K., Steg, PG., Metsarinne, KP., Cook Bruns, N., Misselwitz, F., Chen, E., Leong, D., Yusuf, S. (2017): COMPASS Investigators. Rivaroxaban with or without Aspirin in Stable Cardiovascular Disease. N Engl J Med. Oct 5;377(14):1319–1330.

Furze, G. et al. (2009): »Prehabilitation« prior to CABG surgery improves physical functioning and depression. Int J Cardiol 132(1): 51–8.

Gupta, T., Khera, S., Kolte, D., Goel, K., Abbott, JD., Fonarow, G., Rihal, C., Bhatt, D., Weisz, G. (2018): TCT-672 Trends in Utilization of Surgical and Transcatheter Mitral Valve Repair in the United States. Journal of the American College of Cardiology 72(13) Supplement.

Hambrecht, R. et al. (2003): Regular physical activity improves endothelial function in patients with coronary artery disease by increasing phosphorylation of endothelial nitric oxide synthase. Circulation 107 (25): 3152–8.

Lampropulos, JF., Kim, N., Wang, Y., Desai, MM., Barreto-Filho, JAS., Dodson, JA., Dries, DL., Mangi, AA., Krumholz, HM. (2014): Trends in left ventricular assist device use and outcomes among Medicare beneficiaries, 2004–2011. Open Heart. 2014; 1(1): e000109.

McCormick, K.M. et al. (2006): Uncertainty, symptom distress, anxiety, and functional status in patients awaiting coronary artery bypass surgery. Heart Lung 35(1): 34–45.

McMurray JJV, Packer M, Desai AS et al. (2014): Angiotensin – neprilysin inhibition versus enalapril in heart failure. N Engl J Med 371: 993–1004.

Mehra, MR., Goldstein, DJ., Uriel, N., Cleveland, JC Jr., Yuzefpolskaya, M., Salerno, C., Walsh, MN., Milano, CA., Patel, CB., Ewald, GA., Itoh, A, Dean, D., Krishnamoorthy, A., Cotts, WG., Tatooles, AJ., Jorde, UP., Bruckner, BA., Estep, JD., Jeevanandam, V., Sayer, G., Horstmanshof, D., Long, JW., Gulati, S., Skipper, ER., O'Connell, JB., Heatley, G., Sood, P., Naka, Y. (2018): MOMENTUM 3 Investigators. Two-Year Outcomes with a Magnetically Levitated Cardiac Pump in Heart Failure. N Engl J Med. Apr 12;378(15): 1386–1395.

Neumann, FJ., Sousa-Uva, M., Ahlsson, A., Alfonso, F., Banning, AP., Benedetto, U., Byrne, RA., Collet, JP., Falk, V., Head, SJ., Jüni, P., Kastrati, A., Koller, A., Kristensen, SD., Niebauer, J., Richter, DJ., Seferovic, PM., Sibbing, D., Stefanini, GG., Windecker, S., Yadav, R., Zembala, MO. (2019): ESC Scientific Document Group. 2018 ESC/EACTS Guidelines on myocardial revascularization. Eur Heart J. Jan 7;40(2): 87–165.

Olgin J. (2018): Efficacy of a Wearable Cardioverter-Defibrillator after Myocardial Infarction: Results of the Vest Prevention of Early Sudden Death Trial (VEST), Late-Breaking Clinical Trials I, 67. Jahrestagung des American College of Cardiology (ACC) 2018, 10. – 12. März 2018, Orlando.

Roubelakis, A. (2018): Current surgical trends and interventions in mitral surgery. E-Journal of Cardiology Practice, Vol. 16, N° 29 – 07 Nov 2018.

Sabatine, MS., Giugliano, RP., Keech, AC., Honarpour, N., Wiviott, SD., Murphy, SA., Kuder, JF., Wang, H., Liu, T., Wasserman, SM., Sever, PS., Pedersen, TR. (2017): FOURIER Steering Committee and InvestigatorsEvolocumab and Clinical Outcomes in Patients with Cardiovascular Disease. N Engl J Med. May 4;376(18): 1713–1722.

Salzwedel A., Rieck, A., Reibis, RK., Völler, H. (2015): Routine initial exercise stress testing for treatment stratification in comprehensive cardiac rehabilitation. Int J Rehabil Res. Dec;38(4): 344–9.

Sepehri, A., Beggs, T., Hassan, A., Rigatto, C., Shaw-Daigle, C., Tangri, N., Arora, RC. (2014):. The impact of frailty on outcomes after cardiac surgery: a systematic review. J Thorac Cardiovasc Surg. Dec;148(6): 3110–7.

Sobolev, B.G. et al. (2008): Delay in admission for elective coronary-artery bypass grafting is associated with increased in-hospital mortality. BMC Health Serv Res, 2008. 8: I11–6.

Stone, G. W. et al. (2018): Transcatheter mitral-valve repair in patients with heart failure. N. Engl. J. Med. N Engl J Med. Dec 13;379(24): 2307–2318.

Vigorito, C., Abreu, A., Ambrosetti, M., Belardinelli, R., Corrà, U., Cupples, M., Davos, CH., Hoefer, S., Iliou, MC., Schmid, JP., Voeller, H., Doherty, P. (2017):. Frailty and cardiac rehabilitation: A call to action from the EAPC Cardiac Rehabilitation Section. Eur J Prev Cardiol. Apr;24(6): 577–590.

Von Bardeleben, RS., Nickenig, G., Hausleiter, J., Schaefer, U., Kuck, KH., Vahanian, A. (2018): 6 month follow up results from the european transcatheter tricuspid valve repair multicenter trial. European Heart Journal (2018) 39 (Supplement): 638–639.

Von Eiff, W., Schüring, S., Niehues, C. (Hrsg.) (2011): REDIA – Auswirkungen der DRG-Einführung auf die Medizinische Rehabilitation. Berlin: Lit.verlag.

Walther, C., Steinmetz, C., Baumgarten, H., Borst, C., Hamm, C. W., Mengden, T., Walther, T. (2016): Impact of preoperative exercise training on cardiorespiratory fitness and quality of life in patients scheduled for coronary artery bypass graft surgery: A prospectively randomized comparison. Clin Res Cardiol 105, Suppl 1, March.

Williams, B., Mancia, G., Spiering, W., Agabiti, Rose, E., Azizi, M., Burnier, M., Clement, DL., Coca, A., de Simone, G., Dominiczak, A., Kahan, T., Mahfoud, F., Redon, J., Ruilope, L., Zanchetti, A., Kerins, M., Kjeldsen, SE., Kreutz, R., Laurent, S., Lip, GYH., McManus, R., Narkiewicz, K., Ruschitzka, F., Schmieder, RE., Shlyakhto, E., Tsioufis, C., Aboyans, V., Desormais, I. (2018): ESC Scientific Document Group. 2018 ESC/ESH Guidelines for the management of arterial hypertension. Eur Heart J. 2018 Sep 1; 39(33): 3021–3104.

2.3 Neurologische Rehabilitation der Zukunft

Wilfried Schupp

2.3.1 Indikation und Rahmenbedingungen (Phasenmodell)

Schlaganfall, Schädel-Hirn-Trauma, Multiple Sklerose, Parkinson-Syndrome, Rückenmarks-/Querschnitt-Syndrome und Neuropathien bleiben die wichtigsten Krankheitsbilder in der Neurorehabilitation aller gesetzlicher und privater Leistungsträger (Schupp 2011). Globale Ziele sind Teilhabe am Arbeitsleben und am Leben in der Gemeinschaft, Vermeidung/Verminderung von Pflegebedürftigkeit und Ermöglichung einer selbstbestimmten Lebensführung. Diese Vorgaben sind mit dem Bundesteilhabegesetz (BTHG, SGB IX neu) nochmals gefestigt worden.

Grundlage der Vorgehensweise in der Neurorehabilitation ist seit > 20 Jahren das sog. *Phasenmodell* der BAR (Schupp 1995). Dieses hat im Laufe der Jahre immer Gültigkeit behalten, andererseits grundlegende Veränderungen in den rechtlichen und gesundheitsökonomischen Rahmenbedingungen erfahren. Die Phase B (neurologisch-neurochirurgische Frührehabilitation (= NNFR)) schließt immer enger an die Intensivmedizin an, gehört inzwischen längst zur spezialisierten Akutmedizin und wird auch so im DRG-System abgerechnet. Neben den akut erworbenen Schäden des zentralen und/oder peripheren Nervensystems ist diese Phase auch Weiterbehandlungsmöglichkeit für schwerstkranke Patienten aus anderen medizinischen Fachgebieten, die im Rahmen langer intensivmedizinischer Behandlung »Critical illness« – Enzephalopathie und/oder – Neuro(myo)pathie entwickelt haben (Pohl et al. 2016). Ein relevanter Teil dieser Patienten kann in die Phase C weitergeleitet werden, für andere muss in palliativmedizinische Versorgung gewechselt werden (Ebke et al. 2018). Das Ende der Phase B ist aufgrund des DRG-Systems nicht mehr funktional definiert, sondern durch die akutstationäre Behandlungsbedürftigkeit (= ASB) (BayStMGP 2018). Dies führt zu einer Versorgungslücke beim Übergang in Phase C, die sich in Zukunft verschärfen wird. Die versorgungsrechtliche Neurorehabilitation (§ 40 SGB V, § 15 SGB VI) beginnt somit erst bei Phase C (meist GKV, »Reha vor Pflege«), für die DRV mit Phase D (»Reha vor Rente«). Aber auch die Weiterleitung in häusliche oder institutionelle Pflege (Phase F) wird immer schwieriger werden wegen fehlender Kapazitäten in entsprechenden Institutionen und ambulanten Diensten, v. a. personell. »Reha in der Pflege«, obwohl gesetzlich vorgegeben, findet kaum statt. Die Ziele der Phase E (Nachsorge, Teilhabe am Arbeits- und gesellschaftlichen Leben) (DVfR 2013) sind ebenfalls noch nicht in einem systematischen Ansatz umgesetzt, obwohl im BTHG (2018) gesetzlich vorgegeben.

Das theoretische Grundgerüst für die gesamte (Neuro)Rehabilitation bildet die *ICF*

(WHO 2005). Hauptmerkmal bleibt die Arbeit im *multiprofessionellen therapeutischen Team* aus Ärzten, Pflegekräften, Physiotherapeuten, Ergotherapeuten, Logopäden/Sprach- und Schlucktherapeuten, (Neuro)Psychologen und Klinischen Sozialarbeiter/Sozialpädagogen u. a. (Ackermann, Schönle 2012, Schupp 1996), die *interdisziplinär* zusammenarbeiten. Die derzeitigen Rahmenbedingungen ermöglichen dies bisher nur in stationären und ganztägig-ambulanten Einrichtungen. IT-gestützte Technologien für Telekonsultationen und (virtuelle) Teamkonferenzen böten eine Zukunftsperspektive für erhebliche Verbesserungen, auch in der ambulanten vertragsärztlichen Versorgung (Coulter et al. 2015, Vorugati et al. 2017, Caevenberghs et al. 2018), sind aber noch nicht etabliert.

2.3.2 Evidenzbasierung und Versorgungsstrukturen

Um dem gesundheitsökonomischen Druck nach immer kürzeren und effizienteren rehabilitativen Maßnahmen zu begegnen; werden zunehmend neben den herkömmlichen holistischen Verfahren evidenzbasierte Interventionen verlangt und eingesetzt, sowohl bei funktions- und aktivitätsbezogenen Maßnahmen als auch im Team-Management und bei Edukation und psychosozialen Interventionen. Unterstützt wird dies durch evaluierte medikamentöse und/oder neurophysiologische Maßnahmen zur Förderung von Neuroregeneration und Neuroplastizität.

Bedingt durch die gesundheitsökonomischen Rahmenbedingungen besteht bereits in der institutionellen stationären und ambulanten Neurorehabilitation eine zunehmende Diskrepanz zwischen der in Leitlinien fundierten Anforderung, den Patienten eine möglichst hohe Therapie- und Übungszeit täglich zukommen zu lassen, und der Verfügbarkeit und Bezahlbarkeit entsprechender therapeutischer Mitarbeiter. Noch deutlich ungünstiger stellt sich die Situation in der Nachsorge und in der Langzeitversorgung dar (DVfR 2013, Düchs et al. 2012, Hoess et al. 2008). Durch den absehbaren Nachwuchsmangel in den Gesundheitsberufen wird sich die Situation zukünftig noch verschärfen.

Zur Verbesserung der Versorgungssituation in stationären oder ambulanten Rehabilitationseinrichtungen, erst recht in der Nachsorge und Langzeitversorgung werden telemedizinisch vermittelte, therapeutisch supervidierte Eigenübungsprogramme (z. B. über Apps) und Therapie-Assistenz-Roboter eine sinnvolle Ergänzung werden müssen. Solche Technologien können bei noch wenig belastbaren Patienten in Reha-Einrichtungen zur Flexibilisierung der Übungs- und Therapiezeiten beitragen, andererseits bei hochmotivierten und bereits gut belastbaren Rehabilitanden zusätzliche Behandlungs- und Übungsangebote zur Verfügung stellen. In der ambulanten Nachsorge und Langzeitversorgung werden mit solchen Technologien einerseits intensive, verdichtete Übungs- und Trainingsmaßnahmen über einen befristeten Zeitraum möglich, andererseits auch niederschwellige und niederfrequente Maßnahmen zum Erhalt des funktionellen Zustandes, gerade im häuslichen Bereich (Keidel et al. 2017, Tallner et al. 2013). Über Telekonsultationen können sich die einzelnen mit den Betroffenen arbeitenden Berufsgruppen untereinander abstimmen und so ein (virtuelles) Team bilden. Aber auch (Gruppen)Aktivitäten im Rahmen von Selbsthilfe, Beratung und Unterstützung können über IT-gestützte Medien in der Neurorehabilitation vermittelt werden. Diese Entwicklungen unterstützen den häufig geäußerten Wunsch von Patienten und ihren Angehörigen, selbst und selbstbestimmt zur Verbesserung der eigenen gesundheitlichen Verfassung und Lebensqualität beitragen zu können (Coulter et al. 2015). Es ist sicherlich noch ein langer Weg, bis die »nationalen Bewegungsempfehlungen« für neurologische Patienten (Rütten, Pfeifer 2017) umgesetzt sind.

2.3.3 Entwicklung von Behandlungsmodulen

Motorik, Mobilität, Koordination

Arm-/Handfunktion und Mobilität mit Stehen, Gehen und (oft auch) Treppensteigen sind wichtige Voraussetzungen für selbstständiges Wohnen, Lebens- und Haushaltsführung, ja sogar für das längere Überleben (DeWit et al. 2012). Restitutive und kompensatorische Ansätze ergänzen sich in Physio- und Ergotherapie, die aufgabenspezifisch, hochfrequent und repetitiv durchgeführt werden müssen. Beim hochgradig gelähmten Arm sind das Spiegeltherapie, (funktionelle) Elektrostimulation und Robotik assistiertes Training, die dann bei vorhandenen Bewegungen durch modifiziertes CIMT (constraint induced movement therapy) und Computer-Spiele mit virtueller Realität (»serious games«) ergänzt und abgelöst werden (Platz 2009). Für Stehen und Gehen unterstützen Robotik assistierte Gangtrainer (Endeffektorgeräte oder Exoskelette), Laufband und motorgetriebene Bewegungstrainer herkömmliche Physiotherapie (Dohle et al. 2015). Gleichgewicht und Koordination müssen zusätzlich trainiert werden: Geräte aus Fitnesstraining und Computerspiele, sport- und bewegungstherapeutische Angebote werden hier die klassische Physiotherapie ergänzen (Mehrholz et al. 2017). Geräte- und IT-gestützte häusliche Trainingsmöglichkeiten können die Nachhaltigkeit der rehabilitativ erzielten Steh- und Gehfähigkeit verbessern (Steib, Schupp 2012). Eine teletherapeutische Betreuung kann von zusätzlichem Nutzen für Sicherheit und Therapietreue (Compliance) sein (Tallner et al. 2013). Dies gilt auch für nichtmedikamentöse Maßnahmen zur Behandlung von Spastik und Schmerz.

Sprache und Kommunikation

Bei Sprachstörungen ist ein früherer Beginn von Sprachtherapie effektiver. Signifikante Verbesserungen lassen sich nur erzielen bei 5–10 Stunden Therapie und Training pro Woche, Behandlungs- und Trainingszeiten von ≤ 2 Std. pro Woche sind ineffektiv. Dies hat jüngst eine deutsche Multicenter-Studie zur Intensivtherapie bei chronischen Aphasikern eindrücklich belegt, die erzielten Erfolge waren über sechs Monate stabil (Baumgärtner et al. 2013, Breitenstein et al. 2017). Neurogene Sprech- und Stimmstörungen können auch eine Indikation für elektronische Kommunikationshilfen sein, gesteuert durch Blickbewegungen oder Hirnströme (sog. Brain-Computer-Interfaces). Elektronische Verfahren zur Erfassung von Parametern der Sprachverständlichkeit können Biofeedback-Ansätze für eigenes (therapeutisch supervidiertes) Sprechtraining ermöglichen (John 2019, Nöth 2018).

Kognition

Nach erworbenen Hirnschädigungen, aber auch bei chronisch verlaufenden entzündlichen oder neurodegenerativen Erkrankungen, leidet eine Großzahl der Patienten an kognitiven Störungen, vor allem von Aufmerksamkeit und Konzentration. Dies kann sehr gut mit IT-gestützten Trainingsprogrammen behandelt werden (gemeinsame Leitlinien der DGN und GNP). Studien betonen jedoch, dass ein zusätzlicher persönlicher Kontakt zu den betreuenden/supervidierenden Therapeuten dringend erforderlich ist, um entsprechende Compliance und Therapieerfolge zu gewährleisten (Coulter et al. 2015, Iosa et al. 2016, Röhring et al. 2004). Zur Kompensation von Gedächtnisstörungen sind elektronische Timer und Erinnerungshilfen gut untersucht. Auch bei exekutiven Störungen, insbesondere im vorausschauenden Planen und Handeln, sind kompensatorisch eingesetzte IT-gestützte Anwendungen und Geräte untersucht, aber noch wenig im Versorgungsalltag etabliert.

Psyche

Wesentliche psychische Komorbiditäten sind bei allen neurologischen Erkrankungen Angst und Depression (Lincoln et al. 2013, Schupp 2011, 2014a). Medikamentöse und psychologische Interventionen erwiesen sich hierbei als therapeutisch gleichwertig. IT-gestützte oder Internet basierte psychotherapeutische Unterstützung wird bei diesen affektiven Störungen immer mehr erprobt, allerdings (noch) nicht bei Patienten, die gleichzeitig an einer neurologischen Erkrankung leiden. Oft treten solche Störungen erst in der Nachsorgephase und im Langzeitverlauf auf und verschlechtern dann die Nachhaltigkeit bisheriger rehabilitativer Erfolge und die Lebensqualität (DeWit et al. 2016, Katona et al. 2015). Hier fehlen v. a. in der ambulanten vertragsärztlichen Versorgung noch effiziente Konzepte damit umzugehen.

2.3.4 Therapeutische Hilfsmittel im Wandel

Bei Hilfsmitteln dominieren noch mechanische orthopädietechnische Hilfsmittel. IT- oder Robot assistierte Hilfs- und Therapiemittel werden jedoch zunehmend für den klinischen Alltag entwickelt und evaluiert (Iosa et al. 2016). Die WHO (2016) hat eine Einteilung vorgelegt für die 50 wichtigsten Hilfsmittel, die weltweit allen Bedürftigen zur Verfügung stehen sollten:

- Hilfsmittel für die Mobilität
- Hilfsmittel für das Sehen
- Hilfsmittel für das Hören
- Hilfsmittel für Kommunikation und Nutzung moderner Kommunikationsmittel
- Hilfsmittel für die Wahrnehmung
- Hilfsmittel für die Wohnumgebung

Manche Hilfsmittel sind im Reha- und Therapie-Prozess nur vorübergehend vonnöten, andere werden langfristig oder gar auf Dauer benötigt. IT- und Robotik gestützte Hilfsmittel werden zunehmend eingesetzt zur Förderung der Mobilität und der Selbstständigkeit in Alltagsverrichtungen, zur Unterstützung der Lebens- und Haushaltsführung, zur Förderung der Kommunikation bei Sprach-/Sprechstörung. Elektrostimulations- und Biofeedbackgeräte, elektronische Inkontinenzhilfen und IT-gestützte Geräte zur Kompressionstherapie ergänzen das Spektrum. Die Bewilligung und Bezahlung solcher technologisch moderner Hilfsmittel durch Sozialversicherungsträger (GKV, DRV, PflegeV) ist noch schwierig.

2.3.5 Langzeitbetreuung und Selbstmanagement

Therapeutisch supervidierte, Geräte oder Robotik gestützte körperliche Heimtrainingsprogramme verbessern auch im Langzeitverlauf nach Schlaganfall und SHT Gehfähigkeit und motorische Funktionen im Alltag und wirken sich auch günstig auf Psyche und Lebensqualität aus. Schulung und Edukation von Patienten und Angehörigen verbessern das Selbstmanagement und verstärken soziale und Freizeitaktivitäten (Steib, Schupp 2012).

Wie in Studien gut belegt ist, reduzieren bei der MS körperliche Aktivität im Alltag und (moderate) sportliche Betätigung muskuläres und kognitives Fatigue, Schmerzen und verbessern die Lebensqualität (Flachenecker et al. 2014). Spielerische Elemente im Programm verbessern die Therapietreue (Compliance) im Langzeitverlauf (Tallner et al. 2013, 2016).

Bei Parkinsonkranken sind keine negativen Ereignisse durch Trainingsmaßnahmen beobachtet worden. Ein Training sollte aber erst im »On« erfolgen, dies muss mit der Medikamenteneinnahme abgestimmt sein (Tomlinson et al. 2014). Eine telemedizinische Supervision der Medikation und der Trainingsaktivitäten verbessert die Feinabstimmung zwischen Medikation und Training und macht das Training effizienter, wie ein aktuelles Review belegt (Espay et al. 2016).

Bei (sub)akuten Polyneuropathien entzündlicher oder anderer Ursache sind bisher keine negativen Ereignisse durch Training berichtet worden. Muskelschwäche, Muskelermüdung und Schmerz sind eher günstig dadurch zu beeinflussen (Schupp 2011).

Die neueren IT-gestützten und auch für häusliches Eigentraining geeigneten Verfahren haben in Physiotherapie, Ergotherapie und Logopädie noch nicht Eingang in die Heilmittel-Richtlinien gefunden. Auch die Fort- und Weiterbildung der Therapeuten auf diesem Gebiet ist noch defizitär.

2.3.6 Entwicklungen und Zukunftsszenario

Das Phasenmodell wird weiter aufgetrennt in den akutmedizinischen Versorgungsbereich (Phase B, NNFR) und die rehabilitativen Strukturen (Phase C, D). Solange andere medizinische Fachgebiete nicht ein vergleichbares Phasenmodell einführen (dürfen), wird die Phase B als breit etablierte frührehabilitative Versorgungsstruktur sich akut- und intensivmedizinisch weiterentwickeln.

Wegen der im ursprünglichen Phasenmodell nicht berücksichtigten akutstationären Behandlungsbedürftigkeit (ASB) wird sich eine neue Zwischenstufe vor der bisherigen Phase C etablieren, um die Versorgungslücke zwischen Ende Akutmedizin und Beginn medizinische Rehabilitation zu schließen.

Der sich abzeichnende und durch gesetzliche Maßnahmen noch verschärfte Mangel an Gesundheitsberufen macht den Einsatz von Robotik- und IT-vermittelten Therapiemaßnahmen zunehmend notwendig. Dies birgt aber auch die Chance, während einer Reha-Maßnahme bei geeigneten Patienten die Therapie- und Trainingsintensität zu erhöhen. Dies kann den Outcome verbessern. Digitalisierung in den Reha-Einrichtungen und in der ambulanten Nachsorge und Langzeitbetreuung kann die Teamkommunikation völlig verändern und im ambulanten Setting erst ermöglichen. Robotik und Apps werden den Betroffenen helfen, ihren Alltag besser zu bewältigen und ihre Teilhabe am Leben in der Gemeinschaft zu ermöglichen. Die Betroffenen sollten während einer Reha-Maßnahme damit schon vertraut gemacht werden, um die Weiterversorgung einzuleiten. Manches davon wird sicher erst über den Selbstzahlermarkt etabliert werden.

Der Fachkräftemangel in der Wirtschaft kann auch Arbeitgeber vermehrt dazu bringen, durch IT und Robotik unterstützte Beschäftigungsmöglichkeiten (»Industrie 4.0«) neurologisch erkrankten Mitarbeitern die Rückkehr und den Verbleib in der Arbeit zu erleichtern (z. B. Home office, Teilzeitarbeit). Die kognitiven Anforderungen, mit IT und Robotik umzugehen, werden jedoch zunehmend für manche Betroffene limitierend sein. Das stellt auch Herausforderungen an die IT-Umgebung der Arbeitswelt (z. B. Benutzerfreundlichkeit, Barrierefreiheit).

Nachsorge und Langzeitbetreuung werden (über)regionale Netzwerke erfordern von Ärzten, Heilmittelerbringern, Patienten und Angehörigen, Selbsthilfeorganisationen. Digitalisierung und Apps werden zunehmend eingesetzt, dies zu realisieren. Allerdings funktionieren solche Netzwerke nicht ohne persönliche Kontakte auf nur virtueller Ebene (Schupp 2014b). Patienten und Angehörige können aber andererseits durch solche virtuelle Unterstützung über IT-Übungs-Software und Apps mehr für sich selbst tun, wenn gewünscht. Sie werden aber auch mehr gefordert, diese Selbstverantwortung für ihre Gesundheit und Teilhabe wahrzunehmen. Die gesellschaftliche Weiterentwicklung wird dies fordern.

Literatur

Ackermann, H., Schönle, PW. (2012): Multiprofessionelle neurologische Rehabilitation. DGN-Leitlinie 2012. www.dgn.org/leitlinien, Zugriff am 23.04.2019.

Baumgärtner, A., Grewe, T. et al. (2013): FCET2EC: How effective is intensive integrative therapy for stroke-induced chronic aphasia under routine clinical conditions. Trial 2013; doi: 10.1186/1745-6215-14-308.

Bayerisches Staatsministerium für Gesundheit und Pflege (BayStMGP) und Arbeitskreis Rehabilitation von Schlaganfallpatienten und Schädelhirnverletzten in Bayern (2018): Rechtfertigung des akutstationären Behandlungsbedarfs in der neurologisch-neurochirurgischen Frührehabilitation (»ASB-Check-Liste«). (www.neurorehabayern.de/images/Präambel-und-ASB-Kriterien-ab01012017.pdf; Zugriff am 23.04.2019).

Breitenstein, B., Grewe, T., Flöel, A., Ziegler, W. et al. (2017): Intnesive speech and language therapy in patients with chronic aphasia after stroke: a randomised, open-label, blinded endpoint, controlled trial in a health-care setting. Lancet 389: 1528–1538.

Bundesministerium für Arbeit und Soziales (BMAS): Bundesteilhabegesetz (BTHG). (www.bmas.de, Zugriff am 25.06.2019).

Caevenberghs, K., Clemente, A., Imms, P., Egan, G. et al. (2018): Evidence for training-dependent structural neuroplasticity in brain-injured patients. Neurorehabil Neural Repair. doi: 10.1177/1545968317753076.

Coulter, A., Entwistle, VA., Eccles, A., Rvan, S. et al. (2015): Personalised care planning for adults with chronic or long-term health conditions. Cochrane Database Rev (3): CD010523; doi:10.1002/14651858CD010523.

DeWit, L., Putman, K., Brinkmann, N., Dejaeger, E. (2012): Five-year mortality and related prognostic factors after inpatient stroke rehabilitation: a European multi-centre study. J Rehab Med; 44 (7): 547–552.

DeWit, L., Theuns, P., Dejaeger, E., Devos, S. et al. (2016): Long-term impact to stroke on patients' health-related quality of life. Disab Rehabil: DOI: 10.1080/09638288.2016.1200676.

Dohle, Ch., Quintern, J., Saal, S. et al. (2015): S2e-Leitlinie «Rehabilitation der Mobilität nach Schlaganfall» – Kurzfassung. Neurol Rehabil 21: 179–184.

Düchs, C., Schupp, W., Schmidt, R., Grässel, E. (2012): Schlaganfallpatienten nach stationärer neurologischer Rehabilitation der Phase B und C: Durchführung von Heilmittelbehandlungen und Arztkontakte in einem Langzeitverlauf von 2,5 Jahren nach Entlassung. Phys Med Rehab Kuror; 22: 1–9.

DVfR (Hrsg.) (2013): Phase E der Neuro-Rehabilitation als Brücke zur Inklusion. Thesenpapier 2013; Positionspapier 2014. (www.dvfr.de, Zugriff am 23.04.2019).

Ebke, M., Koch, A. et al. (2018): The »Surprise Question« in neurorehabilitation – prognosis estimation by neurologists and palliative care physicians: a longitudinal, prospective, observational study. Front Neurol; 9: 792. doi: 10.3389/fneur.2018.00792.

Espay, AJ., Bonato, P., Nahab, FB., Maetzler, W. et al. (2016): Technology in Parkinson's disease: challenges and opportunities. Mov Disord; 31: 1272–1282. doi:10.1002/mds.26642.

Flachenecker, P. et al. (2014): Multiple sclerosis registries in Europe – results of a systematic survey. Mult Scler 2014; 20: 1523–1532.

Hoess, U., Schupp, W., Schmidt, R., Gräßel, E. (2008): Versorgung von Schlaganfallpatienten mit ambulanten Heil- und Hilfsmitteln im Langzeitverlauf nach stationärer neurologischer Rehabilitation. Phys Med Rehab Kuror 18: 115–121.

Iosa, M., Morone, G., Cherubini, A., Paolucci, S. (2016): The three laws of neurorobotics: a review on what neurorehabilitation robots should do for patients and clinicians. J Med Biol Eng 36: 1–11.

John, M. (2019): Projekt DysarTrain.: Entwicklung eines digitalen Therapieangebots für das Training von Sprechbeeinträchtigungen. (www.innovationszentrum-telehealth.de, Zugriff am 23.04.2019).

Katona, M., Schmidt, R., Schupp, W., Grässel, E. (2015): Predictors of health-related quality of life in stroke patients after neurological inpatient rehabilitation: a prospective study. Health Qual Life Outcomes. doi: 10.1186/s12955-015-0258-9.

Keidel, M., Vauth, F., Richter, J., Hoffmann, B. et al. (2017): Telerehabilitation nach Schlaganfall im häuslichen Umfeld. Nervenarzt 88: 113–119.

Lincoln, N., Brinkmann, N., Cunningham, S., Dejaeger, E. et al. (2013): Anxiety and depression after stroke: a five year follow-up. Disab Rehab, epublished ahead 2012; ID: 691939. Disab Rehab 35(2): 140–145.

Mehrholz, J., Thomas, S., Werner, C., Kugler, J. et al. (2017): Electromechanical-assisted training for walking after stroke. Stroke 48: e188–e189. doi: 10.1161/STROKEAHA.117.018018.

Nöth, E. (2018): Möglichkeiten der Unterstützung durch (Informations-)technische Erfassung und Rückmeldung. Vortrag. Fortbildungsveranstaltung «Mobilität im Alltag nach Schlaganfall». Erlangen, 27.01.2018.

Pohl, M., Bertram, M. et al. (2016): Rehabilitationsverlauf von Patienten in der neurologisch-neurochirurgischen Frührehabilitation. Nervenarzt. doi: org/10.1007/s00115-016-0093-1.

Röhring, S., Kulke, H., Reulbach, U., Peetz, H., Schupp, W. (2004): Effektivität eines neuropsychologischen Trainings von Aufmerksamkeitsfunktionen im teletherapeutischen Setting. Neurol Rehabil 10: 239–246.

Rütten, A., Pfeifer, K. (2017): Nationale Empfehlungen für Bewegung und Bewegungsförderung. BZgA 2017. (www.bzga.de, Zugriff am 23.04.2019).

Schupp, W. (1995): Konzept einer zustands- und behinderungsangepaßten Behandlungs- und Rehabilitationskette in der neurologischen und neurochirurgischen Versorgung in Deutschland (»Phasenmodell«). Nervenarzt 66: 907–914.

Schupp, W. (1996): Aktuelle Aspekte der neurologischen und neurochirurgischen Rehabilitation für die ambulante Medizin. Z ärztl Fortbild (ZaeF) 90: 501–509.

Schupp, W. (2011): DGRW Update Neurologie: Von empirischen Strategien hin zu evidenzbasierten Interventionen. Rehabilitation 50: 354–362.

Schupp, W. (2014a): (Anschluss)Rehabilitation und Langzeitbetreuung von Schlaganfallpatienten – Wiederherstellung und Erhalt von Funktionen, Aktivitäten und Teilhabe (CME-Fortbildung). Rehabilitation 53: 408–421.

Schupp, W. (2014b): Telemedizin in der Neurorehabilitation – Grundsätze, Rahmenbedingungen und eigene Studien. Bayerische Telemedizin-Allianz (BTA) (Hrsg.): Spektrum Telemedizin Bayern. Ingolstadt: BTA. S. 159–162.

Steib, S., Schupp, W. (2012): Therapiestrategien in der Schlaganfallnachsorge. Nervenarzt; 83: 467–475.

Tallner, A., Streber, R., Hentschke, C., Morgott, M. et al. (2016): Internet-supported physical exercise training for patients with Multiple Sclerosis – a randomised, controlled study. Int J Mol Sci; 17 (10): pii: E1667.

Tallner, A., Tzschoppe, R., Peters, S., Mäurer, M., Pfeifer, K. (2013): Internetgestützte Bewegungsförderung bei Personen mit Multipler Sklerose. Neurologie & Rehabilitation 19 (1): 35–46.

Tomlinson, CL. et al. (2014): Physiotherapy for the treatment of Parkinson's disease. Cochrane Database of Systematic Reviews; CD002815.

Voruganti, T., Grunfeld, E., Makuwaza, T., Bender, JL. (2017): Web-based tools for text-based patient-provider communication in chronic conditions: scoping review. J Med Internet Res 19: e366. doi: 10.2196/jmir.7987.

WHO (Hrsg.) (2005): Internationale Klassifikation der Funktionsfähigkeit, Behinderung und Gesundheit. Deutsche Übersetzung. WHO, Genf.

WHO (2016): Model of priority assistive products (APL). Im Internet: www.who.int/phi/implementation/assistive_technology

2.4 Geriatrische Rehabilitation

Dirk van den Heuvel

2.4.1 Ausgangslage

Vor dem Hintergrund der demografischen Entwicklung und den u. a. daraus erwachsenden versorgungspolitischen Herausforderungen im Gesundheitswesen sowie in der Pflegeversicherung kommt der fachspezifischen medizinischen und pflegerischen Versorgung betagter und hochbetagter Patienten eine immer stärkere gesundheitspolitische Bedeutung zu. Der fachspezifische Versorgungsbedarf für diese Personengruppe wird zukünftig weiter steigen. Die Geriatrie ist dabei die medizinische Spezialdisziplin, die sich aus dem besonderen Behandlungs- und Versorgungsbedarfen betagter und hochbetagter Menschen entwickelt hat.

Für geriatrische Patienten gehören die Bewältigung der Tätigkeiten des täglichen Lebens und der Erhalt der Selbstständigkeit sowie das Leben im eigenen Haushalt zu den elementaren Wünschen im Sinne des sozialrechtlichen Teilhabeanspruchs. Zudem gilt es – dem Grundsatz »Rehabilitation vor und bei Pflege« entsprechend – Pflegebedürftigkeit zu vermeiden oder zumindest soweit möglich zu vermindern. Dies deckt sich mit der gesamtgesellschaftlichen Herausforderung, das Gesundheitssystem zu entlasten sowie insbesondere die Pflegeversicherung durch eine möglichst umfassende Pflegevermeidung wirtschaftlich zu stabilisieren. (Auch das Gutachten des Sachverständigenrates zur Begutachtung der Entwicklung im Gesundheitswesen aus dem

Jahr 2014 greift dieses Thema umfassend auf.)

Der Versorgungsbedarf des geriatrischen Patienten ist durch seine Multimorbidität und dem zumeist gleichzeitigen Bedarf an akutmedizinischer sowie rehabilitativer Behandlung geprägt. Im Bereich der stationären und teilstationären Versorgung bilden die geriatrischen Fachabteilungen im Krankenhaus und in Rehabilitationseinrichtungen die spezifischen Versorgungsstrukturen für diese Patientengruppe. Mit der frührehabilitativen Begleitung der Akutbehandlung im Krankenhaus und der geriatrischen Rehabilitation werden die rehabilitativen Behandlungsbedarfe umfassend und zielgerichtet aufgegriffen.

2.4.2 Ansteigender Versorgungsbedarf

Bei der Abschätzung des zukünftigen Versorgungsbedarfs spielen drei Faktoren eine entscheidende Rolle. So ergibt sich ein zusätzlicher Kapazitätsbedarf in der Geriatrie durch die demografische Entwicklung, die zunehmend bessere Verortung des geriatrischen Patienten in geriatriespezifische Versorgungsstrukturen und durch das in den letzten Jahren neu gestaltete Verfahren im Rahmen der Pflegebegutachtung. Die ersten beiden Faktoren sind dabei anhaltende Effekte mit einer dynamischen Entwicklung, während es sich bei der Einführung des neuen Pflegebegutachtungsverfahrens um einen einmaligen Sondereffekt mit Wirkung über einen begrenzten Zeitraum handelt.

Im Rahmen des Weißbuchs Geriatrie (Bundesverband Geriatrie 2010, S. 30 ff.) wurde der zukünftige Versorgungsbedarf hinsichtlich der aufgeführten Faktoren umfassend analysiert und prognostiziert. Die Bevölkerungsgruppe der über-70-Jährigen wächst in Deutschland im Vergleich zur Entwicklung der Gesamtbevölkerung bis 2035 um fast 25 %.

In der Tabelle 2.4.2.1 ist die daraus ableitbare Fallzahlsteigerung ersichtlich.

Tab. 2.4.2.1: Geriatrische Reha-Häufigkeit 2013 und Entwicklung der Fallzahlen aufgrund der demografischen Entwicklung bis 2025 (Quelle: Stala Bevölkerungsprognosen, Destatis VR-1 Statistik; eigene Berechnung)

Altersgruppe	Geriatrische Reha-Häufigkeit	Anzahl geriatrischer Fälle		Veränderungen 2013 bis 2025	
		2013	2025	absolut	in %
unter 65 Jahre	0,010 %	6.402	5.982	- 420	- 6,6 %
65 bis 75 Jahre	0,0210 %	18.316	21.115	+ 2.799	+ 15,3 %
70 bis 80 Jahre	0,631 %	23.755	21.803	- 1.952	- 8,2 %
über 80 Jahre	1,355 %	60.222	84.135	+ 23.913	+ 39,7 %
Gesamt		108.695	133.035	+ 24.340	+ 22,4 %

Für den Versorgungsbedarf hinsichtlich der besseren Verortung des geriatrischen Rehabilitanden ergibt sich eine vergleichbare prozentuale Steigerung. Erste Erfahrungen mit dem neuen Pflegebegutachtungsverfahren zeigen, dass es ebenfalls zu einem deutlichen Anstieg der Rehabilitationen, insbesondere im Bereich der geriatrischen Rehabilitation, führt. Konkrete Zahlen liegen noch nicht vor.

Es bedarf somit zur Deckung des steigenden Versorgungsbedarfs eines kontinuierlichen Ausbaus der geriatrischen Rehabilitati-

onsstrukturen, jedoch beeinflussen andere Faktoren, wie zum Beispiel eine weiterhin unzureichende Finanzierung oder Steuerungseffekte durch die Genehmigungspraxis der Krankenkassen als Kostenträger, den Ausbau.

2.4.3 Entwicklung im Bereich der geriatrischen Rehabilitation

Entgegen der Entwicklung des geriatriespezifischen Versorgungsbedarfs hat es in den letzten Jahren jedoch hinsichtlich des Ausbaus der Behandlungsplätze im Bereich der geriatrischen Rehabilitation eine gewisse Stagnation gegeben. Die zur Versorgung zur Verfügung stehende Anzahl an Betten ist nahezu gleich geblieben.

Im gesamten Bereich der medizinischen Rehabilitation herrscht ein sehr großer Kostendruck und es liegt eine flächendeckende Unterfinanzierung der Einrichtungen vor. Die fehlende Refinanzierung der Aufwände trifft insbesondere die auf Geriatrie spezialisierten Einrichtungen, da diese aufgrund des Patientenpools kaum die Gelegenheit haben, durch vermehrte Gruppentherapie oder Ähnliches Kosten zu senken.

Angesichts der Multimorbidität des geriatrischen Patienten sowie dem daraus resultierenden konzeptionellen Ansatz, die Behandlung durch ein multiprofessionelles Behandlungsteam durchzuführen, ist die geriatriespezifische Rehabilitation im Vergleich eine relativ personalintensive und somit auch kostenintensive Rehabilitationsform.

Angesichts der schwierigen wirtschaftlichen Basis besteht für Einrichtungen kein Anreiz, neue geriatriespezifische Rehabilitationsangebote zu schaffen.

In jüngster Zeit zeigen sich in der Politik und auf Seiten der Rehabilitationseinrichtungen angesichts des hohen Versorgungsbedarfs erste Signale, dass das »Interesse« an der geriatrischen Rehabilitation wieder zunimmt. Es bleibt abzuwarten, ob der rehabilitative Versorgungsbedarf und der dafür erforderliche Bedarf an geriatriespezifischen und qualitätsgesicherten Rehabilitationseinrichtungen in Deckung gebracht werden kann.

2.4.4 Vernetzung der Angebote

Geriatriespezifische Rehabilitationsangebote gibt es sowohl stationär, teilstationär wie auch ambulant. Bei den teilstationären Angeboten handelt es sich rechtlich um ambulante geriatrische Rehabilitationseinrichtungen (AGR), die zumeist im Sinne einer »Tagesklinik« an stationären Einrichtungen angesiedelt sind. Eigenständige AGRs gibt es im Bereich der Geriatrie derzeit nur äußerst selten.

Etwas weiter verbreitet ist die Mobile Geriatrische Rehabilitation (MGR) als Sonderform der AGR. Die mobile Rehabilitation ist eine noch relativ junge Form der Rehabilitation. Durch sie soll der spezifische Versorgungsbedarf von Rehabilitanden abgedeckt werden, die weder im stationären Setting noch in der AGR rehabilitiert werden können. Dies ist zum Beispiel bei einigen Formen der Demenz oder bei sehr stark in ihrer Teilhabe eingeschränkten Rehabilitanden der Fall. Somit ergibt sich gerade im Bereich der geriatrischen Rehabilitation ein relativ breites Anwendungsfeld für diese Sonderform der AGR.

Zukünftig kommt effizienten Versorgungsstrukturen eine besondere Bedeutung zu, diese müssen sich jedoch eng an den individuellen Bedürfnissen des Patienten orientieren. Dies kann sachgerecht nur erreicht werden, wenn flächendeckend das gesamte Spektrum der Rehabilitationsformen geriatriespezifisch zur Verfügung steht.

Ziel muss es zudem sein, ein integriertes und zugleich fachspezifisch ausgerichtetes Versorgungsnetzwerk zu entwickeln. Der Versorgungsbedarf des geriatrischen Patienten ist durch seine Multimorbidität und dem zumeist gleichzeitigen Bedarf an akut-medizinischer sowie rehabilitativer Behandlung geprägt. Damit »liegt« die Geriatrie unweigerlich im Schnittbereich verschiedener Sektoren- und Budgetgrenzen. Der Versorgungsbedarf des geriatrischen Patienten zeigt somit geradezu beispielhaft die Notwendigkeit, die bestehenden Versorgungsstrukturen der verschiedenen Sektoren noch enger inhaltlich zu verzahnen und bestehende Budget- bzw. Sektorengrenzen »durchlässiger« zu gestalten.

Vor dem Hintergrund des bestehenden sozialrechtlichen Rahmens kann dies ohne entsprechendes gesetzgeberisches Handeln derzeit ausschließlich durch eine »Netzwerkbildung« der Leistungserbringer erreicht werden. Die Vernetzung muss dabei im Sinne des geriatrischen Patienten sowohl Akutversorgung und Rehabilitation als auch stationäre, teilstationäre und ambulante Versorgungsangebote umfassen.

In Geriatriekonzepten verschiedener Bundesländer bestehen Vorgaben, entsprechende Vernetzungen zwischen den Leistungserbringern aufzubauen bzw. wird eine solche als Versorgungsziel genannt. Dabei wird vermehrt das Konzept des »Geriatrischen Versorgungsverbundes« aufgegriffen, bei dem ein Versorgungsnetzwerk mit den Vorteilen von Versorgungszentren konzeptionell kombiniert wird. (Weißbuch Geriatrie; Bundesverband Geriatrie 2010, S. 85 ff.)

2.4.5 Ausblick

Insbesondere im Bereich der Geriatrie wird die Bedeutung der Rehabilitation weiter ansteigen. Dabei wird sich die Rehabilitation, wie wir sie heute kennen, weiterentwickeln und noch stärkere Verknüpfungen zu anderen Versorgungsbereichen aufbauen. So wird die enge Anbindung an die akutmedizinische bzw. frührehabilitative Versorgung weiterwachsen und gleichzeitig werden Aufgaben und Angebote, die heute der Prävention zugeordnet werden, immer stärker in die geriatrische Rehabilitation einfließen.

Vor diesem Hintergrund werden sich auch die Versorgungsstrukturen noch enger vernetzen bzw. Strukturen integrativ zusammenwachsen. Um die Versorgungssicherheit zu gewährleisten, wird dabei voraussichtlich der ländliche Raum eine Vorreiterrolle einnehmen.

Literatur

Bundesverband Geriatrie (Hrsg.) (2010): »Weißbuch Geriatrie«. 2. Aufl. Stuttgart: W. Kohlhammer Verlag.

Perspektiven und Handlungsempfehlungen für das Reha-Management

- Die neurologische Rehabilitation wird eine sichere stationäre Indikation für die stationäre Rehabilitation bleiben, aufgrund zunehmender akuter und chronischer Erkrankungen wird der Bedarf zukünftig steigen.
- Erfolgsrelevant ist die Vernetzung der Versorgungsstrukturen in der neurologischen Rehabilitation, um insbesondere den Engpass nach der Rehabilitation (Weiterleitung in häusliche oder institutionelle Pflege etc.) zu beheben.
- Die Potenziale der Digitalisierung sind in der Neurologie ausgesprochen hoch, entsprechend relevant ist aus Sicht der Kliniken und ambulanten Zentren, diese Technologien frühzeitig einzusetzen: vor Rehabilitation z. B. durch Telekonsultationen und (virtuelle) Teamkonferenzen, während der Rehabilitation ermöglichen Robotik und IT vermittelte Therapiemaßnahmen eine Erhöhung der Therapieintensität, und eröffnen neue Optionen in der ambulanten Nachsorge und Langzeitbetreuung. Zudem werden IT gestützte Maßnahmen und Robotik den Betroffenen helfen, ihren Alltag besser zu bewältigen.

- In der Kardiologischen Rehabilitation sind die Effekte des medizinischen Fortschrittes am deutlichsten: der Bedarf an stationären kardiologischen Rehabilitationsmaßnahmen wird sinken, trotz gegenläufiger Effekte durch Geriatrisierung und Multimorbidität.
- Besonders im Bereich der Geriatrie wird die Bedeutung der Rehabilitation weiter ansteigen. Nicht nur im stationären Setting, sondern auch mit teilstationären sowie ambulanten Angeboten (mobile Rehabilitation etc.). Entsprechend wird sich die Rehabilitation, wie wir sie heute kennen, weiterentwickeln und noch stärkere Verknüpfungen zu anderen Versorgungsbereichen aufbauen: die enge Anbindung an die akutmedizinische bzw. frührehabilitative Versorgung wird weiter zunehmen. Gerade der ländliche Raum wird bei den neuen vernetzten Versorgungsstrukturen eine Vorreiterrolle einnehmen müssen, um die Versorgungssicherheit zu gewährleisten.

3 Führungs- und Personalmanagement

Kontext

Die Qualität der Führung und die Effektivität des Personal-Managements bestimmen mehr denn je den Unternehmenserfolg. Dafür sind im Wesentlichen vier Entwicklungen ursächlich:

- Steigende Anforderungen an medizinische Qualität und Service-Leistungen treffen auf begrenzte Ressourcen (Fachkräftemangel) und limitierte Finanzierungsquellen. Damit einher geht ein grundlegender Wandel im Management-Verständnis, der geprägt ist durch die Maxime: »Steigende Qualität ist bei tendenziell sinkenden Kosten zu erreichen!«
- Der Fachkräftemangel stellt sich in der gesamten Gesundheitsbranche zunehmend als Engpassfaktor heraus. Hier sind Führung und Personal-Management gefordert, innovative Wege in der Anwerbung, Auswahl, Entwicklung und Bindung von qualifiziertem Personal zu beschreiten, um im »War for Talent« erfolgreich zu sein.
- Mit den »Generationstypen Y und Z« ziehen Mitarbeiter in die Unternehmen ein, die – im Gegensatz zu den vorherigen Generationstypen (Babyboomer und X) –durch ein völlig anderes Wertesystem geprägt sind: Diese Persönlichkeitstypen erwarten Teilhabe an den Gestaltungs- und Entscheidungsprozessen, verlangen nach Work-Life-Balance und stellen die persönliche Entwicklung vor die Interessen von Unternehmen. Sie präferieren Arbeiten im Team und stehen formalen Hierarchien skeptisch gegenüber.
- Der Digitalisierung des Medizinbetriebs gilt besonderes Augenmerk: durch die grundlegende Änderung von Arbeitsabläufen und Zusammenarbeitsformen, die Restrukturierung von Berufsbildern sowie veränderte Anforderungen an die Fach-, Sozial- und Kommunikationskompetenz werden Führungskräfte in besonderem Maß als »Change Manager« gefordert.

Vor diesem Hintergrund werden in Kapitel 3 zwei zentrale Gestaltungsbereiche von Führung und Personal-Management aufbereitet:

- Kapitel 3.1 befasst sich mit der Klärung von Grundsatzfragen der Führung sowie damit, welche Führungsinstrumente sich bewährt haben und welche Verhaltensregeln auf dem Weg zu erfolgreicher Führung unterstützen können? Vorgestellt wird das CKM-Führungsmodell der wertorientierten Führung, die Instrumente des Management by Objectives und des agilen Managements (SCRUM).
- Im Kapitel 3.2 werden Ursachen und Konsequenzen des Fachkräftemangels reflektiert sowie die Aktionsfelder eines erfolgreichen Personal-Managements zur Diskussion gestellt:

> marktgerechte Vergütung, Gewinnung, Entwicklung und Bindung von Personal. Darüber hinaus erwarten den Leser konkrete Empfehlungen für praxisbewährte Instrumente des Personal-Managements. Dabei wird insbesondere auch eingegangen auf die Erwartungshaltung der Generationstypen Y und Z.

3.1 Wertorientierte Führung – Führungsmodell für agiles Management in der Gesundheitswirtschaft

Wilfried von Eiff

3.1.1 Ausgangslage

Internationalisierung, Digitalisierung, Wertewandel in der Gesellschaft, Einfluss der Ökonomie auf die Medizin und die Forderung nach ökologischer Nachhaltigkeit stellen »Führung« in medizinischen Einrichtungen vor neue Herausforderungen.

Was ist »gute« Führung? Wann gilt Führung als »erfolgreich« und welche Merkmale charakterisieren eine »erfolgreiche« Führungskraft? Kann man Führung lernen, welche Führungsinstrumente haben sich bewährt und welche Verhaltensregeln unterstützen auf dem Weg zu erfolgreicher Führung?

Führung ist immer auch ein Abbild der politischen, gesellschaftlichen und wirtschaftlichen Rahmenbedingungen. Auch ist Führung beeinflusst durch die Besonderheiten einer Branche, was insbesondere für das Gesundheitswesen gilt. Andererseits agiert Führung im Spannungsfeld zwischen individuellen Ansprüchen der Mitarbeiter und den Sachzielen des Unternehmens (▶ Abb. 3.1.1).

Führung
Das CKM-Führungsmodell reflektiert den systemischen Wirkungszusammenhang zwischen Individuum, Organisation und Umfeld.

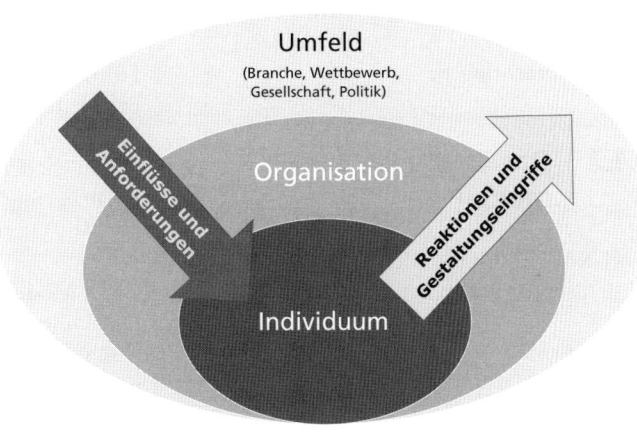

Abb. 3.1.1:
Führung transformiert Einflüsse und Anforderungen aus dem gesellschaftspolitischen und wirtschaftlichen Unternehmensumfeld in Strategien und Gestaltungseingriffe zur Unternehmensentwicklung (© von Eiff).

Überzeugende und erfolgreiche Führung vermittelt in einer komplexen VUCA-Welt (volatile, uncertain, complex, ambiguous) verbindliche Werte und Normen (Warum tun wir etwas?) und schafft Legitimation (Für wen erzeugen wir welchen Mehrwert?), gibt Orientierung (Was tun wir?) und weiß, wie die Transformation von Plänen in eine erfolgreiche Unternehmensentwicklung zu vollziehen ist (Wie tun wir es?).

Führungskräfte erfahren Hilfestellung durch drei sich ergänzende Führungs- und Organisationsansätze:

- Das CKM-Führungsmodell der wertorientierten Führung dient als Handlungsorientierung und Kompass zur Steuerung des Medizinbetriebs. Dabei geht es insbesondere um die Verbindung des Kultur- und Verhaltensaspekts einer Organisation mit Transparenz schaffenden Steuerungsinstrumenten.
- Das »Magnet Nursing«-Konzept zielt auf patienten-zentrierte Organisationsformen (Primary Nursing) sowie auf konkrete Leistungskennzahlen (pflegesensitive Indikatoren) zur Steuerung und kontinuierlichen Verbesserung von Behandlungsprozessen durch die Pflegekräfte.
- Der Ansatz des »Agilen Führens« setzt auf das Prinzip der Selbstorganisation sowie auf strukturiertes Zusammenarbeiten in flexiblen Teams.
- Nachfolgend werden das CKM-Führungsmodell sowie der Ansatz der »Agilen Führung« beschrieben.

3.1.2 Das CKM-Führungsmodell

Das CKM-Führungsmodell besteht aus sieben Dimensionen (▶ Abb. 3.1.2).

1. Dimension: Externe Rahmenbedingungen

Trends in Politik, Wirtschaft und Gesellschaft sowie die Dynamik der Gesundheitsbranche beeinflussen Art und Organisation der Führung in medizinischen Einrichtungen erheblich.

Dabei steht die Führung von Krankenhäusern, Rehakliniken und Pflegeheimen im Spannungsfeld zwischen Finanzrestriktionen, Fachkräftemangel, Digitalisierung und Erwartungen von Mitarbeitern an familienfreundliche Arbeitsbedingungen.

Hinzu kommen steigende Qualitätsanforderungen und eine wachsende Inanspruchnahme von medizinischen Leistungen durch multimorbide, chronisch kranke und betagte Menschen.

Als Reaktion auf diese Entwicklung verändern sich Arbeitsinhalte, Qualifikationsprofile, Arbeitsabläufe und Zusammenarbeitsformen grundlegend, ebenso entstehen neue Berufsbilder.

2. Dimension: Führungswerte und Handlungsleitlinien der Führung

Werte der Führung werden durch die Gestaltungsdimensionen Sinn und Zweck, Verantwortung, unternehmerisches Denken und Ressourcen-Orientierung (= Effizienz und Effektivität) repräsentiert. Zu beantworten sind die Fragen: »Durch welche Denkweise ist Führung geprägt?«, »Welche ethischen Regeln leiten die Führung?« und »Wie werden Effizienz und Effektivität von klinischen Prozessen sichergestellt, um eine nachhaltige Finanzierung des Medizinbetriebs zu erreichen?«.

CKM-Modell: Wertorientierte Führung
Das Führungsmodell gibt als Verhalts-Kompass Orientierung im Spagat zwischen ökonomischen Sachzwängen, gesundheitspolitischen Ideologien und medizinischer Ethik.

3.1 Wertorientierte Führung – Führungsmodell für agiles Management in der Gesundheitswirtschaft

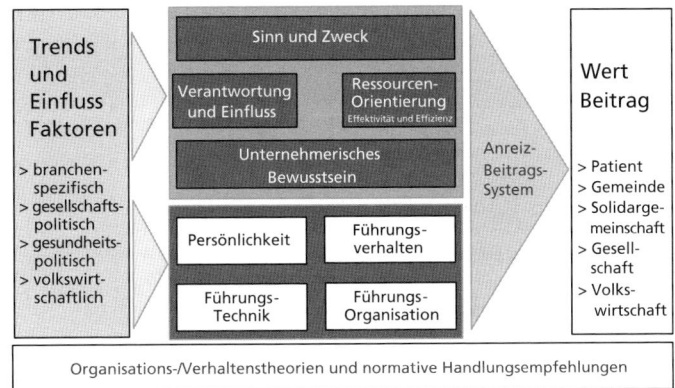

Abb. 3.1.2:
Das Führungsmodell ist ein Kompass für »glaubwürdige« und »erfolgreiche« Führung (© von Eiff).

- **Sinn und Zweck** bestimmen die Legitimation eines Unternehmens auf dem Wettbewerbsmarkt und in der Gemeinde. Sinn und Zweck (»Purpose«) zeigen, was der Kunde (Patient, Angehöriger, Einweiser, Kooperations- und Geschäftspartner, Gemeinde) von einem Unternehmen berechtigterweise erwarten darf. Nach innen gelten Sinn und Zweck als die zentrale Quelle für intrinsische Motivation der Mitarbeiter.
- **Verantwortung** der Führungskräfte im Medizinbetrieb bezieht sich primär auf die Sicherstellung des Wohls des Patienten. Sie unterwerfen ihre Entscheidungen und Handlungen den medizin-ethischen Maximen: primum nihil nocere, Patienten-Wohlergehen, Autonomie und Würde. Sie nutzen ökonomische Prinzipien (z. B. Verursachungsprinzip, Gleichbehandlungsprinzip) zur Bewältigung der Herausforderungen des Gesundheitssystems im Hinblick auf eine nachhaltige Finanzierung sowie eine gerechte Allokation von Gesundheitsleistungen.

Der Patient ist kein autonomer, entscheidungssouveräner »Kunde«, sondern ein kranker Mensch mit Ängsten und Schmerzen, der sich oft in einer psychischen und physischen Grenzsituation befindet. Daher ist der Leistungsprozess in besonderem Maß ethischen Handlungsleitlinien verpflichtet.

Das Führungsprinzip des Shareholder Value ist als Management-Philosophie der Kurzfristorientierung, der Renditemaximierung und des Denkens in Quartalszahlen für den Medizinbetrieb absolut ungeeignet. Dagegen ist der Stakeholder Value-Ansatz unter besonderer Berücksichtigung von Patientenrisiken und der Fairness in einem solidarischen Finanzierungssystem die Management-Philosophie der Wahl.

Verantwortung ist das zentrale Steuerungsinstrument eines unternehmerischen Anreizsystems: die Übernahme von Verantwortung wird erwartet und honoriert, Strukturen organisierter Unverantwortlichkeit werden nicht toleriert. Wertorientierte Führung im Medizinbetrieb ist medizin-ethischen Prinzipien verpflichtet. Als ethisches Prüfkriterium einer jeden Management-Entscheidung gilt das Ausmaß des Risikos, das der Patient trägt, wenn z. B. aus Kostengründen Rationierung im Medizinbetrieb durchgeführt wird (▶ Abb. 3.1.3).

Wertorientierte Führung

Die Krankenhäuser befinden sich im Spagat zwischen zulässigen Kosten, angemessener medizinischer Leistung und beherrschten Risiken.

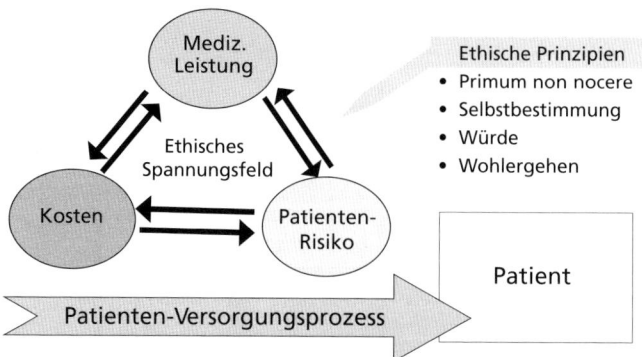

Abb. 3.1.3: Wertorientierte Führung überwindet das ethische Spannungsfeld ökonomisch motivierter Entscheidungen durch Berücksichtigung des Patienten-Risikos als primäres Entscheidungskriterium (© von Eiff).

3. Dimension: Unternehmerisches Denken und Handeln

Unternehmerisches Denken zielt auf die Sicherung der Innovations- und Überlebensfähigkeit von Organisationen und Gemeinden. Eine Organisationskultur, in der unternehmerisches Denken einen Stellenwert hat, zeichnet sich aus durch einen konstruktiven Umgang mit Fehlern, ist darauf ausgerichtet, Probleme zu lösen und zur kontinuierlichen Verbesserung beitragen. Unternehmerische Führung stellt sich konstruktiv dem »Neuen Management-Paradigma«, wonach steigende Qualität im Medizinbetrieb bei tendenziell sinkenden Kosten zu erreichen ist. Unternehmerisches Bewusstsein und Handeln ist auf allen Ebenen einer Organisation erforderlich und muss berufsgruppenübergreifend gelebt werden. Dies setzt Übernahme von Verantwortung auch von Mitarbeitern voraus (»Every Employee a Manager«). Dies wird sichergestellt durch Partizipation delegationsfähiger Mitarbeiter in Entscheidungsprozessen, durch Einrichtung delegationsfähiger Aufgabenbereiche mit definierter Entscheidungsautonomie sowie durch ein klinisch orientiertes Compliance Management.

4. Dimension: Ressourcenorientierung

Ressourcenorientierung verpflichtet die Führung in Institutionen des Gesundheitssystems, für Effizienz und Effektivität zu sorgen, weil im Gesundheitsbereich Verschwendung, Doppelarbeit und Fehler zu Investitions- bzw. Qualitätslückenführen und die Nachhaltigkeit der Finanzierung gefährden. Das für eine marktwirtschaftliche Ordnung akzeptierte Prinzip der »schöpferischen Zerstörung« führt im Gesundheitswesen zu Patientenrisiken und ist mit zusätzlichen Kosten verbunden, was letztlich zu einer Verschlechterung der Versorgungssituation in Zukunft einhergeht. Effektive Führung übersetzt den »Sinn und Zweck« in zielorientiertes Verhalten, überwindet Komplexität durch Koordination und löst Zielkonflikte konstruktiv.

5. Dimension: Führungskompetenz

Die Dimension Führungskompetenz besteht aus den Gestaltungsmerkmalen Führungstechnik, Führungsverhalten, Persönlichkeit und Führungsorganisation. Die zentralen Fragen sind: »Welche Merkmale charakterisieren Führung und wie lassen sich diese Merkmale gestalten?«, »Welche Führungsinstrumente haben sich bewährt?«, »Welcher Zusammenhang besteht zwischen Führungserfolg und Persönlichkeit?«.

- **Führungstechnik**
Unter Führungstechniken fasst man Führungs-Methoden und Führungs-Instrumente zur zielorientierten, transparent nachvollziehbaren Steuerung von Mitarbeitern zusammen. Eine Methode ist eine strukturierte Vorgehensweise, um ein Problem zu erkennen und systematisch nachvollziehbar eine Problemlösung durchzuführen. Eine Methode stellt sicher, dass eine Führungskraft in jeder Stufe eines Entscheidungsprozesses nachvollziehen kann, wie ein (Zwischen-)Ergebnis zustande gekommen ist. Dadurch sind Lernprozesse für zukünftige Entscheidungsprozesse im Sinne von Erfahrungsbildung möglich. Instrumente sind Erhebungs-, Analyse-, Kommunikations- und Entscheidungstechniken, die bei der Erreichung des Führungsziels konkrete Unterstützung bieten.
- **Transaktionale Führung**
Die transaktionale (also durch ein hierarchisch geprägtes Führungsverständnis charakterisierte) Führungstechnik des »Management by Objectives« (MbO) enthält eine Empfehlung für einen strukturierten Prozess der Zielbildung, Zielvereinbarung, Zielkontrolle und Mitarbeiterentwicklung aufgrund von Kritikgesprächen.
- Als Führungsinstrumente werden die dokumentierte Zielvereinbarung, Beurteilungssysteme, Vergütungssysteme und Personal-Entwicklungssysteme benutzt. Das MbO-Konzept unterstellt, dass vereinbarte Ziele in Verbindung mit einem als fair akzeptierten Vergütungs- und Personal-Entwicklungssystem die intrinsische Motivation von Mitarbeitern fördern (herausfordernde Ziele als Motivationsfaktor). Voraussetzung für den erfolgreichen Einsatz von MbO ist einerseits die Einrichtung von auf Dauer angelegten Stellen (Verantwortungsbereichen), die nach Aufgabe (Ziel), Kompetenz und Verantwortung beschrieben sind. Andererseits ist ein transparentes System bestehend aus Zielvereinbarung, Leistungskontrolle und Kompetenzentwicklung des Mitarbeiters flankierend zu etablieren. Schließlich sind die Arbeitsbedingungen (Arbeitszeit, Ausstattung mit unterstützenden Sachmitteln, Organisationsabläufe, ausreichende Personalausstattung, Arbeitsentgelt, …) so zu gestalten, dass keine demotivierenden Effekte auftreten (z. B. erhöhte Anzahl von Diensten pro Monat aufgrund mangelhafter Personalausstattung in Verbindung mit begrenzter Vergütung der Überstunden).
- Führungskräften in Einrichtungen medizinischer Leistungsanbieter gibt das CKM-Führungsmodell die normstrategische Verhaltensempfehlung, keine Zielvereinbarungen mit ausschließlich ökonomischem Fokus zu schließen, da in der Regel ethische Konflikte eintreten. So verstoßen Mengenvereinbarungen für spezielle Eingriffsarten (z. B. Hüft-TEP) gegen das Gebot der Indikationsqualität und bewirken einen Verstoß gegen die ethische Maxime »primum nihil nocere«. Im Reha-Bereich trägt z. B. die ausschließlich aus Kostengründen motivierte und nicht medizinisch indizierte Umstellung von Einzeltherapie auf Gruppentherapie zu einer Verschlechterung des Patienten-Outcome bei und ist von daher aus Sicht einer wertorientierten Führung abzulehnen.
- **Führungsverhalten**
Führungsverhalten bezeichnet die aktive kommunikative Einflussnahme einer Führungsperson auf Mitarbeiter zwecks Zielerreichung. Dabei geht es auch darum, den Spagat zwischen Mitarbeiterorientierung (Grad der Anerkennung von Erwartungen des Mitarbeiters) und Aufgabenorientierung (Bedeutung der Ansprüche des Unternehmens an den Mitarbeiter) zu harmonisieren. Führungsverhalten ist grundsätzlich situativ beeinflusst, wird aber in der Grundausrichtung durch den Füh-

rungsstil einer Führungskraft geprägt, der eng gekoppelt ist mit deren Persönlichkeitsstruktur.

- **Persönlichkeit und Führung**
Jeder Mensch hat ein eigenes, ihn individuell charakterisierendes Persönlichkeitsprofil. Schon in der Antike versuchten Philosophen wie Hippokrates und Empedokles das Verhalten von Menschen zu typisieren, um vorherzusagen, wie sich bestimmte Persönlichkeitstypen regelhaft verhalten. Die daraus abgeleitete erste Typenlehre umfasste vier Grundtypen: Choleriker, Sanguiniker, Melancholiker und Phlegmatiker. Das Persönlichkeitsprofil bestimmt den Arbeits-, Kommunikations- und Verhaltensstil. Dieser Stil ist situativ, insbesondere durch Stress am Arbeitsplatz, Zeitdruck, Arbeitsfehler, Kompetenzlücken, mangelhafte Arbeitsorganisation etc. beeinflusst. Als Instrument zur Analyse und Vorhersage des Arbeits-, Kommunikations- und Verhaltensstils einer Person hat sich der Talent Insights Report in der Führungspraxis bewährt. INSIGHTS beschreibt den Zusammenhang zwischen Persönlichkeit und Führungserfolg auf der Grundlage von acht standardisierten Persönlichkeitstypen (▶ Abb. 3.1.4), denen typische Verhaltensweisen in typischen Situationen (Normalsituation, Stress-Situation, Situation mit erheblichem Stress) zugeordnet werden. Mit Hilfe des Talent Insights Reports lassen sich die besonderen Persönlichkeitsmerkmale einer Person erkennen und es wird dadurch möglich, Konflikte zu vermeiden bzw. Synergien aus den jeweiligen Stärken unterschiedlicher Persönlichkeiten in einem Team zu mobilisieren. Der Talent Insights Report kann gekoppelt werden mit einer verhaltensorientierten Stellenanalyse mit dem Ziel, die richtige Person in der richtigen Funktion zu beschäftigen. Insbesondere in Prozessen der Organisations-Entwicklung ist der Talent Insights Report ein wirksames Instrument, um gemeinsam mit Betroffenen und Beteiligten Transparenz über Einstellungen und Verhaltensursachen zu reflektieren. Auch bei Überlegungen zur beruflichen Orientierung und Karriereplanung ist der Talent Insights Report ein hilfreiches Instrument der Personal-Entwicklung und Personalplanung.

6. Dimension: Anreiz-Beitrags-System

Im Rahmen der Gestaltungsdimension Anreiz-Beitrags-System wird der Frage nachgegangen: »Welche Funktion und Bedeutung hat die Unternehmenskultur und wie entwickelt man ein zielorientiertes und von allen Beteiligten als fair empfundenes Anreizsystem?«

Das Anreizsystem besteht aus monetären Komponenten (Gehalt, Sonderzahlungen, Überstundenvergütung), enthält sogenannte »fringe benefits« (Kita-Plätze, preiswerte Wohnungen, ÖNV-Tickets), bezieht die Arbeitsbedingungen (Arbeitsplatzausstattung, Arbeitszeiten, Urlaubsregelungen) ein und enthält Regelungen für die Personal-Entwicklung (Weiterbildung, Karriere in Fach- oder Führungslaufbahn) sowie für ein innerbetriebliches Vorschlagswesen.

Die Unternehmenskultur wird charakterisiert durch die Art, wie in der Organisation umgegangen wird mit konfliktären Meinungen, mit Verbesserungsvorschlägen und initiativem Verhalten von Mitarbeitern, mit Fehlern, mit Ressourcen-Verschwendung und Informationszurückhaltung.

Formulierte Verhaltensgrundsätze und Führungsleitlinien machen eine Unternehmenskultur transparent und verständlich. Wichtig ist, dass Verstöße gegen die Werte der Unternehmenskultur geahndet werden. Anreiz-Beitrags-System und Unternehmenskultur sind die Quellen für Motivation und

Talent Insights Report
Die meisten Menschen orientieren ihr Handeln an dominanten Leitlinien; Verhalten wird dadurch vorhersehbar.

3.1 Wertorientierte Führung – Führungsmodell für agiles Management in der Gesundheitswirtschaft

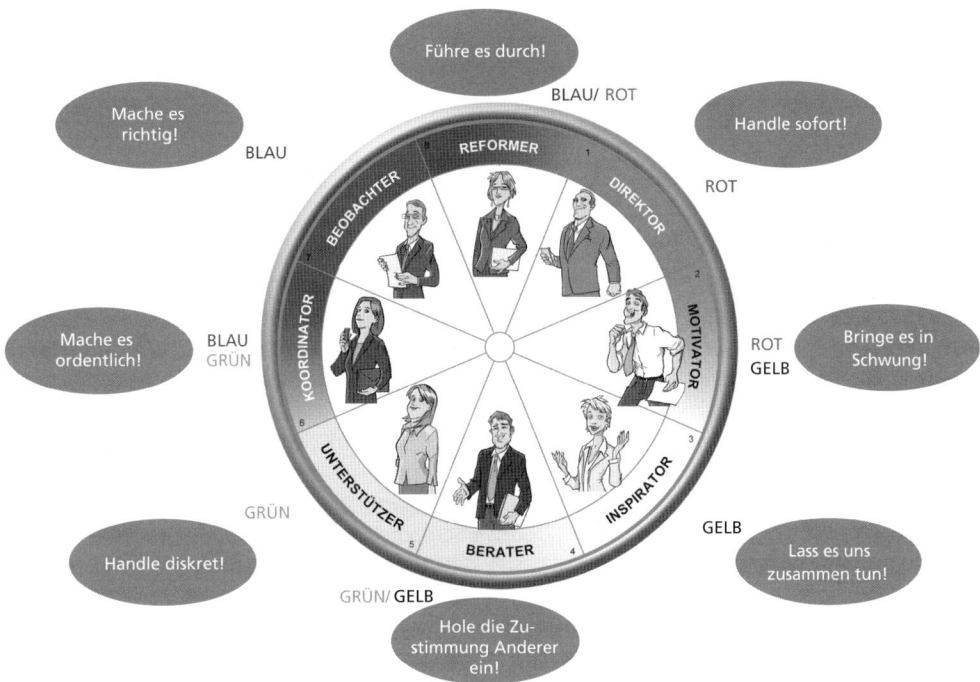

Abb. 3.1.4: Die acht Persönlichkeitstypen des Talent Insights Reports (© von Eiff).

Leistungsbereitschaft. Das CKM-Führungsmodell basiert auf der »Struktur-Verhaltens-Theorie der Motivation (von Eiff 2011): Verhalten wird nicht durch Appelle verändert, sondern durch die Gestaltung von Rahmenbedingungen (Organisationsstruktur, Arbeitsbedingungen, unternehmenskulturelle Regeln, Zusammenarbeitsformen, Machtbeziehungen), die dem Mitarbeiter die Möglichkeit geben, Begeisterung für seine Arbeit zu entwickeln. Primär hat Führung die Aufgabe, Demotivation zu vermeiden (fehlendes Feedback, Sinn der Arbeit nicht erkennbar, Expertise des Mitarbeiters wird nicht abgerufen, offensichtlich dysfunktionale Arbeitsabläufe werden nicht verbessert.

Durch teilautonome Gestaltung der Arbeits- und Entscheidungsprozesse kann der Mitarbeiter in definierten Kompetenzfeldern durch eigene Entscheidungen Erfolge erleben, die zu Anerkennung führen und Engagement fördern (▶ Abb. 3.1.5).

7. Dimension: Wertbeitrag der Führung

Die Dimension Wertbeitrag der Führung (im Hinblick auf Patient, Gemeinde, Solidarsystem, Gesellschaft, Wirtschaft) geht der Frage nach: »Welcher Wertbeitrag wird von der Führung gemessen an den berechtigten Erwartungen von Stakeholdern erwartet?«

Führung hat demnach nicht nur Verantwortung für Mitarbeiter und Unternehmen, sondern muss auch die Auswirkungen von Entscheidungen auf Gesellschaft und Gemeinde berücksichtigen. Krankenhäuser und Reha-Kliniken sind Teil der Infrastruktur einer Region und leisten einen Beitrag zu Sicherheit und Lebensqualität der Bürger.

Organisational Change
Verhalten wird nicht durch Apelle verändert, sondern durch Rahmenbedingungen (Strukturen) mit Zusammentrefffaktor.

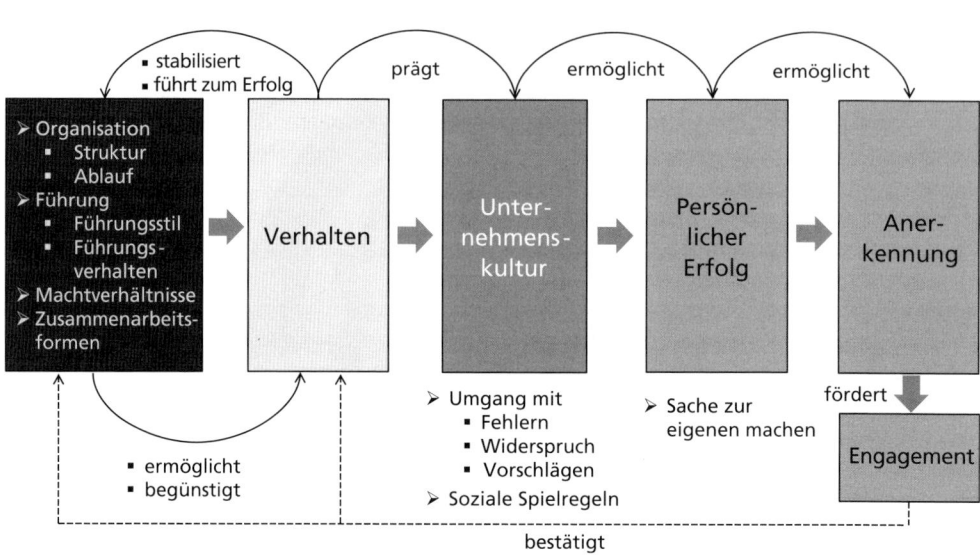

Abb. 3.1.5: Führung und Organisationsstruktur bestimmen das Verhalten (© von Eiff).

Als Arbeitgeber halten Krankenhäuser und Reha-Einrichtungen attraktive, interessante und sichere Arbeitsplätze vor, und stellen einen bedeutenden Wirtschaftsfaktor in einer Region dar. Im Hinblick auf die Gesundheitspolitik wird der Wertbeitrag der Führung über die »Triple Aim Strategy« konkretisiert (>qualitätsorientierte Vergütung; >populationsorientierte Versorgung; >Patientenversorgung in einer heilungsfördernden Umgebung).

Handlungsempfehlungen

Aus den sieben Dimensionen des Führungsmodells werden konkrete Handlungsempfehlungen für erfolgreiche Führung abgeleitet; sie dienen für eine unternehmensinterne Diskussion unter Führungs- und Führungsnachwuchskräften. Durch konkrete Handlungsempfehlungen zu Führungstechniken und Führungsverhalten (▶ Kasten. 3.1.1) erhält die Führungskraft Hilfestellung im Umgang mit den klassischen Führungssituationen: Wie kommuniziert eine Führungskraft eindeutig und unmissverständlich? Welche typischen Führungsfehler sollte man vermeiden? Welche organisatorischen Rahmenbedingungen unterstützen eine zielorientierte Führung? Welche Bedeutung haben Rituale für die Festigung einer Unternehmenskultur und wie werden diese gestaltet?

Kasten 3.1.1: Empfehlungen für erfolgreiches Führungsverhalten (© von Eiff).

Leadership

Erfolgreiche Führung fordert und fördert und schafft Rahmenbedingungen, in denen Mitarbeiter intrinsische Motivation und Loyalität zu Kunden und Unternehmen entwickeln.
  Erfolgreiche Führung

- transformiert Ressourcen in Resultate
- sorgt für die Richtung und setzt Ziele
- erklärt den Sinn
- gibt FEEDBACK und sagt, was erwartet wird
- schafft fördernde Rahmenbedingungen
- setzt Regeln und fordert deren Einhaltung ein
- hat eine erkennbare Position und Grundhaltung
- ist berechenbar
- lässt Mitarbeiter sich entwickeln
- regelt in Konfliktsituationen (durch Setzen von Meta-Zielen)
- kommuniziert direkt (ICH-Botschaften) und indirekt
- ist empathisch und nimmt ernst
- findet die Balance zwischen Autonomie und Bindung
- respektiert individuelle Lebensentwürfe
- sorgt für Klarheit und Transparenz
- hält Mitarbeiter in Verantwortung
- bindet durch Rituale

(Centrum für Krankenhaus-Management <> Universität Münster <> Univ.-Prof. Dr. Dr. Wilfried von Eiff)

3.1.3 Agile Führung

Neben diesen »klassischen« transaktionalen (also hierarchisch geprägten) Führungstechniken, die für die Steuerung von planbaren Leistungsprozessen im Rahmen von Jahresbudgets angewendet werden und sich im Rahmen der auf Dauer angelegten Stellenbeschreibungen vollziehen, gewinnen für die Führung von innovativen, ergebnisoffenen und durch Unsicherheit geprägten Entscheidungsprozessen die Methoden und Techniken der »Agilen Führung« an Bedeutung.

Wesen und Prinzipien der agilen Führung

Agilität bezeichnet die Fähigkeit von Personen, Arbeitsgruppen (Teams) oder ganzen Organisationen, sich flexibel auf Veränderungen einzustellen sowie schnell auf Veränderungen reagieren zu können.
  Das Konzept der »Agilen Führung« ist im Gegensatz zu transaktionalen Führungskonzepten charakterisiert durch das Prinzip der Selbstorganisation (sogenannte »fraktale Organisation«).
  Agile Führung beruht auf einer Denkhaltung, die durch Eigenverantwortlichkeit, Initiative, Problemlösungsorientierung, selb-

ständiges Arbeiten, Kundenorientierung (Patient, Angehörige, Einweiser, …) und ein Menschenbild der Theorie Y (der Mensch ist von Grund auf bereit engagiert zu arbeiten, Initiative zu zeigen und Verantwortung zu übernehmen) geprägt ist.

Agile Führung geht davon aus, dass Teams sich selbst organisieren können, sofern die Team-Mitglieder vorgegebene Regeln einhalten und bestimmte »agile« Fähigkeiten (z. B. präzise zu kommunizieren; konsequentes diszipliniertes »Dranbleiben« an einer Sache) erwerben und anwenden.

Agiles Führen vollzieht sich in drei Dimensionen, die eine Führungskraft aktiv zu gestalten hat:

- »Effektive Kommunikation« setzt Augenhöhe und hierarchiefreien Umgang der Beteiligten voraus. Verbesserungsvorschläge und sachlich begründete abweichende Meinungen sind willkommen.
- »Mitarbeiter-Motivation« erfordert die Schaffung von Rahmenbedingungen, die Identifikation (»Purpose«; Sinn und Zweck) und Selbstmotivation (intrinsisch aus der Aufgabe heraus) ermöglichen. Insbesondere sind dies Arbeitsbedingungen, die als fair akzeptiert werden sowie die Möglichkeit bieten, private (familienfreundliche Arbeitszeiten) und berufliche (Qualifizierung, Karriere) Erwartungen zu erfüllen.
- »Widersprüche zwischen Reden und Handeln« sind zu vermeiden. Hier reagieren Mitarbeiter ausgesprochen sensibel. Agile Führung benutzt das Instrument des »Artefakte-Check«, um herauszufinden, in welchen Bereichen die verkündete Unternehmenskultur (z. B. verschriftlicht in Form eines Leitbildes) von der gelebten abweicht. Artefakte im Sinn der Organisationstheorie sind offene und versteckte Verhaltensweisen, die bei Mitarbeitern durch das Führungsverhalten, das Anreizsystem oder durch Kommunikations- und Zusammenarbeitsstil veranlasst sind und sie bergen Informationen über die »heimlichen sozialen Spielregeln«, durch die eine Organisation sowie deren Unternehmenskultur gesteuert werden.

Methoden und Techniken der agilen Führung

Als Methode bezeichnet man eine systematische, geplante Vorgehensweise, um in einer definierten Folge von Aufgabenschritten von einem erkannten zu einem gelösten Problem zu gelangen. Systematisch heißt, dass in jeder Stufe eines methodischen Entscheidungsprozesses nachvollzogen werden kann, wie ein erreichtes (Zwischen-)Ergebnis zustande gekommen ist.

In jeder Arbeitsphase kommen spezielle Techniken (Arbeits-, Informations-, Erhebungs-, Analyse- und Entscheidungstechniken) zum Einsatz, die für die jeweilige Aufgabenstellung in einer Phase den höchsten Informationswert haben.

Eine weit verbreitete agile Führungsmethode ist SCRUM (engl. »Gedränge«). Es ist ein Vorgehensmodell des Projekt-Managements. Dabei wird das Projekt nicht auf Basis detaillierter Lastenhefte aufgesetzt, sondern die Anforderungen der Nutzer in Form von Eigenschaften, die ein Produkt, eine Organisationslösung oder ein reorganisierter Prozess aufweisen soll, geben dem Projekt-Management die Orientierung.

SCRUM basiert auf den Elementen:

- Transparenz durch Visualisierung: Projektfortschritte und Arbeitshindernisse werden regelmäßig sichtbar für alle Teilnehmer dokumentiert.
- Überprüfung: Die erreichten (Zwischen-)Ergebnisse werden vorgetragen und nach Funktionalität und Kosten bewertet.
- Anpassung: Die Anforderungen aus Nutzersicht (»Requirements«) werden im Lauf des Projekts aufgrund des wachsenden Erkenntnisstandes weiterentwickelt. Komplexe Aufgaben werden in kleine überschaubare und an Zwei-Personen-Teams (»Pizza-

Teams«) übertragbare und erfolgsmessbare Aufgabenstellungen (Tasks) delegiert.

Den Kern eines SCRUM-Projekts bildet das sogenannte BACKLOG, ein Verzeichnis, das alle zu erledigenden Aufgaben enthält und diese nach Wichtigkeit, Dringlichkeit, wirtschaftlichem Nutzen, Risiko und Notwendigkeit priorisiert. Aufgaben höchster Priorität werden zuerst im SPRINT realisiert.

Das »PRODUCT BACKLOG« dient als Langfristplan, der schrittweise aufgrund der Erkenntnisse durch den Projektfortschritt angepasst wird.

Die Anforderungen an die angestrebte Lösung werden im PRODUCT BACKLOG anwenderorientiert festgelegt; es geht nicht um technische Spezifikationen oder Ablaufbeschreibungen eines Prozesses. Hilfsweise werden solche Eigenschaften einer Problemlösung als »User Story« formuliert.

Diese gewünschten Eigenschaften sollten

- unabhängig (keine Überschneidung mit anderen User Stories),
- verhandelbar (veränderbar),
- nützlich (Erhöhung des Gebrauchswertes aus Nutzersicht),
- quantifizierbar (Umsetzungsaufwand muss kalkulierbar sein),
- klein (überschaubar; reduzierte Komplexität) und
- überprüfbar sein.

Das PRODUCT BACKLOG ist demnach eine TO-DO-Liste mit Anforderungen an das gewünschte Projektergebnis und wird vom PRODUCT OWNER geführt.

Im PRODUCT BACKLOG REFINEMENT wird das Product Backlog gemeinsam von PRODUCT OWNER und SCRUM-Team (Arbeitsteam) weiterentwickelt.

Das »SPRINT BACKLOG« ist als kurzfristiger Detailplan immer nur gültig für einen definierten Projektabschnitt (genannt SPRINT). Das aktuelle SPRINT BACKLOG gibt eine Übersicht über den Bearbeitungsstand. Es enthält eine begrenzte Auswahl von Anforderungen, die kurzfristig bearbeitet werden, wobei eine Aufteilung in einzelne überschaubare Teilaufgaben erfolgt (sogenannte »TICKETS«).

Der SPRINT ist ein definierter Arbeitsabschnitt, der aus vier Ereignissen besteht:

- In der »SPRINT-Planung« wird festgelegt, *was* erreicht werden soll und *wie* die notwendige Arbeit erledigt wird. Konkret geht es darum, Product-Backlog-Einträge zu definieren, indem Eigenschaften (leistungsverbessernde Nutzeneffekte) des Produkts (der Organisationslösung) zusammengestellt und Kriterien festgelegt werden, die die Akzeptanz durch den Nutzer ausdrücken.
- Team und Product Owner bestimmen gemeinsam das SPRINT-Ziel. Anschließend werden die Aufgaben (»TASKS«) abgeleitet, die zur Erreichung des Sprint-Ziels erforderlich sind.
- Das »Daily SCRUM« ist ein arbeitstäglich stattfindender 15-minütiger (im Stehen stattfindender) Informationsaustausch der Team-Mitglieder mit dem Ziel, alle mit dem Stand des Projekts vertraut zu machen (▶ Abb. 3.1.6).
- Das »SPRINT REVIEW« wird am Ende eines Sprints durchgeführt (Dauer: 1 Stunde je Sprint-Woche). SCRUM-Team und Stakeholder besprechen das erreichte Ergebnis (»INKREMENT«), das vom Product Owner bewertet wird. Das weitere Vorgehen wird vereinbart.
- Die »SPRINT RETROSPEKTIVE« (nach Abschluss des Sprint Review) dient dazu, die bisherige Arbeitsweise des SCRUM-Teams zu reflektieren und Möglichkeiten der effizienteren und effektiveren Zusammenarbeit zu erkennen (Dauer: 45 Minuten je Sprintwoche).

Daily Scrum
Agile Führung durch Kennzahlen: Transparenz, Überprüfung, Anpassung arbeitstäglich in 15 Minuten

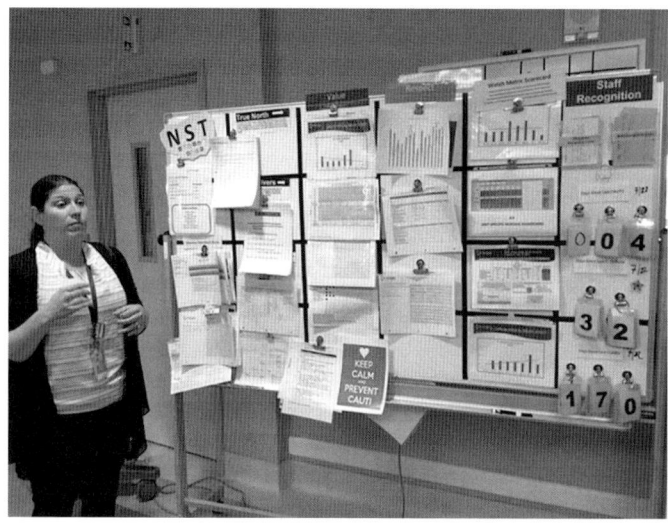

Abb. 3.1.6:
Täglicher Kennzahlen-Check
(© von Eiff)

Rollenverteilung im Konzept der agilen Führung

Die Organisation des SCRUM-Managements ist durch vier Rollen (Projekt-Institutionen) charakterisiert:

- Der PRODUCT OWNER fungiert als Stellvertreter der Nutzer und zeichnet verantwortlich für die Festlegung und Priorisierung von Eigenschaften der Problemlösung, die die Anforderungen der Nutzer erfüllen sowie für die Definition von Prüfkriterien für den Projekterfolg. Außerdem ist er verantwortlich für Bedarfsgerechtigkeit und Wirtschaftlichkeit des Projektergebnisses. Er erstellt das Product Backlog und sichert die Aktualisierung des Projektstatus über das Product Backlog Refinement. Er steht in Kontakt mit den Nutzern, um sachgerechte nutzerkonforme Problemlösungen sicherzustellen.
- Das SCRUM-Team erarbeitet die Leistungsmerkmale und Funktionalitäten zur Erfüllung der Nutzeranforderungen. Das Team organisiert sich selbst und ist im Hinblick auf die Umsetzung von Backlog-Einträgen unabhängig von Dritten. Die Größe des Teams ist begrenzt auf maximal neun Personen, wobei je nach Aufgabenstellung (Produktentwicklung, Software, neuer Prozessablauf, neues Geschäftsmodell, …) darauf zu achten ist, dass unterschiedliche Persönlichkeitstypen mit verschiedenartigen Fähigkeiten sowie komplementären Arbeitsweisen im Team zusammenkommen, um durch Interdisziplinarität und Diversität ein optimales Projektergebnis zu erreichen.
- Der SCRUM-Master arbeitet mit dem Team als Moderator zusammen. Er ist zuständig für eine reibungslose Kommunikation im Team und er hält den SCRUM-Prozess am Laufen, indem er Störungen und Hindernisse transparent macht und durch Moderation abbaut. Er leistet keine Sachbeiträge, sondern wirkt als Coach.
- STAKEHOLDER sind Kunden, Anwender und das Management des Unternehmens. Der Kunde (z. B. eine medizinische Abteilung) erhält das Produkt (z. B. ein neues Medizinprodukt). Der Anwender (z. B. der Operateur) nutzt das Produkt unmittelbar bei einem Eingriff am Patienten. Das Management sichert die Rahmenbedin-

gungen, unter denen das SCRUM-Team arbeitet. Der gesamte Management-Rahmen der SCRUM-Arbeitsweise ist in Abbildung 3.1.7 dargestellt.

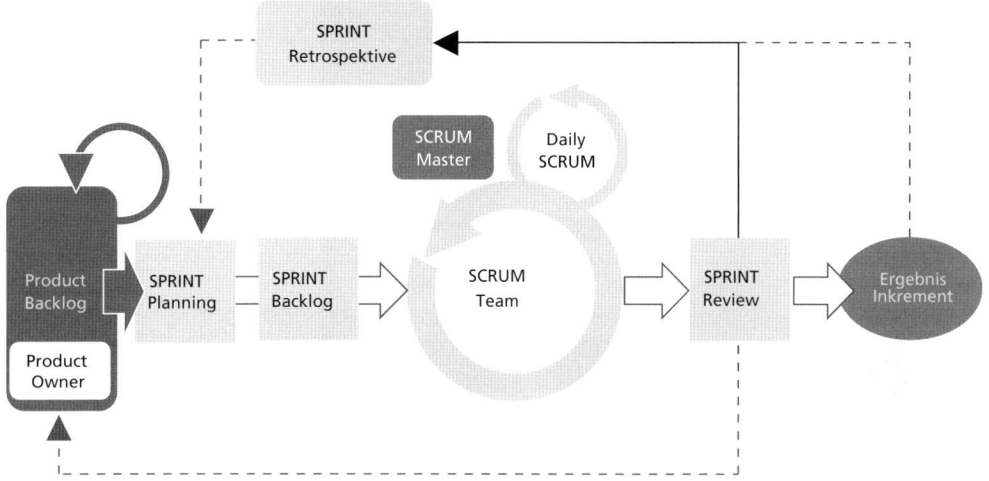

Abb. 3.1.7: Ablauf eines SCRUM-Prozesses (Scrum Framework © Scrum.org).

Bewertung des Konzepts der agilen Führung und des SCRUM-Managements

Der Anspruch, Mitarbeiter und ganze Organisationen durch das Führungsprinzip der Selbstorganisation flexibel auf Veränderungen einzustellen, wird durch SCRUM-Management u. ä. Techniken nicht flächendeckend erfüllt. Als Projektmanagement-Technik hat SCRUM sicher einen Stellenwert, der aber primär auf Entwicklungsprojekte beschränkt ist. Auch der formale Aufwand, der notwendig ist, um ein SCRUM-Management zu etablieren, behindert die Umsetzung in der Praxis. Der Vorteil von SCRUM liegt in dem mit dieser Methode verbundenen Zwang zu einem systematischen Arbeiten im Rahmen enger Zeitvorgaben. Zu bedenken ist, dass auch andere erfolgversprechende Management-Techniken (Lean Management, Fraktale Fabrik, Six Sigma, Business Process Reengineering, ...) den Weg in die flächendeckende Umsetzung nicht bzw. nur begrenzt geschafft haben.

Agiles, auf schnelle Reaktionsfähigkeit ausgelegtes Management ist erfolgreich, wenn ein Unternehmen durch ein transparentes Kennzahlen-Berichts-System in Verbindung mit einer zielorientierten Besprechungsorganisation gesteuert wird. In verschiedenen medizinischen Einrichtungen in den USA sind solche erfolgreichen Steuerungskonzepte anzutreffen (z. B. SCRIPPS, San Diego). Markante Ausstattungsmerkmale dieses Führungsstils sind Board Rooms, in denen die Entwicklung relevanter Kennzahlen im Zeitablauf (z. B. Infektionsrate, Komplikationsrate, ...) auf »Berichtstapeten« transparent ausgestellt sind (▶ Abb. 3.1.8). Dieses transparente Arbeiten nach Kennzahlen setzt sich auf den Stationen fort: In jedem Patientenzimmer hängt pro Patient eine Epikrisen-Tafel mit allen relevanten Informationen über Behandlung und Ereignisse.

Alle entscheidungsrelevanten Kennzahlen werden laufend aktualisiert, einmal täglich in einer Sprint-Sitzung besprochen und es werden Maßnahmen verabschiedet.

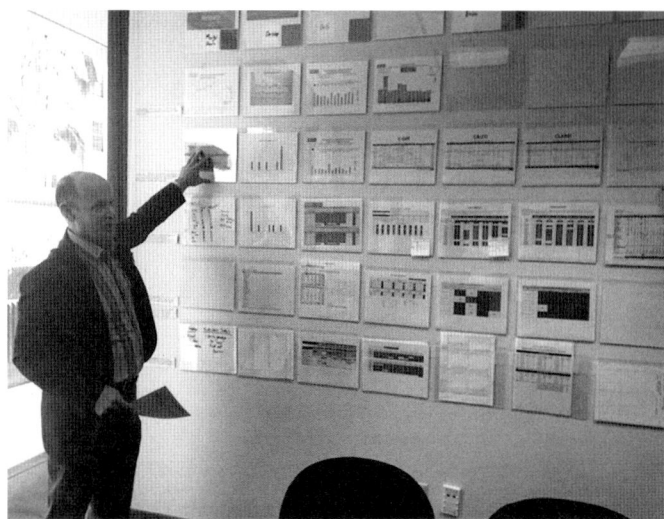

Abb. 3.1.8:
Daily Scrum Board Room im SCRIPPS Hospital San Diego
(© von Eiff)

In diesem Zusammenhang ist darauf hinzuweisen, dass auch das Führungs-Konzept des Magnet Nursing auf Steuerung durch Kennzahlen (»pflegesensitive Indikatoren«) setzt, um Selbststeuerung auf Mitarbeiterebene zu ermöglichen sowie schnelles Reagieren auf Veränderungen sicherzustellen.

Agile Führung ist also durch unterschiedliche Facetten geprägt und es führt kein Weg daran vorbei, eine für das eigene Unternehmen geeignete Form der agilen Führung zu finden. Die Blaupause für garantierten Erfolg sucht man auch hier vergebens.

3.1.4 Zusammenfassung und Bewertung

In medizinischen Einrichtungen sind Führungskräfte gefordert, für Arbeitsbedingungen zu sorgen, die durch Delegation von Verantwortung, bereichsübergreifendes Denken, teamorientiertes Arbeiten und kontinuierliche Verbesserung gekennzeichnet sind. Manager im Gesundheitsbereich müssen ein hohes Maß an medizinischer, ökonomischer und ethischer Kompetenz mitbringen, um den Spagat zwischen limitierten Budgets und steigender Nachfrage nach qualifizierten medizinischen Leistungen zu meistern. Vor jeder Entscheidung muss sich die Führungskraft selbst fragen: Erfüllt meine Entscheidung die ethische Handlungsleitlinie »First do no Harm!« bzw. »Welchem Risiko wird der Patient durch meine Entscheidung ausgesetzt?«.

Das CKM-Führungsmodell ist ein Kompass, mit dessen Hilfe diese Anforderungen gezielt und strukturiert branchenspezifisch umgesetzt werden können.

Führungskräfte im Gesundheitswesen müssen sich darüber im Klaren sein, dass Krankenhäuser auf einem Markt agieren, der kein Markt im Sinne des klassischen ökonomischen Wettbewerbsverständnisses ist.

- Preise kommen nicht durch Angebot und Nachfrage zustande, sondern werden hoheitlich durch die Selbstverwaltung festgelegt.
- Der Patient ist kein autonomer, entscheidungssouveräner Kunde, sondern ein kranker Mensch mit Ängsten und Schmerzen, der sich oft in einer psychischen und physischen Grenzsituation befindet.
- Der Leistungsprozess ist in besonderem Maß ethischen Handlungsleitlinien ver-

pflichtet, wonach das Wohlergehen des Patienten oberstes Gebot ist: »Zuerst nicht schädigen«, »Wahrung der Intimsphäre« und »Selbstbestimmung« sind Entscheidungsmaxime, die in dieser Form für normale Wettbewerbsmärkte kaum Geltung haben.
- Insofern ist die Möglichkeit, durch Einsatz industriell bewährter Managementverfahren die klinischen Prozesse insbesondere kostenmäßig zu optimieren, sehr begrenzt. Der klassisch ausgebildete Betriebswirt stellt sich im Medizinbetrieb oft als Fehlbesetzung heraus, weil betriebswirtschaftliches Optimierungsdenken in einer klinischen Welt mit Maximalversorgungsanspruch nur begrenzt anwendbar ist. Das gilt insbesondere auch für den Einsatz von betriebswirtschaftlichen Instrumenten.

Wertorientierte Führung agiert kontrolliert und planvoll im ethischen Spannungsfeld zwischen notwendiger und nützlicher medizinischer Leistung, nachhaltig finanzierbaren Kosten und Patientenrisiko. Kostensenkung als Management-Ziel erreicht dort ihre Grenze, wo die medizinische Qualität beeinträchtigt wird und dadurch Patienten-Risiken aufkommen. Diese Zieledisharmonie zeigt sich besonders deutlich im Beschaffungsmanagement der Krankenhäuser: Verantwortungsbewusst (ethisch) einzukaufen heißt, in erster Linie Medizinprodukte auszuwählen, die keine vermeidbaren Patientenrisiken aufweisen bzw. den Heilungsprozess des Patienten unterstützen sowie sein Wohlbefinden im Sinn der Prozessqualität fördern. Weiterhin ist der Aspekt der Ressourcenschonung zu berücksichtigen und es ist darauf zu achten, dass Mitarbeiter mit Medizinprodukten arbeiten, die zur Arbeitssicherheit beitragen. Preisdominierter Einkauf erfüllt nicht die Anforderungen der wertorientierten Führung.

Führung ist ein situativ geprägtes Phänomen und hat die besonderen Gegebenheiten einer Branche sowie einer spezifischen Unternehmenskultur zu berücksichtigen. Von daher ist davon abzuraten, eine Blaupause für garantierten Führungserfolg zu suchen. Allerdings gibt es eine ganze Reihe von bewährten Methoden, Verhaltensprinzipien, Kommunikationstechniken und Organisationsformen, die eine Führung erfolgreicher machen können.

Neue, als revolutionär bezeichnete Führungsmodelle wie »agile Führung«, »Transaktionale Führung« und »Transparenzmanagement« sollten kritisch auf ihren Mehrwert im Verhältnis zum Trainings- und Einführungsaufwand hinterfragt werden, bevor man sie euphorisch einführt.

Literatur

Hofert, S. (2017): Agiler Führen. Einfache Maßnahmen für bessere Teamarbeit, mehr Leistung und höhere Kreativität. 2. Auflage. Wiesbaden: Gabler Verlag.
Schwaber, K., Hundhausen, R., Starr, D. (2015): Agile Project Management with Scrum. Redmond Washington: Microsoft Press. 2nd Edition.
von Eiff, W., Stachel, K. (2006): Professionelles Personalmanagement. Erkenntnisse und Best-Practice-Empfehlungen für Führungskräfte im Gesundheitswesen. Wegscheid: WIKOM Verlag.
von Eiff, W. (2000): Führung und Motivation. Stuttgart: Kohlhammer.
von Eiff, W. (2019): Magnet Nursing. Versorgungsweg der Zukunft? Health und Care Management 4: 24–27.
von Eiff, W. (2018): Wertorientierte Führung. Ein Kompass in turbulenten Zeiten. Health und Care Management 9: S. 28–29.
Weber, F., Berendt, J. (2017): Robuste Unternehmen. Krisenfest in Zeiten des Umbruchs. Wiesbaden: Gabler Verlag.

3.2 Herausforderung Fachkräftemangel

Edeltraud Bernhard

Der Fachkräftemangel in der Gesundheitsbranche ist derzeit für viele Kliniken und therapeutische Einrichtungen eines der dringlichsten Themen. Nachdem die Prognosen auch für die Zukunft in diesem Bereich harte Zeiten erwarten lassen, sind die Arbeitgeber jetzt und die nächsten Jahre selbst am Zug.

3.2.1 Neue Wege sind erforderlich

In der Ausgabe 9/2018 des Magazins *brand eins*, die das Thema »Personal« zum Schwerpunkt hatte, ist unter dem Titel »Personal in Zahlen« bezüglich der Berufsgruppe »Ärzte« nachzulesen, dass im Jahr 2015 die Zahl der Arbeitskräfte ohne Approbation und ohne Beschäftigung bei 85.000 lag. 2035 hingegen werden laut dem Medienbericht 270.000 Arbeitskräfte ohne Approbation dem Sektor fehlen. Dies ist eine alarmierende Einschätzung. Bereits heute kann sich eine Fachkraft im Gesundheitswesen ihren Arbeitgeber aussuchen. Der Markt hat sich gedreht. Es sind die Arbeitgeber, die zu Bewerbern werden und um Nachwuchs und Talente ringen.

Kliniken müssen deshalb neue Wege gehen, um als Arbeitgeber noch attraktiver zu sein. Qualifiziertes Fachpersonal zu finden, ist alles andere als einfach – gerade auch dann, wenn der Betrieb und seine Standorte entweder in reizvoller Umgebung und teuren Städten liegen und damit die Lebenshaltungskosten höher sind als anderswo, oder aber wenn sich eine Klinik in einer strukturschwachen Region befindet, wo der Fachkräftemangel sowieso eklatant hoch ist.

3.2.2 Vier wichtige Aktionsfelder

Bei der Suche nach geeigneten Fachkräften und der sich anschließenden intensiven Arbeit zur nachhaltigen Bindung von qualifiziertem Personal sind neben der marktgerechten Vergütung als Grundvoraussetzung vier Aktionsfelder wichtig:

- Gewinnung,
- Onbaording,
- Personalentwicklung
- Bindung.

Werden diese in der Klinik eingeführt, angewandt und in die tägliche Arbeitspraxis eingebunden, verstärken sie das Bild des Unternehmens nachhaltig als attraktiver Arbeitgeber. Modernes und kreatives Personalmanagement ist heute einer der großen Erfolgsfaktoren in der Gesundheits- und Pflegebranche. Wer eine mitarbeiterorientierte und erfolgsfördernde Kultur lebt, wird positiv wahrgenommen.

Gewinnung

Bereits das erste der vier zu bearbeitenden Felder, die *Gewinnung* von zukünftigen Mitarbeitern, erfordert viel Zeit, Energie und Fachwissen seitens des Personal- und Kommunikationsmanagements des Hauses. Neue Ideen und nachhaltige Visionen für den einfühlsamen Umgang mit den zukünftigen Arbeitskräften sind gleichsam gefragt. Das Feld der *Gewinnung* kann als große und dauerhafte Chance betrachtet werden, um im Arbeitsmarkt der Gesundheitsbranche

nicht nur auf sich aufmerksam zu machen, sondern als Arbeitgeber beim Bewerber Begehrlichkeit für den neuen Job zu wecken.

Personalmarketing

Es sind Instrumente der Imagebildung, die für den Gewinnungsprozess gestaltet und realisiert werden können. Personalmarketing-Aktivitäten helfen nicht nur beim Rekrutieren und Auffinden neuer Mitarbeiter, sondern sie steigern die positive Wahrnehmung des Unternehmens insgesamt: intern beim eigenen Personal, draußen am Bewerbermarkt, bei Partnerunternehmen und Lieferanten, in der breiten Öffentlichkeit und schließlich bei den Patienten und ihren Angehörigen.

Die Karriere-Website

Zu den Maßnahmen gehören unter anderem der Auf- und Ausbau einer zeitgemäßen, attraktiv gestalteten und benutzerfreundlichen Karriere-Website. Interessierte können sich hier ausführlich über die Klinik und ihre Angebote für die Mitarbeiter informieren. Das Personalmarketing ist emotional gestaltet und wirkt auf den Betrachter einladend und heißt ihn willkommen: mit authentischen Statements, aussagekräftigen Bildern, abwechslungsreichen Filmen und interessanten Erfahrungsberichten aus der täglichen Arbeit. All diese Kommunikationsbausteine können online präsentiert werden. Mitarbeiter erzählen von ihren ganz persönlichen Erfahrungen im Hause. Ferner können sich auf solch einer Website die Bewerber über die unternehmenseigenen Fort- und Weiterbildungsmaßnahmen für die verschiedenen Berufsgruppen informieren. Es sollte außerdem die direkte Möglichkeit geben, von der Karriere-Website aus mit den betreffenden Ansprechpartnern der Klinik über E-Mail in Kontakt zu treten oder sich z. B. einfach für ein Kennenlernen beim Kaffee mit der Pflegedienstleitung verabreden zu können. Der erste Kontakt muss unkompliziert sein.

Soziale Medien

Eine tragende Rolle auf der Suche nach neuen Mitarbeitern spielt der professionelle Unternehmensauftritt als Arbeitgeber in den sozialen Medien. Sie sind ein besonders geeigneter Kanal, um sich als moderner Ausbildungsbetrieb im Netz zu zeigen und online erlebbar zu machen. Alle Altersgruppen können hier jeweils interessenskonform erreicht und kontaktiert werden. Genutzt werden können Facebook, Instagram, Twitter, Xing, LinkedIn, Kununu u. a.

Bewerber lieben Plattformen

Kununu beispielsweise ist eine beliebte Informationsquelle und Entscheidungshilfe für Bewerber. Auf dieser tagesaktuellen Plattform konkurrieren Arbeitgeber rund um die Uhr indirekt miteinander um ihr Angebot für den besten Arbeitsplatz, den »great place to work«. Hier werden Betriebe bewertet, kritisiert, gelobt. Es wird mitunter sehr geschätzt, wenn Arbeitgeber zu den Stellungnahmen der Nutzer und Bewerber auf der Plattform Feedback geben und sich konstruktiv äußern zu Lob und Kritik.

Mitarbeiterempfehlungen auf Portalen

Studien zeigen, dass sich mehr als drei Viertel der Nutzer solcher Portale durch die Erfahrungsberichte in ihrer Entscheidung für einen neuen Job beeinflussen lassen. Mehr als die Hälfte wird in ihrer Entscheidung für ein Unternehmen bestärkt. Umgekehrt haben sich aufgrund der Bewertungen von anderen nahezu die Hälfte der Nutzer gegen einen Arbeitgeber entschieden. Das beweist, wie wichtig heute diese Art von Kommunikationskanälen im Internet für die Stellensuche der Bewerber ist. Empfehlungen von zufriedenen Mitarbeitern des eigenen Unternehmens können auf Portalen wie kununu positive Wirkung erzielen. Im Idealfall qualifiziert man sich sogar für portaleigene Auszeichnungen wie »best company« oder »open company«.

Facebook & Co.

Das Facebook-Profil eines Unternehmens kann zum Thema »Beruf und Karriere« interessante Einblicke in die reale Arbeitswelt des Unternehmens bzw. eines bestimmten Standortes geben. Gemeinsam können Ärzte, Therapeuten, Pflegepersonal und andere Mitarbeiter darstellen, wie sich der Alltag in ihrem Hause gestaltet, was sie leisten und wie sie miteinander umgehen. Die Vorstellung und Beschreibung von aktuellen Top-Jobs, die Reportage über gelungene Firmenevents oder die direkte Einladung an Interessierte zum Gespräch sind mögliche Elemente, die auf Facebook gepostet werden können. Wichtig ist, dass dies regelmäßig geschieht, am besten mehrmals die Woche – sofern man etwas Interessantes mitzuteilen hat.

Mitarbeiter werben Mitarbeiter

Auch »Weiterempfehlung« ist ein wichtiges Instrument bei der Mitarbeitergewinnung »Wer sich mag, hilft sich bei der Stellensuche, und wer seinen Arbeitgeber mag, empfiehlt ihn gerne weiter«. Dieses einfache Prinzip »Mitarbeiter werben Mitarbeiter« funktioniert gut, wie die Praxis oftmals beweist. Voraussetzung dafür ist ein gutes Arbeitsklima, dann gehen Angehörige und Freunde im Arbeitsleben gerne gemeinsame Wege.

Neue Generationen, neue Kommunikationswege

Wir leben heute mit den Generationen Y (geb. 1985–1999) und Z (geb. 2000 bis 2015). Sie sind die Digital Natives 1.0 und 2.0 und definieren ihr Leben über das wichtigste Medium unserer Zeit, das Internet. 2.0 noch mehr als 1.0. Sie leben stärker in sozialen Netzwerken und kommunizieren völlig anders miteinander als die Generationen zuvor.

Sie verschicken Whatsapp- und Sprachnachrichten, statt zu telefonieren. Sie sind auf der Suche nach Likes und Followern auf diversen Social- Media-Kanälen. Die Selbstinszenierung steht im Vordergrund. Als Unternehmen steht man vor der Entscheidung, welcher Kanal passt zur gewünschten Zielgruppe – aber auch zur eigenen Kultur? Wie viele der möglichen Plattformen kann ich mit meinen Ressourcen authentisch und sinnstiftend bedienen und als einen möglichen Weg auf der Suche zu neuen Mitarbeitern nutzen?

Stellenanzeigen

Die Stellenangebote als Inserate sind ein zentrales Element des Personalmarketings bei der Suche nach geeigneten Mitarbeitern. Egal, ob sie im Netz oder in analogen Medien veröffentlicht werden, an frequentierten Orten in Stadtzentren wie U-Bahnhöfen oder an anderen markanten Plätzen, es zählt stets die klare Formulierung und die Beantwortung der Frage, um was genau es bei der Stelle geht. Zu beschreiben sind jedoch nicht nur das Profil der gestellten Aufgabe und die geforderten Qualifikationen, sondern ganz besonders auch die Darstellung des eigenen betrieblichen Angebots und dessen Vorteile für den Bewerber. Die zentralen Botschaften einer Stellenanzeige sollen klar die beiden Fragen »Wen suchen wir?« und »Warum zu uns?« beantworten.

Auf Fachportalen Präsenz zeigen – regional/überregional, on- und offline

Auf den unterschiedlichen Fachportalen sowie Jobbörsen im Internet haben Unternehmen die Gelegenheit, sich mit ihrem jeweiligen Profil als attraktiver Arbeitgeber im Gesundheitswesen darzustellen. Die Teilnahme an regionalen Fachkräftekampagnen, die meist von den lokalen Medien durchgeführt werden, eignet sich gut für die Suche nach neuen und talentierten Mitarbeitern vor Ort. Sie sind ideale Instrumente für die gezielt standortbezogene Gewinnung von neuem Personal und Imagebildung.

Messeaktivitäten – ein Beitrag fürs Image

Messeaktivitäten, die hingegen standortübergreifend und ganzjährig die Teilnahme bei Fach, Ausbildungs- und Karrieremessen umfassen, gehören zum guten Image. Die jeweiligen Auftritte des Unternehmens bei den Messen und das Informationsmaterial für die Besucher und potentiellen Bewerber vor Ort sollten einerseits einheitlich im Sinne einer guten Corporate Identity sein und andererseits – bezogen auf die Bewerberansprache – idealerweise zielgruppenspezifisch. Wichtig ist, dass alle Aussagen des Unternehmens gleichsam einladend, attraktiv und überzeugend sind. Ein gut vorbereitetes Expertenteam informiert am Stand über die Leistungen und Angebote des Hauses, nimmt sich die Zeit zur Beantwortung der Fragen und beschreibt mögliche Arbeitsplätze und ihre Abläufe. Auch hausinterne Informationstage sind gute Gelegenheiten, sich dem interessierten Fachpersonal vorzustellen.

Kooperationen mit Schulen, dauerhaft

Dauerhafte Kooperationen mit Pflege- und Physiotherapieschulen sowie anderen lehrenden und ausbildenden Einrichtungen können helfen, Nachwuchs zu fördern und längerfristig an die eigene Klinik zu binden. Lange Zeit war die Gesundheits- und Pflegebranche vom drastischen Abbau solcher Schulungseinrichtungen betroffen. Vor zehn, fünfzehn Jahren galt der Pflegeberuf gesellschaftlich als nicht attraktiv, zu anstrengend und unterbezahlt. Das war leider das Ende vieler Pflegeschulen in Deutschland. Kooperationen der Kliniken mit solchen berufsbildenden Einrichtungen im Gesundheitsbereich sind also extrem wichtig. Sie stützen und stärken die Schulen und tragen dazu bei, das Fachpersonal von heute und morgen unter Berücksichtigung des klinikeigenen Anforderungsprofils qualitativ auszubilden.

Vorzüge des Unternehmens

Wer Arbeit sucht, will wissen welche Vorteile Betrieb A im Vergleich zu Betrieb B hat. Heute werden Jobs mitunter schnell gewechselt, und die junge Generation identifiziert sich nicht mehr so rasch mit einem Unternehmen wie vorherige Generationen. Der Faktor der »Work-Life-Balance«, also die Vereinbarkeit von Beruf und Privatleben, zählt heute mehr denn je. Es ist also wichtig, die Vorzüge des Unternehmens gegenüber anderen zu nennen. Wie kümmert sich der Betrieb um die Mitarbeiter? Beispielsweise mit familienfreundlichen und geregelten Arbeitszeiten, attraktiven Fort- und Weiterbildungsmaßnahmen, Vergünstigungen für Einkäufe bei ausgewählten Partnerunternehmen, Zuschüsse für Kinderbetreuungskosten oder mit anderen besonderen Zusatzleistungen wie Paketservice, Einkaufsservice oder dem Angebot eines Jobrads.

Alle Wege zur Bewerbung sind offen

Auf allen Wegen ist die Bewerbung möglich. Sie sollte sich für Interessierte so einfach wie möglich und absolut »barrierefrei« gestalten. XING- und LinkedIn-Profile sind dafür super geeignet und sollten als Bewerbung akzeptiert werden.

Das sich anschließende Handling muss sowohl für Bewerber als auch intern für die am Einstellungsprozess beteiligten Personen leicht, komfortabel und schnell durchführbar sein. Schnelle Reaktionsgeschwindigkeiten und eine freundliche und wertschätzende Kommunikation mit den Bewerbern sind ausschlaggebend.

Es zählt der Satz: »You never get a second chance to make your first impression.« Jeder Bewerber sollte einen positiven ersten Eindruck vom Unternehmen erleben, völlig unabhängig vom Ausgang des Bewerbungsverfahrens. Das Bewerbungssystem des Unternehmens sollte garantieren, dass Unterlagen einfach und schnell zu hinterlegen sind und die Bearbeitung der Bewerbung betriebsintern sicher, rasch und transparent vollzogen werden kann. Führungskräfte im Betrieb benötigen deshalb einen direkten Zugang zum Bewerbungssystem.

Interviews mit Bewerbern

Bei den Bewerbungsgesprächen spielt die gegenseitige »Passgenauigkeit« eine hohe Rolle. Zur Vorbereitung dieser Begegnungen und Erstgespräche werden intern »Trainings« für die Führungskräfte angeboten. Ein Interview-Leitfaden ermöglicht die professionelle Gesprächsführung. Wichtig ist, im Vorstellungsgespräch mit dem Bewerber einen guten Eindruck als attraktiver Arbeitgeber zu hinterlassen – der Arbeitgeber ist der eigentliche Bewerber. Die Faktoren »Teamfit«, Work-Life-Balance und die »Vereinbarkeit von Beruf und Familie« spielen dabei eine tragende Rolle.

Neue Wertvorstellungen

Junge Leute wollen einen sicheren Job, den sie als sinnvoll empfinden, und sie wollen genug Zeit für das übrige Leben haben. Beruf und Freizeit sollen demnach getrennte Lebenswelten sein. Freunde, Familie und Kinder gehen oftmals vor Karriere. Für die Gen Y und Z steht die Work-Life-Balance oft noch vor dem Prestige eines Arbeitgebers. Diese Vorstellungen und Erwartungen gilt es grundsätzlich zu berücksichtigen, und es macht Sinn und schafft Vertrauen, im Interview speziell darauf einzugehen. Der Bewerber kann während des Gespräches vom Interviewer dazu ermutigt werden, viele Fragen zu stellen, damit er prüfen kann, ob die Klinik und der Arbeitsplatz zu ihm passen können.

Onboarding

Der Start bei einem neuen Arbeitgeber wird oftmals als »Sprung ins kalte Wasser« geschildert: Vom ersten Tag an wird beispielsweise von Ärzten erwartet, dass die ärztlichen Aufgaben in Patientenversorgung und Administration vollumfänglich wahrgenommen werden. Die klinikspezifische Organisation, meist in Verbindung mit einem bis dato für den Einsteiger unbekannten EDV-System und das Kennenlernen der wichtigen Ansprechpartner in den verschiedenen Bereichen wird bei Feedbackgesprächen mit neu eingestellten Ärzten als wesentlich größere Herausforderung geschildert als die eigentliche medizinische Arbeit. In der Pflege wird eine Verdichtung der Arbeitsprozesse bei gleichzeitigem Fachkräftemangel beobachtet – der dabei entstehende Druck geht oftmals zu Lasten einer planvollen Einarbeitung für neue Mitarbeiter.

Die psychologische Hürde des Einstiegs in eine positive Erfahrung zu verwandeln, mit dem Ziel sich als moderner Arbeitgeber auch in Zukunft auf einem immer schwieriger werdenden Arbeitsmarkt zu behaupten, ist die große Herausforderung. Die Erfahrungen der ersten Tage an einem neuen Arbeitsplatz sind wesentliche Erfolgsfaktoren für die grundsätzliche Wahrnehmung des Arbeitgebers, die Identifikation mit der neuen Aufgabe und damit die Qualität der Arbeitsleistung und schließlich für die langfristige Mitarbeiterbindung. Aus diesem Grund ist das Thema Onboarding eines der zentralen Themen des heutigen Personalmanagements.

Ein Mitarbeiter, der sich am neuen Arbeitsplatz willkommen fühlt und strukturiert an die neue Aufgabe herangeführt wird, nimmt sich schneller als Teammitglied wahr als bei klassischen »learning by doing«-Konzepten. Neben dem neuen Mitarbeiter profitiert auch das Team als gesamtes von dem Konzept. Gut eingearbeitete Kollegen machen weniger Fehler, arbeiten effizienter und haben weniger Rückfragen was ein schnelleres Erreichen der Produktivphase des Teams ermöglicht. Für die Umsetzung solcher Einarbeitungs-Konzepte nehmen Führungskraft und Personalabteilung zentrale Rollen ein.

Begrüßung

Wie werden die »Neuen« willkommen geheißen? Die Antwort auf diese Frage kann einen Arbeitgeber auszeichnen als ein Unternehmen, das sich von Anfang an gut um seine Mitarbeiter kümmert. Eine einladende Geste vorab, zum Einstieg in die neue Arbeitswelt, ein freundliches »Willkommensschreiben« an die neue Fachkraft und damit verbunden erste Informationen zum Zugang und zur Organisation des zukünftigen Arbeitsplatzes, das ist zu diesem Zeitpunkt die richtige Maßnahme. Hilfestellungen und Unterstützung rund um den Neustart ist ebenfalls mittlerweile schon Standard wie z. B. die Vermittlung von Wohnraum.

Konzepte zur Einarbeitung

Bei Einführungsveranstaltungen geht es grundsätzlich um die Vermittlung von fachlichem Wissen zu Prozessen und Standards im klinischen und therapeutischen Alltag. Gute Konzepte zur Einarbeitung liefern aber auch Informationen zur hauseigenen Geschichte, Philosophie, Organisationsstruktur und neuen Perspektiven für die Zukunft am Arbeitsplatz. Ein weiteres wichtiges Thema, über das informiert werden sollte, ist die konsequente Umsetzung sämtlicher gesetzlicher Rahmenbedingungen wie beispielsweise Arbeitssicherheit, Brandschutz, Datenschutz – und essentiell wichtig im Klinikalltag – Hygiene.

Neben diesem Grundwissen bezogen auf die Inhalte und Regeln der täglichen Arbeit spielt auch die Kultur des Hauses und die Werte, die täglich gelebt werden, eine große Rolle. Es ist gut für die Atmosphäre des Hauses, wenn neuen Kollegen von Anfang vermittelt wird, wie alle miteinander umgehen und welche Angebote es im Betrieb gibt für Begegnungen untereinander und für gemeinsame Aktionen (wie z. B. Sommerfeste, Sport-Events, Weihnachtsfeiern u. a. Gelegenheiten).

Jede Abteilung verfügt über ein berufsgruppenspezifisches Einarbeitungskonzept. Anhand von Checklisten können die neuen Mitarbeiter schnell und übersichtlich ersehen, welche Aufgaben in den ersten Tagen und Wochen besonders relevant für sie sind.

Paten- und Tutorenprogramm

Wie kann das konkret aussehen? Jedem Berufseinsteiger wird während der ersten Wochen und Monate im neuen Betrieb ein erfahrener Mitarbeiter als Pate oder Tutor zur Seite gestellt, der zusammen mit dem neuen Kollegen Kompetenzfelder entwickelt, Aufgaben und Prioritäten festlegt und auf die künftigen Organisations- und Arbeitsabläufe vorbereitet. Da für die heutige Generation das Wohlfühlen, die Arbeitskultur und die Zufriedenheit eine wichtige Rolle spielen, ist allein der kontinuierliche Erfahrungsaustausch mit diesem Supervisor und die schnelle Integration ins Team ein Pluspunkt für den Supervisanden. Der neue Mitarbeiter kann in einem geschützten Raum Fragen und Probleme offen ansprechen. Dies schafft Vertrauen und stärkt die Motivation. Schwierige Situationen werden besprochen, Fallbeispiele diskutiert und der Arbeitsalltag simuliert. So gewinnt der Berufsanfänger rasch an Sicherheit.

Begleitung in den ersten sechs Monaten durch Gespräche

Fest geplante Gespräche während der ersten sechs Monate mit dem neuen Mitarbeiter dienen dazu, Einarbeitungsziele zu reflektieren und die Bindung ans Unternehmen zu stärken. In der Phase, zeigt sich, ob ein neuer Kollege »Wurzeln schlägt«.

Das Startgespräch hat zum Ziel, Aufgaben und gegenseitige Erwartungen zu klären.

Beim Zwischenfeedback wird besprochen, wie zufrieden der neue Mitarbeiter am Arbeitsplatz ist und welche Einarbeitungsziele gegebenenfalls noch offen sind. Das Probezeit-Abschlussgespräch bildet den formalen Abschluss der Probezeit mit Feedback zu den Eindrücken während der ersten gemeinsamen Monate sowie der Zielvereinbarung für die nächste Phase.

Neue Mitarbeiter sollten zur leichteren Einarbeitung größtmögliche Unterstützung und Förderung bekommen. Es ist heute die Aufgabe des Arbeitgebers ein Umfeld zu schaffen, das durch Wertschätzung, Anerkennung, Qualifizierung und Wissenserweiterung geprägt ist. Dies führt zu mehr Vertrauen, mehr Verantwortung und mehr Gestaltungsspielraum für die berufliche Entwicklung.

Entscheidende Vorteile für den Arbeitgeber

Die Vorteile für den Arbeitgeber liegen auf der Hand. Das Engagement und die Leistungsbereitschaft werden gestärkt, der neue Mitarbeiter wird schnell eingearbeitet und die Qualität auf hohem Niveau durch Fachkräfte gesichert. Ein zusätzlicher wichtiger Baustein des Supervisionskonzepts ist die Weiterbildung. Mitarbeiter, die immer auf dem neuesten Stand der Wissenschaft sind, helfen nicht nur in der Behandlung der Patienten. Durch Fortbildung wird die eigene persönliche Entfaltung am Arbeitsplatz gefördert, die Kompetenzen und die Identifizierung mit dem Arbeitgeber gestärkt. Dies verringert die Fluktuation und führt zu einer engeren Bindung an den Arbeitgeber.

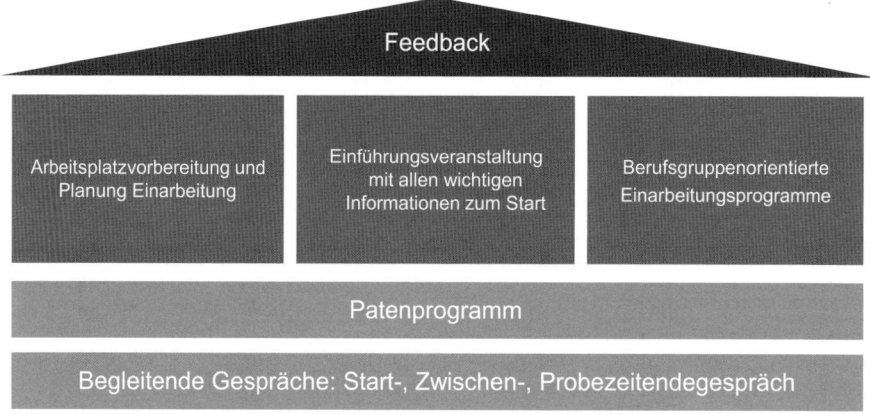

Abb. 3.2.1: Einarbeitung (© Medical Park)

Personalentwicklung

Die Personalentwicklung ist das dritte der vier wichtigen Felder zur nachhaltigen Bindung von Arbeitskräften. Hier tritt vor allen Dingen der Aspekt des »Trainings« in den Mittelpunkt. Ideal ist – sofern es hierfür die Möglichkeit und die Kapazitäten an Raum, Zeit, Personal und Finanzen gibt – die Einrichtung und der Aufbau eines betriebseigenen Trainingszentrums.

Insbesondere jüngere Arbeitnehmer lassen sich durch Weiterbildungsangebote des Arbeitgebers besonders stark motivieren. Eine Studie der Deutschen Universität für Weiterbildung (DUW) verdeutlicht: für 60 % der Arbeitnehmer zwischen 25 und 35 Jahren sind betrieblich geförderte Weiterbildungsmöglichkeiten ausschlaggebend für die Arbeitgeberwahl.

E-Learning

Sehr hilfreich sind E-Learning-Module. Sie sind sofort einsetzbar und können stets aktuell gehalten werden. Neue, zu vermittelnde

Kenntnisse und Arbeitsabläufe oder Pflichttrainings sind leicht und mit überschaubarem Aufwand in die zu vermittelnden Informationspakete zu integrieren. Gelernt werden kann damit, wo und wann jeder möchte. Es gibt keine zeitliche oder örtliche Bindung für das eigene Lernen. Das entspricht dem heutigen mobilen und flexiblen Lebensstil aller Altersgruppen.

Trainingskatalog

Ein umfassender und abwechslungsreicher Katalog beinhaltet interessante Fort- und Weiterbildungsmaßnahmen. Er ist die Grundlage für ein qualitativ hochwertiges und der Ausrichtung der Klinik entsprechenden Trainingssystem. Dieses unterstützt die Mitarbeiter dabei, sich fachlich, methodisch und persönlich weiterzuentwickeln, um in allen Situationen des immer komplexer werdenden Berufsalltags in Medizin, Therapie und Pflege kompetent agieren zu können.

Steigerung der Handlungskompetenz

Nachhaltige Qualifikation für alle Mitarbeiter in den einzelnen Kompetenzfeldern einer Klinik ermöglicht den Patienten eine erfolgreiche Rehabilitation. Dies ist das Ziel eines umfangreichen und für die Praxis durchgängig wirksamen Trainingskatalogs. Er umfasst einerseits bekannte und bewährte Themen und Module zu Kompetenzen in Medizin, Therapie und Pflege, zu Methoden und Prozessen in Organisation und IT. Andererseits kann er jährlich neue und innovative Angebote aufnehmen, erfrischende Trainingsprogramme und Kurse zur persönlichen Weiterentwicklung anbieten, als Motivator und Fitmacher für die Zukunft.

Interdisziplinäre Kurse fördern die ganzheitliche Kompetenz der Mitarbeiter im Hause und gewährleisten eine breite und qualifizierende Fachlichkeit. Ein gutes und profundes Trainingsprogramm für das Personal steigert erfahrungsgemäß nach und nach die Handlungskompetenz jedes einzelnen Mitarbeiters und somit nicht nur dessen eigene Zufriedenheit, sondern – wie gesagt – auch die der Patienten.

Führungskräfteentwicklung

Praxisnahe Trainings für angehende Führungskräfte aber auch für Mitarbeiter mit bestehender Führungsverantwortung können Potentiale des Nachwuchses fördern und Führungskräftepersönlichkeiten entwickeln. Ziel eines solchen »Fit für die Führung« Projekts ist eine Führungspersönlichkeit, die gerne Verantwortung übernimmt, ihre Mitarbeiter begeistert auf dem Weg mitnimmt, im Unternehmen aktiv wirkt und dabei auch den Blick auf sich selbst und das eigene Management behält. Die Trainings vermitteln Führungsinstrumente und zeigen wie praxisorientierte Techniken und Methoden angewandt werden können. Sie unterstützen einen gelungenen Rollenwechsel vom Mitarbeiter zur Führungskraft und geben Sicherheit in der neuen Führungsrolle.

Nachwuchsförderung

Bei einer Workshop-Reihe zur persönlichen Entwicklung geht es um Anerkennung und Förderung junger Nachwuchskräfte. Es soll die Motivation für die eigene Entfaltung gefördert werden bis hin zu mehr Verantwortung und Persönlichkeit. Die Teilnahme an solch einem Workshop empfindet der Nachwuchs als Auszeichnung. Die Nominierung dafür erfolgt durch die Führungskraft und die Geschäftsführung, nachdem weiterführendes Potential über die momentane Position des betreffenden jungen Mitarbeiters erkennbar geworden ist.

Trainingsprogramm als Marketingtool

Ein gutes und kontinuierliches Fort- und Weiterbildungsprogramm fungiert als Marketingtool. Die Klinik wird über ihr Trainings- und Kursangebot als attraktiver Arbeitgeber am Markt wahrgenommen und geschätzt. Es lohnt sich für jeden Betrieb im Gesundheitssektor, dauerhaft in Trainings zu investieren und damit verbindliche Zusagen für die Arbeitskräfte zu machen. Ein eigenes Trainingsprogramm oder gar Zentrum hat im Sinne der eigenen Unternehmensleitsätze und -werte den Vorteil, dass alle Therapie- und Pflegekonzepte einheitlich vermittelt und damit in der täglichen Praxis überall gleich angewandt und gelebt werden können.

Zertifikat als Anreiz

Durchgehend regelmäßige Kurse für Therapiestandards über betriebsinterne »Trainer« sind die Basis im Programm. Bei fachbezogenen Trainings können externe Lehrer, Ausbilder, Spezialisten und Coaches hinzugezogen werden. Ein Therapie-Curriculum mit Zertifikat zeichnet die geschulten Mitarbeiter entsprechend aus und schafft so noch mehr Anreiz für weitere Qualifikation. Dies gilt für eigene Mitarbeiter genauso wie für Fachkräfte, die von außen kommen und an den Trainings teilnehmen. Genau hier liegt Akquisitionspotential.

Offenes Trainingsprogramm

Eine gute Möglichkeit, sich am heutigen heiß umkämpften Bewerbermarkt einen erweiterten Zugang zu verschaffen, ist die Öffnung des betriebseigenen Trainingsprogramms für externe Teilnehmer. Sie sind nicht nur Interessierte am jeweiligen Kursthema oder Workshop, sondern meist auch Kandidaten für die zukünftige Mitarbeit. Über die Teilnahme an den Schulungen haben sie die Möglichkeit, potentielle Kollegen und die Teamkultur des Hauses kennenzulernen, »reinzuschnuppern« in den Arbeitsalltag der Klinik. Die hohe fachliche Expertise des Betriebes wird über das »offene« Angebot also nicht nur intern vermittelt, sondern trägt sich als Imagefaktor nach draußen auf den Arbeitsmarkt. Positiver Nebeneffekt dieser Maßnahme sind steigende Teilnehmerzahlen und damit eine zunehmend bessere Kostendeckung.

Bindung

Schließlich geht es bei dem Prozess der nachhaltigen Bindung von qualifizierten Mitarbeitern – nach Gewinnung, Onboarding, Personalentwicklung – um die Bindung selbst und ihren dazugehörigen Maßnahmen. Hier steht die Mitarbeiterzufriedenheit als permanentes Ziel an erster Stelle. Alles muss stimmen: Das Arbeitsumfeld, die Arbeitsmittel und natürlich die stete Weiterentwicklung der allgemeinen und persönlichen Grundvergütung.

Im Rahmen einer täglich gelebten Unternehmenskultur sind eine klare aber hierarchisch flache Führungsstruktur mit klaren Regeln und durchgängig fairem Führungsverhalten die Basis für zufriedene Mitarbeiter. Arbeitszeitmodelle, die sich an dem heutigen Lebensstil und dem Wunsch nach einem ausgewogenen Verhältnis von Arbeit und Freizeit orientieren, gehören genauso dazu wie die Dienstplansicherheit für die Mitarbeiter. Zeit ist Geld. Über 20 % der Arbeitnehmer wünschen sich von Ihrem Chef flexible Arbeitszeitmodelle, eigenverantwortliche Zeiteinteilung und mehr Urlaubstage.

Die Arbeitszufriedenheit zählt

Mitarbeitergespräche sind ein wertvolles Instrument bei dem Prozess der Förderung von Motivation, beim konstruktiven Umgang mit Beschwerden und Kritik. Die Gespräche geben Aufschluss darüber, wie gut die interdisziplinäre Zusammenarbeit mit anderen und die interne Kommunikation im Haus funktionieren, ob die Ausstattung am Arbeitsplatz den zu erfüllenden Arbeitsabläufen entspricht. Auch sensibel und respektvoll geführte Krankheitsrückkehrgespräche gehören in diesen Bereich erfolgreicher Personalarbeit.

Lob und Anerkennung sowie gegenseitige Achtung und Wertschätzung sind elementare

Bestandteile einer Unternehmenskultur. Von Führungskräften wird erwartet sowohl konstruktives Feedback zu geben als auch annehmen zu können.

Betriebliches Gesundheitsmanagement

Die Einführung eines betrieblichen Gesundheitsmanagements kann die Arbeitszufriedenheit des gesamten Personals mittel- und langfristig steigern. Die Einflussfaktoren, die die Arbeitsfähigkeit und Motivation von Mitarbeitern steigern können, sind bekannt. Gesundheitsfördernde Angebote des Unternehmens für Fitness und Vorsorge bereichern das Bild eines attraktiven Arbeitgebers, der sich verantwortungsvoll um das Wohlbefinden seiner Mitarbeiter kümmert, sowohl intern als auch extern. Ein wohl funktionierendes betriebliches und standardisiertes Gesundheitsmanagement führt mit seinen Möglichkeiten und Maßnahmen zur Steigerung der Arbeitszufriedenheit und reduziert mittel- und langfristig die Fehlzeiten und Fluktuation im Unternehmen.

Wer Sport treibt, bleibt fit und gesund für den Arbeitsalltag. Viele Unternehmen haben dieses Prinzip bereits verinnerlicht und wissen: Unternehmen die in die Fitness und Gesundheit Ihrer Mitarbeiter investieren, steigern deren Leistungsfähigkeit und fördern zudem ein positives Betriebsklima.

Arbeitgeber mit Familiensinn

Durch flexible Arbeitszeiten, Teilzeitmodelle und eine hohe Dienstplansicherheit lassen sich Arbeit und Familie gut vereinbaren. Finanzielle Unterstützung bei der Kinderbetreuung, kostenlose Ganztagesbetreuungen mit erfahrenen Erziehern und einem bunten Spaßprogramm während der Ferien gehören zu einer familienorientierten Personalpolitik. Das Angebot im Themenbereich Familie und Beruf sollte abwechslungsreich sein und sich dem stetig wandelnden Alltag in unserer modernen Gesellschaft mit ihren vielfältigen Bedürfnissen anpassen.

Benefits sind fest gelebte Standards

Als Top Arbeitgeber muss man wissen, wie man Mitarbeiter glücklich macht. Hier gehört auch gesundes Essen und Trinken dazu. Der Benefit Mittagessen ist eine der beliebtesten Maßnahmen um die Mitarbeiterzufriedenheit zu erhöhen. Mitarbeiterrestaurants, klassische Essensgutscheine oder flexible Essenszuschüsse über moderne, digitale Lösungen lassen sich besonders einfach integrieren, sind steuerfrei bzw. steueroptimiert und zeigen Mitarbeitern täglich die Wertschätzung Ihres Arbeitgebers über beste Essensqualität.

Weitere Benefits wie Vergünstigungen, steuer- und sozialversicherungsfreier Sachbezug mit Mastercard zum Einkaufen, Paketservice, Jobrad, Betreuungszuschüsse, Einkaufsservice u v m. werden heute als selbstverständlich erwartet.

Neue Generationen, neue Bedürfnisse

Heute ist es wichtiger denn je, die richtige Unternehmenskultur zu fördern. Junge Leute möchten sich einerseits einbringen ins Unternehmen und in der Ausübung ihres Berufes entfalten. Andererseits wünschen sie sich genügend Freiraum für ihr privates Leben und ihre Interessen in der Freizeit. Diesem Trend gilt es als attraktiver Arbeitgeber Rechnung zu tragen und die entsprechenden flexiblen Angebote zu entwickeln.

3.2.3 Schlussbemerkung

Zusammenfassend gesagt, ist es für die Arbeit mit Patienten und die Zufriedenheit der Mitarbeiter sehr wichtig, dass alle Berufsgruppen – Ärzte, Pflege, Therapeuten, Organisation und Service – gemeinsam an einem Strang ziehen und sich für ihre Arbeit an den gleichen Werten orientieren. Das geht nur, wenn Hierarchien im Betrieb flach sind, Mitarbeiter aller Bereiche direkt, offen und konstruktiv miteinander kommunizieren. Wichtig sind der gegenseitige Respekt und die Wertschätzung für die Arbeit der anderen. Diese Haltung kann täglich gelebt und gefördert werden – durch die eigenen Führungskräfte und durch die zuvor beschriebenen Maßnahmen. Solch eine Unternehmenskultur beflügelt die Zufriedenheit der Mitarbeiter und die Qualität der Arbeit für die Patienten.

Perspektiven und Empfehlungen für das Reha-Management

- Managementkompetenzen haben in der Gesundheitsbranche, deren primäre Aufgabe die Daseinsvorsorge ist, eine besondere Bedeutung, weil ethische Maxime bei allen Entscheidungen eine zentrale Rolle spielen. Daher ist der »Shareholder Value« als Management-Orientierung für den Medizinbetrieb ungeeignet. Der »Stakeholder Value«-Ansatz ist für Führungskräfte im Gesundheitswesen dagegen die Management-Philosophie der Wahl. Vor jeder Entscheidung muss sich die Führungskraft selbst fragen: Erfüllt meine Entscheidung die ethische Handlungsleitlinie »First do no Harm!«?
- Besonders wichtig ist die Fähigkeit zur »Führung der eigenen Person« in Verbindung mit dem Vermögen, Persönlichkeitstypen einschätzen zu können. Ein Talent Insights Report sollte für jede Führung- und Führungsnachwuchskraft selbstverständlich sein.
- Führungskompetenz zu entwickeln wird zur wichtigen Aufgabe in allen Unternehmen der Gesundheitsbranche. Allerdings sollte nicht jede Modeströmung von Lean Management über Business Process Re-engineering bis Agile Management kritiklos aufgenommen werden. Neue Führungsansätze, die von Beratern angepriesen werden, sollten kritisch hinterfragt werden im Hinblick auf Einführungsaufwand und Nutzeneffekte.
- Der Arbeitsmarkt im Gesundheitssektor hat sich aufgrund des zunehmenden Fachkräftemangels vom Arbeitgeber- zum Arbeitnehmer-Markt gewandelt. Personal-Marketing stellt den »attraktiven Arbeitsplatz« in den Mittelpunkt, beinhaltet die gezielte Profilierung des Unternehmens als »attraktiven Arbeitgeber« (Best Place to Work), der dauerhaft herausfordernde und sichere Arbeitsplätze garantiert, für faire Arbeitsbedingungen steht und eine konstruktive Unternehmenskultur unterstützt. Faire, marktgerechte Vergütung, familienfreundliche Arbeitszeiten, transparente berufliche Entwicklungsperspektiven und unterstützende Zusatzleistungen (sogenannte »Fringe Benefits«) sind zentrale Merkmale zeitgemäßer Personalpolitik. Um die ohnehin knappe Ressource »qualifiziertes Fachpersonal« zu entlasten, sollten die Chancen der Digitalisierung zur Prozessvereinfachung konsequent genutzt und die Möglichkeiten der Automatisierung sowie des Robotereinsatzes (z. B. in der Rehabilitation von Schlaganfallpatienten) mobilisiert werden. Wichtig ist auch, als Unternehmen Präsenz in der Gemeinde zu zeigen: Mitarbeiter als nebenamtliche Lehrkräfte in Schulen können junge Menschen frühzeitig für einen Berufsweg im Gesundheitswesen begeistern. Die finanzielle und personelle Unterstützung der Einrichtung von Pflegeschulen und die Übernahme von Ausbildungskosten für Pflegekräfte, Physiotherapeuten und andere wichtige Berufsgruppen sind Beiträge zur Verbesserung der Fachkräfte-Situation.

4 IT-Management und Digitalisierung in der Rehabilitation

Kontext

»Digitalisierung« ist mittlerweile zum »buzzword« ersten Ranges geworden. Jeder kann oder meint mitdiskutieren zu können, in keinem anderen Wort finden sich so viele undefinierte Erwartungen wie auch unbestimmte Ängste. Umso wichtiger, diesen vielschichtigen Begriff Digitalisierung für die Rehabilitation näher auszuleuchten und einzuordnen.

Für die Strategie einer Rehabilitationsklinik wirft er einige Fragen auf: Was bedeutet Digitalisierung für das Unternehmen? Welche Rolle spielt für eine Digitalisierungsstrategie die bereits im Unternehmen implementierte IT-Architektur? Ergeben sich durch die Nutzung digital unterstützter Rehabilitationsanwendungen neue, erfolgversprechende Geschäftsmodelle? Wie verändert sich durch digitale Anwendungen die Rolle der Patienten, Ärzte und Therapeuten und was heißt das für das Reha-Management? Und nicht zuletzt eine der wichtigsten Herausforderungen: Wie wird die fortschreitende Digitalisierung in der Unternehmensorganisation verankert?

- Zunächst gibt Kapitel 4.1 einen umfassenden Überblick über das breite und ständig größer werdende Spektrum digitaler Gesundheitsanwendungen von der Akutversorgung bis zur Sekundär- und Tertiärprävention. Beleuchtet werden Chancen und Nutzen der Digitalisierung für die verschiedenen Stakeholder, aber auch Gesichtspunkte wie Datenschutz, Qualitätsstandards und Transaktionskosten.
- Was können Systeme der Teletherapie in der Rehabilitation leisten, speziell in der flächendeckenden Nachsorge und der Prävention? Dieser Frage geht das Kapitel 4.2. nach. Vorgestellt werden unterschiedliche Ansätze für B2C- und B2B-Apps. Eine interdisziplinäre und multimodale App wird ausführlich beschrieben.
- Auch die Kostenträger sehen in den digitalen Initiativen zahlreiche Chancen, wie in Kapitel 4.3. ausgeführt wird. Aus der versorgungspolitischen Perspektive steht dabei die Überwindung der sektoralen Grenzen durch eine optimierte Kommunikation und Dokumentation sowie die Erhöhung der Wirtschaftlichkeit durch maximal individualisierte Versorgung im Mittelpunkt.
- Die Digitalisierung eröffnet ganz neue Perspektiven der sektorübergreifenden Zusammenarbeit für die Rehabilitation. Im Fokus von Kapitel 4.4. stehen die Chancen, die sich dadurch für Leistungserbringer, Patienten, Mitarbeiter und Kostenträger eröffnen. Exemplarisch skizziert wird eine smarte Klinik-Plattform, die eine Customer Journey mit flexiblen und individualisierten Angeboten verspricht und dadurch einen deutlich gesteigerten medizinisch-therapeutischen Kundennutzen.

4.1 Chancen und Nutzen digitaler Gesundheitsanwendungen in Rehabilitation und Prävention

Michael John

4.1.1 Medizinische und gesellschaftliche Hintergründe

Die Gesundheitsversorgung in den westlichen Industriestaaten steht vor großen Herausforderungen: Alternde Bevölkerungen gekoppelt mit einer steigenden Lebenserwartung und der dadurch bedingten Zunahme chronisch-degenerativer Erkrankungen (z. B. Bluthochdruck, koronare Herzkrankheit, Diabetes mellitus Typ 2, Demenz, Krebs, machen es erforderlich, die bestehenden Strukturen innerhalb der Gesundheitssysteme weiterzuentwickeln. Die wachsende Inanspruchnahme von medizinischen Leistungen lässt sich anhand von steigenden Ausgaben im Gesundheitswesen nachweisen (Destatis 2018). Durch den gesellschaftlichen Trend hin zu Metropolregionen und urbanen Ballungsräumen wird es zunehmend schwerer fallen die medizinische Versorgung auch in ländlichen Regionen mit einer vergleichbaren Qualität aufrecht zu erhalten. Kliniken klagen über einen akuten Fachkräftemangel bei der Besetzung offener Ärztestellen (Augurzky et al. 2018). Insbesondere in ländlichen Gebieten bleiben bereits heute viele Therapeutenstellen unbesetzt.

Durch die Notwendigkeit zu einer verlängerten Lebensarbeitszeit kommt älteren Arbeitnehmern eine immer wichtigere Rolle zu, so dass diese Gruppe durch entsprechende rehabilitative und präventive Maßnahmen »fit« gehalten werden muss (Schramm et al. 2014). Hieraus lässt sich die Notwendigkeit von wirkungsvollen Präventionsmaßnahmen ableiten, die durch das Präventionsgesetz manifestiert wurden (BMG 2015). Auch rehabilitativen Nachsorge-Leistungen zur nachhaltigen Lebensstilmodifikation kommt eine noch stärkere Bedeutung zu (Deck et al. 2012, S. 317, Weinbrenner 2014, S. 169).

In den letzten Jahren sind vermehrt digitale Gesundheitsanwendungen in den Mittelpunkt der Debatte um die Innovationsfähigkeit des deutschen Gesundheitssystems gerückt. Ärzte und Therapeuten besitzen im Rahmen der nachstationären und ambulanten Gesundheitsversorgung bislang nur wenige geeignete digitale Anwendungen und Werkzeuge, die es ihnen erlauben, den Patienten über den definierten Behandlungsauftrag hinaus in seinem Lebens- bzw. Berufsalltag zu betreuen und einmal begonnene Lebensstil verändernde Maßnahmen auf deren mittel- bis langfristige Wirkung zu überprüfen. Patienten führen die begonnene Therapie im Alltag oftmals nicht weiter, da neben fehlender Motivation und Anreizen auch erschwerend der Berufs- und Familienalltag die Fortführung von gesundheitsförderlichen Maßnahmen behindert.

An dieser Stelle können digitale Versorgungsangebote helfen, die am Behandlungsprozess beteiligten Akteure nachhaltig zu vernetzen. Durch in den Lebens- und Behandlungsalltag integrierte digitale Anwendungen können der Informationsfluss, die Kommunikation und die Interaktion zwischen den Akteuren des Gesundheitswesens verbessert werden. Diese Möglichkeiten fallen in eine Zeit flächendeckender Verfügbarkeit von digitalen Infrastrukturen und der zunehmenden Akzeptanz von digitalen Technologien in der Bevölkerung. Sowohl Patienten als auch Ärzte und Therapeuten sind zunehmend offener gegenüber der Nutzung von digitalen Gesundheitsanwendungen. Fitness Tracker werden ebenso wie Medizin-Apps von immer mehr Personen mit großer Selbstverständlichkeit genutzt (Wachholz et al. 2015, S. 3, Rohleder und Jedamzik 2017, S. 8, DAK 2018, S. 18).

Obwohl das Wort »Digitalisierung« momentan in vielerlei Hinsicht mit heilsbringenden oder apokalyptischen Assoziationen überladen wird, möchte dieser Beitrag eher nüchtern und auf der Basis der Erfahrungen der Digitalisierungsprojekte auf dem Gebiet der Telerehabilitation der letzten zehn Jahre die Chancen und Nutzen von digitalen Anwendungen in der Rehabilitation und Prävention herausarbeiten. Der Fokus des Beitrages liegt hierbei insbesondere auf der direkten Interaktion und Kommunikation von Ärzten, Therapeuten und Patienten im Behandlungsprozess. Der Begriff »digitale Gesundheitsanwendung« bezeichnet hierbei diese direkt oder indirekt in den Behandlungsprozess integrierten Infrastrukturen, Software-Tools oder Programme, die Prozess- und Informationslücken im konventionellen Behandlungsprozess überbrücken und so zu einer Verbesserung der medizinischen Versorgung beitragen.

Zuerst werden in diesem Beitrag die Sichtweisen und Anforderungen der beteiligten Akteure dargestellt sowie daran anschließend ein Überblick über die Konzepte und Funktionen der am Markt verfügbaren Systeme gegeben. Diese Systematisierung soll helfen sowohl Anforderungen als auch Systemkonzepte für zukünftige Entwicklungen besser aufeinander abzustimmen. Den Beitrag abschließend werden die Chancen und Nutzen von digitalen Gesundheitsanwendungen diskutiert und einzelne Empfehlungen für die Einführung von digitalen Gesundheitsanwendungen gegeben.

4.1.2 Digitale Gesundheitsanwendungen aus Sicht der Akteure

Der Einsatz digitaler Gesundheitsanwendungen ergänzt und erweitert die ärztlichen bzw. therapeutischen Behandlungsprozesse. Hierdurch bieten sich für Kliniken sowie niedergelassene Ärzte und Therapeuten neue Möglichkeiten der Behandlung. Technik unterstützt dabei die am Behandlungsprozess beteiligten Personen. Ihr Einsatz wird aber maßgeblich von Ärzten und Therapeuten bestimmt und gesteuert. (John und Einhaus 2016)

Digitale Gesundheitsanwendungen begleiten den Patienten entlang seines persönlichen Genesungsprozesses vom Akutereignis über die stationäre Rehabilitation bis hin zur Nachsorge und Tertiärprävention im häuslichen Umfeld oder am Arbeitsplatz. Eine digitale Gesundheitsanwendung in der Rehabilitation, Prävention oder Nachsorge verstetigt auf effiziente Weise die im stationären Bereich erzielten Behandlungserfolge und integriert therapeutisch valide Maßnahmen im Sinne einer nachhaltigen Sekundärprävention in den Alltag der Patienten. (John et al. 2017, S. 185) Die Abbildung 4.1.1 verdeutlicht, wie in den einzelnen Behandlungsphasen technischer und digitaler Gesundheitsanwendungen genutzt werden können, um den Patienten durchgängig zu betreuen und ihn im Sinne eines ganzheitlichen Versorgungsangebots bis in den Lebens- und Berufsalltag zu begleiten.

Für die Erbringung einer umfassenden digitalen Gesundheitsleistung arbeiten auf Anbieterseite das medizinische Fachpersonal, Gerätehersteller, Plattform- und Infrastrukturprovider, Softwarehersteller und Systemintegrationen sowie Logistikdienstleister zusammen. Handelt es sich um reine Software getriebene Anwendungen (Apps), so ist der Verteilungsweg über bestehende Download-Plattformen besonders einfach, sofern die datenschutzrechtlichen Bestimmungen eingehalten werden. Häufig sind aber mehrere Partner an der Erbringung einer digitalen Gesundheitsleistung beteiligt.

Digitale Gesundheitsanwendungen erweitern den bestehenden Behandlungsprozess dort, wo Lücken im Informationsprozess

4 IT-Management und Digitalisierung in der Rehabilitation

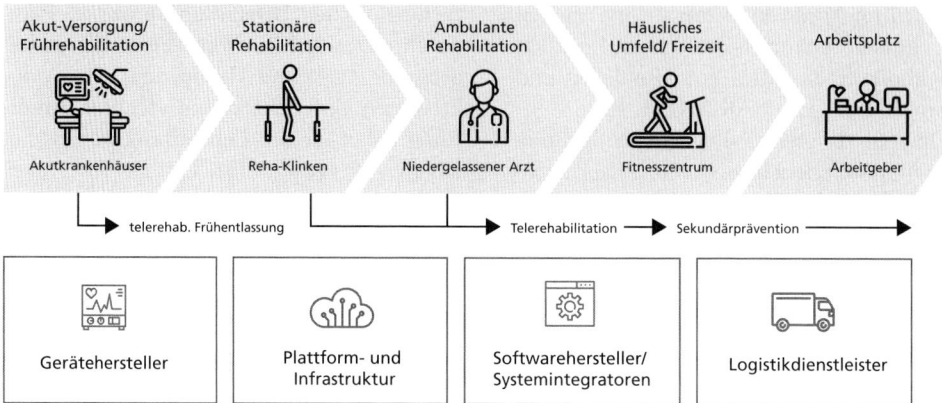

Abb. 4.1.1: Digitale Gesundheitsanwendungen von der Akutversorgung bis zur Sekundär- und Tertiärprävention (© Fraunhofer FOKUS)

bestehen bzw. dort, wo aufgrund räumlicher Entfernungen Betreuung und Hilfestellung nur über technische bzw. digitale Systeme geleistet werden kann. Häufig implementieren sie einen Regelkreis, indem sie Daten über den Gesundheitszustand erfassen, diese analysieren und als Hilfe zur Entscheidungsunterstützung an den Arzt oder Therapeuten übermitteln. Der Arzt oder Therapeut kann auf Basis dieser Daten dann die Therapieprozesse bewerten und die Therapie an den aktuellen Gesundheitszustand und Therapiefortschritt anpassen. (John et al. 2013, S. 293) Die Abbildung 4.1.2 veranschaulicht diesen Regelkreis:

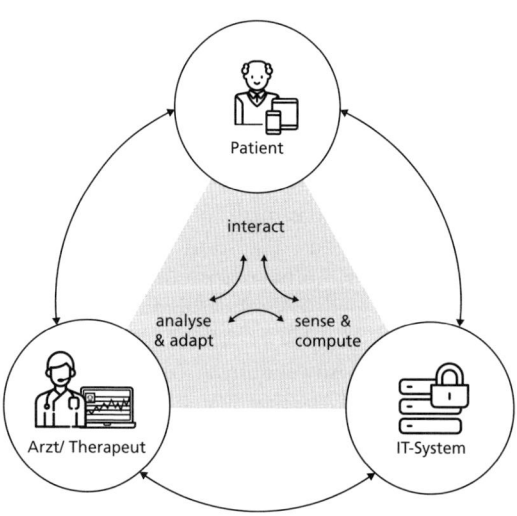

Abb. 4.1.2: Systemische Interaktionen zwischen Patient, Arzt/Therapeut und digitaler Anwendung (© Fraunhofer FOKUS)

Außerdem fördern digitale Gesundheitsanwendungen das Selbstmanagement und die Eigenmotivation der Patienten. Im Unterschied zu Telematik-Anwendungen, wie z. B. der elektronischen Gesundheitskarte oder der elektronischen Patientenakte, unterstützen digitale Gesundheitsanwendungen die direkte oder indirekte Kommunikation und Interaktion der am Behandlungsprozess beteiligten Ärzte, Therapeuten und Patienten. (John 2017, S. 202) Sie können dabei auf verfügbaren sicheren IT-Infrastrukturen aufbauen wie z. B. der Telematik-Infrastruktur, oder sie implementieren eine eigene sichere Infrastruktur.

Anforderungen der Ärzte, Therapeuten und Patienten

Digitale Gesundheitsanwendungen weisen dem Patienten mehr Verantwortung für den Behandlungserfolg zu und folgen damit dem Konzept des »Patient Empowerment« (Knöppler et al. 2015, S. 28, 70). Der Schlüssel zur Aktivierung des Patienten liegt dabei in dem Potenzial der Anwendungen, sich an die konkrete Lebenssituation des einzelnen Patienten anzupassen (Adaptivität) und diesen durch Feedback auf seine individuellen Behandlungsfortschritte aktiv einzubinden. (John und Einhaus 2017, S. 297). Dies geht für die Entwicklung digitaler Gesundheitsanwendungen mit einer Reihe an Nutzer-Anforderungen einher, die für einen erfolgreichen und dauerhaften Betrieb grundlegend sind:

Für Patienten muss eine digitale Gesundheitsanwendung schnell erlernbar und in ihrem Funktionsumfang einfach sowie übersichtlich nutzbar sein. Zu berücksichtigen bei der Gestaltung der Benutzerschnittstellen sind mögliche krankheitsbedingte kognitive oder physiologische Einschränkungen der Patienten. Die Anwendung muss möglichst mit einem einzigen Knopf in Betrieb genommen werden können. Mitgelieferte Eingabe- oder Messgeräte müssen schnell erlernbar und einfach zu nutzen sein. Menüs und Schriftfelder sollten übersichtlich und groß gestaltet sein, die Anwendung nur die grundlegend benötigten Funktionen beinhalten. Ein visuelles Feedback zu geleisteten Einheiten und zu dem Grad der Zielerreichung wird als motivierend erachtet. Der Therapie- und Trainingserfolg sollte realistisch und nachvollziehbar dargestellt werden. Die Dokumentation der Therapie- und Trainingseinheiten wird von Patienten als wichtig angesehen, um eigene Erfolge sichtbar zu machen und sich ein Gefühl des Überblicks und der Kontrolle über den eigenen Therapiefortschritt zu verschaffen. Lerninhalte sollten möglichst leicht verständlich und multimodal mit Hilfe von Bild, Text und Ton vermittelt werden.

Auch die Kommunikation mit Ärzten und Therapeuten stellt aus Sicht der Patienten eine zentrale Anforderung dar: Eine Korrektur und Anpassung der Trainingseinheiten ist ausdrücklich erwünscht, ebenso die Einsichtnahme der Daten durch und der persönliche Kontakt mit behandelnden Ärzten und Therapeuten. (Schmidt-Kaehler 2018, S. 4) Viele der Patienten wünschen sich eine fachliche Begleitung und ein regelmäßiges Feedback von Therapeuten.

Für Ärzte und Therapeuten ist ebenso der geringe technische Aufwand und die einfache Bedienbarkeit der digitalen Anwendung die vorderste Anforderung (John et al. 2015, S. 57). Der ambulant oder stationär erreichte Behandlungserfolg sollte nachhaltig gesichert werden, idealerweise durch die Fortsetzung einer aufbauenden Therapie im häuslichen Umfeld. Der Erstkontakt und die Schulung zur Nutzung einer digitalen Anwendung sollten aber in der medizinischen Einrichtung unter Anleitung von medizinischem Fachpersonal erfolgen. Dadurch können Fehlnutzungen der Anwendungen frühzeitig vermieden werden. Gleichzeitig wird ein lückenloser Übergang der therapeutischen und lebensstiländernden Aktivitäten von der Rehabilitations- und Nachsorgephase bis hin zur Sekundärprävention gewährleistet. (John et al. 2015, S. 126)

Eine einzusetzende Sensorik für die Übermittlung von Messwerten darf den Patienten nicht stören und muss die zentralen Parameter zuverlässig erfassen, die zur Begutachtung des Therapiefortschrittes nötig sind. Die vereinbarten Therapieziele müssen für den Patienten nachvollziehbar visualisiert werden. Wichtig ist Ärzten und Therapeuten, das digitale Anwendungen individuelle Funktionen zur Patientenmotivation im Sinne eines Anreizsystems besitzen. Dazu gehören die Anzeige eines Zeitplans und auch die bereits erreichten Therapieziele ebenso wie ggfs. der Vergleich mit einer Gruppe von Patienten mit ähnlicher Indikation.

Auch für den Arzt bzw. Therapeuten muss der individuelle Therapiefortschritt eines Patienten möglichst klar und schnell erfassbar sein (z. B. wie bei einem Ampelsystem). Integrierte Kommunikationskanäle in Form von Text-, Audio- oder Videokommunikation werden für die Patientenbetreuung als grundlegend angesehen. Die Dokumentation der Trainingsergebnisse muss somit auch für den Arzt bzw. Therapeuten einsehbar sein. Wichtig ist Ärzten und Therapeuten, Therapieziele vorgeben, kontrollieren und somit den Therapieprozess steuern zu können. Bei Abweichung von Therapiezielen muss die Möglichkeit zur Intervention und zur individuellen Neuausrichtung des Therapieprozesses bestehen, wobei sich ständig wiederholende, routinemäßige Korrekturen und Änderungen im Therapieplan auch automatisiert werden könnten. Zur vollständigen Dokumentation des Behandlungsverlaufes werden Kommentar- und Notizfunktionen benötigt, die möglichst eine Schnittstelle zu den bereits im Einsatz befindlichen medizinischen Dokumentations- und Abrechnungssystemen besitzen.

Anforderungen der Leistungsträger

Für das Bereitstellen und Betreiben von digitalen Gesundheitsanwendungen ist es aus Sicht der Leistungsträger unabdingbar einen Evidenz- bzw. Nutzennachweis zu erbringen. (Lehmann et al. 2018, S. 62) Die wissenschaftliche Konzeption einer neuartigen, digitalen Anwendung nach dem Stand der Wissenschaft, die daran anschließende modellhafte Pilotierung und Evaluation einer digitalen Anwendung bilden die Grundlage dafür, um im Rahmen der geltenden Vergütungsordnungen ein digitales Angebot erstatten zu können. Unterschieden wird hier einerseits in Anwendungen, die eine neue Form der Behandlung mit Hilfe von IKT einführen und andererseits prozessorientierten Anwendungen, die Kommunikations- und Versorgungsprozesse optimieren (GKV Spitzenverband 2016, S. 6). Diese Nachweise sind auch aus Gründen der Sorgfaltspflicht der Leistungsträger im Umgang mit Versichertenbeiträgen zu führen. Die Verbesserung der Ergebnisqualität (z. B. eine Erhöhung der Lebensqualität für Versicherte), wie auch die Optimierung der Leistungsqualität sind dabei zentrale Kriterien, die eine digitale Anwendung adressieren sollte. (vdek 2018, S. 6, GKV 2016, S. 8) Aber auch wettbewerbliche Vorteile (z. B. eine positive Kommunikations- oder Marktwirkung oder die Erhöhung der Kundenzufriedenheit und -bindung) sind durchaus Anforderungen, die aus Sicht der Leistungsträger mit der Einführung einer digitalen Gesundheitsanwendung verbunden sind. (Höllger 2016, S. 4)

Aufgrund des gesetzlichen Versorgungsauftrages sehen sich Leistungsträger stark in der alleinigen Verantwortung der Kostenübernahme. Als Vertragsgrundlage für die Erstattung kommen unterschiedliche Bestimmungen aus den Sozialgesetzbüchern, u. a. § 26, 29, 44 SGB IX bzw. § 20, 43, 137, 140 SGB V in Betracht. (Piwowarczyk 2017, S. 216 ff.) Höhere Kosten werden dann akzeptiert, wenn der Einsatz der digitalen Anwendung die Behandlungsqualität insgesamt verbessert und dadurch mittel- bzw. langfristig eine Refinanzierung durch die positiven Nachwirkungseffekte gesichert erscheint. Da digitale Anwendungen häufig auf spezielle Personengruppen ausgerichtet sind, wird für die vertragliche Gestaltung zumeist der Selektivvertrag herangezogen. (Lehmann et al. 2018, S. 18) Am Rehabilitations- bzw. Präventionsmarkt haben die einzelnen Leistungsträger unterschiedliche Anforderungskataloge veröffentlicht, die Anbietern von digitalen Anwendungen als Leitlinien gelten können.

So definiert das Rahmenkonzept zur Nachsorge nach medizinischer Rehabilitation der Deutschen Rentenversicherung mögliche Systemkonzepte unter Nutzung von Informationstechnik, mit deren Hilfe Tele-Reha-Nachsorgeleistungen angeboten werden können. Hierbei handelt es sich um Systeme, die als Einzel- bzw. Gruppenintervention durchgeführt werden können und einen Kontakt zu dem Therapeuten oder einer geeigneten Fachkraft der Rehabilitationseinrichtung vorhalten. (DRV 2018, S. 2) Das Anforderungsdokument beschreibt auch die Einsatzmöglichkeiten, Zielgruppen und Voraussetzungen für die Erbringung eines Nachsorgedienstes. Der Leitfaden Prävention des GKV Spitzenverbandes definiert aus Sicht der Krankenkassen zentrale Kriterien für die Zulassung und Erstattung einer präventiven Maßnahme (GKV 2018, S. 14 ff.). In dem Leitfaden werden die gesetzlichen Grundlagen, die Handlungsfelder für präventive Maßnahmen sowie die einzelnen Förderkriterien innerhalb dieser Handlungsfelder dargelegt. Die abschließende Prüfung und Zulassung erfolgt dann durch die Zentrale Prüfstelle Prävention.

4.1.3 Systemkonzepte und Funktionen für digitale Gesundheitsanwendungen

Bisherige Digitalisierungsprozesse im Gesundheitswesen orientieren sich vorwiegend an administrativen Kernprozessen wie z. B. dem sektorenübergreifenden Austausch von medizinischen oder Sozialdaten, dem Entlassbzw. Zuweisermanagement oder der Optimierung der eigenen internen IT-Infrastruktur. Hiervon werden sich Einsparpotenziale hinsichtlich der redundanten, dezentralen Datenhaltung sowie effizientere Prozessketten und Workflows erwartet.

Nach dem verzögerten Start der Telematikinfrastruktur gehen immer mehr Krankenkassen und Leistungsträger dazu über, eigene digitale Infrastrukturen und patientenzentrierte digitale Angebote aufzubauen. Hierzu gehören Informationsatlanten über bestehende Versorgungsangebote und Leistungserbringer für Patienten ebenso, wie die Möglichkeit eine sichere digitale Gesundheitsakte zu führen. (DAK 2018, TK 2018) Darauf aufbauend werden aktuell weitere Anwendungen zur Verbesserung der Patientensicherheit wie z. B. digitale Medikationschecks zur Überprüfung von Wechselwirkungen im Medikationsplan entwickelt. (AOK 2018, Kramer 2018) Für einzelne Personengruppen stellen Leistungsträger gesonderte Coaching- und Selbstmanagementprogramme bereit. Hierzu zählen Angebote für die Burnout-Prävention und Personen mit depressiver Verstimmung sowie zur Adipositas- und Sucht-Prävention (hkk 2018, KKH 2018). Im Verbund mit Drittanbietern werden ebenso Fitness-Apps in Kombination mit Health-Trackern beworben und über Bonusprogramme erstattet. (BIG direkt 2018)

Auch die Deutsche Rentenversicherung hat den Trend zu mehr digitaler Vernetzung bereits erkannt und frühzeitig ein Forschungsprogramm zur »Nachhaltigkeit durch Vernetzung« durchgeführt (DRV 2009). Einzelne Forschungsverbände innerhalb der DRV adressieren das Potenzial von ehealth und Telemedizin in Pilotvorhaben zur digitalen Nachsorge. Als erste Schritte wurde ein Informationsportal zu Nachsorgeangeboten (NachderReha) sowie ein Online-Fragebogen für den Reha-Bedarf konzipiert und implementiert (OREST). Weitere digitale Angebote wurden für die Indikationen Adipositas (Rorena-Rosenberg), Psychosomatik (DE-RENA) sowie für kardiologische und orthopädische Anwendungsfälle entwickelt und evaluiert (Tele-Assist, ReMove-It).

Klinikbetreiber entwickeln Konzepte und erste patientenorientierte Anwendungen, wie mit Hilfe von digitalen Lösungen bereits im Vorfeld zu dem stationären Aufenthalt Patienten erste Anamnesen durchgeführt werden können (Dr. Becker Klinikgruppe). Von Klinikbetreibern entwickelte Apps zielen darauf ab, den Patienten frühzeitig zu informieren und ihm den Aufenthalt in der stationären Rehabilitationseinrichtung zu erleichtern (MEDIAN-App, Medical Park App). Auch die in den Therapieräumen installierten Therapie- und Trainingsgeräte zeichnen sich durch immer mehr multimediale Benutzerschnittstellen und digitale Schnittstellen z. B. zu persönlichen Gesundheitskarten aus.

Da es nahezu unmöglich ist, einen vollständigen Überblick über die Vielzahl von Systemen und digitalen Angeboten zu leisten, soll im Rahmen des Beitrags ein Orientierungsrahmen vorgestellt werden, um die einzelnen Angebote voneinander besser abgrenzen zu können. Digitale Gesundheitsanwendungen setzen eine Vielzahl bereits am Markt verfügbarer Basistechnologien und Systemkomponenten ein. Hochwertige und umfassende digitale Anwendungen enthalten neben der eigentlichen therapeutischen Intervention Elemente von Telemonitoring, E-Learning, Telecoaching und Social Networking. Hinzukommend zu grundlegenden Kommunikationsfunktionen wie E-Mail, Chat-Lösungen oder Videokommunikationslösungen lässt sich in den letzten Jahren der Trend hin zu ganzheitlichen Systemkonzepten beobachten, die Selbstlernphasen, Therapieplanung mit Modulen zur Vernetzung von Patienten verbinden. (Frederix et al 2015, S. 51)

Im Weiteren werden die einzelnen Module sowie die technischen Systemkomponenten beschrieben. Wie auch zuvor wird dabei auf den Bereich der digitalen Gesundheitsanwendungen fokussiert. Es wird dabei in allgemeine Module, die für alle Nutzergruppen grundlegend sind und in spezifische Module für einzelne Nutzergruppen unterschieden. Das Zusammenspiel der Module lässt sich in der folgenden Grafik ablesen:

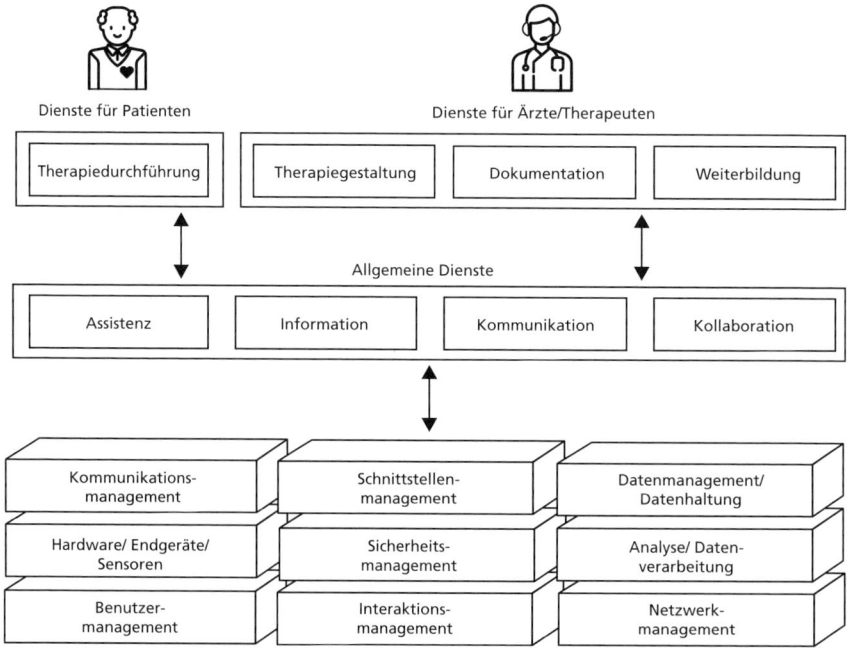

Abb. 4.1.3: Funktionale Module und Technischer Komponenten einer umfassenden digitalen Gesundheitsanwendung (© Fraunhofer FOKUS)

4.1 Chancen und Nutzen digitaler Gesundheitsanwendungen in Rehabilitation und Prävention

Folgende allgemeine Module und Funktionen werden sowohl von Ärzten und Therapeuten als auch von Patienten benötigt:

In den Modulen *Kommunikation* und *Kollaboration* werden Funktionen bereitgestellt, die der Vernetzung von am Behandlungsprozess beteiligten Akteuren dienen. Dies können medizinische Experten (Ärzte/Therapeuten) aber auch Patienten und Angehörige sein. Das Modul unterstützt die Interaktion im Behandlungsprozess mittels synchroner und asynchroner Kommunikationsformen.

Das *Informationsmodul* stellt Funktionen für die Aufklärung und Wissensvermittlung von Ärzten, Therapeuten und Patienten bereit. Es werden die für den Behandlungs- und Therapieprozess notwendigen Informationen als Video, Audio oder in Textform bereitgestellt. Dies können z. B. Informationen zu typischen Krankheitsverläufen oder verfügbaren Schulungsmaterialien sein.

In dem Modul *Assistenz* werden die im System vorhandenen Daten derart aufbereitet und angezeigt, dass Ärzte, Therapeuten und Patienten sich einen schnellen Überblick über die aktuellen therapeutischen Maßnahmen verschaffen können. Es beinhaltet konkrete situationsspezifische Hilfestellungen während des Therapieprozesses und der Durchführung therapeutischer Übungen.

Neben den allgemeinen Modulen steht Patienten und Angehörigen das spezifische Modul zur *Therapiedurchführung* zur Verfügung. Es beinhaltet Funktionen zur Ausführung der therapeutischen Übungen sowie Anreizmechanismen, die die längerfristige Therapietreue der Patienten fördern. Dies können Rückmeldungen zum aktuellen Therapiestand oder dem Grad der Zielerreichung sein.

Folgende Module werden nur von Ärzten und Therapeuten genutzt:

Mit Hilfe des *Therapiegestaltungsmoduls* können Ärzte und Therapeuten Therapieprozesse anlegen und bis auf Detailebene einzelne therapeutische Einheiten planen, zusammenstellen, konfigurieren und an Patienten ausliefern. Es können sowohl standardmäßige Übungsblöcke wie auch individuell auf den Patienten zugeschnittene Therapiepläne erstellt werden.

In dem Modul *Dokumentation* werden Daten archiviert, die für die einzelnen Phasen des Therapieprozesses wichtig sind. Hierbei kann es sich um Vital-, Therapie- oder Profildaten des Patienten handeln, die für die Beurteilung des Gesundheitszustandes grundlegend sind. Ebenso werden Schnittstellen zu externen Wissens-Datenbanken vorgehalten, um ggfs. Patienten- und Krankheitsprofile miteinander zu vergleichen und so z. B. den individuellen Behandlungspfad gegenüber einem standardmäßig vorgegebenen Behandlungspfad darzustellen.

In dem Modul *Weiterbildung* können Ärzte und Therapeuten multimediale Inhalte abrufen und an eLearning-Angeboten teilnehmen. Hier können Inhalte aus neuen Leitlinien und Behandlungsstandards vermittelt oder Schulungen von Fachverbänden durchgeführt werden.

Die nachfolgend beschriebenen technischen Komponenten realisieren das Zusammenspiel der oben beschriebenen Module und Funktionen.

Zur Ausführung von digitalen Gesundheitsanwendungen werden als bevorzugte *Hardware* mobile Endgeräte wie Tablets oder Smartphones eingesetzt. Um Vital-, Bewegungs- und Therapiedaten zu messen, werden *Sensoren* und *Medizingeräte* eingesetzt. Auch Aktuatorik zur aktiven Steuerung bspw. von Orthesen oder Prothesen findet hier Verwendung.

Mit Hilfe der Systemkomponente *Datenmanagement/Datenhaltung* werden gesundheitsrelevante Daten aus der eingesetzten Sensorik oder anderen Quellen erfasst und gegebenenfalls aggregiert. Je nach Anwendungsfall werden diese Daten auch genutzt um den Therapiefortschritt oder den Gesundheitszustand des Nutzers zu erfassen. Das *Datenmanagement* ist zudem verantwortlich für die Speicherung und Archivierung von Daten.

Die *Analyse* bzw. *Datenverarbeitung* basiert auf Algorithmen, die den Prozessfortschritt oder die Ergebnisqualität der therapeutischen Maßnahme gegen ein Soll-Modell vergleichen und bewerten. Aufgrund der hohen Anforderungen an die Genauigkeit, muss die Datenanalyse eine sehr zuverlässige Ergebnisqualität liefern.

Das *Schnittstellenmanagement* bietet proprietäre oder standardisierte Schnittstellen zu externen Systemen an, sodass Daten integriert und transportiert werden können. Kliniken und Leistungsträger können somit z. B. über Ein- und Ausschluss in das Therapie- oder Nachsorgeprogramm informiert werden. Diese technische Komponente realisiert auch die Schnittstellen zu den existenten Dokumentationssystemen oder Wissensbasen, die in der Klinik oder im ambulanten Bereich eingesetzt werden.

Das *Kommunikationsmanagement* realisiert die synchrone und asynchrone Kommunikation. Dabei handelt es sich um Text, Audio, Videonachrichten und Dokumente wie z. B. Informationsmaterialien oder medizinische Berichte. Es werden die Art und Zeitintervalle der Arzt-Patienten-Kommunikation strukturiert. Hierbei handelt es sich um das Verwalten, Absprechen und Verschicken von Terminen und Erinnerungen. Ebenso realisiert diese Komponente die Übertragung von Vital-, Bewegungs- und Therapiedaten.

Über das *Interaktionsmanagement* werden Benutzerschnittstellen zur Verfügung gestellt, die multimodale Ein- und Ausgaben erlauben. Diese können visuell, auditiv und auch taktil sein. Ebenso werden Signalisierungen an den Nutzer sowohl in Echtzeit als auch zeitverzögert realisiert. Dies können z. B. Erinnerungen oder Warnungen an die Nutzer bei kritischen Vitalwerten oder ungewünschten Medikamenteninteraktionen sein. Funktionen wie die Ablaufsteuerung, die Programm- und Applikationslogik werden ebenfalls durch diese Komponente umgesetzt.

In der Systemkomponente *Netzwerkmanagement* werden Dienste zusammengefasst, die die Telekommunikationsnetze und die unterschiedlichen Kommunikationskanäle betreffen. Das ist neben der Verwaltung von Netzwerkverbindungen die Überprüfung und das Aufrechterhalten von Qualitätsanforderungen (Dienstgüte, Quality of Service), das Aushandeln der Netzwerkverbindungen und der Kommunikationsprotokolle sowie der priorisierten Kommunikationskanäle.

Das *Sicherheitsmanagement* ist zuständig für den Datenschutz und die Datensicherheit. Dienste wie Ver- und Entschlüsselung sowie die Pseudonymisierung und Anonymisierung von Daten und Transportwegen werden durch diese Systemkomponente realisiert. Ebenfalls beinhaltet diese Komponente das Audit Trail, also die Rückverfolgbarkeit früherer Systemzustände und Datenbestände sowie die Löschfristen für erfasste Daten.

Das *Benutzermanagement* ist für die Rollen- und Benutzerverwaltung der Endnutzer auf den jeweiligen Endgeräten zuständig und sichert so den Zugang zu der digitalen Gesundheitsanwendung. Hierunter fallen die Authentifizierung, das Passwortmanagement sowie das Verwalten der jeweiligen Zugriffsrechte auf die erfassten Daten. Das dazugehörige Zugriffs- und Rechtemanagement beinhaltet Funktionen wie die Identifizierung, Authentisierung und Autorisierung von Systemnutzern.

4.1.4 Chancen und Nutzen digitaler Gesundheitsanwendungen in Rehabilitation und Prävention

Allgemein bieten digitale Gesundheitsanwendungen die Möglichkeit der Partizipation sowie der medialen und damit u. a. orts-/zeitungebundenen Interaktion zwischen Bürgern, Leistungserbringern und Leistungsträgern im Gesundheitswesen. (Neumann et al. 2016, S. 20, Gigerenzer et al. 2016, S. 1, Knöppler et al. 2015, S. 7) Sie werden bei präventiven und bei diagnostischen Maßnahmen als sinnvoll angesehen, um notwendige medizinische Interventionen frühzeitiger und gezielter zu ermöglichen. (GKV-Spitzenverband 2016, S. 7) Hinsichtlich der Vergütung kann von einer Vergleichbarkeit der digitalen und konventionellen Versorgungsangebote ausgegangen werden. (Nolting und Zich 2017, S. 47)

Durch schnellen und umfassenden Informationsaustausch bergen sie Chancen und Möglichkeiten für die Diagnose und Therapie, die Überwachung und Nachsorge von Patientinnen und Patienten sowie die Steuerung von medizinischen Abläufen. (BMBF 2018, S. 27) Eine einfache und zeiteffiziente digitale Dokumentation und Kooperation kann zur Folge haben, dass mehr Zeit für die therapeutische Arbeit mit dem Patienten und die Belange des Versicherten zur Verfügung steht (Bernnat et al. 2017, S. 17, 60). Erhobene Daten können an die Gesundheitsforschung zurückfließen. Eine digitale Patientenakte ermöglicht die Dokumentation aller wichtigsten Diagnosen und Behandlungsverläufen auf einen Blick. (Horneber 2017, S. 131) Sektoren übergreifend können so digitale Befunde zwischen einzelnen Leistungserbringern schneller übermittelt und fehlerfrei verarbeitet werden, was zu Einsparpotenzialen, z. B. durch die Verhinderung von doppelten Dateneingaben, führt. (SVR 2018, S. 483, Hehner et al. 2018, S. 5, 8) Sie helfen bei der Überbrückung von Behandlungspausen zwischen der Entlassung aus dem Krankenhaus und der ambulanten Weiterbehandlung. (GKV-Spitzenverband 2016, S. 4, 14)

Insbesondere in strukturschwachen, ländlichen Regionen können sie einen Beitrag dazu leisten, die Versorgungsqualität trotz Fachkräftemangel aufrechtzuerhalten und Patientenbedarfe besser zu steuern. (vdek 2018, S. 8, AOK Nordost 2017, S. 3, 13) Durch die Möglichkeit der Befundung aus der Distanz bzw. Fernbehandlung bieten sie die Chance infrastrukturelle Nachteile wie den reduzierten öffentlichen Personennahverkehr oder eine geringere Arztdichte auszugleichen. (Schmidt-Kaehler 2018, S. 26) Durch die Bereitstellung von medizinischer Kompetenz aus der Ferne werden Modelle der Delegation von ärztlichen bzw. therapeutischen Handlungen möglich und können so ärztliches Personal entlasten. (GKV-Spitzenverband 2016, S. 16, KBV 2017, S. 2)

Chancen und Nutzen für Patienten und Angehörige

Mit digitalen Gesundheitsanwendungen wandelt sich der Patient vom passiven Rezipienten hin zum informierten und mündigen Bürger, der sich aktiv und eigenverantwortlich um den Erhalt und die Verbesserung der eigenen Gesundheit kümmert und seine Selbsterkenntnisse in den Behandlungsverlauf einbringt. (Haschke et al. 2018, S. 5, Schmidt-Kaehler 2018, S. 16 ff.) Der Patient erhält auch einen verbesserten Zugang zu ärztlichen und therapeutischen Leistungen (sowohl anonym als auch persönliche) vergleichbar zu allgemein üblichen Online-Angeboten (z. B. per Videosprechstunde oder für das Einholen einer ärztlichen Zweitmeinung). (Schmidt-Kaehler 2018, S. 26) Betroffene selbst und/oder deren Angehörige tragen aktiv dazu bei, die Behandlungsqualität und den Behandlungserfolg zu steigern. (Knöppler et al. 2015, S. 16 f.)

Für den Patienten kann eine nahtlose Integration digitaler Anwendungen in den Lebensalltag, die Verringerung der Wegezeiten, eine höhere Kontinuität in der Betreuung im Endeffekt eine verbesserte Therapietreue und ein verbessertes Therapieergebnis bedeuten. (GKV-Spitzenverband 2016, S. 13) Digitale Gesundheitsanwendungen unterstützen ihn bei seinem Gesundheitshandeln z. B. durch den Erfahrungsaustausch unter Gleichgesinnten (Haschke et al. 2018 S. 4., Weßling 2017, S. 7), die Anzeige gesundheitsrelevanter Informationen, beim Monitoring oder Tracking. (Knöppler et al. 2015, S. 8, 32) Dies kann über automatisierte Berichte an Leistungserbringer mit Informationen zum Therapieverlauf oder dem Gesundheitszustand erfolgen. (Knöppler et al. 2015, S . 17)

Digitale Gesundheitsanwendungen tragen somit zur Stärkung der Selbstwirksamkeit und Adhärenz der Patienten bei und fördern das Patient Empowerment sowie die individuelle Gesundheitskompetenz des Bürgers. (SVR 2018, S. 486) Die bessere patientenspezifische Datenbasis (z. B. digitale Patientenakte) sowie der Zugriff auf Big Data-Wissensbasen ermöglichen eine verbesserte Diagnose (maximales diagnostisches Wissen) und Prädiktion des Krankheitsverlaufes und ein individuelles, flexibles Gesundheitsmanagement für Patienten.(Schmidt-Kaehler 2018, S. 35, Horneber 2017, S. 131) Die Folge sind zielgerichtete, individuelle Behandlungsstrategien und eine erhöhte Patientensicherheit. (Gigerenzer et al. 2016, S. 2) Die digital erhobenen und integrierten Daten können in anonymisierter Form durch die Gesundheitsforschung zum Wohle der Patienten genutzt werden. (TK 2018, S. 3, BMBF 2018, S. 26 f.)

Chancen und Nutzen für Ärzte und Therapeuten

Digitale Gesundheitsanwendungen werden zukünftig die Möglichkeiten der Ärzte und Therapeuten erweitern und die Versorgung der Patienten verbessern. (KBV-Positionen 2017, S. 3) Die vereinfachte formularbasierte Anamnese und Weiterverarbeitung der Daten sowie Datenerhebung durch den Patienten im Alltag führen zu einer besseren Informationsbasis für die Therapiedurchführung. Häufig kann dies schon vorab zu dem eigentlichen Behandlungsprozess durch den Patienten selber erfolgen z. B. durch digitale Assessments. (IT-Branchenreport 2017, S. 29) Digitale Lern- und Schulungsmodule machen medizinisches Wissen einem größeren Personenkreis zugänglich und vermitteln auf effiziente Weise neue Informationen z. B. zu Richtlinien und Standards. (DAK 2018, S. 15, IT-Branchenreport 2017, S. 45 f.) Die schnelle Verfügbarkeit von Informationen auch im Behandlungsalltag führt zu einem Kompetenz- und Wissensgewinn für alle am Behandlungsprozess beteiligten Leistungserbringer. Durch Zugriff auf Wissensdatenbanken kann eine Kompetenzerweiterung für Ärzte/Therapeuten, eine Weiterbildung am Arbeitsplatz möglich werden. Die Nutzung von Telekonsilsystemen fördert zudem die interdisziplinäre Vernetzung von Gesundheitsexperten. (BÄK 2015, S. 3)

Durch die bessere Verfügbarkeit von Behandlungsdaten können sich Ärzte und Therapeuten viel schneller einen Überblick über den aktuellen Gesundheitszustand von Patienten verschaffen und die Therapie planen. (TK 2018, S. 3) Telekonsile ermöglichen die Betreuung von Patienten in ihrer Häuslichkeit und können dazu beitragen, Ärzten und Therapeuten Wegezeiten zu ersparen. (GKV-Spitzenverband 2016, S. 15) Dabei ist es wichtig, dass sich auch auf Seite der Leistungserbringer die digitalen Werkzeuge zur Therapieanalyse und -steuerung nahtlos in den Behandlungsalltag und das Arbeitsumfeld integrieren lassen.

Durch eine kontinuierliche Übermittlung von Daten aus dem Patientenalltag erhalten Ärzte und Therapeuten ein »hochaufgelöstes Bild des Individuums, bei dem Überschreitungen von individuellen Grenzwerten frühzeitig [und] unabhängig von einem Arztbesuch erkannt und präventiv Verhalten geändert werden kann.« (Gigerenzer et al. 2016, S. 3) Therapieentscheidungen können durch den Einsatz digitaler Assistenzsysteme oder intelligenter Datenbanken unterstützt werden. Algorithmen für die Verarbeitung und Aufbereitung von Gesundheitsdaten können bei der Kontrolle der Therapiequalität und der Rekonfiguration von Therapieprozessen je nach Fortschritt des Patienten helfen. (DAK 2018, S. 21)

Die Möglichkeiten einer automatisierten Dokumentation und anschließenden Aufbereitung der Daten haben eine Zeitersparnis für Ärzte und Therapeuten zur Folge. Die Digitalisierung und Robotik könnte helfen dem Fachkräftemangel entgegenzuwirken, denn »arbeitssparende technische Innovationen werden immer wichtiger, um Ärzte und Pflegepersonal zu entlasten.« (Augurzky et al. 2018)

Es kann mittelfristig davon ausgegangen werden, dass sich die Arbeitsbedingungen und das Arbeitsumfeld von Ärzten und Therapeuten verändern werden. Dabei wird der Umgang mit neuen Medien auch die tradierte Arzt-Patienten-Beziehung verändern. (Schmidt-Kaehler 2018, S. 19, Gigerenzer et al. 2016, S. 3, Weßling 2017, S. 8) Ärzte und Therapeuten werden öfter von der Rolle des Informationsbeschaffers und Informationsgebers in die Rolle des Begleiters, Navigators und Ratgebers wechseln. (BÄK 2018) Als Vorteil dabei ist anzusehen, dass diese Begleitung auch im Homeoffice oder durch Nutzung von direkten elektronischen Kommunikationswegen zum Patienten, sog. sozialen Medien, geleistet werden kann. (BÄK 2014)

Chancen und Nutzen für Klinikbetreiber

Für Klinikbetreiber ergeben sich durch die Nutzung digitaler Gesundheitsanwendungen neue Geschäftsmöglichkeiten durch eine aus der Ferne (remote) geleistete, abrechenbare Patientenbetreuung. Insbesondere für Therapeuten in langer Berufsausübung bietet die Fernbetreuung eine Abwechslung zu dem Tagesgeschäft und kann auch bei möglichem gesundheitlichen Problemen des Personals eine Perspektive für die weitere Berufsausübung sein.

Neben einer qualitativ hochwertigen Versorgung führen digitale Angebote aktuell zu einer Steigerung der Sichtbarkeit und Attraktivität der beteiligten Einrichtungen. Dies kann Rehabilitationseinrichtungen auch insbesondere für Berufseinsteiger attraktiv machen und bei der Rekrutierung von Fachpersonal helfen. (kma online 2018)

Die Möglichkeiten der Prozessautomatisierung können zu einer Effizienzsteigerung führen z. B. bei der innerhäuslichen Termin- und Therapieplanung oder bei einer digitalen Vermittlung von Klinik-Angeboten und Patientennachfrage über Zuweiserportale. (Hehner et al. 2018, S. 5) Dies wiederum führt zu einer Entlastung von Ärzten, Therapeuten und Mitarbeitern in der Administration.

Chancen und Nutzen für Leistungsträger

Leistungsträger sehen in der Digitalisierung das Potenzial, die Kommunikation zwischen allen Akteuren des Gesundheitswesens im Sinne eines innovativen Serviceangebotes für Versicherte zu verbessern. (vdek 2018, S. 2) Die Entbürokratisierung durch digitale Schnittstellen fördert die Verfügbarkeit von Informationen über Sektoren- und Behandlungsgrenzen hinweg, erspart mühsames Suchen in Papier- und Aktenbergen. (Wilting et al. 2017, S. 140) Mit Hilfe von digitalisierten Prozessen und Big-Data-Anwendungen entstehen neue Möglichkeiten, um Präventions- und Versorgungsangebote über Sektorengrenzen hinweg patientenzentriert zu steuern. (Nolting und Zich 2017, S. 47) Leistungsträger können mit Hilfe der erhobenen Versorgungsdaten den Bedarf und die Qualität bestehender Versorgungsangebote überprüfen, neue Angebote validieren und somit zu einer Verbesserung der Gesundheitsplanung beitragen. Veränderungen im Versorgungsbedarf können so frühzeitig berücksichtigt werden. (vdek 2018, S. 9 f., Gigerenzer et al. 2016, S. 3) Es können im Sinne einer stratifizierten Medizin neue Erkenntnisse und Zusammenhänge z. B. in der Epidemiologie, dem Gesundheitsmonitoring und der Epidemieprognose analysiert und gewonnen werden. (Kramer und Vollmar 2017, S. 470 f.) Digitale Anwendungen können somit die Wirtschaftlichkeit der Patientenversorgung erhöhen und längerfristigen Versorgungsungleichgewichten entgegenwirken. (BÄK 2015, S. 2)

Einschränkungen und Risiken

Neben den beschriebenen Chancen der Digitalisierung von Gesundheitsanwendungen müssen, wenn auch untergeordnet, einige Einschränkungen und Risiken mit in Betracht gezogen werden: Häufig wird eine Unvollständigkeit, Intransparenz und Unplausibilität der Angebote bzw. Empfehlungen von digitalen Gesundheitsanwendungen bemängelt. Dies verwirrt die Endnutzer. (Knöppler et al. 2015, S. 12) Zudem werden die zentralen Aspekte des Datenschutzes und der Datensicherheit häufig intransparent gestaltet. (BÄK 2018.) Bislang gibt es keine einheitlichen Qualitätsstandards, die konkrete und vergleichbare Aussagen zum Nutzen, der Vertrauenswürdigkeit und der Qualität von digitalen Gesundheitsanwendungen zulassen. (TK 2018, S. 3, AOK Nordost 2017, S. 6, Haschke et al. 2018, S. 6) Zudem konnten entscheidende Kriterien, wie die Verbesserung der patientenrelevanten Endpunkte oder eine höhere Wirtschaftlichkeit von digitalen Gesundheitsanwendungen bislang nur in Einzelstudien für sehr spezifische Nutzergruppen nachgewiesen werden. (GKV 2016, S. 9, Nolting und Zich 2017, S. 14 f.)

Bei der Nutzung digitaler Gesundheitsanwendungen können durch vermehrte Dateneinsicht seitens der Patienten auch belastende Zustände entstehen, z. B. wenn erhobene Monitoringdaten eine Verschlechterung des Gesundheitszustandes anzeigen und so den Patienten verunsichern. (GKV 2016, S. 11) Digitale Versorgungsangebote können durch falsche Anwendung, ungenaue Messungen oder inadäquate Therapieempfehlungen auch zu Nachteilen und Schäden bei den Nutzern führen. (vdek 2018, S. 5)

Bei der Gestaltung und dem Betrieb digitaler Gesundheitsanwendungen muss mitberücksichtigt werden, dass ihre Nutzung über einen längeren Zeitraum, ähnlich wie bei der konventionellen Behandlung, kein Selbstläufer ist und es zielgruppenspezifischer Anreizmechanismen bedarf, um die Nutzung über einen längeren Zeitraum aufrecht zu erhalten. (Gigerenzer et al. 2016, S. 16) Dabei darf es natürlich nicht zu einer rationierenden Steuerung in der Versorgung oder zu einer Einschränkung der Therapiefreiheit von Ärzten und Therapeuten kommen. (BIO 2018, S. 6)

Hindernisse für die Einführung von digitalen Gesundheitsanwendungen sind auch die hohe Arbeitsbelastung und Vorbehalte sowohl der niedergelassenen wie auch Klinikärzte, aber auch seitens des Pflege- und medizinischen Fachpersonals. Eine Überwachung und Kontrolle des Personals müsse von vornherein ausgeschlossen sein. Da digitale Gesundheitsanwendungen in der Phase der Einführung zuerst auch mehr Zeit und Aufmerksamkeit seitens des medizinischen Fachpersonals bedeuten, müssen diese Transaktionskosten mitberücksichtigt werden. (Lehmann et al. 2018, S. 65)

Digitale Gesundheitsanwendungen, die auf dem Einsatz von Medizinprodukten basieren, sind noch nicht erstattungsfähig im Rahmen der Regelversorgung. (Neumann et al. 2017, S. 65 ff.) Auf Seiten der Anbieter besteht daher ein erhöhtes Investitionsrisiko für technische Entwicklungen. Unklar bleibt oftmals auf welcher Grundlage und mit welchen Kriterien die Entscheidungen für eine Erstattung getroffen werden und welche Produktinformationen die Leistungsträger benötigen, um die Chancen für eine Vergütung und Finanzierung der digitalen Gesundheitsanwendung zu erhöhen. (Hagen und Lauer 2018, Lehmann et al. 2018, S. 71). Es mangelt an einer klaren Ausgestaltung von Anforderungen an digitale Prozesse im Gesundheitswesen und bedarf konkreter Vorgaben unter welchen Voraussetzungen eine Technologie als digitales gesundheitsspezifisches Versorgungsangebot gilt. (BIO 2018, S. 7) Die Anforderungen des Zulassungsprozesses für digitale Gesundheitsanwendungen stimmen nicht mit den Entwicklungs- und Innovationszyklen der IT-Entwicklung überein. (Knöppler et al. 2015, S. 30) Somit gestaltet sich für innovative digitale Angebote der

Zugang in den ersten Gesundheitsmarkt langwierig, teuer, komplex und wenig transparent. (AOK Nordost 2017, S. 6)

4.1.5 Empfehlungen für die Einführung digitaler Gesundheitsanwendungen

Die Vorschläge und Empfehlungen zu einer nachhaltigen Digitalisierung in der Rehabilitation werden hergeleitet aus den Projekterfahrungen von 15 abgeschlossenen IT-Projekten am Fraunhofer FOKUS im Bereich der Telerehabilitation aus den Jahren 2009–2019 sowie aus der BMBF-Telemedizin-Studie (Lehmann et al. 2018) und den Positionspapieren zur Digitalisierung der wichtigsten Stakeholder im Gesundheitswesen, die im vorigen Kapitel aufgearbeitet wurden. Die Empfehlungen werden nach organisatorischen, menschlichen und technischen Faktoren (sog. TOM-Modell) strukturiert, wobei einzelne Faktoren auch doppelt zugeordnet werden können oder sich in Grenzbereichen zwischen zwei Kategorien verorten lassen.

Menschliche Faktoren

Die menschlichen Faktoren sind ausschlaggebend für die erfolgreiche Einführung und Nutzung einer digitalen Gesundheitsanwendung. Nur wenn alle Endnutzer einen Sinn und Mehrwert in der Anwendung sehen, wird sie auf breite Akzeptanz stoßen und zu einer verbesserten Adhärenz und Wirksamkeit führen. Um den Einsatz von digitalen Gesundheitsanwendungen in der Breite zu steigern, müssen das Vertrauen und die Kompetenz im Umgang mit digitalen Anwendungen sowohl bei Ärzten, Therapeuten und Patienten gefördert werden. Fortbildungen und Patientenschulungen insbesondere für Qualität gesicherte Angebote stärken das Vertrauen und die sachgemäße Nutzung der digitalen Anwendung. Patienten müssen ein bereitgestelltes System sach- und therapiegemäß bedienen können, damit durch Fehlbedienungen kein persönlicher Schaden entstehen kann. Die Teilnahme an Pilotierungsvorhaben und klinischen Studien im Bereich der Versorgungsforschung sind ein gutes Mittel um Gewissheit darüber zu erlangen, dass die digitalen Gesundheitsanwendungen ihren in der Zweckbestimmung formulierten Nutzen erfüllen.

Für die nachhaltige und andauernde Nutzung einer digitalen Gesundheitsanwendung müssen für Patienten Ziele klar formuliert und vom medizinischen Fachpersonal verfolgt werden. Wie aus aktuellen Studien hervorgeht, ist die Nutzung der Technik allein kein Selbstläufer. Dies bedeutet auch, dass dem medizinische Fachpersonal eine zentrale Rolle zukommt, den Therapieprozess mit Hilfe der digitalen Anwendung zu steuern und zu gestalten. Dabei ist auch zu berücksichtigen, das digitale Gesundheitsanwendungen das Rollenverständnis zwischen Arzt, Therapeut und Patient verändern. Die Schnittstellen zu den Endnutzern werden offener und es muss ggfs. auf vermehrte Informationsanfragen schneller reagiert werden, um eine Vergleichbarkeit von medizinischen und nicht medizinischen digitalen Prozessen herzustellen.

Organisatorische Faktoren

Die Digitalisierung von (Therapie-)Prozessen kann nur dann gelingen, wenn sich alle Akteure mit einer gemeinsamen Vision daran beteiligen. Mögliche Ängste vor zunehmender Transparenz oder gar Überwachung und menschliches Beharrungsvermögen können nur abgebaut werden, indem mit allen Beteiligten ein Prozess des Change-Managements initiiert wird. Oftmals ist nicht die Technologie ein hemmender Faktor bei der Einführung, sondern die veränderten Abläufe und sich dadurch verändernde Kompetenzen. Der Change-Management-Prozess sollte auch die

Risiken und möglichen Verluste einer Digitalisierung offen benennen, z. B. wenn digitale Gesundheitsleistungen über Sektorengrenzen hinweg angeboten werden können. Daher ist es unerlässlich, sich aktiv an den Veränderungen des rechtlichen Rahmens zu beteiligen und sich z. B. für die Abrechenbarkeit von digitalen Gesundheitsanwendungen einzusetzen.

Im Unternehmen sollten sich digitale Anwendungen gut in interne Prozesse und Behandlungsabläufe integrieren. Die Orientierung an hausinternen Standards sowie die Entwicklung von Leitlinien für die Einführung neuer Anwendungen können helfen, die digitale Gesundheitsanwendung optimal an den bestehenden Behandlungs- und Geschäftsprozessen auszurichten.

Die Digitalisierung in Unternehmen des Gesundheitswesens ist immer ein Querschnittthema über mehrere Bereiche und Disziplinen hinweg. Zur Steigerung der Akzeptanz für die Einführung von digitalen Gesundheitsanwendungen im Unternehmen ist es daher sinnvoll, interdisziplinäre Teams aus mehreren Bereichen aufzubauen und sie mit einem Umsetzungsauftrag als Projekt auszustatten. So wird abgesichert, dass sich alle relevanten Personen und Bereiche an dem Prozess beteiligen. Das Projektteam kann Innovationen von unten und quer über die Abteilungen zulassen und mit Hilfe des Projektauftrages steuern. Grundlegend hierbei ist auch, dass das Projekt mit Finanzmitteln ausgestattet und ein Projektmanagement mit formalen Strukturen eingerichtet wird.

Für die Einführung von digitalen Gesundheitsanwendungen hat sich ein agiles, benutzerorientiertes, schrittweises Vorgehen bewährt, bei dem Anforderungsanalyse und Implementierung iterativ erfolgen. Zu dem Vorgehen gehört auch, dass im Unternehmen die entsprechenden Freiräume für Experimente und Lernprozesse gewährt werden. Die Einführung von digitalen Gesundheitsanwendungen bedeutet unter anderem, dass weniger Zeit für routinemäßige Tätigkeiten zur Verfügung steht. Dieser Mehraufwand sollte berechnet und ausgeglichen werden z. B. durch Reduzierung anderer Arbeiten.

Für die Förderung der Akzeptanz und zum Nachweis des Nutzens ist es sinnvoll, regelmäßige Prozessreviews durchzuführen, um Erfolge oder Misserfolge zu messen und sichtbar zu machen. Dadurch kann erfasst werden, wie Aufwand und Nutzen der digitalen Anwendung zusammenhängen und wo Barrieren bei deren Einführung bestehen. Ein einfaches Maß hierfür wäre, inwieweit Unternehmenskosten eingespart, Freiräume für Mitarbeiter geschaffen und Servicequalität gegenüber Kunden verbessert wurde. Die Möglichkeiten einer automatisierten Dokumentation und Verarbeitung von digitalen Daten birgt dabei auch die Vorteile, entwickelte Gesundheitsprogramme zu evaluieren und die Evidenzbasis zu validieren. Dafür muss allerdings der gesamte Prozess digitalisiert und frei von Medienbrüchen sein.

Technische Faktoren

Die technischen Faktoren für die Einführung digitaler Gesundheitsanwendungen sind von der Gewichtung eher als untergeordnet zu betrachten. In den überwiegenden Digitalisierungsprojekten konnten technische Frage- und Problemstellungen schnell geklärt werden. Dabei hat sich vom Vorgehen bewährt, mit kleinen und komplementären Einzelanwendungen zu starten, sodass keine Anwendungen parallel betrieben werden müssen und dadurch Parallelstrukturen entstehen. Eine tiefe und umfassende Integration der digitalen Gesundheitsanwendung in die Infrastruktur sollte erst angegangen werden, nachdem sich die Anwendung bewährt hat.

Für die Einführung und den Betrieb sollten Datenschutzaspekte frühzeitig geklärt werden. Dies kann parallel zu der Anforderungsanalyse und der Implementierung erfolgen. Im Rahmen des Datenschutzes müssen auch die geänderten Bearbeitungsabläufe und das Rechte- und Zugriffsmanagement überdacht und anhand der IT-basierten Prozesse ggfs. neu definiert werden. Hierbei ist auch zu berücksichtigen, inwieweit relevante Standards zur IT-Sicherheit und Interoperabilität eingehalten werden müssen. Offene Schnittstellen ermöglichen dabei die Integration und Erweiterbarkeit der digitalen Gesundheitsanwendung. Ein Vendor Lock-in-Effekt mit kostenintensiven Schnittstellenanpassungen sollte möglichst vermieden werden.

Die eingesetzten Systeme sollten auch auf entsprechende Prüfkriterien einer qualitätsgesicherten Medizinprodukteentwicklung und Referenzimplementierungen verweisen können. Qualitätssiegel von Ministerien oder Verbänden können helfen, die Zuverlässigkeit und Sicherheit einer digitalen Gesundheitsanwendung zu belegen. Die Bedien- und Anwenderfreundlichkeit ist dabei ein zentraler Faktor, da schlecht gestaltete Benutzerinterfaces schnell die Akzeptanz für eine digitale Gesundheitsanwendung mindern können.

4.1.6 Zusammenfassung und Ausblick

Um die Qualität der Gesundheitsversorgung langfristig beizubehalten, bieten sich IKT-gestützte Ansätze an, um die stationär erzielten Behandlungserfolge zu verstetigen und im Sinne der Sekundärprävention therapeutische Angebote in den Alltag der Patienten zu integrieren. Auch in Anbetracht des demografischen Wandels und der zunehmenden Abwanderung aus ländlichen Regionen wird der Bedarf an neuen, integrierten, vernetzten, assistierenden und nachhaltigen medizinischen Versorgungsformen daher weiter steigen. Die Rolle der IKT ist es, die am Behandlungsprozess beteiligten Personen zu unterstützen, die Prozess- und Informationslücken zwischen Arzt, Therapeut und Patient zu überbrücken, jedoch keinesfalls die Ärzte und Therapeuten zu ersetzen. (John und Einhaus 2017, S. 307)

Digitale Gesundheitsanwendungen können den konventionellen Behandlungsprozess um sinnvolle Teilaspekte wie eine erhöhte Motivation und Selbstkontrolle der Patienten, eine verbesserte Therapietreue und eine verbesserte, teilautomatisierte Dokumentation des Behandlungsverlaufs erweitern. (John et al. 2015, S. 99) Derartige Ansätze bieten die Möglichkeit zu einer Flexibilisierung des Behandlungsprozesses, einer weitergehenden Vernetzung der beteiligten Akteure aus den stationären wie auch ambulanten Versorgungsbereichen und einer erhöhten Individualisierung der therapeutischen Maßnahmen. Das stärkt die aktive Beteiligung der Patienten und führt nicht zuletzt auch dazu, dass die Patienten mehr Verantwortung für den Therapiefortschritt und den Erhalt ihrer Gesundheit übernehmen. (John et al. 2015, S. 98) Für eine langfristige Anwendung von digitalen Gesundheitsanwendungen muss sichergestellt werden, dass die Systeme einfach und intuitiv bedienbar sind und sich ihr Einsatz nahtlos in den Patientenalltag sowie den Arbeitsalltag von Ärzten und Therapeuten integriert. Zur nachhaltigen Nutzung müssen digitale Gesundheitsanwendungen vermehrt langfristige und wirksame Motivations- und Feedbackstrategien implementieren, die sich zielgruppenspezifisch an den Bedürfnissen der Nutzer ausrichten.

Seit gut 15 Jahren werden auf nationaler und europäischer Ebene Konzepte für digitale Gesundheitsanwendungen entwickelt und erprobt. Mit dem in diesen Vorhaben gesammelten Wissen liegt ein Erfahrungsschatz darüber vor, was sich bewährt hat und wo alternative Lösungswege beschritten werden müssen. (John und Einhaus 2017, S. 194) Die Erprobungen und Pilotierungen von digitalen Gesundheitsanwendungen im Rahmen von Projekten in der Versorgungsforschung sowie innerhalb von selektivvertraglichen Regelungen stellen insbesondere von Seiten der maßgeblich beteiligten Leistungsträger ein klares Anzeichen für ein verstärktes Interesse an innovativen, digitalen Versorgungsprozessen dar. Zugleich weisen sie auf deren Praxistauglichkeit hin. Um digitale Gesundheitsanwendungen allerdings in naher Zukunft flächendeckend ausrollen zu können, bedarf es einiger konkreter Schritte, die die Akteure des Gesundheitswesens gemeinsam mit den Anbietern von digitalen Lösungen gehen müssen:

Es besteht der Bedarf an einer einheitlichen Regulation und klaren Kriterien für die Zulassung und Finanzierung von digitalen Gesundheitsanwendungen: Die Aufstellung von transparenten Bewertungskriterien mindert das Investitionsrisiko von Technologie entwickelnden Unternehmen und stellt einen Return on Invest in Aussicht. Den am Gesundheitsmarkt agierenden Unternehmen muss dabei bewusst sein, dass für eine Erstattung durch das Gesundheitssystem der Wirksamkeits- bzw. Nutzennachweis eine Vorbedingung für die Kostenerstattung ist. Dies ist nur mittels sorgfältiger und qualitativ guter klinischer Studien möglich. Die zu entwickelnde Technik sollte möglichst gemeinsam mit den Nutzern entwickelt werden, direkten Nutzen für die Anwender stiften und keine redundanten Infrastrukturen oder Prozesse aufbauen. Ein doppelter Bearbeitungsaufwand bei der knapp bemessenen Arbeitszeit mindert die Akzeptanz bei den Endnutzern, insbesondere bei Ärzten und Therapeuten. Natürlich bieten digitale Gesundheitsanwendungen das Potential, standardisierte Behandlungsprozesse abzubilden und Prozess- wie auch Ergebnisqualität sichtbar zu machen. Die Substitution etablierter Prozesse muss aber einvernehmlich zwischen allen Akteuren des Gesundheitssystems erfolgen.

So wie sich die Rolle der Patienten durch die Nutzung digitaler Angebote ändert, kommt auch den Ärzten und Therapeuten ein neues Aufgabenspektrum zu: Sie werden in Zukunft die Vielzahl digitaler Anwendungen empfehlen und mit ihnen Patienten betreuen. Dies erfordert einerseits eine grundlegende Medienkompetenz im Umgang mit digitalen Benutzerschnittstellen und setzt andererseits das Wissen voraus, welche der digitalen Angebote für den Patienten nutzbringend und wirksam sind. Für alle Beteiligte wäre daher hilfreich, wenn eine zentrale Koordinierungsstelle diese Hilfestellungen, benötigte Informationen und Transferaufgaben übernehmen und zwischen Anwendern und Anbietern das Wissen um die Qualität, Wirksamkeit und Handhabbarkeit der vielzähligen digitalen Gesundheitsanwendungen vermitteln könnte. Dies wäre ein Weg, um digitale Gesundheitsanwendungen als Standardprodukt zu etablieren und allen Akteuren den überwiegenden Nutzen und die damit einhergehenden Chancen für das deutsche Gesundheitswesen zu vermitteln.

Literatur

AOK Nordost (2017): Positionen der AOK Nordost zur Zukunft der Digitalisierung im Gesundheitswesen, Potsdam 2017, 20 S.

Augurzky et al. (2017): Krankenhaus Rating Report 2018: Personal – Krankenhäuser zwischen Wunsch und Wirklichkeit. (http://www.rwi-essen.de/presse/mitteilung/319/, Zugriff am 28.05.2019).

Bernnat, R., Bauer, M., Schmidt, H., Bieber, N., Heusser, N., Schönfeld, R. (2017): Effizienzpotenziale durch ehealth. Studie im Auftrag des Bundesverbands Gesundheits-IT, Berlin/Frankfurt/München. S. 175.

BIG direkt, Online-Fitness mit GYMONDO: BIGtionäre trainieren kostenlos. (https://www.big-direkt.de/de/leistungen/vorsorge/sport/online-fitness-mit-gymondo.html, Zugriff am 25.01.2019).

BIO Deutschland (2019): Deutschland braucht ein nationales eHealth-Zielbild – für eine starke industrielle Gesundheitswirtschaft und eine qualitativ hochwertige medizinische Versorgung, Juni 2018, S. 8.

BITKOM (2017): Markt für Digital Health mit großem Wachstumspotenzial (https://www.bitkom.org/Presse/Presseinformation/Markt-fuer-Digital-Health-mit-grossem-Wachstumspotenzial.html, Zugriff am 04.04.2019).

Bundesärztekammer (BÄK) (2015): Ärztliche Positionen zu Einsatzgebieten telemedizinischer Patientenversorgung, Frankfurt, 4 S.

Bundesärztekammer (BÄK) (2017): Schwerpunktthema des 120. Deutschen Ärztetages. Ärzteschaft will Digitalisierung gestalten und voranbringen. (https://www.bundesaerztekammer.de/

fileadmin/user_upload/downloads/pdf-Ordner/TB17/AErzteschaft_will_Digitalisierung_gestalten_und_voranbringen.pdf, Zugriff am 28.05.2019).

Bundesärztekammer (BÄK) (2014): Digitalisierung im Gesundheitswesen. Informationstechnik verändert ärztliche Tätigkeit, o. S. (https://www.bundesaerztekammer.de/fileadmin/user_upload/downloads/pdf-Ordner/Taetigkeitsbericht_2014/Digitalisierung_des_Gesundheitswesens_-_Informationstechnik_veraendert_aerztliche_Taetigkeit.pdf, Zugriff am 10.04.2019).

Bundesministerium für Bildung und Forschung (2018): Rahmenprogramm Gesundheitsforschung der Bundesregierung, Berlin, 49 S.

Bundesministerium für Gesundheit. (https://www.bundesgesundheitsministerium.de/service/begriffe-von-a-z/p/praeventionsgesetz.html, Zugriff am 10.04.2019)

DAK-Gesundheit startet elektronische Gesundheitsakte, Hamburg, 05.06. 2018. (https://www.dak.de/dak/bundes-themen/eine-digitale-gesundheitsakte-fuer-alle—dak-1985244.html).

DAK-Digitalisierungsreport 2018. So denken Ärzte über E-Health-Lösungen, Hamburg 2018, (https://www.dak.de/dak/gesundheit/dak-digitalisierungsreport-2018-1959532.html, Zugriff am 10.04.2019).

Deck, R., Schramm, S., Hüppe, A. (2012): Begleitete Eigeninitiative nach der Reha (»neues Credo«) – ein Erfolgsmodell? Rehabilitation 51: 316–325. (https://www.thieme-connect.de/products/ejournals/abstract/10.1055/s-0031-1291279, Zugriff am 10.04.2019).

DE-RENA, Umsetzungsprojekt: Rehabilitationsnachsorge für depressive Patientinnen und Patienten mit einer Smartphone-App (DE-RENA) (https://www.deutsche-rentenversicherung.de/Allgemein/de/Inhalt/3_Infos_fuer_Experten/01_sozialmedizin_forschung/03_reha_wissenschaften/03a_forschungsprojekte/projekte/laufend/einzelprojekte_Schmaedeke_DE-RENA.html, Zugriff am 17.04.2019).

Destatis (2018) Gesundheitsausgaben pro Tag überschreiten Milliardengrenze, Pressemitteilung Nr. 050 vom 15.02.2018. (https://www.destatis.de/DE/PresseService/Presse/Pressemitteilungen/2018/02/PD18_050_23611.html, Zugriff am 10.04.2019).

Deutsche Rentenversicherung (2018): Anforderungen an Tele-Reha-Nachsorge. Anlage 3 zum Rahmenkonzept zur Nachsorge nach medizinischer Rehabilitation, in der Fassung vom 02. Januar 2018. 14 S.

Deutsche Rentenversicherung (2009): Forschungsschwerpunkt »Nachhaltigkeit durch Vernetzung«, DRV 2009: (https://www.deutsche-rentenversicherung.de/Allgemein/de/Navigation/3_Infos_fuer_Experten/01_Sozialmedizin_Forschung/03_reha_wissenschaften/03a_forschungsprojekte/nachhaltigkeit_vernetzung_node.html; zugegriffen am 25.01.2019).

Dr. Becker Klinikgruppe, Digitalisierung im Versorgungsprozess. (https://dbkg.de/digital, Zugriff am 17.04.2019).

eLiSa (2018): Das neue digitale Angebot der AOK Nordost für die beste Therapie, Potsdam. (https://www.aok.de/pk/nordost/inhalt/elisa-electronic-life-saver/, Zugriff am 10.04.2019).

f&w Fokus (2017): Reha wird digital, Ausgabe 8. (https://www.bibliomedmanager.de/zeitschriften/fw/heftarchiv/ausgabe/fw-8-2017-im-fokus-reha-wird-digital/, Zugriff am 10.04.2019).

Frederix, I., Vanhees, L., Dendale, P., Goetschalckx K. (2015): A review of telerehabilitation for cardiac patients, in: Journal of Telemedicine and Telecare. Bd. 21(1): 45–53.

Gigerenzer et al. (2016): Digitale Welt und Gesundheit. eHealth und mHealth – Chancen und Risiken der Digitalisierung im Gesundheitsbereich, Berlin, 47 S.

GKV Spitzenverband (2016): Telemedizin in der vertragsärztlichen Versorgung. Vorschläge der gesetzlichen Krankenkassen, Berlin, 16. März 2016, 25 S. (https://www.gkv-spitzenverband.de/media/dokumente/presse/publikationen/Positionspapier_Telemedizin_03-2016.pdf, Zugriff am 10.04.2019).

GKV Spitzenverband (2918): Leitfaden Prävention und Leitfaden Prävention in stationären Pflegeeinrichtungen, vom 21. Juni 2000 in der Fassung vom 1. Oktober 2018, 160 S.

Hagen, J., Lauer, W. (2018): Reiseführer gesucht – Ergebnisse einer Umfrage bei E-Health-Startups. Bundesgesundheitsblatt, Gesundheitsforschung, Gesundheitsschutz 61 (3): 291–297. DOI: 10.1007/s00103-018-2692-4

Haschke, C., Grote Westrick, M., Schwenk, U. (2018): Spotlight Gesundheit Nr.2, Gütersloh 2018, 8 S.

Hehner, S., Biesdorf, S., Möller, M. (2018): Digitalisierung im Gesundheitswesen: die Chancen für Deutschland, Oktober 2018, Digital/McKinsey, 12 S.

hkk Krankenkasse (2019): eCoaches, (https://www.hkk.de/leistungen-und-services/hkk-leistungen/aktiv-und-fit/ecoaches/; Zugriff am 25.01.2019).

Höllger, T. (2016): Kundenportale von Krankenkassen: Attraktiv, aber häufig noch unbekannt – Zur aktuellen Studie der Gesundheitsforen Leipzig & der HEUTE UND MORGEN GmbH, Leipzig, 12.04.2016. (http://heuteundmorgen.de/wp-content/uploads/2016/08/Pressemitteilung_GKV-Kundenportale.pdf, Zugriff am 10.04.2019 und https://heuteundmorgen.de/studien/ueberblick-gkv-studien/online-kundenportale-von-krankenkassen/, Zugriff am 10.04.2019).

Horneber, M. (2017): Digitalisierung ist Chefsache. Kraftakt Rehabilitation, f&w, 34(02): 131.

IT-Branchenreport der Krankenhaus Unternehmensführung (2017): f&w Fokus, Digitale Medizin, Februar: 21–42.

John, M., Klose, S., Kock, G., Seewald, B., Liebach, J., Wolschke, M. (2013): MeineReha® – Gesamtsystem für die Lebensbereich übergreifende Rehabilitation. e-health – Informationstechnologien und Telematik im Gesundheitswesen. Hg. v. Frank Duesberg. S. 291–296.

John, M., Einhaus, J., Graßhoff, T. (2015): Bericht Telerehabilitation 2015. Medizinische Assistenzsysteme in der Prävention, Rehabilitation und Nachsorge, Berlin, 144 S. (https://www.fokus.fraunhofer.de/go/bericht, Zugriff am 10.04.2019).

John, M., Einhaus, J., (2016): Telemedizinische Assistenzsysteme in der Prävention, Rehabilitation und Nachsorge – Ein Überblick, in: Kongressbeitrag auf der 121. Jahrestagung der DGPMR. Physikalische Medizin, Rehabilitationsmedizin, Kurortmedizin 04(26) August. (https://www.thieme-connect.com/products/ejournals/abstract/10.1055/s-0036-1587629, Zugriff am 10.04.2019).

John, M., Einhaus, J. (2017): Telemedizinische Assistenzsysteme in der Rehabilitation und Nachsorge – Anwendungsbereiche und aktuelle Studienergebnisse. Bewegungstherapie und Gesundheitssport 33: 188–196.

John, M. Einhaus, J., Piwowarczyk, M. (2017): Telemedizinische Assistenzsyteme, Schwerpunktheft B&G Bewegungstherapie und Gesundheitssport 05(33).

John, M. (2017): Telemedizinische Assistenzsysteme in der Rehabilitation und Nachsorge – Projekte, Technologien und Funktionen. Bewegungstherapie und Gesundheitssport 33: 197–207. (https://www.thieme-connect.com/products/ejournals/html/10.1055/s-0043-118140, Zugriff am 10.04.2019)

John, M., Einhaus, J. (2017): Telemedizinische Assistenzsysteme in Prävention, Rehabilitation und Nachsorge – Ein Überblick über aktuelle Entwicklungen, in: Pfannstiel, M., Da-Cruz, P., Mehlich, H. (Hrsg.): Digitale Transformation von Dienstleistungen im Gesundheitswesen I. Impulse für die Versorgung, Wiesbaden, S. 289–310.

KBV-Positionen zur Digitalisierung in der Gesundheitsversorgung, 24. August 2017, 4 S.

KKH, Online-Ernährungscoach. (https://www.kkh.de/versicherte/a-z/online-ernaehrungscoach; Zugriff am 25.01.2019).

kma online, Hauptstadtkongress Medizin und Gesundheit. Neue Fachkräfte über Apps und Soziale Netzwerke gewinnen. (https://www.kma-online.de/aktuelles/management/detail/neue-fachkraefte-ueber-apps-und-soziale-netzwerke-gewinnen-a-37517, Zugriff am 10.04.2019).

Knöppler, K., Neisecke, T., Nölke, L. (2015): Digital Health-Anwendungen für Bürger. Gütersloh: Bertelsmann. 90 S.

Kramer, U. (2018): Arzneimittelversorgung der Zukunft: Digital & patientenzentriert, 17.01.2018, (https://www.healthon.de/blogs/2018/01/17/arzneimittelversorgung-der-zukunft-digital-patientenzentriert, Zugriff am 10.04.2019).

Kramer, U., Vollmar, H. C. (2017): Digital Health: Veränderungsprozesse als Chance nutzen und gestalten. H.C., Forum. Springer Medizin Verlag GmbH 10: 470–475. (https://link.springer.com/article/10.1007/s12312-017-0326-7#citeas).

Lehmann, B., Bitzer, E.-M., Bohm, S., Reinacher, U., Priess, H.-W., de Vries, A., John, M., Einhaus, J. (2018): Studie und Expertengespräch zu Umsetzungshemmnissen telemedizinischer Anwendungen – Endbericht, Berlin, 76 S.

MEDIAN-App, Der mobile Begleiter für Ihre Reha. (https://app.median-kliniken.de/, Zugriff am 17.04.2019).

Medical Park App (https://www.reha-app.de/, Zugriff am 17.04.2019).

NachderReha, Reha-Nachsorge Suchportal (http://nachderreha.de/, Zugriff am 17.04.2019).

Neumann, K., Larisch, K., Dietzel, J., Kurepkat, M., Weißer, M., Wenzlau, V. (2016): Digitale Versorgungsprodukte. Chancen nutzen, sichere Wege in den Markt schaffen, Berlin, 97 S.

Nolting, HD., Zich, K. (2017): Telemedizinische Prozessinnovationen in den Regelbetrieb- Lessons learned, Gütersloh, 54 S.

OREST, Projekt Online-Rehabedarfstest (OREST): Praktikabilität, Akzeptanz und Nutzen eines proaktiven Screenings (Selbsttest) nach Bedarf an medizinischen Rehabilitationsmaßnahmen bei Versicherten der Deutschen Rentenversicherung Baden-Württemberg und Rheinland. (http://www.rehaforschung-nrw.de/cms/front_content.php?idart=90&dieantr_id=12376, Zugriff am 17.04.2019).

Piwowarczyk vel Dabrowski, M. (2017): Rechtliche und wirtschaftliche Aspekte von telemedizinischen Assistenzsystemen. Bewegungstherapie und Gesundheitssport 33: 208–220.

ReMove-It, Wirksamkeitsstudie einer telemedizinisch assistierten Bewegungstherapie für die Rehabilitation nach Intervention an der unteren Extremität. (https://www.innovationszentrum-telehealth.de/go/telehealth_removeit, Zugriff am 17.04.2019).

Rohleder, B., Jedamzik S. (2017): Gesundheit 4.0 – Verbraucherstudie Telemedizin, Bitkom e.V., Berlin 2017, 18 S. (https://www.bitkom.org/Presse/Presseinformation/Markt-fuer-Digital-Health-mit-grossem-Wachstumspotenzial.html, Zugriff am 18.04.2019).

RoRena-Rosenberg, Konzeption, Implementierung und Machbarkeit einer Studie zur Evaluation einer internetbasierten Reha-Nachbetreuungs-Plattform (Website) für verschiedene medizinische Indikationen – zunächst für Patienten mit Adipositas und/oder Diabetes (RoReNa). (https://rorena-rosenberg.de/, Zugriff am 17.04.2019).

Tele-Assist, Machbarkeitsstudie eines telematisch vernetzen Versorgungsangebotes für die kardiologische und orthopädische Rehabilitation in der Klinik Roderbirken und der Aggertalklinik mit MeineReha®. (https://www.innovationszentrum-telehealth.de/go/tele-assist, Zugriff am 17.04.2019).

TK-Safe startet, Hamburg, 24.04.2018. (https://www.tk.de/presse/themen/digitale-gesundheit/digitale-gesundheitsakte/tk-safe-2039872, Zugriff am 10.04.2019).

TK LV Berlin/Brandenburg (2018): Digitalisierung im Gesundheitswesen in Berlin und Brandenburg vorantreiben. Die Position der TK, Oktober 2018, 4 S.

Wachholz, A., Neuwirth, J., Zahn, P., Völler, H., Salzwedel, A., Jachczyk, J., Rieck, A. (2015): Digital Health Studie. Akzeptanz elektronischer Trainingsunterstützung, Gesundheitswissenschaftliches Institut AOK Nordost (GeWINO), Berlin 2015, 17 S. (http://www.gewino.de/content/erkenntnisse/20151214-digital-health-studie/GeWINO_Digital_Health-Studie.pdf, Zugriff am 10.04.2019).

Sachverständigenrat zur Begutachtung der Entwicklung im Gesundheitswesen. Gutachten 2018, 784 S. (https://www.svr-gesundheit.de/fileadmin/user_upload/Gutachten/2018/SVR-Gutachten_2018_WEBSEITE.pdf, Zugriff am 10.04.2019.)

Schmidt-Kaehler, S. (2018): Patientenperspektiven 2018. Qualitative Studie zur Digitalisierung im Gesundheitswesen aus Sicht von Patientinnen und Patienten in Deutschland, Berlin, 2018, 39 S. (http://www.kbv.de/media/sp/KBV_Patientenperspektiven_2018_qualitative_Studie.pdf, Zugriff am 10.04.2019).

Schramm, S. et al. (2014): Aufbau des webbasierten Zentrums Reha-Nachsorge (ZeReNa): www.nachderReha.de. Lübeck: Institut für Sozialmedizin und Epidemiologie der Universität zu Lübeck.

Verband der Ersatzkassen (vdek) (2018): Positionierung der Ersatzkassen zur Digitalisierung im Gesundheitswesen, Berlin, 14.06.2018, 12 S. (https://www.vdek.com/content/dam/vdeksite/vdek/globale_dokumente/Positionen/positionierung_ek_digitalisierung.pdf, Zugriff am 18.04.2019).

Weinbrenner, S. (2014): Wie könnte eine erfolgreiche Rehabilitation künftig aussehen. In: Deck, R., Glaser-Möller, N. (Hrsg.): Reha-Nachsorge. Aktuelle Entwicklungen, Lage, S. 197 S.

Weßling, A. (2017): Digitalisierung. Viel Luft nach oben. f&w Fokus, Digitale Medizi., Februar: 6–9.

Wilting, S., Schmidt, B., Henke, V., Zapp, W. (2017): Patientenakten digitalisieren. f&w 02/17, Kraftakt Rehabilitation 140–143.

4.2 Digitale Entrepreneure: innovative Geschäftsmodelle und Versorgungsansätze für die Rehabilitation und Prävention in Zeiten des Fachkräftemangels

Maximilian Michels

4.2.1 Zukünftige Rolle der Tele-Rehabilitation

Das übergeordnete Ziel jeder Rehabilitations- und Präventionsmaßnahme ist die Wiederherstellung der Unabhängigkeit und die Förderung der Gesundheit – nachhaltig, langfristig und effektiv. In Rehabilitationskliniken arbeiten täglich zahlreiche Therapeutengruppen gemeinsam mit Patienten an dieser Zielerreichung. Im Mittelpunkt stehen dabei auch die Eigenaktivität und Motivation des Patienten, denn um unabhängig zu werden, muss der Patient selbst die Übungen durchführen und das erlernte Wissen im Alltag umsetzen. Die Therapeuten leiten »hands off« an und unterstützen »hands on« bei Bedarf. Auf diese Weise können spürbare Therapieerfolge während des Klinikaufenthaltes erzielt werden. Neben zahlreichen Bewegungstherapien lernt der Patient während des Rehabilitationsaufenthaltes in Seminaren, Schulungen und Vorträgen, mit der Krankheit besser umzugehen, seinen Lebensstil zu verändern oder mit präventiven Maßnahmen künftige Gesundheitsgefahren zu vermeiden.

Das Problem ist jedoch, dass der Zugang zum Wissen der Therapeutengruppen zeitlich und örtlich begrenzt ist. Wieder zu Hause angekommen ist der Patient häufig auf sich allein gestellt. Der mühsam erreichte Therapieerfolg und das erlernte Wissen gehen dann wieder verloren. In Deutschland gibt es zwar umfassende Nachsorgeangebote, jedoch können viele Menschen an diesen nicht teilnehmen, da die Therapieangebote sich in den Alltag zeitlich nicht einbinden lassen oder der Wohn- und Arbeitsort zu weit vom Nachsorgezentrum entfernt liegt.

In Ballungszentren bieten in der Regel ambulante Rehabilitationszentren verschiedene Nachsorgeprogramme an, jedoch sind die Termine häufig langfristig ausgebucht und der Patient muss mit erheblichen Wartezeiten rechnen. Bei den stationären Rehabilitationskliniken ist es umgekehrt. Dort gibt es zwar ein Nachsorgeangebot, jedoch werden die erforderlichen Gruppengrößen, die notwendig sind, um das Angebot wirtschaftlich anzubieten, selten erreicht. Der Grund liegt wiederum in der Entfernung zum Wohn- und Arbeitsort. Die stationären Rehakliniken haben aus diesem Grund die Nachsorge noch nicht als relevantes Businessmodell für sich entdecken können, während die ambulanten Einrichtungen die Nachsorge als einen der wichtigsten Standbeine des Unternehmens sehen.

Mit Inkrafttreten des Flexirentengesetzes am 14. Dezember 2016 wurde die Leistung zur Nachsorge sowie auch zur Kinderrehabilitation und Prävention zu einer Pflichtleistung der Deutschen Rentenversicherung. Allerdings haben im Jahr 2016 lediglich 14,5 % der insgesamt 1.026.971 Rentenversicherungs-Rehabilitationspatienten an einer Nachsorgemaßnahme teilgenommen (Deutsche Rentenversicherung 2018a).

Bei 85,5 % wurde keine Nachsorgemaßnahme durchgeführt. Der Hauptgrund liegt im zeitlich und räumlich begrenzten Zugang zum Therapieangebot.

Die Deutsche Rentenversicherung hat bereits im Jahr 2017 mit ihren »Anforderungen an die Tele-Reha-Nachsorge« den Grundstein für ein innovatives und nachhaltiges Nachsorgesystem gelegt und so das Fundament für ein flächendeckendes, wirtschaftliches, effektives und nachhaltiges Nachsorgesystem geschaffen. Rehabilitationseinrichtungen und Tele-Therapie-Anbieter finden in diesem Leitfaden die Anleitung, in welchem Rahmen die digitale Nachsorge praktiziert werden darf und welche Vergütungsstrukturen dabei zugrunde gelegt werden. Die Tele-Reha-Nachsorge orientiert sich an den klassischen Nachsorgeangeboten und wird entsprechend dieser vergütet.

Die Frage lautet nun: Wie kann man mit Hilfe von digitalen Lösungen ein flächendeckendes Nachsorgesystem, welches alle Indikationen und Therapeutengruppen berücksichtigt, in Deutschland etablieren, um einen barrierefreien Zugang zu gewährleisten?

4.2.2 Therapie-Apps

In den vergangenen Jahren haben sich zahlreiche neue Unternehmen im digitalen Therapiemarkt etabliert. Die Anbieter kann man in zwei Kategorien einteilen. B2C-Apps (Business to Consumer) wenden sich direkt an den Endkunden, in diesem Fall also Patienten bzw. Menschen mit gesundheitlichen Einschränkungen. Medizinische Einrichtungen werden in den digitalen Therapieprozess nicht mit einbezogen. Bei B2B-Apps (Business to Business) wiederum ist der Kunde im ersten Schritt nicht der Endkunde, sondern ein Unternehmen, welches die App im eigenen Unternehmensprozess einsetzt und gegebenenfalls weitere Dienstleistungen darauf aufbaut. Man kann in dem Fall auch von einer B2B2C-Lösung sprechen.

Selfapy (www.selfapy.de/) beispielsweise ist ein klassisches B2C Start-up, wendet sich also direkt an den Endkonsumenten und bietet Online Therapieprogramme bei psychischen Erkrankungen, welche Nutzern die Möglichkeit geben, ortsunabhängig und ohne Wartezeit Hilfe in Anspruch zu nehmen. Die Therapieprogramme bestehen aus wöchentlichen Trainingsmodulen, welche Nutzern mit Videos, Texten und Übungen die Strategien der kognitiven Verhaltenstherapie beibringen. Zusätzlich werden Nutzer durch regelmäßige Gespräche per Telefon oder Chat von einem persönlichen Psychologen begleitet. Verschiedene gesetzliche Krankenkassen und private Versicherungen erstatten bereits Selfapys digitale Therapien.

Kaia (www.kaiahealth.com) ist ein weiteres, sehr erfolgreiches Unternehmen im B2C Bereich und bietet mehr als 250 Übungen gegen Rückenschmerzen an. Das Motto lautet hier »Der digitale Physiotherapeut in Deiner Tasche«.

In den beiden genannten Fällen kann der Endkonsument (Consumer) die App über ein internetfähiges Endgerät direkt nutzen, ohne dass der Kunde durch eine vorgeschaltete medizinische Einrichtung eingewiesen und/oder betreut wird.

Die Anerkennung und Zulassung von Tele-Nachsorge als Nachsorgeangebot der Rentenversicherung erfolgt durch den Rentenversicherungsträger gegenüber der jeweiligen Reha-Einrichtung, die diese Form der Nachsorge anbieten will (Deutsche Rentenversicherung 2018b). Aus diesem Grund müssen die medizinischen Einrichtungen in das digitale Therapieangebot mit integriert sein und können nicht umgangen werden. Eine reine B2C-App ist aus diesem Grund in der Tele-Nachsorge der Deutschen Rentenversicherung nicht zugelassen.

Ein innovativer B2B Anbieter, der seine Tele-Therapie-Lösung direkt an medizinische Einrichtungen vertreibt, wurde durch den Fraunhofer FOKUS gegründet. MeineReha® (www.meinereha.de) ist ein Hardware gestütztes Gesamtsystem für die telemedizinisch assistierte Prävention, Rehabilitation und Nachsorge. Es ermöglicht die Begleitung medizinisch valider Therapiemodule durch entsprechendes Fachpersonal und die gezielte Integration individueller Therapie- und Trainingseinheiten in den Alltag des Patienten. Therapierelevante Daten (Bewegung-, Vital- sowie andere therapierelevante Daten) werden erfasst und im Bedarfsfall therapeutische Interventionen angeboten (www.meinereha.de/Deutsch/System/Systemkonzept.html). Dabei werden ein Computer (Reha-Box), ein (Fernseh-)Bildschirm, eine 3D-Kamera mit Mikrofon sowie körpernahe Sensoren zur Erfassung von Vitaldaten, beispielsweise ein Brustgurt oder eine Smartwatch, eingesetzt (www.meinereha.de/Deutsch/System/Haeusliches_Umfeld.html). Bei MeineReha® liegt der Fokus im Bereich der Bewegungstherapie und ist unimodal ausgerichtet.

Auch die neue Smartphone-App DE-RENA unterstützt Menschen, die wegen einer Depression an einer Reha teilgenommen haben, durch persönliches Telefoncoaching (www.presseportal.de/pm/50838/4101946). Die Tele-Reha-Nachsorge App wird durch die vorbehandeln-den Rehabilitationskliniken eingesetzt und hilft dabei die erarbeiteten Grundsätze im Alltag umzusetzen.

Neben den neuen Start-ups haben zahlreiche Klinikunternehmen versucht, mit Hilfe von Software-Agenturen, eine eigene App-basierte Nachsorgeplattform zu entwickeln. Hohe Kosten für die einzelnen Klinikträger und das mangelnde Reha-Know-how der Software-Entwickler haben die Projekte scheitern lassen.

Bis zur Einführung der Tele-Reha-Nachsorge haben sich überwiegend Forschungsprojekte mit diesem Thema beschäftigt. Sie haben erfolgreich gezeigt, dass die mit Hilfe von Tele-Therapie erreichten Therapieerfolge nachhaltig verstetigt werden können. Die Forschungsprojekte sind jedoch unimodal, das heißt, sie können nur in einer Indikation oder in einem Therapiefeld genutzt werden und konzentrieren sich dabei in der Regel auf den Bereich der Bewegungstherapie. Auch wird für die Übungsdurchführung bei den Forschungsprojekten und anderen Tele-Therapieherstellern oftmals eine extra dafür ausgerichtete Hardware benötigt, was die Einbindung ins häusliche Umfeld erschwert, die Akzeptanz bei Patienten verringert und keinen Skalierungseffekt mit sich bringt.

Ein weiteres erfolgreiches Modell für die Tele-Reha-Nachsorge wurde durch das Startup Caspar-Health entwickelt. Caspar bietet die erste multimodale Tele-Therapie-App an, die in allen Indikationen der Rehabilitation und Prävention eingesetzt werden kann. Caspar ermöglicht, die Grenzen des zeitlichen und örtlichen Therapiezugangs zu überwinden, die physische Zusammenkunft zwischen Arzt bzw. Therapeut und Patient ist für eine Behandlung erstmals nicht mehr erforderlich. Die mühsame Anfahrt entfällt, der Therapeut kann dennoch mit dem Patienten interagieren, die Ergebnisse des Trainings im Netz verfolgen und – falls nötig – jederzeit eingreifen.

Jeder Patient erhält dabei von seiner behandelnden Einrichtung ein eigenes online Benutzerkonto, auf das er mit jedem internetfähigen Endgerät (Smartphone, Tablet oder Laptop) zugreifen kann. Während des Rehabilitationsaufenthaltes erstellt der behandelnde Therapeut einen Therapieplan für den Patienten, der sich an seinen Zielen und Fähigkeiten orientiert. Gemeinsam mit dem Patienten geht der Therapeut »hands on« die Übungen durch und passt bei Bedarf den Therapieplan an. Anschließend trainiert »hands off« der Patient während seines Klinikaufenthaltes täglich mit der App; bei Bedarf kann der Therapieplan durch den Therapeuten jederzeit angepasst werden. Auf diese Weise lernt der Patient mit der App umzugehen und begreift das digitale System als festen Bestandteil seiner Therapiemaßnahme.

Caspar ermöglicht der klinischen Einrichtung zudem, dass der Patient zusätzliche Therapiemaßnahmen während des Rehabilitationsaufenthaltes erhalten kann. Das führt zur Erhöhung der Therapiefrequenz. Die Caspar App begleitet den Patienten bei der Übungsdurchführung, übermittelt individuelle Hinweise des Therapeuten und bei Bedarf kann der Patient seine Übungen mit Hilfe der Smartphone-, Tablet- oder Laptopkamera aufzeichnen. Nach jeder Übung kann der Patient Feedback geben und gegebenenfalls sein Schmerzlevel mitteilen. Der Therapeut ist über das Therapeuten-Dashboard jederzeit in der Lage, die Aktivität des Patienten zu verfolgen, auf Feedback zu reagieren oder den Therapieplan anzupassen.

Die App Caspar ist interdisziplinär und multimodal. Neben zahlreichen Übungen aus dem Bereich der Bewegungstherapie erhält der Patient Inhalte aus Vorträgen, Seminaren und Schulungen. Auch Inhalte aus den Bereichen Ernährungsberatung, Stressbewältigung sowie Kochrezepte können in den individuellen Therapieplan des Patienten integriert werden. Ebenfalls werden Ausdaueraktivitäten oder Gewichtsveränderungen über eine Schnittstelle zum Smartphone oder Wearable (sowie anderer ›smart devices‹) angezeigt. Der gesamte Content in der Caspar Software orientiert sich an den Reha-Therapiestandards der Deutschen Rentenversicherung und den anerkannten »KTLs« (Klassifikation Therapeutischer Leistungen).

Nach Abschluss der Rehabilitationsmaßnahme wird durch den Nachsorgebeauftragten der Einrichtung geprüft, ob der Patient an den klassischen analogen Nachsorgeangeboten teilnehmen kann. Falls der Patient nicht in der Lage ist, so ein Angebot wahrzunehmen, weil er zu weit entfernt wohnt oder z. B. zeitliche Einschränkungen bestehen, kann die Klinik nun erstmals eine multimodale Tele-Reha-Nachsorge mit dem Patienten durchführen und ihn nach Entlassung weiter betreuen. Der Ablauf der Maßnahme orientiert sich dabei eins zu eins an dem klassischen Angebot. Der Patient führt die Übung mit Hilfe der App zu Hause durch und absolviert die Vorträge, Schulungen und Seminare. Der Therapeut überwacht und kontrolliert die Ergebnisse und interagiert in regelmäßigen Abständen mit dem Patienten über die App, Telefon oder Videocall. Im Jahr 2018 wurden so bereits mehr als 33.000 Patienten mit Hilfe der Caspar App betreut.

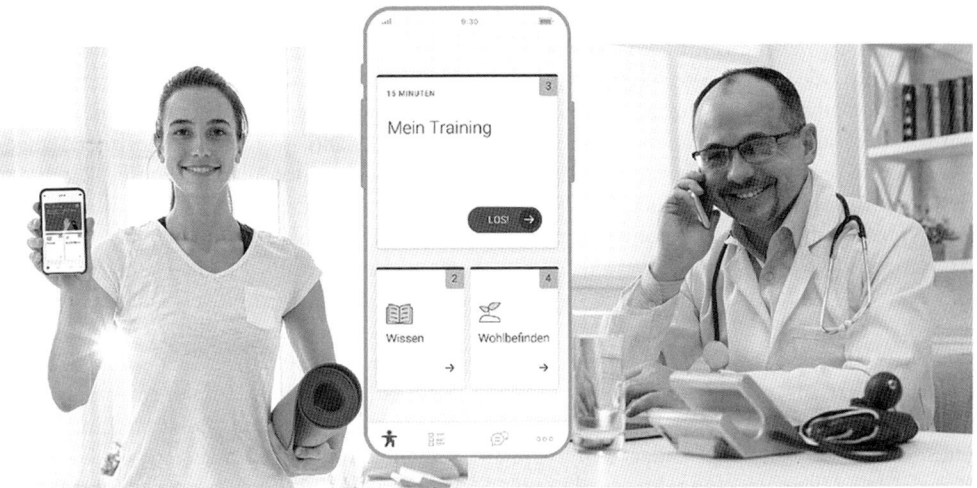

Abb. 4.2.1: Tele-Reha und Reha-Nachsorge per App (© Caspar Health)

In Zukunft können auch die klassischen Nachsorgemodelle durch digitale Elemente ergänzt werden, so dass der Patient nur noch für die »Hands on Maßnahme« den Weg in die medizinische Einrichtung auf sich nehmen muss.

4.2.3 Nachhaltigere Prävention

Auch in der Prävention ist Caspar einsetzbar. Die Deutsche Rentenversicherung Knappschaft-Bahn-See (KBS) hat im Jahr 2017 ein innovatives Präventionsprogramm ins Leben gerufen, das dem beschriebenen Ansatz der Reha und Nachsorge ähnelt. Zielgruppe sind Arbeitnehmer, die an keinem ambulanten Präventionsangebot teilnehmen können. In dem zweiwöchigen Klinikaufenthalt in der KBS Klinik auf Borkum erlernen die Präventanten mit Hilfe eines Ärzte- und Therapeutenteams zahlreiche Therapiemaßnahmen. Die Therapie-App Caspar ist von Beginn an fester Bestandteil des Therapietages. Nach Abschluss des Klinikaufenthalts werden die Teilnehmer mit Hilfe der App und des Caspar-Therapeutenteams sechs Monate weiter betreut.

Eine Evaluierung der Johann Wolfgang Goethe-Universität hat gezeigt, dass sich bei 47 % der Teilnehmer der Gesundheitszustand verbessert hat. Alle befragten Teilnehmer gaben an, dass sich ihre Trainings-Motivation durch die Anwendung von Caspar gesteigert hat, gleichwohl die Motivation sehr heterogen war. Das Programm wurde mittlerweile in die Regelversorgung übernommen. In 2019/2020 folgt eine weitere umfangreiche Evaluierung der Maßnahme.

Eine zweite Tele-Therapie Evaluierung findet derzeit im Rahmen eines Präventions-Pilotprojektes der Verwaltungsberufsgenossenschaft (VBG) statt. Die Präventanten erhalten auch hier ein umfassendes und individuelles Präventionsprogramm unter ärztlicher Betreuung innerhalb eines zweiwöchigen Aufenthaltes in der BG Klinik für Berufskrankheiten in Bad Reichenhall. Ein Teil der Präventanten nimmt anschließend an der sechsmonatigen Nachbetreuung durch die Caspar App teil. Die ersten Ergebnisse dieser Evaluierung, die 2020 abgeschlossen sein wird, zeigen positive Tendenzen im Hinblick auf die Wirksamkeit der Nachbetreuung im Vergleich zu den Ausgangswerten vor Beginn des Präventionsprogrammes. Langfristige Effekte und aussagekräftige Ergebnisse werden nach Abschluss des Projektes erwartet.

4.2.4 Reduzierung der Zugangsbarrieren

Die beiden Beispiele zeigen, dass mit Hilfe von digitalen Therapiemaßnahmen, die auf dem analogen Weg initiiert wurden, die erreichten Therapieerfolge verstegigt werden können. Rehabilitationskliniken sind dabei in der Lage, Patienten länger an sich zu binden, ihre Qualität sicherzustellen und neue Märkte zu erschließen. Die App übermittelt und begleitet dabei die evidenzbasierte Therapiemaßnahme, die der Therapeut oder Arzt für den Patienten konfiguriert hat. Aufgrund des digitalen Angebots werden die bestehenden Zugangsbarrieren zur Nachsorge substantiell reduziert. Viele Menschen erhalten dadurch erstmals die Möglichkeit, mit Hilfe einer digitalen Nachsorge schneller wieder unabhängig zu werden.

Ein weiterer positiver Effekt der Digitalisierung im Bereich der Rehabilitation ist die Kompensation des Fachkräftemangels. Eine Studie des Bundesgesundheitsministeriums zeigt, dass im Jahr 2030 mehr als jede sechste Stelle im Gesundheitswesen nicht mehr besetzt werden kann (Bundesministeriums für Wirtschaft und Energie (BMWi)) – und dass bei stark wachsendem Bedarf an medizinischer Betreuung durch eine alternde Gesellschaft. Bereits jetzt gibt es nicht ausreichend Therapeuten auf dem Arbeitsmarkt und die Rehabilitationskliniken kämpfen um jeden Mitarbeiter. Das Problem ist der Mangel an Fachkräften, um die Patienten in der gewohnten Qualität zu therapieren. Durch die Kombination der oben beschriebenen »hands on« und der »hands off« Therapie während der Rehabilitationsmaßnahme können über eine Tele-Therapie-Plattform zahlreiche Therapiemaßnahmen digital abgedeckt werden. Der Aufwand für die Therapeuten reduziert sich substantiell, sie werden entlastet und können sich auf die wichtigen »hands-on« Therapien fokussieren.

Der Einsatz von digitalen Therapieplattformen wird sich weiter durchsetzen, da der Vorteil für alle Beteiligten evident ist. Wichtig dabei ist, dass sich die digitalen Angebote in die Prozesse der medizinischen Einrichtungen einfach integrieren lassen. Nur wenn der Patient während der Zeit in der Einrichtung mit einer App vertraut gemacht wird, wächst die Chance, dass dieser seine Therapie zuhause auch ohne Unterstützung fortsetzt. Die enge Verzahnung von analoger und digitaler Therapie bietet erstmals die Möglichkeit, eine Vielzahl von Präventions- und Rehabilitationspatienten langfristig und nachhaltig gesund zu machen.

Das Berliner Start-up Caspar-Health und seine digitale Plattform finden am Markt immer mehr Zuspruch. Im Gegensatz zu anderen jungen Internetfirmen wirkt Caspar allerdings nicht disruptiv – verdrängt also nicht die traditionellen Anbieter aus ihrem angestammten Geschäft. Im Gegenteil, Caspar baut vielmehr auf der Erfahrung und dem fundierten medizinischen Wissen der Kliniken oder Rehazentren auf. Caspar hilft damit den Therapeuten und etablierten Kliniken, schnell einen wichtigen und notwendigen Schritt Richtung Digitalisierung zu gehen und schafft für alle Beteiligten neue Chancen – eine gelungene Symbiose von Alt und Neu.

Literatur

Deutsche Rentenversicherung (2018a): Reha-Bericht.
Deutsche Rentenversicherung (2018b): Anforderungen an Tele-Reha-Nachsorge Fassung: 02. Januar 2018, Kapitel 6.
Bundesministerium für Wirtschaft und Energie (BMWi): Entwicklung der Angebotsstruktur, der Beschäftigung sowie des Fachkräftebedarfs im nichtärztlichen Bereich der Gesundheitswirtschaft.

Internetquellen

www.kaiahealth.com
www.meinereha.de
www.meinereha.de/Deutsch/System/Haeusliches_Umfeld.html
www.meinereha.de/Deutsch/System/Systemkonzept.html
www.presseportal.de/pm/50838/4101946
www.selfapy.de/

4.3 Digitalisierung aus Sicht der Kostenträger

Ulrich Holschbach

Digitalisierung ist ein allgegenwärtiges Schlagwort unserer Zeit. Sie führt zur rasanten Entwicklung neuer Standards, prägt das Informations- und Kommunikationsverhalten, lenkt Konsumenten-, Dienstleistungs- und Produktionsprozesse.

Kommunikation erfolgt heute über viele Kanäle, kann schnell Öffentlichkeit herstellen und Stimmungen erzeugen. Konsumenten nutzen gerne die Angebote der digitalen Welt, Kommunikationskanäle wie WhatsApp oder Facebook, genauso wie den Online-Handel über Amazon, eBay oder andere Anbieter. Verändertes Bedürfnis- und Umsetzungsverhalten von Kunden zeigen Wirkung bei bestehenden Strukturen und Prozessen. Marktteilnehmer müssen dies erkennen und (strategisch) reagieren. Unter dem Stichwort Industrie 4.0 erfolgt die digitale Transformation in der industriellen Produktion. Noch sind die nächsten Meilensteine nicht alltagstauglich, doch Themen wie das autonome Fahren und die Künstliche Intelligenz (KI) machen rasante Fortschritte.

Im Zusammenhang mit der Digitalisierung beschrieb Der Spiegel kürzlich die öffentliche Verwaltung in Deutschland als analoges Dorf, deren Digitalisierungsstand im europäischen Vergleich den 21. Platz (von 28) belegt. Vorbehalte getragen von Interessen und Bedenken Einzelner und Gruppen. Als negatives Beispiel der Gesundheitswirtschaft wird die elektronische Gesundheitskarte (eGK) angeführt, das Scheitern von Zielen, weil nicht alle Beteiligten ihren Erfolgsbeitrag geleistet haben (Goos, Rosenbach, Schmergal 2018, S. 66–72).

Gesetzliche Krankenkassen sind Körperschaften des öffentlichen Rechts und gehören nur mittelbar zur Staatsverwaltung. Im Gegensatz zur öffentlichen Verwaltung und anderen Sozialleistungssystemen besteht wettbewerbliche Vielfalt. Verkürzt gesagt, ohne Markt kein Wettbewerb. Kundenzufriedenheit entwickelt sich aus erfüllten Erwartungen. Was verändert sich durch die Digitalisierung in diesem Zusammenhang und wie gehen die Beteiligten damit um? Wie können die Stakeholder diesen Herausforderungen in der Rehabilitation begegnen? Lassen Sie uns zunächst auf das grundsätzliche Phänomen der Digitalisierung schauen.

4.3.1 Digitalisierung in Bezug auf Kunden, Geschäftsmodelle und Märkte

Den Kunden zu verstehen, zu überzeugen und zu begeistern ist das Ziel. Die Erwartung des Kunden wird zunehmend branchenübergreifend geprägt, das Dienstleistungserlebnis wird generalisiert und gebenchmarkt. Das Fortschreiten der digitalen Gesellschaft führt zu entsprechenden Erwartungen der Kunden an die öffentliche Verwaltung und die Sozialversicherung. Eine strategische Lücke einzelner Anbieter kann im Wettbewerb zur Verschiebung von Marktanteilen führen. Würde sich eine ganze Branche längerfristig der Kundenerwartung entziehen, könnte sich Inakzeptanz gegenüber dem gesamten System entwickeln.

Die Treiber im Zentrum der Digitalisierung verdanken ihren Erfolg unter anderem dem disruptiven Ansatz, dem bewussten Neudenken von bestehenden Geschäftsmodellen. Lösen neue Prozesssichten aus, fokussieren sich stringent aus der Kundensicht, schaffen Innovationen und neue Bedarfe. Die disruptiven Impulse und technologischen Trends wirken auf die Unternehmen der Gesundheitswirtschaft und prägen damit auch Kundenerwartungen gegenüber den Krankenkassen (Kade-Lamprecht 2017, S. 90). Gleichzeitig entwickeln sich Unternehmen, die mit der Digitalisierung gewachsen sind, in neue Geschäftsfelder und drängen in den Gesundheitsmarkt. Dabei verfolgen sie eigene wirtschaftliche Interessen, die sich nicht mit den Interessen der Krankenkassen decken müssen (Gerhards 2017, S. 61–66).

4.3.2 Digitalisierung in Bezug auf die Rehabilitation, deren Kunden und Anbieter

Matthias Meierhofer hat es in einem Beitrag so formuliert: »Denn der Mensch bleibt Mensch: Analoger Heilungsprozess mit digitalen Versorgungsstrukturen« (Meierhofer 2017, S. 104). Im Mittelpunkt der Rehabilitation steht der Patient mit seinen Funktions- und Fähigkeitsstörungen und einem daraus resultierenden Rehabilitationsbedarf und -ziel. Nach der Rehabilitationsleistung, die immer zeitlich begrenzt ist, gilt es weiterhin alltagsgebunden mit Einschränkungen, Belastungssituationen oder Risikofaktoren umzugehen. Deshalb ist der erfolgreiche Alltagstransfer des in der Rehabilitation Erlernten für Patienten wichtig und trägt zur Steigerung der Lebensqualität bei. So zeigt das Ergebnis einer qualitativen Untersuchung zur Akzeptanz und Implementierung von Online-Nachsorge in der stationären Rehabilitation eine tendenziell höhere Akzeptanz bei den Rehabilitanden als bei den Mitarbeitern der Einrichtungen (Hennemann, Beutel, Zwerenz 2018, S. 14).

Publikationen ist zu entnehmen, dass Klinikkonzerne die Handlungsnotwendigkeit im Rahmen der Digitalisierung erkannt haben und sich individuell strategisch ausrichten. Sie setzen dazu vermehrt auf Apps, die sich je nach Stand in der Entwicklung, Erprobung oder im (Teil-)Betrieb befinden. Die Digitalisierungstiefe, die Kundenzentrierung und die Prozess-Sicht legt jedes Unternehmen für sich fest. Vielfach geht es um Standardisierung, verbesserte Kommunikation und vereinfachte Dokumentation im internen Bereich. Es gibt Lösungen, die den Kunden im Informations- und Beratungsverfahren abholen, während der Maßnahme wird der Kunde dann fortlaufend durch das Smartphone oder Tablet informiert und gesteuert (z. B. Therapiepläne) und in der Nachsorgephase begleitet, um Nachhaltigkeit und gegebenenfalls eine Lebensstiländerung zu erreichen (Redaktion f&w 2017, S. 12, 20, Reseck 2017, S. 14–16).

Durch die Digitalisierung aller Prozesse werden Daten gewonnen, die vielfältig genutzt werden können. Denkbar ist, dass z. B. wissenschaftlich fundierte und in der Praxis bewährte Therapiemodelle oder bessere Lösungen im Zuweiser-Management entstehen, sich Nahrungsmittelbestellungen automatisch aus den Menü-Wünschen der Patienten generieren, sich Klinikverantwortliche benchmarken können oder die On-Time-Zeiten verbessert werden (Schmidt 2017, S. 580–583).

Neben der skizzierten Entwicklung im stationären Bereich bringt die Digitalisierung der Rehabilitation weitere Chancen mit sich, wie die Tele-Rehabilitation in der Nachsorge. Ziel der Tele-Reha ist es, einen Teil der aufwendigen Visiten und Präsenzbehandlungen durch telerehabilitative Angebote zu ersetzen. Dabei kann dies in der Klinik und im häuslichen Umfeld stattfinden. Zeitliche und räumliche Distanzen sind damit überwindbar (John, Einhaus 2017, S. 289–310).

Ein weiteres Projekt ist die Verbesserung in der aktivierenden Pflege im Rahmen der mobilen Rehabilitation durch sensorbasierte Mobilisierungsunterstützung und motivierendes Feedback. Hier unterstützt die Sensorik ausgehend von den Problematiken in der Zusammenarbeit eines multiprofessionellen Teams (u. a. mangelnde Kommunikation, Austausch von Informationen unvollständig oder verspätet) die Transparenz, Dokumentation und das Selbstmonitoring (Schumacher, Ruß, Reithinger 2018, S. 317–331).

Zu einzelnen Projekten und Entwicklungen könnten noch weitere wichtige Aspekte (z. B. Datenschutz) angesprochen werden, auf die zugunsten des Umfangs nicht eingegangen wird.

4.3.3 Digitalisierung in Bezug auf die Kostenträger, (eine) Einschätzung zu Chancen, Risiken und Handlungsbedarfen

Die folgende Einschätzung gibt die Sicht der DAK-Gesundheit als Teilnehmer und Gestalter im Mark der Gesetzlichen Krankenversicherung wider.

Als Gesundheitsdienstleister schärft die DAK-Gesundheit die eigene digitale Kompetenz um Kunden-, Markt- und den eigenen Unternehmenserwartungen zu entsprechen. Im Verbund mit weiteren gesetzlichen und einzelnen privaten Krankenkassen ist eine gemeinsame digitale Gesundheitsplattform über die App »Vivy« entstanden. Ziel ist es, dass Kunden auf freiwilliger Basis ihre persönlichen Gesundheitsdaten, wie Arztbriefe, Impfinformationen, Laborbefunde oder Röntgenbilder an einem Ort speichern können. Der Versicherte bleibt Herr seiner Daten und entscheidet neben der generell freiwilligen Nutzung darüber, welche Daten in der elektronischen Akte landen und mit wem er die Daten teilen möchte. Das können Ärzte, Krankenhäuser oder andere Akteure im Gesundheitswesen sein. Der gezielte Nutzen für den Patienten kann dann neben der Verfügbarkeit beispielsweise darin liegen, dass Mehrfachbehandlungen reduziert werden oder Unverträglichkeiten bei Medikamenten öfter erkannt werden. Vivy fungiert zusätzlich auch als digitale Assistentin, die z. B. an Arttermine erinnern kann.

Die DAK-G hat die digitale Kompetenz im Jahr 2016 in der Digitalen Fabrik gebündelt, um die digitale Transformationsfunktion an einer Stelle im Unternehmen zu konzentrieren. Im Mittelpunkt stehen alle Kundenprozesse, die digitale Schnittstelle zum Kunden und seinen Erwartungen und Bedürfnissen. Daraus bildet sich ein neues Design der Kundenreise, das Brüche und Übergänge zugunsten einer durchgängigen Empfindung verhindert.

Gleichzeitig ist es auch Aufgabe der Digitalen Fabrik bei der internen digitalen Transformation Prozesse und Strukturen zu hinterfragen und verknüpft mit der Kundensicht neu auszurichten. Das passiert alles unter Berücksichtigung der strengen gesetzlichen Reglementierungen, die den Markt der gesetzlichen Krankenversicherung definieren und als Geschäftsmodell begrenzen. Andere

Branchen entwickeln sich in ihren eigenen Umfeldern, die häufig offener sind und auch grundlegendere Anpassungen oder Erweiterungen der Geschäftsmodelle zulassen.

Worin liegen weitere Vorteile der Konzentration in einer Digitalen Fabrik? Unter anderem bietet sich die Möglichkeit verstärkt mit Start-ups außerhalb der Linienorganisation zusammen zu arbeiten. Start-ups als outgesourcte Innovation und Überwindung analoger Denkraster der Krankenversicherung verstanden (Kade-Lamprecht 2017, S. 93). Das Management der Digitalisierung ist Sache des CDO (Chief Digital Officer), dieser ist Mitglied der DAK-Geschäftsführung.

Den Fokus nur auf die Außensicht, den Kunden und die internen Prozesse und Strukturen zu richten, wäre nicht ausreichend. Auch die Mitarbeiter sind ein wichtiger Erfolgsfaktor innerhalb der Organisation. Sie sind im Rahmen der digitalen Transformation mitzunehmen und für die zukünftige Strategie zu begeistern. Das ist eine wichtige Aufgabe und darf nicht dem Zufall überlassen bleiben. Zunehmend ist eine agile Organisation und Führung notwendig, um der steigenden Komplexität und wachsenden Dynamik zu begegnen (Peters 2017, S. 23–50).

Neben digitalen Produkten und strategischen Anpassungen der Organisation ist die Steuerung der Kundenkommunikation ein genauso wichtiger Faktor. Kunden können die Krankenkasse neben dem persönlichen Kontakt über verschiedene Kanäle erreichen. Das geschieht häufig über den Postweg, die Telefonie, Email oder über die Homepage oder den Chat. Auch die Kommunikation des Kunden über die verschiedenen Kanäle unterliegt der Entwicklung der Kundenerwartungen an ein Dienstleistungsunternehmen. Um dem zu entsprechen wurden die klassisch getrennten Kanäle durch das Omnikanalmanagement zusammengeführt. Praktisch heißt das für den Kunden, dass er zukünftig den Kanal innerhalb der Kommunikation problemlos wechseln kann, ohne Kommunikationsbrüche zu erzeugen.

Mit den Geschäftspartnern wird soweit es gesetzlich und technisch machbar ist, maximal digital vernetzt gearbeitet (z. B. Datenaustauschverfahren). Die Digitalisierung in der Rehabilitation bietet aus Sicht der DAK-Gesundheit enorme Chancen:

- Überwindung der sektoralen Grenzen durch optimierte Kommunikation und Dokumentation
- Erhöhung des Kundennutzens durch individuelle Unterstützung, auch in der Nachsorge
- Stärkung der Gesundheitskompetenz des Kunden
- Weitere Flexibilisierung des Angebots und der Möglichkeiten einer Inanspruchnahme (Tele-Reha)
- Erhöhung der Wirtschaftlichkeit durch maximal individualisierte Versorgung

Die Risiken der Digitalisierung liegen vorrangig im Umgang mit den sensiblen Daten, in Fragen des Datenschutzes und der Datensicherheit. Grundsätzlich gilt die Erwartung, dass auch zukünftig bei allen Entwicklungen die Datenhoheit beim Kunden verbleiben muss.

Die Klinikkonzerne berichten in ihren Statements zur Digitalisierung, wie wichtig das Mitnehmen der Mitarbeiter ist. Hier können Versäumnisse auf Seiten der Leistungspartner und Kassen Wettbewerbsnachteile erzeugen.

4.3.4 Fazit

Die Digitalisierung in der Rehabilitation bietet viele Chancen für alle Beteiligten. Den Risiken muss angemessen begegnet werden. Grundsätzlich eröffnet die Digitalisierung die Chance zur Neugestaltung der medizinischen Leistungen, des Managements bei allen Beteiligten und der Stärkung der Nachhaltigkeit. Die notwendige kulturelle Entwicklung muss dabei im Blick sein, denn die Vorteile zahlen sich für das gesamte System aus.

Literatur

Gerhards, H. (2017): Krankenkassen im Sog der Digitalisierung. In: Die Digitale Transformation im Gesundheitswesen. Berlin: MWV Medizinisch Wissenschaftliche Verlagsgesellschaft. S. 61–66.

Goos, H., Rosenbach, M., Schmergal, C. (2018): Im Ja-aber-Land. In: Der Spiegel, Heft 48, November 2018, S. 66–72.

Hennemann, S., Beutel, ME., Zwerenz, R., (2018): »Morbus Google« vs. E-Health: Qualitative Untersuchung zur Akzeptanz und Implementierung von Online-Nachsorge in der stationären Rehabilitation. Rehabilitation 57: 14–23.

John, M., Einhaus, J., (2017): Telemedizinische Assistenzsysteme in Prävention, Rehabilitation und Nachsorge – Ein Überblick über aktuelle Entwicklungen. In: Digitale Transformation von Dienstleistungen im Gesundheitswesen I. Wiesbaden: Springer Gabler. S. 289–310.

Kade-Lamprecht, E. (2017): Der Uber-Moment in der Krankenversicherung. In: Die Digitale Transformation im Gesundheitswesen. Berlin: MWV Medizinisch Wissenschaftliche Verlagsgesellschaft. S. 90–94.

Meierhofer, M. (2017): Warum die Digitalisierung keine disruptiven Sprünge in der Gesundheitsversorgung auslöst, wohl aber eine Revolution der Versorgungsstrukturen zur Folge hat. In: Die Digitale Transformation im Gesundheitswesen. Berlin: MWV Medizinisch Wissenschaftliche Verlagsgesellschaft. S. 104–107.

Peters, B. (2017): Leadership Agility und Digitalisierung in der Krankenversicherung – Steigende Komplexität und wachsende Dynamik der Digitalisierung erfordern zunehmend agile Organisationen und agile Führungskräfte. In: Digitale Transformation von Dienstleistungen im Gesundheitswesen II, Wiesbaden: Springer Gable. S. 23–50.

Redaktion f&w (2017): Therapeuten-App in Bad Bocklet: Papier ist nicht mehr zeitgemäß, 08/2017 Beilage Fokus, S. 12.

Redaktion f&w (2017): Attraktiv für junge Generationen, 08/2017 Beilage Fokus, S. 20.

Reseck, L. (2017): Digitale Reise: Wie ein Kompass. f&w 08/2017 Beilage Fokus, S. 14–16.

Schmidt, AM. (2017): Näher am Patienten. f&w 6: 580–583.

Schumacher, K., Ruß, A., Reithinger, N. (2018): Konzepte für sensorbasierte Mobilisierungsunterstützung und motivierendes Feedback in der Mobilen Rehabilitation. In: Digitale Transformation von Dienstleistungen im Gesundheitswesen IV, Wiesbaden: Springer Gabler. S. 317–331.

4.4 Digitalisierung für sektorenübergreifende Zusammenarbeit im Gesundheitswesen

Admir Kulin

Der demografische Wandel und ein verändertes Bewusstsein für die eigene Gesundheit lassen das Gesundheitswesen und benachbarte Branchen, wie Tourismus, smarte Sportartikel und Selbstoptimierung an Bedeutung gewinnen. Die Digitalisierung verändert auch diese Branchen grundlegend – wie alle Bereiche des Lebens, der Arbeit und des Miteinanders. Um diesen Veränderungen zu begegnen, entstehen neue Berufe und verschwinden wieder. Es ist ein Wandel in der Art und Weise wie gearbeitet, kommuniziert, transformiert und transportiert wird.

Lernprozesse sind von Nöten und trotz der Unmengen an Daten, die gesammelt und archiviert werden, ist »Vergessen« eine hohe Kunst, wenn erwünscht, und Gefahr, wenn nicht. Nur ein kluger, sicherer Umgang mit Daten erlaubt schnelle und teilweise qualitativ höherwertige, fundierte Entscheidungen. Das kann Leben retten! Beispielsweise, wenn komplexere Medikationen notwendig sind oder in Notfallsituationen Vorbelastungen mit in die Therapieentscheidung einbezogen werden müssen. In der mittel- und langfristigen Therapieplanung ist eine transparent dokumentierte Historie des Patienten eine wertvolle Unterstützung für das medizinische Personal.

Im operativen Klinik-Alltag stellt sich dies noch einmal deutlicher heraus. Hier bringt die Vernetzung von automatisierten, standardisierten Datenquellen eine Arbeitserleichterung bei der Durchführung, Steuerung und Dokumentation von Prozessen. Zu spüren bekommen das vor allem die Mitarbeiter der Leistungserbringer und – selbstverständlich – die Patienten; deren Kunden. Alle an der Betreuung/Behandlung beteiligten Protagonisten haben jederzeit Zugriff auf die für ihre Funktion, ihre Tätigkeit relevanten Daten. Gleichzeitig hat der Patient Zugriff auf für ihn wichtigen Daten und kann sich in Echtzeit über Fortschritte und Details seiner Behandlung informieren. Die Entscheidung pro oder contra bestimmter Therapien, Operationen oder Präventionsmaßnahmen ist so evidenzbasiert und in Kooperation mit allen Beteiligten möglich.

4.4.1 Neue Perspektiven

Die Gesundheits-Branche muss lernen, sich mit anderen Augen zu betrachten. Sowohl die Funktion vermeintlich alt bewährter Einrichtungen und Kooperationen verändert sich, wie auch deren individuelle Arbeit. Nicht zuletzt aufgrund einer neuen Perspektive der Kunden/Patienten auf sich selbst.

Punktuell ist dieser Bedarf erkannt und zahlreiche Anbieter dringen in den Markt. Therapeutische Betreuung über telemedizinische Angebote, digitale Steuerung von Prozessen in der Pflege oder erste elektronische Patientenakten als App sind in der Anwendung und in der Erprobung.

»Vivy« ist die erste App-basierte Patientenakte, die derzeit in der Erprobungsphase steht. Mit ihr kann der Patient Dokumente wie Arztbriefe, Befunde oder Laborwerte digital abfragen und verwalten. Das Feedback des Marktes fällt zwar bisher durchwachsen aus, Vivys Verdienst ist es jedoch, die Entwicklung auf diesem Feld mit vorangetrieben zu haben.

Für die Anschlussversorgung nach dem Krankenhausaufenthalt wurde dagegen »Recare« entwickelt: Diese digitale Lösung regelt unter anderem das Entlassungsmanagement und hilft bei der Suche nach Pflegeplätzen.

Zudem gibt es zahlreiche weitere Angebote, die teils auch auf bestimmte Krankheiten fokussieren. So hilft »mySugr« Diabetespatienten dabei, ihren Blutzuckerwert zu messen und die App »M-Sense« bietet ein digitales Migränemanagement, um deren Häufigkeit steuern und vermindern zu können.

Bei diesen und weiteren digitalen Lösungen, die es mittlerweile im Gesundheitsbereich gibt, steht immer der Patient bzw. der Kunde im Mittelpunkt. Dieser erwartet inzwischen allerdings, auch wegen seiner Erfahrungen mit anderen Branchen, eine andere Welt. Eine Welt, die die Gesundheitsbranche noch nicht bereitstellt. Denn, wo heute »Patienten« sequenziell, ähnlich den Produktionsprozessen in der Automobilbranche, »repariert« werden, steht zukünftig der Kunde im Mittelpunkt eines Netzwerkes an (Dienst-)Leistungserbringern, die ihn betreuen.

Chancen für Leistungserbringer

Die für die Abrechnung notwendige Dokumentation von Leistungen bindet viel Zeit. Diese fehlt für die eigentliche Behandlung. Zuhören oder je andere Art von Aufmerksamkeit für Mitarbeiter oder Patient ist, zeitlich gesehen, Luxus. Eine höhere Transparenz und vor allem eine optimale Mobilität der Daten bietet im Hinblick auf die Behandlungsqualität enormes Potenzial. Daraus lassen sich übergreifende Optimierungen ableiten und Konflikte vermeiden. Umfassende Analysen der Prozesse lassen eine direkte Aussage zu den eingesetzten Ressourcen zu und verbessern so die Kostenstruktur und -planung.

Die individuelle Prozessoptimierung und -evaluation rückt in den Vordergrund, denn die Beteiligten im Gesundheitssystem haben die Positionierung des eigenen Produktportfolios gegenüber den Kunden, den heutigen und zukünftigen Mitarbeitern und den Kostenträgern zusätzlich auf der Agenda. Damit einher geht eine vertiefte Auseinandersetzung mit dem realen Bedarf und in Folge davon eine Spezialisierung oder auch Ausdifferenzierung des eigenen Produktkatalogs. Doch wie sieht die Realität aus?

Eine von extern stark regulierte Wertschöpfungskette dämpft jede Anstrengung, die eigene Kompetenz auszubauen bzw. zu optimieren – diese Konstellation erzieht zur Handlungsunfähigkeit.

»Sektorenübergreifend zu arbeiten ist keine Option. Es ist ein Muss, denn nur so lassen sich die Bedürfnisse und Notwendigkeiten für eine qualitativ hochwertige UND bezahlbare Behandlung sicherstellen!«

Neben der Optimierung/Digitalisierung der internen Prozesse, ist die direkte Kundenkommunikation von großer Bedeutung. Hier liegt eine Chance zur Differenzierung und Kreation von USPs. Lösungselemente sind vor allem eine umfassende Information – in Echtzeit. Einfache, verständliche und für den Kunden erfassbare Diagnosen und Therapieempfehlungen geben Orientierung und sichern Betreuungsqualität. Wo heute Kooperationen mit »Diagnoseübersetzern«, wie »Was hab´ ich?« Pressemeldungen auslösen, arbeitet zukünftig eine automatische Textverarbeitung und »übersetzt« komplizierte medizinische Fachbegriffe für den Patienten. Praxis- und Klinikinformationssysteme bilden direkt Verfügbarkeiten von Behandlungen oder Untersuchungen ab, beispielsweise Physiotherapie oder Befundungen in der Radiologie, übernehmen aufwendige Recherchen – für den Kunden und das Fachpersonal.

Über kontextbezogene online Beratungs- und Serviceleistungen sowie ein professionelles Empfehlungsmanagement lässt sich neben der Betreuung der Kunden auch die Mitarbeiterakquise steuern. Aus deren Perspektive bieten einfach und schnell zu erfassende, gleichzeitig vollständige Kundendatensätze die ideale Datengrundlage für optimalen Kundenservice und eine langfristige, vertrauensvolle Kundenbeziehung. Der Mitarbeiter »kennt« den Kunden und seine Historie, d. h. neben vorherigen Kontakten sind wichtige Informationen zu bereits erhaltenen Leistungen, Präferenzen und Interessen dokumentiert.

Damit lassen sich gezielt kontextbezogene Beratungs- und Serviceleistungen ausspielen, und zwar sowohl aus medizinischer Notwendigkeit als auch aus vertrieblicher Motivation heraus. So erhält der Kunde automatisch Unterstützung bei regelmäßig wiederkehrenden, problematischen Prozesspunkten. Der Mitarbeiter erhält dabei aus einer Vielzahl von Angeboten nur die für diesen einen Kunden bzw. diese Kundengruppe relevanten Maßnahmen, um diese dem/den Kunden anzubieten. In der Kommunikation mit anderen Einrichtungen entfällt der aufwendige Abgleich der Daten/Kundenhistorie.

Patient wird Kunde

Kunden werden als solche wahrgenommen und behandelt. Moderne user experience (UX) erzeugt eine schnelle, einfach Bedienung der eingesetzten Systeme. Qualität entsteht hier bereits durch eine leichte Orientierung anhand der vorliegenden Informationen, die Einfachheit der Informationsprozesse sowie die Transparenz über sowie die Vergleichbarkeit von Behandlungen.

Aufgrund der steigenden Finanzierung der Leistungen durch den Kunden bietet aus dessen Sicht (interne und externe Kunden) die Digitalisierung vor allem Chancen, das Erlebnis in der Beziehung, der Interaktion und der Kauferfahrung zu verbessern. Digitalisierung ermöglicht es, die technokratische Beziehung zwischen Kunde und Leistungserbringer – bedingt durch die steigende Komplexität, höhere Fallzahlen und globalere

Zielgruppen – mit menschlicher Nähe, im Minimum subjektiv, zu versehen und damit eine höhere Behandlungsqualität zu erreichen.

Kurz: *»Die Digitalisierung ermöglicht die Individualisierung einer eigentlich generischen Leistung.«*

Hintergrund ist die Automatisierung von wiederkehrenden Prozessen. Für den Kunden bedeutet dies eine kontinuierliche Begleitung durch, beispielsweise automatisierte pre-/post-stay-Kommunikation in allen Einrichtungen und vor allem sektorenübergreifend mit Fokus auf eine umfassende »Servicekommunikation«.

Dazu gehört die Kommunikation von Checklisten, Anfahrt-/Anreiseinformationen, Erklärungen zu Untersuchungen/Therapien/Medikamenten, Hinweise für Angehörige sowie die Klärung von FAQs. Zusätzlich erleichtert es die Erfassung von Informationen vor und während des Aufenthaltes, d. h. zeitliche Entzerrung und weniger Stress rund um das »Ankommen« in der jeweiligen Einrichtung. Weitere Chancen entstehen durch die Verifizierung des Behandlungsvertrages, die Erfassung von Anamnesedaten sowie der Vorbereitung der Erstaufnahme.

In der Kommunikation von Nachsorgeangeboten steckt neben der medizinischen Sinnhaftigkeit die Botschaft, dass der Kunde nicht alleine gelassen wird. Basierend auf seinem individuellen Bedarf und dem aktuellen psychischen und physiologischen Zustand wird er fortlaufend betreut und ohne sich bei zusätzlichen Dienstleistern immer neu erklären zu müssen.

Verbessertes Arbeitsumfeld für Mitarbeiter/Innen

Sektorenübergreifendes Arbeiten, basierend auf dem Austausch von strukturierten und standardisiert erfassten Daten verbessert die Arbeitsumgebung unmittelbar. Durch die Vermeidung von »Informationsinseln« sind alle beteiligten Protagonisten gleichberechtigt informiert. Daraus erfolgt eine Aufwertung einzelner Berufsgruppen, die heute entscheidend für den Behandlungserfolg und die wahrgenommene Qualität sind. Meist sind die aber noch von entscheidenden Informationen abgekoppelt oder können/müssen nur indirekt damit arbeiten. Gerade im Bereich der Pflege- und Servicekräfte sind in Echtzeit vorliegende Daten eine Erleichterung der Arbeitsabläufe. Sie ersparen Wege, doppelte Nachfragen oder die Prüfung analoger Medien.

Die Reduktion von multiplen Dokumentations- und/oder Erfassungsprozessen stellt Zeit für das Wesentliche zur Verfügung – den Kunden/Patienten. Eine Reduktion der Datenquellen erleichtert die Revision und führt somit zu einer Erhöhung der Datenqualität. Die resultierende bessere Betreuung der Kunden sorgt für eine höhere Zufriedenheit der Kunden. Das beeinflusst die Beziehung mit den Mitarbeitern positiv und führt zu einer geringeren psychischen Belastung der Mitarbeiter.

Konsequent implementiert ist dies ein entscheidender Vorteil im Zuge des Fachkräftemangels und ein wichtiger Bestandteil im konsequenten employer branding-Prozess.

Vorteile für Kostenträger und Gesundheitsunternehmen

Kostenträger und Unternehmen profitieren von optimierten Präventionsangeboten und einer schnelleren Wiedereingliederung in die Arbeitswelt. Behandlungsnetzwerke, also sinnvolle, sektorenübergreifende Kooperationen, vermeiden die Dopplung von Maßnahmen in verschiedenen Einrichtungen und verhindern Therapien ohne nachgewiesene Wirksamkeit. Über flexiblere Behandlungs- und Betreuungsformen entsteht ein umfassendes Gesundheitsmanagement für den Kunden. Die Sicherheit bei der Abrechnung steigert die Transparenz und eine flächendeckende Erfassung von Behandlungsergebnissen sorgt für eine gesteigerte Qualitäts- und Behandlungssicherung.

Diese Chancen zu nutzen, das heißt nicht, die Digitalisierung zu »stemmen«, es bedeutet sich im Wandel einen Vorsprung zu sichern, Optionen zu erkennen und im Kleinen die Welt verändern zu können.

4.4.2 Was muss Digitalisierung leisten?

Allem voran steht die Sicherheit im Umgang mit den vorhandenen Daten. Sektorenübergreifend zu arbeiten bedeutet den Austausch und die Analyse von Daten in Echtzeit. Verschiedene Berufsgruppen, Rollen und Funktionen benötigen Zugriff auf jeweils unterschiedliche Informationen oder vorab konsolidierte Daten, um optimal ihre Leistung erbringen zu können.

Funktional entstehen Synergien und Qualitätsgewinne durch die Kombination verschiedener Informationsquellen für eine optimale Prozessgestaltung und -steuerung. Die zeit- und ortsunabhängige Verfügbarkeit der Daten bildet die Grundlage für Transparenz und somit die Möglichkeit zu Abstraktion und Interpretation großer Datenmengen. Digitalisierung muss Flexibilität beim Austausch, der Kombination und dem Export von Daten für die Auswertung und Darstellung von Daten auf bzw. in verschiedenen Systemen ermöglichen.

Digitalisierung muss die Finanzierung erklären!

Der Umgang mit Gesundheitsdaten und die wirtschaftlichen Zusammenhänge sind wichtig, denn die Vorteile einer digitalisierten Gesundheitsbranche benötigen eine betriebs- und volkswirtschaftliche Grundlage. D. h. um Leistungen privatwirtschaftlich finanziert zu entwickeln und auszubauen, muss ein mitarbeiter- und kundenorientierter Markt geschaffen, erschlossen und dies offen kommuniziert werden. Wo investiert werden soll, muss die Erwirtschaftung der dafür notwendigen Mittel möglich sein.

Digitalisierung muss über Chancen aufklären.

Die Durchdringung moderner Datenverarbeitung ist den wenigsten Kunden, Patienten und vermutlich gleichermaßen den Medizinern und Therapeuten, d. h. den Beteiligten Leistungserbringern des Gesundheitswesens vollends bewusst. Chancen bzw. je nach Perspektive, Risiken, bestehen nicht nur wirtschaftlich. In erster Linie ist das Potenzial aus medizinisch-therapeutischer Sicht enorm. Verträglichkeit und Unverträglichkeit von Medikationen können basierend auf Millionen von Datensätzen umfassend, individuell und unter Bezugnahme auf zahlreiche weitere Einflussfaktoren validiert werden.

Die Forschung erhält eine neue, komplexe und umfassende Datengrundlage.

Das ultimative MUSS: Digitalisierung muss für die Menschen einen Mehrwert generieren.

4.4.3 Lösungsvoraussetzungen

Ohne Zusammenarbeit, Kompromisse und Standards geht es nicht. Schon heute sind zahlreiche Insellösungen am Markt verfügbar. Ob für die interne Kommunikation, den Austausch von Befunden, die Onlineterminvergabe oder die Weitergabe von Patientenakten von Akut- an Rehakliniken; für zahlreiche one-to-one oder one-to-many Konstellationen gibt es individuelle Lösungen.

Initiatoren dieser Produkte sind meist in einem Sektor gebunden. Sicherheits-, Daten- und Formatstandards fehlen. Der notwendige Wille zur Transparenz und der unumgängliche Wille zur kundenorientierten Konzeption dieser Produkte sind weitere Hürden.

4.4.4 Lösungsszenarien – ein idealisierter customer/patient journey

Welche Chancen bietet nun eine lückenlose Erfassung von Gesundheitsdaten für alle Beteiligten?

Die »U« – Untersuchungen in der Schwangerschaft sowie im Kindesalter sind akzeptierte Praxis. Die Entwicklung von Kindern bietet und baut früh eine Vielzahl von Grundlagen für die weitere gesundheitliche Entwicklung im Jugend- und Erwachsenenalter. Das ist durch zahlreiche Studien belegt.

Die Identifikation von Allergien, Entwicklungsdefiziten der Motorik oder Fehlentwicklungen des Körpers als Folge von unzureichender (qualitativ und/oder quantitativ) Ernährung bilden schon sehr früh Prädispositionen für Folgeerkrankungen. Im Jugendalter kann sich dies durch Haltungsschäden, eine verminderte psychische Belastung, erste Ausprägungen negativen Suchtverhaltens oder auch in der Persönlichkeitsentwicklung, dem schulischen Lernverhalten oder Störungen bei der sprachlichen Entwicklung zeigen.

Gesundheit, das bedeutet schließlich eine Resilienz und Flexibilität zu entwickeln, um auf veränderte Lebenssituationen reagieren zu können. Familie, Hochs und Tiefs im Karriereweg, Arbeitslosigkeit, Kinder, häusliche Pflege, u. ä. begleiten die meisten Menschen bis in die Rente und/oder während dieser letzten Phase.

Prozessanker im Gesundheitswesen finden sich in vier Kernfeldern wieder:

- Prävention
- Behandlung einer Symptomatik
- Behandlung einer klassifizierten Diagnose
- Nachsorge

Eine optimale Gestaltung muss sektorenübergreifend konzipiert sein, denn Korrelationen von Daten sind die relevanten Trigger für Content oder Maßnahmen der angeschlossenen Leistungserbringer/Lösungsanbieter. Gleichzeitig entstehen aus umgesetzten Maßnahmen oder der Interaktion mit Partnern wiederum neue Erkenntnisse zur Evaluation und Qualitätssicherung der Aktionen.

4.4.5 Fallbeispiel: m.Doc Smart Clinic – Digitalisierung sinnvoll nutzen

Smart Clinic ist gleichermaßen eine digitale Plattform für Kliniken und Patienten. Mit ihr werden patienten- und mitarbeiterzentrierte, digital administrierte Abläufe im Gesundheitswesen möglich. Ausreichend informiert zu sein, ist während eines Krankenhausaufenthaltes für Patienten von großer Bedeutung, unzureichende Kommunikation wird fast immer als Mangel empfunden. Mit m.Doc Smart Clinic rückt der Patient nun auch kommunikativ in den Mittelpunkt: Orientierungssysteme vor Ort begleiten die Patienten. Individualisierte, medizinische Inhalte stehen vor, während und nach dem Aufenthalt begleitend zur Verfügung.

Die offene m.Doc Plattform-Architektur ermöglicht zahlreiche, klinik- bis stationsspezifische Anwendungen, die maximale Wertschöpfung aus den vorhandenen Informationen für alle Beteiligten zu erzielen.

- Bei der vorstationären Kommunikation werden zeitintensive Prozesse, wie individuelle Termin- und Therapievereinbarungen, die Erfassung von Fragebögen und Aufnahmeunterlagen oder passgenaue Essenbestellungen schon vor der Aufnahme vor Ort abgewickelt. Hierfür, wie auch in allen anderen Anwendungen, ermöglicht Smart Clinic die Integration von lernenden Chat Bots.
- Auf Station benötigt der Patient in den unterschiedlichen Phasen des Aufenthaltes eine Fülle verschiedener Informationen. Von der Vorstellung der pflegerischen und ärztlichen Teams über Bedienungsanleitungen, Stationsabläufe, Sprechzeiten und

4.4 Digitalisierung für sektorenübergreifende Zusammenarbeit im Gesundheitswesen

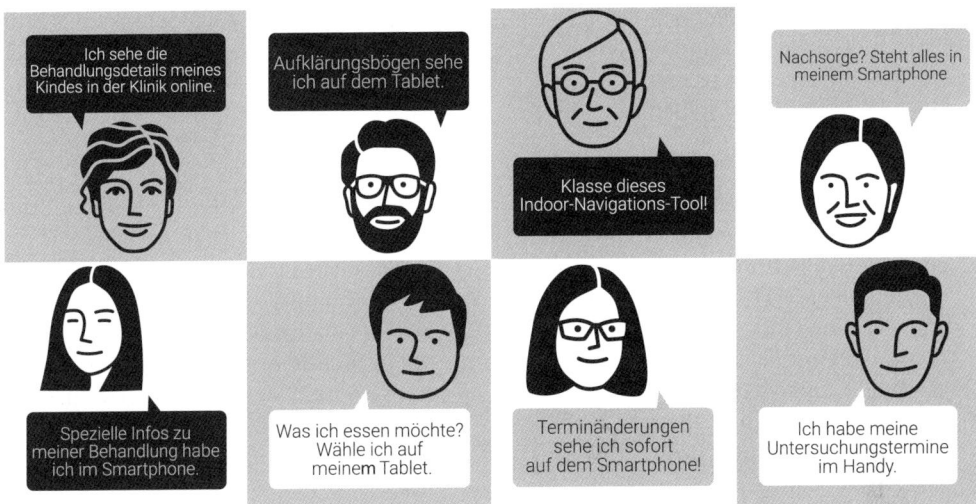

Abb. 4.4.1: Der Patient als Kunde (Mit freundlicher Genehmigung der m.Doc GmbH, Köln)

vielem mehr. Die fortlaufende Pflege analoger Stationsmappen erweist sich nahezu immer als aufwendig, selten aktuell und fehleranfällig. Der Preis? Viele Informationen gehen unter oder müssen zeitaufwendig im persönlichen Gespräch vermittelt werden; Zeit für eine individuelle, persönliche Betreuung der Patienten fällt dadurch zusätzlich weg. Die digitale Stationsmappe löst diese Herausforderung. Individuelle durchgehend aktualisierte Therapiepläne, Pläne inkl. Raum, Zeit, Therapie und Therapeut stellen durch Erinnerungen zu anstehenden Terminen und Benachrichtigungen bei Terminänderungen einen optimalen Ablauf sicher.

- Beschilderung und Orientierung ist in vielen Kliniken eine dauerhaft unbefriedigend gelöste Herausforderung. Je größer die Klinik, umso größer die Orientierungslosigkeit der Patienten – »analoges Wegweisen« mittels Schildern, Farben und Symbolen funktioniert zumeist nur unzureichend und ist fast immer teuer wie unflexibel. Smart Clinic bietet Lösungen, die Patienten digital durch die Klinik führen.

- Bei der Entlassung und Überleitung lassen sich frühestmöglich Präferenzen zu Art und Umfang der Nachsorge erfassen. Unmittelbar nach dem Aufenthalt stehen alle relevanten Kontaktdaten zur Verfügung sowie passende, elaborierte Übungen oder individuelle Ernährungsempfehlungen.

Smart Clinic kann Daten aus sämtlichen Krankenhausinformationssystemen ziehen. In elaborierter Anwendung von Smart Clinic können so nicht nur stationsspezifische, sondern auch auf den einzelnen Patienten zugeschnittene Informationen zu Krankheit und Therapie vermittelt werden. m.Doc arbeitet hierfür mit Verlagen wie Thieme oder Elsevier zusammen, die für solche Anwendungen qualifizierten Content bereitstellen.

4.4.6 Was ist bei der Einführung einer Klinik-Plattform zu beachten?

Zunächst muss klar sein: Eine digitale Plattform wird das Krankenhaus nicht vom Kopf auf die Füße stellen. Dennoch müssen alle bisherigen Prozesse der Klinik analysiert und gegebenenfalls angepasst werden.

Die folgenden Punkte sollten dabei beachtet werden:

- Die Mitarbeiter sind ein zentraler Erfolgs-, aber auch Risikofaktor bei der Einführung einer Klinik-Plattform. Sie sind unbedingt mitzunehmen und in die Konzeption sowie die Implementierung einzubinden. Wenn das Personal hinter der neuen Lösung steht, motiviert das automatisch die Kunden und Patienten, diese zu akzeptieren und bereitwillig zu nutzen.
- Wie bereits dargelegt, muss bei der Einführung die gesamte IT-Infrastruktur im Blick bleiben. Die Plattform wird nur dann dauerhaft und ohne Komplikationen genutzt werden können, wenn sie richtig in die bestehende IT Infrastruktur integriert wird.
- Bei der Einführung sollte Schritt für Schritt vorgegangen und eine Funktion nach der anderen sorgfältig implementiert werden. Es geht darum, die bestehende Infrastruktur nicht zu überfordern (technisch, organisatorisch und prozessual) und mit jedem Schritt einen Mehrwert für Kunden, Patienten und Mitarbeiter zu schaffen.
- Unerlässlich ist außerdem die Begleitung der Einführung durch ein sorgfältig geplantes Change-Management. Im Kontext der Digitalisierung ist es entscheidend die Kompetenzen der Mitarbeiter auszubauen. Nur so sind neue Perspektiven auf vermeintlich alt bewährte Prozesse möglich.
- Und nicht zuletzt muss die Krankenhausleitung voll und ganz hinter dem strategisch eingeschlagenen Weg stehen. Sie muss das Commitment zeigen und bei allen Beteiligten auf diese Weise die Motivation entfachen.

Perspektiven und Handlungsempfehlungen für das Reha-Management

- Digitale Gesundheitsanwendungen werden die gesamte Gesundheitsversorgung, entsprechend auch die Rehabilitation, grundlegend verändern, und zwar in allen Ebenen. Kurzfristig wird es zahlreiche Insellösungen geben, parallele Produktentwicklungen und noch lange keinen klaren Standard oder Marktführer, auf die man setzen kann.
- Bevor man sich für disruptive Geschäftsmodelle in der Rehabilitation begeistert, sollte man zunächst die Digitalisierungspotentiale der eigenen Systeme konsequent heben (KIS etc.) und die digitale Unterstützung des bestehenden Kerngeschäftes in den Fokus nehmen (Robotik in der Pflege, Teletherapie etc.).
- Eine der schwierigsten Aufgaben ist es, das Thema Digitalisierung in der Organisation zu verankern. Auch wenn die Einführung eines CDO aktuell en vogue ist, macht das ohne strategischen Überbau und funktionalen Unterbau in einem Unternehmen keinen Sinn.
- Sicher muss man die Verantwortung in einer Person verankern, man braucht aber ein multiprofessionelles Team, mindestens aus Prozess- und Qualitätsmanagement sowie IT.
- Und vor allem muss man die Mitarbeiter mitnehmen, was mit Sicherheit die größte Herausforderung ist.
- Für das Management gilt: Abwarten ist keine Option. Die Zeit nutzen, den kulturellen Change im Unternehmen vorbereiten, ausprobieren, Fehler machen, lernen und – ganz wichtig – mitgestalten.

5 Lean- und Qualitätsmanagement in der Reha

Kontext

Wenige Themen werden in Unternehmen so unterschiedlich gehandhabt wie das Qualitätsmanagement. Pointiert ausgedrückt, beginnt das Spektrum bei »Parallelwelten«, wo mit viel Einsatz theoretische Handbücher, Managementbewertungen und Qualitätsstandards für die Schublade geschaffen werden, die dann aber keinen Eingang in den gelebten Alltag des Unternehmens finden. Auch wenn das schon reicht, um damit die Voraussetzungen für erforderliche Zertifizierungen zu erfüllen.

Qualität ist also eng verknüpft mit dem Thema Prozesse. Denn auch beim »Lean-Management« geht es entgegen landläufiger Meinung nicht einfach darum, Potenziale in der Wirtschaftlichkeit zu heben. Es geht um die radikale Neuorientierung, die Kernprozesse auf die Bedürfnisse der Patienten und Kunden auszurichten. Lean Management oder Varianten davon werden in Akutkliniken schon häufig praktiziert, in Rehabilitationskliniken bisher eher selten.

- Kapitel 5.1 beschreibt den niederschwelligen Einstieg in dieses neue Prozessdenken, mit dem man sich auf den Weg zu einer sich stets selbstoptimierenden Organisation mit starker Patientenorientierung macht. Es zeigt Fallstricke auf, erläutert Methoden und Werkzeuge und gibt Hinweise, wie der Weg zu einer Lean Organisation beschritten werden kann.
- Lean- und Qualitätsmanagement bergen große Potenziale für den Erfolg eines Unternehmens. Unabdingbar dafür ist es, das Thema Qualität grundlegend anzugehen und zu verstehen. Kapitel 5.2 vermittelt den grundlegenden Zugang zum Thema Qualitätsmanagement. Es beleuchtet die zentralen Qualitätsdimensionen und die Anforderungen an Qualitätssicherungsverfahren in der medizinischen Rehabilitation.
- Aber das ist nur der erste Schritt: Kapitel 5.3 stellt die Grundstruktur eines Qualitätsmonitors aus Sicht der Praxis vor. Denn die Qualität muss in den verschiedenen Perspektiven zeitnah messbar sein. Nur was messbar ist, kann man managen. Das schaffen die Qualitätssicherungssysteme der Deutschen Rentenversicherung aufgrund des Zeitverzuges zwischen Datenerhebung und Ergebnisbericht nicht. Daher muss in der Praxis ein Qualitätsmonitor aufgebaut werden, der die notwendige Transparenz zeitnah ermöglicht.

5.1 Lean in der Rehabilitation – Die Transformation zu einer effizienten und effektiven Organisation

Alfred Angerer

5.1.1 Fallstricke in der Prozessoptimierung

Das Hauptziel einer guten Rehabilitation besteht darin Patienten wieder zu befähigen, ihre Aktivitäten in Beruf und Alltag so gut wie möglich wiederaufzunehmen. Demzufolge sind die Kernaufgaben der Reha im engeren Sinne die Diagnose, die Therapie sowie die Pflege der Patienten. Aus betriebswirtschaftlicher Sicht müssen Patienten als Kunden betrachtet werden. Deswegen ist für Klinikmanager entscheidend zu verstehen, was getan werden muss damit sich die Patienten für ihre Dienstleistungen und Produkte entscheiden und nicht für das Angebot der Konkurrenz. Die Angebotsqualität spielt dabei sicherlich eine entscheidende Rolle. Gute Manager achten darauf, dass der Aufwand für die Erstellung der Produkte und Dienstleistungen möglichst gering ausfällt. Hohe Qualität bei hoher Effizienz kann nur gelingen, wenn erstens alle Einzelprozesse in einer Rehaklinik darauf optimiert wurden, effektiv und effizient geleistet zu werden und zweitens, die Einzelprozesse gut aufeinander abgestimmt wurden. Wie das in der Praxis gelingen kann, ist das Hauptforschungsgebiet der Disziplin Prozessmanagement. In Optimierungsinitiativen werden klassischerweise zunächst die Ist-Arbeitsschritte einer Organisation analysiert, bewertet, anschließend optimiert und schlussendlich das Ergebnis geprüft. Dass die Optimierung einer ganzen Organisation keine triviale Aufgabe ist, versteht man unmittelbar, wenn man sich überlegt, dass in einer Rehaklinik täglich hunderte von Personen tausende von Prozesse aufeinander abstimmen müssen, damit am Schluss eine kohärente Gesamtleistung zum Wohle der Patienten entsteht. Ein Patient spürt unmittelbar, wenn diese Koordination nicht gut funktioniert. Typische Probleme betreffen z. B. lange Wartezeiten auf die nächste Therapiestunde, unklare Kommunikation zwischen den Fachpersonen und den Patienten oder das wiederholte Stellen der immer gleichen Fragen, die die Patienten schon vorher einem anderen Mitarbeiter beantwortet haben.

Viele Rehakliniken sind bezüglich ihrer Prozesse nicht auf dem Leistungsniveau wo sie sich befinden könnten und wünschen sich demzufolge besser zu werden. Es wäre ein Irrglaube zu denken, dass sich eine Rehaklinik bei der Leistungserbringung zwischen den Zielen Kosten oder Qualität entscheiden muss. Das Ziel muss sein, beide Dimensionen gleichzeitig zu verbessern. Das Ziel ist klar, der Weg jedoch ist vielfach im Nebel versteckt und steinig. Zu einfach machen es sich Führungskräfte, die ihre Mitarbeitenden lapidar dazu auffordern, die Prozesse systematisch nach Kosten und Qualität zu optimieren, denn sie werden sehr schnell die Gegenfrage erhalten »Wann sollen wir das tun, wir sind doch völlig überlastet!«. Das ist insofern typisch, da sich Mitarbeitende von Rehakliniken in einer Vielzahl sich selbst verstärkenden Abwärtsspiralen (»Teufelskreise«) befinden. Diese Spiralen sorgen mit der Zeit für eine kontinuierliche Abnahme der Qualität und Wirtschaftlichkeit einer Klinik.

Schlechte Prozesse in einer Rehaklinik führen zu Stress und Hektik bei den Mitarbeitenden. So führt eine schlechte Bettendisposition dazu, dass Mitarbeitende im Haus mehrfach telefonieren oder gar herumlaufen, um ein freies Bett zu finden. Diese gestressten Mitarbeitenden haben demzufolge keine Zeit im

5.1 Lean in der Rehabilitation – Die Transformation zu einer effizienten und effektiven Organisation

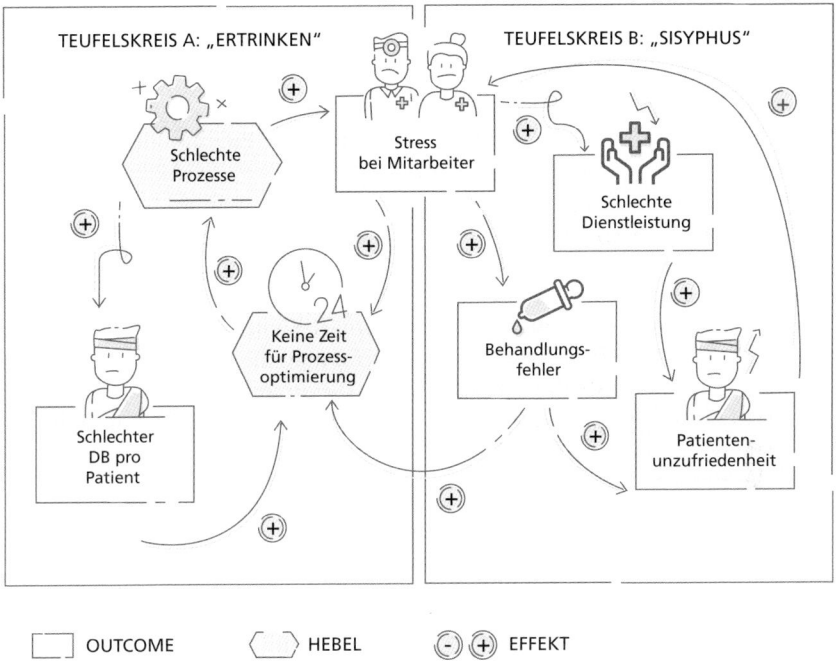

Abb. 5.1.1: Die Teufelskreise schlechter Prozesse. (Bemerkung: DB = Deckungsbeitrag. Quelle: Angerer, Liberatore 2018, S. 59)

kollegialen Kreis einen Optimierungsworkshop »Prozess Bettenplanung« durchzuführen. Doch ohne Optimierung werden die Prozesse noch schlechter werden und die Mitarbeitenden noch gestresster – eine klassische Abwärtsspirale. Auch aus Patientensicht ist das fatal, da gestresste Mitarbeitende Fehler machen und eine schlechte Dienstleistung erbringen. Unzufriedene Patienten werden sich beschweren und damit den Stress bei den Mitarbeitenden erhöhen – die Abwärtsspirale wird noch weiter beschleunigt. Angesichts dieses Mechanismus verwundern Studien wie die von Hendrich et al. (2008) nicht, die aufzeigen, dass Pflegekräfte im Schnitt nur noch rund 20 % ihrer Arbeitszeit der Patientenpflege widmen können. Vielerorts ist der Frust der Fachkräfte hoch. Schließlich hat man den Beruf gewählt, um sich den Kernaufgaben der Rehaklinik zu widmen und nicht, um den Großteil des Tages mit mehr oder weniger sinnvollen Koordinations- und Administrationsaufgaben zu verbringen.

Die vermeintlich einfache Lösung gestresster Mitarbeitenden für dieses Problem lautet »wir benötigen mehr Mitarbeitende!«. Dieses ist in den meisten Fällen jedoch weder aus finanziellen Gründen realistisch noch aus inhaltlichen Gründen eine angemessene Lösung. Denn wenn in einem schlecht organisierten System einfach mehr Ressourcen »hineingekippt« werden, löst das das Problem schlechte Prozesse/mangelnde Koordination nicht. Stattdessen gehen einige Kliniken seit einigen Jahren einen anderen Weg und setzen auf den Lean Ansatz (Angerer 2015). Zahlreiche Klinik-Fallbeispiele zeigen eindrucksvoll auf, wie Qualität und Effizienz gleichzeitig gesteigert werden können (Angerer et al. 2018). Zu beachten ist, dass die Transformation zu einer Lean Organisation eine mehrjährige Reise ist. Denn es geht nicht bloß um die Implementierung von Lean Werkzeugen, sondern um einen Kulturwandel der ganzen Organisation.

Lean kann als eine Optimierungsphilosophie und ein Managementsystem beschrieben werden. Die Ursprünge liegen in der Automobilwirtschaft, genauer bei Toyota in Japan. Weltbekannt wurde der Ansatz durch das Werk von Womack et al. (1990). Um die Jahrtausendwende haben Krankenhäuser im Nordwesten der USA und in Singapur angefangen die Methodik auch im Krankenhaus breit anzuwenden. Einer der Pioniere war das Virginia Mason Medical Center (VMMC) in Seattle, wo der CEO Gary Kaplan die Strategie des Krankenhauses radikal an die Lean Philosophie anpasste (Kenney 2011). Eine Definition von Lean gibt es in vielfacher Ausführung, weil Philosophien immer schwer zu fassen sind. In diesem Kapitel wird für eine Lean Rehaklinik die folgende Definition aus dem LHT-BOK (Angerer et al. 2018) verwendet:

> Eine Lean Rehaklinik umschreibt eine hochqualitative, effiziente und sich stets selbstoptimierende Organisation, in welcher sämtliche Prozesse am Patienten ausgerichtet werden, um so nicht-wertschöpfende Aktivitäten zu eliminieren.

5.1.2 Why? Die Lean Vision

Keine Transformationsreise sollte ohne eine Zielvision starten. Entsprechend muss auch eine Lean Rehaklinik eine klare Vision ihres gewünschten Endzustandes entwickeln. Grundsätzlich besagt die Lean Philosophie, dass das Hauptziel sein sollte, exzellente Leistung für die Patienten zu erbringen. In zweiter Linie dürfen jedoch auch die wirtschaftlichen Ziele nicht vernachlässigt werden, besonders nicht, wenn die Finanzierung durch die Solidargemeinschaft stattfindet. Für den Strategieprofessor Michael Porter sollte »Value« im Mittelpunkt jeder Optimierung im Gesundheitswesen stehen, also der Quotienten aus Qualität und Kosten (Porter, Teisberg 2006). Die Zielvision einer Lean Rehaklinik könnte somit lauten:

> Das Kernziel einer Lean Rehaklinik ist es, durch eine starke Patientenorientierung bessere Qualität zu niedrigeren Kosten zu erzielen.

Auf dieser Ebene gibt es in der Regel noch wenig Widerspruch seitens der Akteure. Wer kann schon etwas gegen mehr Qualität zu weniger Kosten haben? Spannender wird es, wenn man die Lean Ansätze vertieft betrachtet, die diese Vision ermöglichen sollen. Wie bei allen Philosophien ist es relativ schwierig, sie mit einfachen Worten zu erklären. Als eines der Kernansätze von Lean lässt sich jedoch festhalten, dass Prozesse optimiert werden sollen, indem sogenanntes »Muda« beseitigt wird. Muda kommt aus dem Japanischen und bedeutet Unnötig/Verschwendung. Damit sind all die Aktivitäten gemeint, die Ressourcen verbrauchen, jedoch keinen Mehrwert für den Patienten generieren. Teil der Umsetzung der Lean Vision ist es also, alle Aktivitäten in der Organisation systematisch, sichtbar und mit Hilfe der Mitarbeitenden nachhaltig von allen unnötigen Prozessen zu befreien. Um das zu erreichen, haben sich zahlreiche Lean Prinzipien und Werkzeuge etabliert.

5.1.3 What? Die Lean Prinzipien und Werkzeuge

Visionen sind nutzlos, wenn nicht konkrete Vorgehensweisen entwickelt werden, wie diese zu erreichen sind. Im Laufe der letzten Jahrzehnte haben sich einige Lean Prinzipien kristallisiert, die die Grundlagen einer jeden Lean Initiative darstellen. Und basierend auf diesen Prinzipien wurden praktische Werkzeuge entwickelt, die einen niederschwelligen Eintritt in die Lean Welt ermöglichen. Im Folgenden werden vier Grundprinzipien sowie zwei exemplarische Werkzeuge vorgestellt.

Die Lean Prinzipien

Vier der wichtigsten Kernprinzipien einer Lean Rehaklinik sind Patientenorientierung, Systemleistung, Flussprinzip und kontinuierliche Weiterentwicklung (Angerer, Liberatore 2018).

- **Patientenorientierung:** Einerseits ergibt sich das unmittelbar aus der moralischen Verpflichtung, zum Wohle des Patienten zu agieren. Zusätzlich orientieren sich Lean Organisationen am Patienten, weil sie das Kernprinzip eines Unternehmens verstanden haben: Wertschöpfung erzeugen. Deswegen ist es aus wirtschaftlicher Sicht folgerichtig, dass sich sämtliche Entscheidungen und Prozesse am Patienten (= Kunden) orientieren.
- **Systemleistung**: Eine Klinik kann nicht aus lauter Einzelkämpfer bestehen. Um gute Leistung am Patienten zu erbringen, muss eine Systemleistung erbracht werden. was konkret heißt, dass die verschiedenen Berufsgruppen hochvernetzt miteinander zusammenarbeiten müssen. Um das zu ermöglichen, sind zahlreiche Voraussetzungen notwendig, beispielsweise standardisierte Prozesse, Vermeidung von Belastungsspitzen und eine innovationsfreundliche Arbeitskultur.
- **Flussprinzip**: Eine der Verschwendungen, die häufig in Kliniken beobachtet wird, ist das Warten. Wartezeiten entstehen häufig in einem Krankenhaus durch nicht aufeinander abgestimmte Prozesse. Für den Patienten sollte jedoch eine Aktivität auf die andere folgen. Dazu sollten alle Leistungen zum Patienten kommen. Das Flussprinzip hat zweierlei Vorteile: Durch das Fließen wird das Patientenerlebnis (Patient Journey) positiv beeinflusst und die Kundenzufriedenheit erhöht sich signifikant. Und als zweites ist das Fließen auch für das Unternehmen wirtschaftlich positiv. Ein guter Fluss reduziert die unproduktiven Wartezeiten des Personals und vermeidet auch die Wartezeit der Materialen (= Bestandsreduktion).
- **Kontinuierliche Weiterentwicklung:** Keine Klinik wird jemals eine perfekte Lean Organisation sein. Es ist eine unerreichbare Vision, ähnlich der Null-Fehler-Vision aus dem Bereich Qualitätsmanagement. Dieses Endziel ist jedoch wichtig, um den Mitarbeitenden den strategischen Weg aufzuzeigen. Der Weg, sprich die Methodik um zu einer Lean Klinik zu werden, ist die kontinuierliche Verbesserung (Kaizen). Die Grundidee ist, durch viele kleine, tägliche Verbesserungsschritte sich ständig weiterzuentwickeln.

Methoden und Werkzeuge

Um die vorgestellten Prinzipien in der Praxis umzusetzen, hat die Lean Philosophie praktische Methoden und Werkzeuge zur Analyse, Priorisierung und Optimierung der Abläufe entwickelt. Aus der breiten Auswahl von Methoden wird folgend die Prozessvisualisierung und Muda kurz vorgestellt. (Eine umfassende Sammlung von Methoden ist zu finden im Lean Healthcare Transformation – Body of Knowledge (LHT-BOK) und auf der Webseite www.leanhealth.ch.)

Prozessvisualisierung

Am Anfang einer Optimierung einer Rehaklinik muss zunächst die Ist-Situation verstanden werden. Hilfreich ist dabei eine Visualisierung der Prozesse. Damit wird ein Gesamtverständnis für Probleme erzeugt und die Grundlage für die Definition der Soll-Prozesse gelegt. Prozessvisualisierung gibt es in zahlreichen Formen mit unterschiedlichen Detailierungsgraden. Auf einer »großen Flughöhe« (weit entfernter Blick) befinden sich Prozesslandkarten. Daher enthalten diese noch wenige Details und zeigen beispielsweise die grundsätzlichen Stationen eines Patientenflusses. So sind in Abbildung 5.1.2 die vereinfachten Kernprozesse einer medizinischen Rehabilitation visualisiert.

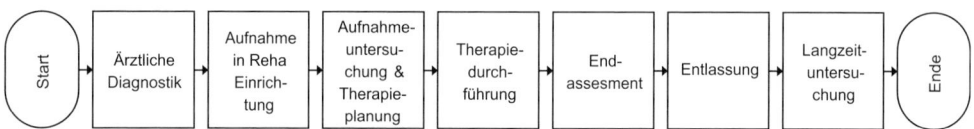

Abb. 5.1.2: Visualisierung der Kernprozesse einer medizinischen Rehabilitation. (Angelehnt an Baldus et al. 2007)

Wenn die Prozesse genauer untersucht werden sollen, ist eine Visualisierung mit mehreren Details hilfreich. Man verwendet dann gerne sogenannte Ablaufdiagramme. Die bekannteste Ablaufdiagrammform heißt Schwimmbahn-Diagramm (englisch Swimlane, ▶ Abb. 5.1.3).

Diese Visualisierungsmethode unterscheidet zwischen unterschiedlichen Akteuren, wobei jeweils eine »Schwimmbahn« den Verantwortungsbereich und alle enthaltenden Prozesselemente eines Akteurs repräsentiert. Gleichzeitig wird optisch klar, nach welchem Prozessabschnitt die Verantwortung auf einen neuen Akteur übergeht, indem sie als Prozesselement dargestellt wird (Rüegg, Vetterli 2018). Mithilfe dieser Visualisierung können Prozessschwachstellen, besonders an den Schnittstellen, leicht identifiziert werden. Weiterhin lässt sich in einem Schwimmbahn-Diagramm auch die zukünftigen Soll-Prozesse darstellen.

Muda (Verschwendung)

Das Erkennen von Verschwendung (japanisch: Muda) ist eines der zentralen Elemente von Lean. Um bei einer Prozessanalyse schneller zu erkennen, welche Aktivität als Muda bezeichnet werden kann, hilft die Kategorisierung in 7+1 Verschwendungsarten (▶ Tab. 5.1.1).

5.1.4 How? Der Weg zu einer Lean Organisation

Eine Rehaklinik nach Lean zu verändern ist viel mehr als nur die Einführung oder Ausweitung der Stabstelle »Prozessmanagement«. Lean ist auch nicht einfach eine weitere Stelle neben dem Qualitätsmanagement. Lean ist Qualitätsmanagement per se (Merlino, Omi, Bowen 2014)! Lean konsequent umzusetzen bedeutet demzufolge die Denkweise eines jeden Mitarbeiters komplett zu verändern. Und solche Kulturveränderungen brauchen immer mehrere Jahre (Merlino et al. 2014). In einer Lean Rehaklinik mag es zwar noch Stellen namens »Qualität« und »Prozessmanagement« geben. Diese müssen aber a) eng miteinander arbeiten und b) sind ihre Rollen eher als Koordinatoren der Aktivitäten aller Mitarbeiter zu verstehen.

Es gibt zwei grundsätzliche Ansätze, um eine komplette Lean-Veränderung einer Rehaklinik einzuführen: Prozess-Reengineering und Kaizen (Angerer, Vetterli 2018). Beim Prozess-Reengineering (auch »Big-Bang«-Ansatz genannt) wird mit einem sehr hohen Einsatz an Ressourcen versucht, in relativ kurzer Zeit alle Prozesse radikal neu zu denken und neu zu gestalten. Während dieser Ansatz viel Veränderungspotenzial hat, so birgt er auch hohe Risiken. In der Klinik-Welt findet man diesen Ansatz eher selten und nur bei Organisationen, die so schlecht laufen, dass der Veränderungsdruck sehr hoch ist.

5.1 Lean in der Rehabilitation – Die Transformation zu einer effizienten und effektiven Organisation

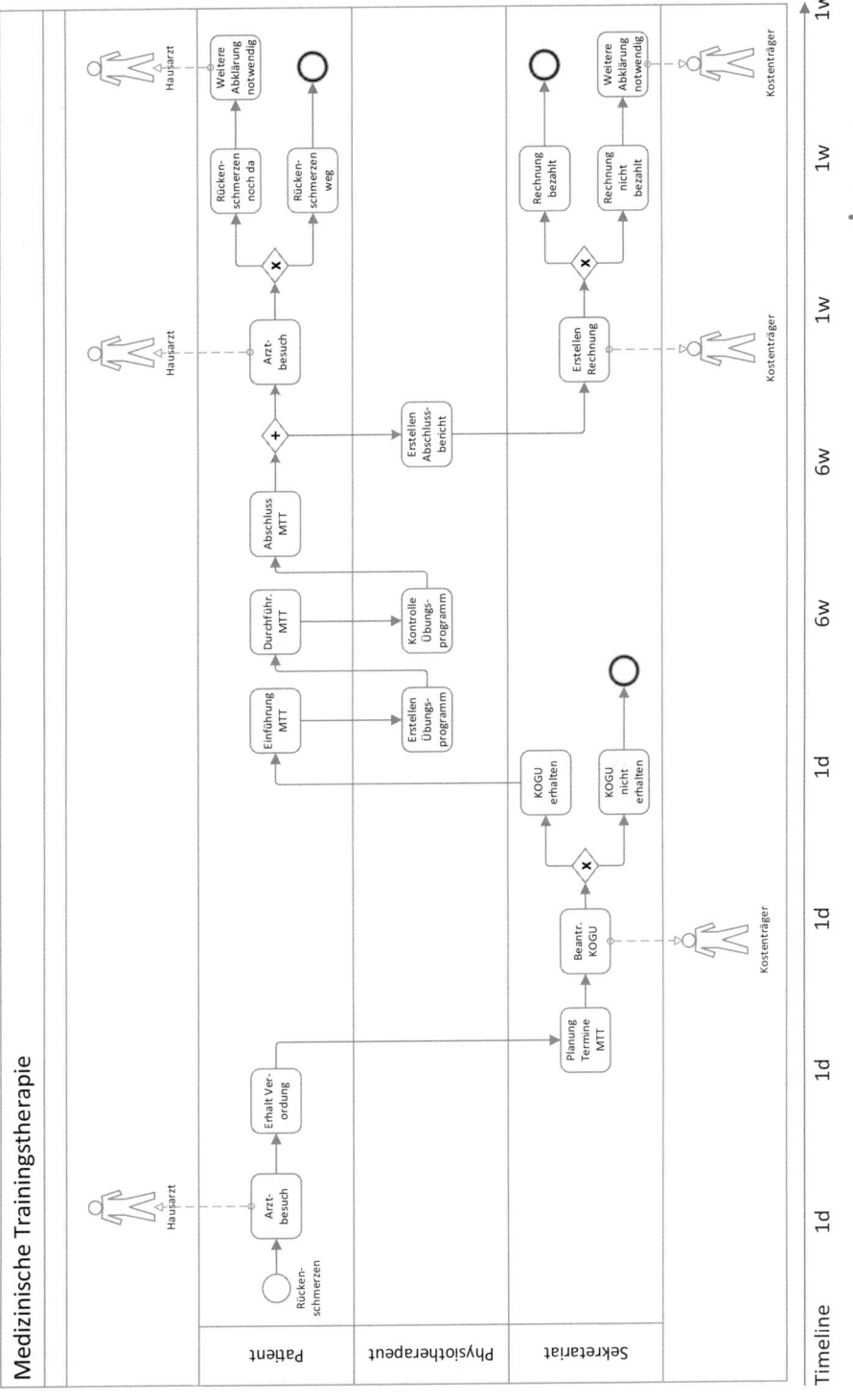

Abb. 5.1.3: Schwimmbahn-Darstellung eines Physiotherapie-Patientenpfades

Tab. 5.1.1: Die 7+1 Verschwendung nach Lean. (Angelehnt an Angerer, Liberatore 2018, S. 64)

Muda	Erklärung	Veranschaulichung bei einer Rehaklinik
Überproduktion	mehr produzieren als der Kunde gerade benötigt Herstellung von ungewollten Produkten und Dienstleistungen	Therapieeinheit durchführen, die für das Krankheitsbild nicht notwendig ist überflüssige Dokumentationen
Fehler & Korrekturen	fehlende oder unvollständige Information, fehlendes Equipment Fehlerfolgen: Nacharbeiten, Reparaturen	Medikationsfehler erneute Blutabnahme, fehlgeleitete Befunde
Lagerbestände	durch hohe Lagerbestände werden Kapitalbindungs- und Lagerbewirtschaftungskosten verursacht	hohe Bestände an Verbrauchsmaterial und Medikamente unsystematisches lagern der gleichen Produkte an mehreren Orten
Wartezeit	Warten auf Menschen, Material, Abschluss von Prozessen	Patient wartet auf Rezept, Entlassung, Termin Personal wartet auf Medikamente, Blutabnahme, Transport, Reinigung
Laufwege/Bewegungen	unnötige Hol- und Suchvorgänge unnötige Laufwege zwischen den einzelnen Arbeitsorten bzw. Prozessschritten	Suchen von Verbrauchsmaterialien, Medikamenten, Instrumenten, Patienten Therapieraum muss verlassen werden, um Verbrauchsmaterial zu holen
Transport	unnötige und lange Transportwege: Teile, Materialien oder Produkte	Transport der Patienten von Stockwerk zu Stockwerk, um verschiedene Untersuchungen durchzuführen
Überbearbeitung	mangelhafte Prozessorganisation: unnötige oder falsche Prozessschritte überdimensionierte Prozesse	wiederholtes Einholen von Patienteninformationen redundante Untersuchungen
Nicht genutztes Mitarbeiterpotential	Mitarbeiterwissen, das dem Unternehmen nicht zur Verfügung steht, da es nicht bekannt ist oder nicht abgefragt wird	Ideen wird keine/zu wenig Beachtung geschenkt

Für die meisten Kliniken ist ein weniger radikaler Ansatz empfohlen. Wie bereits erwähnt, ist Kaizen (japanisch für »Wandel zum besseren«) eine Philosophie der kleinen Schritte. Die drei Kernsäulen des Ansatzes sind a) beziehe alle Mitarbeitenden ein, b) verändere dich in kleinen Schritten und c) höre nie auf, dich zu verbessern. Ein nützliches Kaizen Werkzeug sind Weißtafeln (»Kaizen-Boards«), auf denen die Ideen der Mitarbeitenden gesammelt, gemeinsam bewertet und umgesetzt werden (Angerer, Schmidt 2018). Dieser Kaizen-Ansatz der kontinuierlichen Schritte kann auch auf die Veränderung ganzer Organisationen übertragen werden. Die grundsätzlichen Schritte zur Transformation einer Rehaklinik sind in Abbildung 5.1.4 zu sehen.

Für den gesamten Projektplan sei auf Angerer (2018) verwiesen, folgend seien die Eckpunkte der Transformation aufgeführt. In der ersten Phase (A) wird zunächst von der obersten Geschäftsleitung einer Rehaklinik die eigene Lean Vision entwickelt. Der Besuch

5.1 Lean in der Rehabilitation – Die Transformation zu einer effizienten und effektiven Organisation

Einleitung Vier Phasen der Transformation

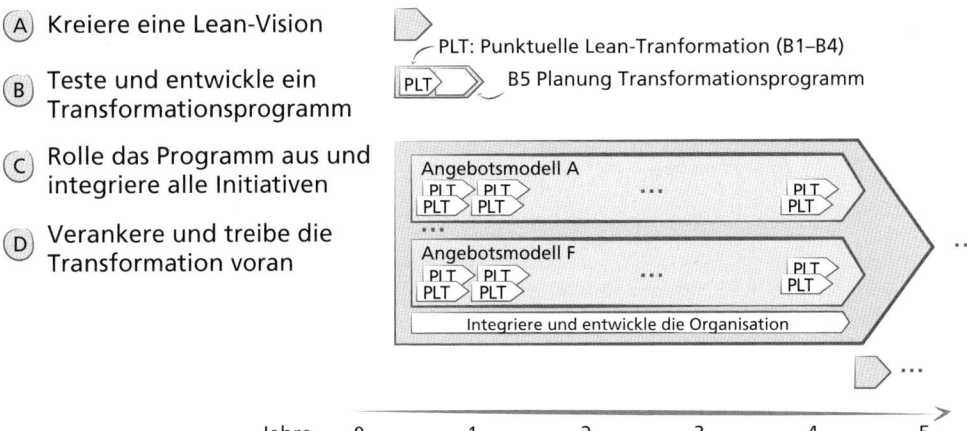

Abb. 5.1.4: Der Transformationspfad einer ganzen Organisation. (Quelle: Angerer, Vetterli 2018)

einer Klinik mit erfolgreich laufenden Lean Projekten kann hierfür sehr inspirierend wirken. Um die Mitarbeitenden zu überzeugen, dass die Lean Initiativen tatsächlich funktionieren können, ist in der Phase B ein Pilotprojekt angedacht. Ein Leuchtturm wird dadurch geschaffen, dass eine kleine Organisationseinheit (z. B. Ärztesekretariat) transformiert wird, sogenannte PLTs (Punktuelle Lean Transformation). Wenn dieses Projekt erfolgreich ausfällt, wird es in der ganzen Rehaklinik breit kommuniziert. Basierend auf den Erkenntnissen dieses Piloten wird anschließend das große Transformationsprogramm entwickelt. Das ist eine Leistung die nicht einfach der bestehende Prozess- oder Qualitätsmanager übernehmen kann. Spätestens hier müssen dedizierte Lean Experten institutionalisiert werden, die das Projekt-Office bilden und von nun an das Projekt steuern. In der Phase C wird das vom Projekt-office erstellte Programm ausgerollt. Da die Transformation mehr ist als die Summe einzelner Punkttransformationen ist es wichtig, entlang der Patientenpfade die Einzelprojekte aufeinander abzustimmen und zu durchgehenden Flüssen zu integrieren. Schlussendlich muss in Phase D das Programm fest in der Kultur der Institution verankert werden. Nach diesen fünf Jahren ist die Transformation aber keinesfalls abgeschlossen, denn das Optimieren der Prozesse ist eine lebenslange Aufgabe.

Fallbeispiel: Lean Patienteneintritt in einer Schweizer Rehaklinik

Eine Schweizer Rehaklinik war nicht zufrieden mit ihren Prozessen. Besonders überweisende Krankenhäuser bemängelten unzuverlässige Auskünfte zum Thema freie Kapazitäten. Einige Krankenhäuser sind deswegen dazu übergegangen, bei mehreren Rehakliniken parallel anzufragen und zu buchen, was noch mehr Unruhe in das System gebracht hat. Die Rehaklinik hat daraufhin ein Lean Optimierungsprojekt gestartet, das intern multidisziplinär zusammengesetzt war und von extern durch die Hochschule ZHAW unterstützt wurde. Zunächst wurde der Ist-Prozess aufgenommen und in einem Schwimmbahndiagramm visualisiert. Das Projektteam sammelte dabei auch alle Störungen und Verschwendungen im Prozess. So wurde schnell klar, dass die Planung unter anderem dadurch erheblich gestört wurde, dass einzelne Ärzte direkt mit Patienten Überweisungen vereinbarten, ohne dass die zentrale Planungsstelle informiert wurde. Es wurde ein neuer Soll-Prozess definiert, der die Einweisungs-Kompetenzen klar regelt. Zudem wurden zahlreiche Prozesse vereinfacht oder gar komplett gestrichen. Am Schluss hat das Team einen neuen Soll-Ablaufstandard festgelegt und implementiert. Begleitend dazu wurden auch die weichen Komponenten eines solchen Projekts berücksichtigt und ein Change-Programm aufgesetzt. Damit wurde beachtet, dass die Lösungen nicht von Oben oder gar von außen diktiert werden, sondern von den Mitarbeitenden selbst entwickelt wurden. Dadurch ist gewährleistet, dass die neuen Prozesse auch von allen mitgetragen werden.

5.1.5 Fazit

Unter Mitarbeitenden von Rehakliniken ist die Einsicht weit verbreitet, dass sich etwas verändern muss, um die Qualität und Effizienz heutiger Prozesse zu erhöhen. Bei Akutkrankenhäusern hat der Lean Ansatz weltweit sehr gute Resultate gezeigt. Noch sind Beispiele von Lean in Rehakliniken eher selten anzutreffen. Jedoch zeigen diese wenigen Fällen bereits heute, dass die Lean Ansätze ebenfalls gut auf den Kontext von Rehakliniken übertragbar sind. Nun liegt es an den Entscheidungsträgern, mehr Mut zur Innovation zu wagen. Dieser Artikel hat gezeigt, wie der Anfang einer langen Transformationsreise mit kleinen Schritten beginnen kann. Die Lean Werkzeuge sind ein niederschwelliger Einstieg in die Welt der Prozessoptimierung. Insgesamt kann festgehalten werden, dass die Transformation zu einer Lean Rehaklinik eine langwierige, jedoch sehr lohnende Reise darstellt.

Literatur

Angerer, A. (2015): Die Lean-Philosophie in der Praxis. In: Walker, D. (Hrsg.): Lean Hospital: Das Krankenhaus der Zukunft 1. Aufl. Berlin: MWV Medizinisch Wissenschaftliche Verlagsgesellschaft. S. 49–76.

Angerer, A., Brand, T., Drews, T., Hollenstein, E., Liberatore, F., Rüegg, K., Vetterli, C. (2018): LHT-BOK Lean Healthcare Transformation Body of Knowledge (Edition 2018–2019). Zürich: CreateSpace Independent Publishing Platform.

Angerer, A., Liberatore, F. (2018): Management im Gesundheitswesen: Die Schweiz. Berlin: MWV Medizinisch Wissenschaftliche Verlagsgesellschaft.

Angerer, A., Schmidt, R. (2018): Kaizen. In: LHT-BOK: Lean Healthcare Transformation Body of Knowledge (Vol. Edition 2018-2019). Create Space.

Angerer, A., Vetterli, C. (2018): Der Transformations-Masterplan (TMP). In: LHT-BOK: Lean Healthcare Transformation Body of Knowledge (Vol. Edition 2018–2019). Create Space.

Baldus, A., Huber, G., Pfeifer, K., Schüle, K. (2007): Qualitätsmodell für die Medizinische Rehabilitation. B&G Bewegungstherapie und Gesundheitssport 23(01): 6–18. https://doi.org/10.1055/s-2007-960519.

Hendrich, A., Chow, M. P., Skierczynski, B. A., Lu, Z. (2008): A 36-Hospital Time and Motion Study: How Do Medical-Surgical Nurses Spend Their Time? The Permanente Journal 12(3): 25–34.

Kenney, C. (2011): Transforming health care: Virginia Mason Medical Center's pursuit of the perfect patient experience. Boca Raton: CRC Press.

Merlino, J. P., Omi, J., Bowen, J. C. (2014): Lean Behavioral Health: The Kings County Hospital Story (1st ed.). Oxford; New York: Oxford University Press.

Porter, M. E., Teisberg, E. O. (2006): Redefining health care: creating value-based competition on results. Boston, Mass: Harvard Business School Press.

Rüegg, K., Vetterli, C. (2018): Swimlane-Diagram. In: Angerer, A. (Hrsg.): LHT-BOK Lean Healthcare Body of Knowledge.

Womack, J. P., Jones, D., Roos, D. (1990): The Machine That Changed the World. New York: Macmillan.

5.2 Ziele und Wege des Qualitätsmanagements in der medizinischen Rehabilitation

Volker Weissinger

5.2.1 Qualität in der medizinischen Rehabilitation

Grundsätzlich bezeichnet das Wort »Qualität« die Beschaffenheit, Güte, den Wert eines Gegenstandes oder einer Dienstleistung. Bezogen auf den Bereich der medizinischen Rehabilitation wird somit eine optimale Qualität der jeweiligen Rehabilitationsleistung angestrebt. Die Qualität der rehabilitativen Leistungen wird grundsätzlich nicht dadurch verbessert, dass sie nachträglich geprüft wird, sondern indem diese erzeugt wird. Maßnahmen zur Qualitätssicherung und zum Qualitätsmanagement sind von daher nicht allein danach zu bewerten, ob sie geeignet sind, Qualität zu »sichern«, sondern darüber hinaus, diese nachhaltig und dauerhaft zu verbessern. Unter diesem Aspekt sollte großer Wert auf die Förderung eines Qualitätsbewusstseins der gesamten Rehabilitationseinrichtung und deren Mitarbeiter/innen gelegt werden. »Baue Qualität in den Prozess«, so lautet ein geflügeltes Wort japanischer Manager. Damit ist gemeint, dass bestenfalls ein spiralförmiger und dynamischer Entwicklungsprozess in Gang gesetzt wird, der von einem auf Verbesserung ausgerichteten Bewusstsein getragen wird. Auch sollten Aufwand und Ertrag hinsichtlich des dafür erforderlichen Ressourceneinsatzes in einem angemessenen Verhältnis zueinanderstehen.

Zu beachten ist auch, dass hinsichtlich der Bewertung, was die Qualität einer Rehabilitationsleistung ausmacht, je nach Standort und Perspektive auch unterschiedliche Vorstellungen vorhanden sein können. Die verschiedenen Werte – und Beurteilungsmaßstäbe sind im Kontext des jeweiligen Auftrags und Anliegens einer Organisation oder Person zu sehen. In der medizinischen Rehabilitation sind etwa die Sichtweisen der spezifischen Leistungsträger, der behandelnden Einrichtung, kooperierender Institutionen, des jeweiligen Arbeitgebers des/r Patienten/in und natürlich des/r Patienten/in selbst und seiner Angehörigen bedeutsam. All diese verschiedenen Sichtweisen sollten auch Eingang in das Qualitätsmanagement einer Rehabilitationseinrichtung finden.

Das Besondere an der medizinischen Rehabilitation ist zudem, dass nicht ein herzustellendes Produkt, eine eingeschränkte Funktion bzw. ein geschädigtes Organ im Mittelpunkt stehen, sondern die gesamte sich fortentwickelnde Persönlichkeit eines Menschen einschließlich ihrer sozialen, kulturellen und ökologischen Bindungen und Verpflichtungen. (Fachverband Sucht 1994).

»Dementsprechend ist das Therapiemodell nicht nur dynamisch und flexibel angelegt, sondern geht auch bewusst vom interdependenten Zusammenwirken einer Vielzahl therapierelevanter Faktoren aus. Die Integration eines diesen Annahmen entsprechenden interdisziplinär erbrachten Leistungsangebots wird daher als entscheidendes Qualitätsmerkmal von Maßnahmen zur Suchtentwöhnung angesehen, das eine bloße Addition von Leistungen [...] weit überschreitet.« (Fassmann 1990).

Gerade in komplexen und interdisziplinär angelegten Settings wie der Entwöhnungsbehandlung hat man es mit einer Vielzahl unterschiedlicher Wirkfaktoren und Leistungen zu tun, die miteinander vernetzt sind. Ihr Wirksamwerden hängt zudem von der gleichzeitigen Aktivierung weiterer Faktoren in einer bestimmten Lebensphase des/r Patienten/in ab, hierbei kommen auch entsprechende sozioökonomische Lebensbedingungen zum Tragen. Zudem ist die Entwöhnungsbehandlung eingebunden in bereits erfolgte Vorbehandlungen (z. B. Entzugsbehandlung) und postrehabilitative Interventionen (z. B. Nachsorge, Selbsthilfe, ambulante Psychotherapie). Von daher ist es besonders schwierig, die einzelnen Wirkfaktoren voneinander abzugrenzen und deren Effekte zu messen. Deshalb muss das einrichtungsinterne Qualitätsmanagement die ganze Organisation inkl. deren Vernetzung mit weiteren externen Angeboten betreffen.

Wird die Qualitätsverbesserung zur Unternehmensphilosophie, so spricht man in diesem Zusammenhang von »Total Quality Management«(TQM). TQM umfasst somit alle Arbeitsbereiche einer Rehabilitationseinrichtung. Vorausgesetzt wird dabei auf allen Ebenen der Hierarchie eine große Lernbereitschaft. Dazu gehört die Bereitschaft, Schwachstellen und Fehler offen zu legen und an deren Veränderung zu arbeiten. Damit TQM funktioniert, muss die Durchdringung der Organisation mit der damit verbundenen Grundphilosophie, Unternehmensziel« werden, d. h. alle Mitarbeiter/innen einschließlich der Klinikleitung sollten eine kontinuierliche Sicherung und Verbesserung der Qualität als Ziel ihres Handelns anerkennen. Dies geht nur über Einsicht und Überzeugung, nicht durch bloße Verordnung und einseitige Ausübung von Kontrolle. Im Rahmen eines derartigen Lernmodells sind Bestandteil des internen Qualitätsmanagements auch Rückmeldungen/Ergebnisse externer Kooperationspartner, d. h. der an der Versorgung beteiligten Institutionen, von wichtigen Fachgesellschaften und zuständigen Leistungsträgern, wie auch von Patienten/innen (inkl. Einträge in entsprechenden Online-Klinikbewertungssystemen).

Somit finden selbstverständlich auch die Ergebnisse externer Qualitätssicherungsprogramme der Leistungsträger Eingang in die internen Qualitätsmanagementsysteme.

5.2.2 Qualitätssicherung und Qualitätsmanagement: Rechtlicher Rahmen

Für alle Rehabilitationsträger hat der Gesetzgeber entsprechende Regelungen in § 37 »Qualitätssicherung, Zertifizierung« des Sozialgesetzbuches IX getroffen. Dort sind folgende Grundsätze niedergelegt:

a. Die Rehabilitationsträger vereinbaren gemeinsam Empfehlungen zur Sicherung und Weiterentwicklung der Qualität der Leistungen, insbesondere zur barrierefreien Leistungserbringung sowie für die Durchführung vergleichender Qualitätsanalysen als Grundlage für ein effektives Qualitätsmanagement der Leistungserbringer.
b. Die Erbringer von Leistungen stellen durch ein Qualitätsmanagement sicher, dass durch zielgerichtetes und systematische Verfahren und Maßnahmen die Qualität der Versorgung gewährleistet und kontinuierlich verbessert wird. Stationäre Rehabilitationseinrichtungen haben sich an einem entsprechend zugelassenen Zertifizierungsverfahren zu beteiligen.
c. Die Spitzenverbände der Rehabilitationsträger vereinbaren im Rahmen der Bundesarbeitsgemeinschaft für Rehabilitation grundsätzliche Anforderungen an ein einrichtungsinternes Qualitätsmanagement sowie ein einheitliches, unabhängiges Zertifizierungsverfahren, mit dem die erfolgreiche Umsetzung des Qualitätsmanagements in regelmäßigen Abständen nachgewiesen wird. Stationäre Rehabilitationseinrichtungen sind nur dann als geeignet anzusehen, wenn sie zertifiziert sind.

Dementsprechend müssen auch in Verträgen mit den Leistungserbringern gemäß § 38 SGB IX Qualitätsanforderungen an die Ausführung der Leistungen, das beteiligte Personal und die begleitenden Fachdienste enthalten sein.

Zudem sind für die gesetzliche Krankenversicherung spezifische Regelungen in § 137 d SGB V enthalten. Im Unterschied zu anderen Leistungsbereichen ist der Spitzenverband Bund der Krankenkassen gehalten mit den für die Wahrnehmung der Interessen der ambulanten stationären Rehabilitationseinrichtungen und der Einrichtungen des Müttergenesungswerks oder gleichartiger Einrichtungen auf Bundesebene maßgeblichen Spitzenorganisationen die Maßnahmen der Qualitätssicherung und die Anforderungen an ein einrichtungsinternes Qualitätsmanagement zu vereinbaren.

5.2.3 Umsetzung der gesetzlichen Vorgaben zum Qualitätsmanagement am Beispiel

Infolge des § 38 (zuvor § 20) SGB IX hat die Bundesarbeitsgemeinschaft für Rehabilitation (BAR) grundsätzliche Anforderungen an ein einrichtungsinternes Qualitätsmanagement für stationäre Rehabilitationseinrichtungen festgelegt. Die herausgebenden Stellen von rehabilitationsspezifischen Qualitätsmanagement-/Zertifizierungsverfahren sind von daher gehalten, einen Antrag auf Anerkennung ihres Verfahrens bei der BAR zu stellen und den Nachweis zu erbringen, dass die Grundanforderungen der BAR von den jeweiligen Verfahren erfüllt sind. Bestandteil der entsprechenden QM-/Zertifizierungsverfahren ist, dass entsprechend erforderliche Qualitätsaudits nur durch anerkannte externe Zertifizierungsfirmen durchgeführt werden dürfen und diese bei Erfüllung der Anforderungen des jeweiligen QM-/Zertifizierungsverfahrens ein Zertifikat für die Dauer von drei Jahren ausstellen dürfen. Danach ist eine weitere grundsätzliche Überprüfung Grundlage für die erneute Ausstellung eines Zertifikats. In Kooperation mit der DEGEMED hat der Fachverband Sucht e. V. das FVS/DEGEMED Zertifizierungsverfahren entwickelt und bereits im Jahr 2001 publiziert. Dieses Verfahren umfasst die Indikationsbereiche Abhängigkeitserkrankungen und Psychosomatik, der FVS ist dafür die herausgebende Stelle. Zusammen mit dem DEGEMED Zertifizierungsverfahren für somatische Indikationen ist dieses QM-Zertifizierungsverfahren Marktführer im Bereich der medizinischen Rehabilitation. Das Verfahren basiert auf der DIN EN ISO 9001 und enthält darüber hinaus rehabilitations- und indikationsspezifische Anteile. Zudem wurde eine spezifische Version des QM-/Zertifizierungsverfahrens für soziotherapeutische Einrichtungen im Suchtbereich vom FVS entwickelt.

Im Mittelpunkt des FVS/DEGEMED – Zertifizierungsverfahrens stehen die Weiterentwicklung und die Bewertung der gesamten Rehabilitationseinrichtung. Es soll sowohl eine kontinuierliche Qualitätsentwicklung in den Rehabilitationseinrichtungen wie auch eine transparente Darstellung ihrer Leistungen darüber erreicht werden. Besonderer Wert wird auf eine starke Prozess- und Ergebnisorientierung im Rahmen dieses Verfahrens gelegt. Darüber hinaus sind rehabilitations- bzw. indikationsspezifische Qualitätskriterien enthalten (z. B. Orientierung an der Internationalen Klassifikation der Funktionsfähigkeit, Behinderung und Gesundheit [ICF], Berücksichtigung suchtspezifischer Anforderungen). Auf Basis der DIN EN ISO 9001:2015 wurde das Verfahren gründlich überarbeitet. So wird der prozessorientierte Ansatz, etwa durch das PDCA-Modell (Plan – Do– Check – Act) oder ein risikobasiertes Denken (Chancen- und Risikobewertung) bei der Planung und Umsetzung von Maßnahmen, betont, ebenso wird die Verpflichtung der Leitung bezüglich der Ausgestaltung des QM-Systems und die Berücksichtigung des Kontextes der Einrichtung noch deutlicher hervorgehoben.

Einen Überblick über die Struktur des Audit Leitfadens 5.0 des FVS/Degemed Zertifizierungsverfahren ist dem Kasten »FVS/DEGEMED Auditleitfaden 5.0« zu entnehmen.

> **FVS/DEGEMED Auditleitfaden 5.0**
>
> 1. Strategie und Kontext der Einrichtung
>   1.1 Strategie
>   1.2 Interessierte Parteien
>   1.3 QM-System
> 2. Führung
>   2.1 Führung und Verpflichtung der Leitung
>   2.2 Leitbild
>   2.3 Qualitätspolitik
>   2.4 Verantwortung und Befugnisse
>   2.5 Qualitätsziele
> 3. Ressourcen
>   3.1 Personelle Ressourcen
>   3.1.1 Allgemeines
>   3.1.2 Kompetenz
>   3.1.3 Wissen
>   3.1.4 Bewusstsein
>   3.2 Sachliche Ressourcen
>   3.2.1 Allgemeines
>   3.2.2 Beschaffung
> 4. Kommunikation
> 5. Dokumentierte Informationen
> 6. Rehaprozesse
>   6.1 Planung der Rehaprozesse
>   6.2 Durchführung der Rehabilitation
>   6.2.1 Vorbereitung der Aufnahme
>   6.2.2 Aufnahme / Diagnostik
>   6.2.3 Behandlung
>   6.2.4 Überprüfung der Behandlung
>   6.2.5 Entlassung und Nachsorge
> 7. Messung, Analyse und Bewertung
>   7.1 Allgemeines
>   7.2 Umgang mit Fehlern
>   7.3 Umgang mit Rückmeldungen
>   7.4 Interne Audits
>   7.5 Managementbewertung
> 8. Strategische Verbesserung
> 9. Neu- und Weiterentwicklung

Darüber hinaus verpflichten sich die Anwender des Zertifizierungsverfahrens auf entsprechende Qualitätsgrundsätze, welche im Auditleitfaden im Einzelnen näher ausgeführt werden:

> 1. Das Ziel, die Teilhabe am Arbeitsleben und an der Gesellschaft zu fördern, ist bestimmend für das gesamte Rehabilitationsgeschehen.
> 2. Rehabilitation ist ein integraler Bestandteil der Gesundheitsversorgung.
> 3. Die Bedeutung und Erfolge der Rehabilitation sowie der volkswirtschaftliche Nutzen werden über eine entsprechende Öffentlichkeitsarbeit dargestellt.
> 4. Eine qualifizierte Rehabilitation erfolgt auf der Basis differenzierter therapeutischer Konzepte.
> 5. Die Rehabilitanden stehen im Mittelpunkt aller Bemühungen des Rehabilitationsteams und Managements.
> 6. Eine angemessene Strukturqualität ist Voraussetzung für eine hochwertige Rehabilitation.
> 7. Die Durchführung der Rehabilitation erfordert ein fundiertes Management in den Einrichtungen.
> 8. Die Effektivität und Effizienz der Rehabilitation werden systematisch überprüft.
> 9. Die Behandlung nutzt nachweisbar den Rehabilitanden, der Volkswirtschaft und der Gesellschaft.
> 10. Die Weiterentwicklung einer indikationsgeleiteten medizinischen Rehabilitation wird von den Einrichtungen gefördert.

5.2.4 Qualitätsdimensionen im Bereich der medizinischen Rehabilitation

Im allgemein bekannten Qualitäts-Modell von Donabedian wird unterschieden zwischen drei Qualitäts-Dimensionen: Strukturqualität, Prozessqualität und Ergebnisqualität.

- Strukturqualität beschreibt die strukturellen Voraussetzungen einer Rehabilitationsein-

richtung, d. h. insbesondere ihre personelle, räumliche und apparative Ausstattung.
- Prozessqualität umfasst v. a. die Erbringung aller diagnostischer, therapeutischer, pflegerischer und weiterer Leistungen sowie deren Verknüpfung. Entsprechende Leistungen sind zu weiten Teilen in der Klassifikation therapeutischer Leistungen (KTL), Leistungsmodule in den indikationsspezifischen Reha – Therapiestandards (RTS) der Rentenversicherung beschrieben.
- Ergebnisqualität beinhaltet die Ergebnisse der Behandlung, d. h. inwieweit eine Verbesserung der zur Behandlung führenden Symptomen besteht (z. B. Wiederherstellung der Erwerbsfähigkeit, Abstinenz, soziale und berufliche Integration, Umgang mit psychischen Problemen, Verbesserung der Funktionsfähigkeit). Aus Sicht des/r Patienten/in ist die subjektive Befindlichkeit und Lebensqualität, die durch die Behandlung erreicht wurde, von entscheidender Bedeutung.

Diese drei Qualitätsdimensionen können unter Beachtung indikationsbezogener Belange weiter differenziert werden. In Tabelle 5.2.1 wird unterschieden zwischen Konzeptqualität, Strukturqualität, Programmqualität, Personalstandards, Prozessqualität, Ergebnisqualität, Qualitätsverständnis, Innovation und Kreativität. Hierbei wird deutlich, dass es neben quantitativ messbaren Kriterien eine Vielzahl qualitativer, sogenannter »weicher« Merkmale gibt, die für die Qualität einer Rehabilitationsreinrichtung und deren Leistungen mit entscheidend sind. Hierzu gehören nach Meyer et al. (2015) etwa die interdisziplinäre Zusammenarbeit, die Therapiezielvereinbarung mit Rehabilitanden – Orientierung und die Mitarbeiter – Orientierung in der Rehabilitationseinrichtung.

Tab. 5.2.1: Qualitätsstandards bei stationärer Abhängigkeitsrehabilitation (Weissinger, Missel 2012, aktualisierte Version

Qualitätsdimensionen mit Unterkategorien		
1. Konzeptqualität:	1.1	Theoretisch-wissenschaftliches Konzept
	1.2	Einheitliches Störungs- und Behandlungsmodell
	1.3	Verbindlichkeit des grundlegenden Behandlungsansatzes und der differenzierten Angebote für spezifische Bedarfe
	1.4	Kooperation und Vernetzung
2. Strukturqualität	2.1	Medizinisch-technische Ausstattung
	2.2	Baulich-räumliche Ausstattung
	2.3	Personelle Ausstattung unter Berücksichtigung der konzeptionellen Anforderungen
	2.4	Besondere Standortfaktoren (Umgebung, Freizeitaktivitäten, Anbindung etc.)
	2.5	Umsetzung Barrierefreiheit
3. Programmqualität:	3.1	Individueller Gesamtrehabilitationsplan
	3.2	Adaptives Indikations- und Verweildauermodell
	3.3	Einsatz von Routine- und spezifischer Diagnostik sowie indikationsbezogene Behandlungsplanung

Tab. 5.2.1: Qualitätsstandards bei stationärer Abhängigkeitsrehabilitation (Weissinger, Missel 2012, aktualisierte Version – Fortsetzung

Qualitätsdimensionen mit Unterkategorien		
	3.4	Differenzierung der Behandlungsangebote als Voraussetzung für die Mitbehandlung komorbider Erkrankungen und spezifischer Zielgruppen (z. B. Junioren/Senioren, Mutter/Vater-Kind-Behandlung, substitutionsgestützte Behandlung, geschlechterspezifische Angebote, behindertengerechte Angebote, Angebote für Migranten)
	3.5	Psychoedukative und sucht-/psychotherapeutische indikative Curricula
	3.6	Einzelpsychotherapie/Suchttherapie als Regelangebot
	3.7	Weiteres Programmspektrum: u. a. Medizinische Versorgung, Gruppenpsycho-/suchttherapie in der Bezugsgruppe, familientherapeutische Angebote, Ergo-/Arbeitstherapie, Bewegungstherapie, Physiotherapie/Krankengymnastik, Soziotherapie und Nachsorge-/Weiterbehandlungsplanung (Entlassmanagement)
	3.8	Spezielle Programme zur beruflichen (z. B. BORA-Leistungen/Arbeitsbelastungserprobung) und sozialen Reintegration (Einbezug Angehörige, Freizeitgestaltung, Selbsthilfe etc.)
	3.9	Programme zur Rückfallprävention, Rückfallbewältigung und -behandlung
	3.10	Bedarfsweise Sonderprogramme: z. B. Integrierte/r Entgiftung/Entzug, Motivierungsbehandlung, Behandlung von Glücksspielern, pathol. Internetnutzern, Psychosomatische Abteilung
	3.11	Versorgung durch ärztlichen Notdienst
	3.12	An die Fachklinik angeschlossene bzw. externe Kooperation mit Adaptionsbehandlung
	3.13	Fachambulanz, ganztägig ambulante Angebote für Suchtkranke an der Fachklinik (ambulante und poststationäre Rehabilitation, Nachsorge)
	3.14	Regionale Vernetzung im Verbund der Suchtkrankenhilfe, z. B. im Rahmen von Kombinations-Behandlungsmodellen, Nachsorge
	3.15	Bedarfsbezogene Hausordnungsregelungen
	3.16	Angebote am Wochenende
4. Personalstandards:	4.1	Personalsituation (Vorhalten qualifizierten Personals inkl. Personalgewinnung)
	4.2	Fachärztliche (z. B. psychiatrische, neurologische, internistische und allgemeinärztliche) Versorgungsqualität
	4.3	Weiterbildungsermächtigung (z. B. Psychiatrie und Psychotherapie, Psychosomatik und Psychotherapie) des/r Leitenden Arztes/Ärztin
	4.4	Qualifizierter Supervisor-Status des/r Leitenden Arztes/Ärztin, des/r Leitenden Psychologen/Psychologin/Therapeuten/Therapeutin

5.2 Ziele und Wege des Qualitätsmanagements in der medizinischen Rehabilitation

Tab. 5.2.1: Qualitätsstandards bei stationärer Abhängigkeitsrehabilitation (Weissinger, Missel 2012, aktualisierte Version – Fortsetzung

	Qualitätsdimensionen mit Unterkategorien	
	4.5	Schlüssel Patient: Arzt/Therapeut (Ausrichtung am Behandlungsbedarf der Klientel)
	4.6	Kriterium »Abgeschlossene psychotherapeutische bzw. suchttherapeutische Weiterbildung bzw. in Weiterbildung« für alle ärztlichen und therapeutischen Mitarbeiter/Mitarbeiterinnen
	4.7	Beteiligung der Fachklinik bzw. Kooperation mit einem regionalen Aus- und Weiterbildungsverbund und Fortbildung der Mitarbeiter/Mitarbeiterinnen (z. B. Kooperation mit einem staatlich anerkannten Weiterbildungs-/Ausbildungsinstitut)
5. Prozessqualität:	5.1	Mitarbeiter-Orientierung und interdisziplinäre Zusammenarbeit unter Einbezug der jeweiligen berufsgruppenspezifischen Kompetenzen
	5.2	Im Behandlungsteam abgestimmte Planung der Therapieziele und des Behandlungsprozesses
	5.3	Rehabilitandenorientierung (z. B. wertschätzende Haltung/Herstellung von Compliance, Abstimmung der Therapieziele)
	5.4	Qualifizierte interne Fachaufsicht
	5.5	Sicherstellung eines fördernden therapeutischen Milieus (z. B. Kommunikationskultur Patientenmitverwaltung, klinikinternes Beschwerdesystem, klinikinterne Patientenbefragung)
	5.6	Umfassendes und aufeinander abgestimmtes Angebot an therapeutischen Leistungen
	5.7	Leitlinienorientierte Behandlung (Berücksichtigung der AWMF-Leitlinien)
	5.8	Dokumentation des Behandlungsprozesses inkl. Einsatz einer Routinebasisdokumentation für alle Patienten
	5.9	Erhebung wichtiger Kennzahlen (z. B. qualitätsbezogene, wirtschaftliche Kennzahlen – z. B. durchschnittliche Behandlungsdauer, Fallkosten)
	5.10	Beteiligung am Qualitätssicherungsprogramm der gesetzlichen Rentenversicherung
	5.11	Verbesserung der Prozessqualität durch Nutzung entsprechender Rückmeldungen/Erhebungen (z. B. Ergebnisse der Patientenbefragung, Mitarbeiterzufriedenheit, externe QS-Ergebnisse der RV, Rückmeldungen poststationärer Einrichtungen/kooperierender Einrichtungen)
	5.12	Qualität des ärztlichen Reha-Entlassungsberichtes (inkl. Laufzeit und Erstellung der E-Berichte)
	5.13	Erhalt und Weiterentwicklung von Wissen der Einrichtung
	5.14	Überprüfung der Einhaltung gesetzlicher Vorgaben (z. B. Datenschutz, Hygienevorschriften)

Tab. 5.2.1: Qualitätsstandards bei stationärer Abhängigkeitsrehabilitation (Weissinger, Missel 2012, aktualisierte Version – Fortsetzung

Qualitätsdimensionen mit Unterkategorien		
6. Ergebnisqualität:	6.1	Einsatz einer Routinekatamnestik für alle Patienten
	6.2	Empirische Absicherung der Wirksamkeit: Katamnestische Erfolgsquote bei 1-Jahres-Katamnesen (z. B. Abstinenzquoten, Erwerbsstatus und Lebenszufriedenheit bei Katamneseantwortern)
	6.3	Nachweis des sozialmedizinischen Rehabilitationserfolges unter Beachtung der Risikoadjustierung beim externen Vergleich
	6.4	Differentielle Evaluation der spezifischen Behandlungsangebote
7. Qualitätsverständnis:	7.1	Gemeinsames Qualitätsverständnis in der Einrichtung
	7.2	Messung der Behandlungszufriedenheit der Patienten während und am Ende der Behandlung
	7.3	Kontinuierliches klinikinternes Verbesserungsmodell (z. B. über klinikinterne Projektgruppen/Qualitätszirkel)
	7.4	Vorhalten eines qualifizierten Qualitätsmanagements/Zertifizierungsverfahrens (inkl. Chancen-Risikenbewertung)
	7.5	Transparente Darstellung der Ausstattungsmerkmale, Behandlungsangebote sowie der Qualitätsergebnisse, Public Reporting (in Form von Qualitätsberichten, des Qualitätskompasses FVS/DEGEMED etc.)
8. Innovation und Kreativität:	8.1	Förderung des Innovationspotentials als Leitungs- und Führungsaufgabe
	8.2	Interner Austausch und »Diskussionskultur«
	8.3	Förderung fachlicher und innovativer Kreativität in Kooperation von Leitung und Mitarbeitern/Mitarbeiterinnen bei Konzeptweiter- und -neuentwicklung
	8.4	Übertragung von Verantwortung an Mitarbeiter/Mitarbeiterinnen im Rahmen eines festgelegten Einrichtungsorganigramms
	8.5	Beteiligung der Mitarbeiter/Mitarbeiterinnen an externen Arbeitskreisen zur Analyse von Bedarfen und Weiterentwicklung von Programmen und Therapiemodulen

Somit findet – sofern man nur einzelne Qualitätsaspekte und -kriterien berücksichtigt – bei der Qualitätsbewertung eine Reduktion der Komplexität der Qualität einer Einrichtung statt. Von daher sollte v. a. auch im Rahmen belegungsrelevanter externer Qualitätsvergleiche darauf besonders Wert gelegt werden, zumindest die zentralen Qualitätsdimensionen angemessen zu erfassen, um eine möglichst umfassende Bewertungsbasis zugrunde legen zu können. Hierbei sollten nicht nur quantitative Verfahren mit zahlenmäßig erfassbaren Werten (z. B. Messung der Anzahl von KTL Leistungen), sondern auch qualitative Verfahren (z. B. fachlicher Austausch mit der Einrichtung, Visitationen/Begehungen, Gespräche mit Behandlern und Patienten/innen) eingesetzt werden. Auch sollten Ergebnisse des internen QM-Systems der jeweiligen Rehabilitationseinrichtung und deren

Innovationspotenzial/Organisationsentwicklung Berücksichtigung finden.

Zudem muss bei externen Vergleichen von Einrichtungen im Sinne eines Benchmarkings besonders darauf geachtet werden, dass der Patientenpool der Rehabilitationseinrichtungen möglichst homogen ist, um nicht »Äpfel mit Birnen« zu vergleichen.

5.2.5 Die Bedeutung der Qualität für die Belegungssteuerung in der Rentenversicherung

Der Bundesvorstand der Deutschen Rentenversicherung (DRV) hat im März 2017 wegweisende Vorgaben für die Beschaffung von Leistungen zur medizinischen Rehabilitation verabschiedet. Davon betroffen ist zukünftig auch die Auswahl einer geeigneten Rehabilitationseinrichtung durch die Einführung eines gemeinsamen technischen beziehungsweise elektronischen Verfahrens (rvSMD).

Bei der Steuerung gehen zunächst – unter Berücksichtigung des Wunsch- und Wahlrechts – folgende Faktoren ein: Hauptdiagnose, Nebendiagnosen sowie unabdingbare Sonderanforderungen (▶ Abb. 5.2.1).

Zusätzliche Auswahlkriterien sind laut Bundesvorstand der DRV vier Faktoren. Diese sind nachfolgend aufgeführt, in Klammern ist die jeweilige Gewichtung der Faktoren gemäß dem ursprünglichen Vorschlag der damit befassten Projektgruppe Einrichtungsauswahl der RV angegeben:

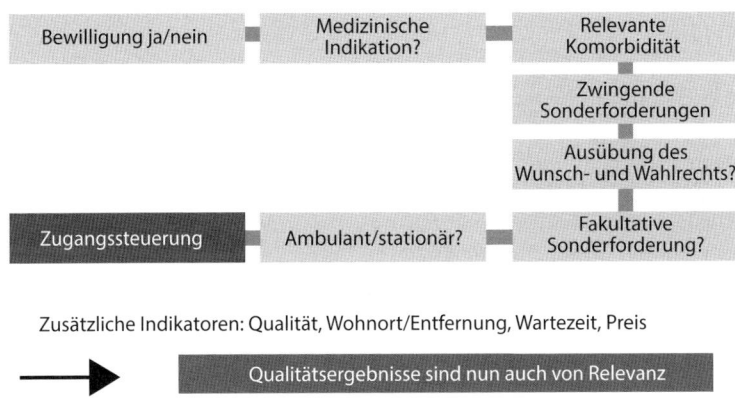

Abb. 5.2.1: Ablaufschema Antragsbearbeitung der DRV (Weissinger 2018)

- **Qualität** der Rehabilitationseinrichtung (0,7)
- **Wartezeit** bis zur Aufnahme (0,2)
- Transportfähigkeit im Hinblick auf die **Entfernung zum Wohnort** (0,0) (Hinweis: Dieser Aspekt wird nicht gewertet, es handelt sich hierbei um eine sozialmedizinische Entscheidung)
- **Preis** der Einrichtungen (0,1)

Insgesamt soll Qualität deutlich höher gewichtet werden als der Preis, dies ist als Signal gegen »Preisdumping« zu werten und aus fachlicher Sicht zu begrüßen. Wichtig wird es aus Einrichtungssicht sein, im elektronischen Auswahlsystem die Spezifika der Einrichtung möglichst vollständig abzubilden. Zudem sollte Transparenz dahingehend bestehen, dass Einrichtungen wissen, was über sie im DRV-weiten Computersystem hinterlegt ist (z. B. Sonderanforderungen, Indikationsbereiche, QS-Daten der Leistungsträger).

Bezogen auf das Kriterium »Qualität« hat man sich zum jetzigen Zeitpunkt auf eine Gewichtung der nachfolgenden Qualitätsindikatoren verständigt:

- Behandlungszufriedenheit des Patienten
- subjektiver Behandlungserfolg
- Peer-Review
- Therapeutische Leistungen (KTL-Dokumentation)
- Reha-Therapiestandards (RTS)
- sowie zusätzliche Konsistenzpunkte

Alle oben aufgeführten fünf Qualitätsindikatoren werden nach derzeitigem Stand mit je 19 % gewichtet, entfällt eine Dimension, sollen die anderen entsprechend höher gewichtet werden. Die Konsistenzpunkte betragen einen Anteil von 5 %. Diese bekommt man nach dem aktuellen Modell, wenn eine Einrichtung in vier der Qualitätsindikatoren im oberen Drittel liegt.

Ziel der Rentenversicherung ist es, pro Einrichtung eine Kennzahl für deren Qualität zu definieren.

Weitere Qualitätsindikatoren (z. B. Visitationen) sind (noch) nicht berücksichtigt, da bislang noch keine trägerübergreifende einheitliche Handhabung innerhalb der DRV hierzu gewährleistet ist.

Eine Pilotierung im Rahmen einer Machbarkeitsstudie zur Erprobung eines DRV-weiten Steuerungssystems wird im Indikationsbereich Orthopädie erfolgen und wird von der DRV Bund und zwei Regionalträgern (DRV Oldenburg-Bremen, DRV Baden-Württemberg) im Jahr 2019 durchgeführt. In dieser Studie wird die ursprünglich vorgesehene Gewichtung der vier Faktoren von der DRV Bund aufgrund vorliegender technischer Bedingungen geändert, wobei aber auch in diesem Falle dem Faktor Qualität das höchste Gewicht beigemessen wird.

Zudem hat die Rentenversicherung den »Strukturierten Qualitätsdialog« im Jahr 2017 als neues Verfahren eingeführt. Auch bei diesem Verfahren werden die entsprechenden Ergebnisse aus dem Qualitätssicherungsprogramm der Rentenversicherung zugrunde gelegt. Im Rahmen des »Strukturierten Qualitätsdialogs« wurden verschiedene Schwellenwerte definiert: Ein »Strukturierter Qualitätsdialog« muss ausgelöst werden, wenn eine Einrichtung bereits bei einem Qualitätsindikator die absolute Schwelle von 50 Qualitätspunkten unterschreitet. Ein Strukturierter Qualitätsdialog soll ausgelöst werden, wenn eine Einrichtung bei mindestens zwei auffälligen Qualitätsindikatoren zu den 10 % der schlechtesten Werte im Vergleich zu den Fachabteilungen der Vergleichsgruppe gehört. Ein Qualitätsdialog kann auch ausgelöst werden durch eine Häufung von Beschwerden, extrem lange E-Berichtslaufzeiten, auffällige Varianzen aus vergleichenden Analysen der Rentenversicherungsträger zu den Qualitätsindikatoren. Dies liegt dann im Ermessen des jeweiligen federführenden Leistungsträgers.

5.2.6 Internes Qualitätsmanagement vor dem Hintergrund eines qualitätsorientierten Steuerungssystems der Rentenversicherung

Eine qualitätsorientierte Steuerung ist aus Sicht der Verbände der Leistungserbringer wünschenswert.

Möglicherweise kann es allerdings zu erheblichen Veränderungen der Belegungssteuerung bei Umsetzung des Modellvorhabens kommen. Wichtig wird es von daher sein, entsprechende Veränderungen genau zu analysieren und sich genügend Zeit zu nehmen, um auch die geplante Übertragung auf andere Indikationsbereiche – nach der Modellphase in der Orthopädie – eingehend zu diskutieren.

Aus Sicht der Rehabilitationseinrichtungen ist es zudem wichtig, im Rahmen ihres QM-Systems zentrale Kennzahlen zukünftig auf Einrichtungsebene auch unterjährig zu analysieren und z. B. Ergebnisse aus dem Qualitätssicherungsprogramm wie auch interne Erhebungen gut zu dokumentieren (z. B. Patientenbefragungen, KTL, Reha-Therapiestandards).

Auf dieser Basis können dann auch eigene Erhebungen einer Einrichtung mit den Daten der Qualitätsberichte der DRV abgeglichen werden. Bei Unstimmigkeiten sollte dann entsprechend Kontakt zu den jeweiligen Ansprechpartnern der DRV (QS-Abteilung, Einrichtungs-/Häuserbetreuung) aufgenommen werden, damit im Falle eines Falles auch Korrekturen vorgenommen werden können.

Die Ausrichtung des internen Qualitätsmanagementsystems wird selbstverständlich maßgeblich davon beeinflusst, wenn von Seiten der Leistungsträger bestimmte Qualitätsparameter für die Steuerung benutzt werden. Dies hat zur Konsequenz, dass die Rehabilitationseinrichtungen versuchen werden, möglichst bei diesen entsprechenden Qualitätsparametern eine hohe Anzahl an Qualitätspunkten zu erreichen. Problematisch wäre allerdings, wenn sich die Ausrichtung des Qualitätsmanagements infolge dessen darauf verengt, ausschließlich diese Qualitätsindikation in den Blick zu nehmen und der Prozess der Qualitätsentwicklung der gesamten Organisation im Sinne eines Lernmodells und eines umfassenden TQM-Ansatzes zunehmend aus dem Blick geraten würde.

Vor dem Hintergrund der vielfältigen Qualitätsaspekte (▶ Tab. 5.2.1) wird deutlich, dass das QS-Programm der Rentenversicherung nur einzelne Teilaspekte davon erfasst. Von daher sollte man diese selbstverständlich entsprechend berücksichtigen, aber die Qualitätsentwicklung einer Rehabilitationseinrichtung als viel weiter gefassten Prozess im Sinne der Organisationsentwicklung verstehen.

Zudem stellen sich aber auch an das Qualitätssicherungsverfahren der Rentenversicherung entsprechende grundsätzliche fachliche und methodische Anforderungen (Weissinger 2018):

1. **Repräsentativität des Verfahrens**
Die Rentenversicherungsträger müssen dafür Sorge tragen, dass alle von ihnen federgeführten Reha-Einrichtungen am Reha-Bewertungssystem teilnehmen und sich (möglichst) alle Reha-Einrichtungen in allen Qualitätsdimensionen im Rahmen der externen Qualitätssicherung abbilden lassen. Gerade im Bereich der Suchtrehabilitation besteht noch erheblicher Entwicklungsbedarf.

2. **Bildung von Vergleichsgruppen (auf Einrichtungs- und Patientenebene)**
Die Bildung »gerechter« Vergleiche von Einrichtungen erfordert, dass diese sich hinsichtlich der Einrichtungsmerkmale (über die Bildung von Fachabteilungsschlüsseln) und der behandelten Patientengruppen nicht bzw. nur geringfügig unterscheiden dürfen.

3. **Stärkere Berücksichtigung der Dimension »Ergebnisqualität«**
Diese Dimension wird derzeit nur rudimentär im QS-Programm der DRV abgebildet.

4. **Berücksichtigung der Visitation**
Visitationen stellen eine wichtige Qualitätsdimension dar, deren Ergebnisse sollten daher bei der Beurteilung der Qualität einer Einrichtung Berücksichtigung finden. Ursprünglich sollten die Visitationen ein zentraler Bestandteil der Qualitätssicherung sein, da hier nicht nur die Möglichkeit besteht, sich vor Ort ein Bild einer Einrichtung zu machen, sondern auch die weiteren QS-Ergebnisse und Entwicklungen einer Rehabilitationseinrichtung vor Ort zu besprechen. Dafür sind allerdings entsprechende personelle Ressourcen – auch auf Seiten der Leistungsträger – erforderlich.

5. **Aktualität und Transparenz der weiteren QS-Ergebnisse**
Erforderlich ist die Gewährleistung einer möglichst hohen Aktualität der QS-Ergebnisse in allen Qualitätsdimensionen.

6. **Validität der Qualitätsergebnisse**
Es ist zu gewährleisten, dass die von der DRV erhobenen Qualitätsergebnisse auch

valide sind. Erforderlich ist es, entsprechende Rückmeldungen von Einrichtungen über mögliche Unplausibilitäten nicht nur zu prüfen, sondern auch gegebenenfalls entsprechende Einträge in den Datenbanken der RV – falls erforderlich – zu verändern.

5.2.7 Ausblick

Das einrichtungsinterne Qualitätsmanagement wird vor dem Hintergrund einer an Qualität orientierten Belegungssteuerung der Leistungsträger an Bedeutung gewinnen. Zudem gibt es auch generelle und einrichtungsübergreifende Herausforderungen, die in diesem Kontext eine zunehmend bedeutsame Rolle spielen werden. Besonders verwiesen sei auf drei Aspekte:

- Qualifiziertes Personal als wesentliche Qualitätskategorie: Angesichts des zunehmenden Fachkräftemangels ist davon auszugehen, dass – jenseits aller QS-Instrumente – das Vorhalten qualifizierter Fachkräfte in Zukunft zur zentralen Qualitätskategorie werden wird.
- QS-Reha der GKV und QS-Verfahren der DRV: Von der Rentenversicherung und der gesetzlichen Krankenversicherung wurden unterschiedliche Verfahren zur Qualitätssicherung entwickelt. Zukünftig stellt sich das Erfordernis, hier eine enge Abstimmung der Verfahren vorzunehmen, damit die jeweiligen Q-Ergebnisse bei beiden Leistungsträgern in die Steuerung eingehen können.
- Public Reporting von Qualitätsergebnissen: Dies beinhaltet die Fragestellung, wie Qualitätsergebnisse so aufbereitet werden können, dass eine hohe Verlässlichkeit, Vergleichbarkeit, Transparenz und Verständlichkeit für die jeweiligen Nutzer und insbesondere die betroffenen Menschen gegeben ist.

Literatur

Bundesarbeitsgemeinschaft für Rehabilitation (2018): Manual für ein einrichtungsinternes Qualitätsmanagement für stationäre Rehabilitationseinrichtungen nach § 20 SGB IX (ab. 01.01.2018 § 37 SGB IX), Frankfurt.

Beutel, M. et al. (1995): Qualitätssicherung in der stationären Suchtkrankenhilfe – Gemeinsames Positionspapier des Bundesverbandes für stationäre Suchtkrankenhilfe e. V. und des Fachverbandes Sucht e. V. Sucht 2: 141–149.

Deutsche Rentenversicherung Bund (2017): Verbindliche Entscheidung des Bundesvorstandes der Deutschen Rentenversicherung Bund - Beschaffung von Leistungen der medizinischen Rehabilitation vom März 2017.

DIN EN ISO 9001:2015 -11, EN ISO 9001:2015 (D/E)

Deutsche Rentenversicherung (2017): Reha-Qualitätssicherung der Deutschen Rentenversicherung: Strukturierter Qualitätsdialog. 2. überarbeitete Auflage.

Fachverband Sucht e. V. (1994): Qualitätsmanagement in der Entwöhnungsbehandlung – Anregungen für die Praxis, Reihe: Qualitätsförderung in der Entwöhnungsbehandlung Bd. 1, Bonn.

Fachverband Sucht e. V. (Hrsg.): Weissinger, V., Missel, P. (2012): Fachverband Sucht e. V. – Leitbild und Positionen zur Suchtkrankenhilfe und -behandlung, SuchtAktuell 02.12 – Sonderausgabe.

Fachverband Sucht e.V., DEGEMED (2016): 5. Auflage: Zertifizierungsverfahren Auditleitfaden 5.0 nach FVS/DEGEMED für die Bereiche »Abhängigkeitserkrankungen« und »Psychosomatik« (ganztägig ambulante und stationäre Einrichtungen), Bonn.

Fachverband Sucht e.V. (2016): 3. Auflage: Internes Qualitätsmanagement-/Zertifizierungsverfahren für ambulante und stationäre Einrichtungen der Soziotherapie - Auditleitfaden für den Bereich Soziotherapie chronisch Kranker, Bonn.

Fassmann, H.: »Das Ganze ist mehr als die Summe seiner Teile« -methodische Probleme bei der Entwicklung und Umsetzung von Qualitätsstandards im Bereich der stationären sucht Entwöhnung (Vortrag gehalten auf dem 7. Heidelberger Kongress 15 bis 17.6.1994 des Fachverbandes Sucht e. V.

Meyer, Th., Zeisberger, M., Kleineke, V., Brandes, I., Stamer, M. (2015): Welche Merkmale zeichnen eine erfolgreiche Rehabilitationseinrichtung aus? Ergebnisse aus dem Projekt MeeR, SuchtAktuell 01: 47–52.

Weissinger, V. (2018): Die neue Dimension von Qualität im Bereich der Rentenversicherung: Aktuelle Entwicklungen aus Sicht des Fachverbandes Sucht e.V. SuchtAktuell 01: 45–48.

5.3 Qualitätsmonitoring für kurze Reaktionszeit

Rudolf Bachmeier

5.3.1 Qualität aus Sicht des Kunden – Moments of Truth

Qualität wird laut der Norm DIN EN ISO 9000:2015-11 (DIN ISO 9000:2015) als »Grad, in dem ein Satz inhärenter Merkmale eines Objekts Anforderungen erfüllt« definiert, d. h. in welchem Maße ein Produkt bzw. eine Dienstleistung bestehenden Anforderungen entspricht. Da die Qualität der Patientenversorgung von verschiedenen Kundengruppen, wie z. B. Rehabilitanden, Angehörigen, Leistungsträgern, Leistungserbringern (Klinikträger und Mitarbeiter) mit jeweils unterschiedlichen Inhalten und Schwerpunkten gesehen wird, bleibt Qualität aber ein relativer Begriff. Seine Bedeutung hängt im konkreten Kontext von den Anforderungen ab, deren Erreichung als Qualitätsmaßstab gilt (IQTIG, 2017, S. 17).

Wie bereits in Kapitel 5.2.4 Qualitätsdimensionen im Bereich der medizinischen Rehabilitation (▶ Kap. 5.2.4) ausgeführt, kann Qualität mit den drei Dimensionen Struktur-, Prozess- und Ergebnisqualität beschrieben werden. Eine Erweiterung des Modells der Qualitätsdimensionen von Donabedian wird bei Schlüchtermann (Schlüchtermann 2013, S. 193) beschrieben. Dabei wird die Strukturqualität bzw. Potenzialqualität als erwartete Qualität, die Prozessqualität als erfahrene Qualität und die Ergebnisqualität als erhaltene Qualität bezeichnet. Zudem wird bei den drei Qualitätsdimensionen noch zwischen objektiver (tech-Dimension) und subjektiver (touch-Dimension) Qualitätsmessung unterschieden. Mit diesem erweiterten Modell können die drei Qualitätsdimensionen für die Rehabilitation wie folgt beschrieben werden:

- Struktur-/Potenzialqualität (erwartete Qualität)
  - in der objektiven Qualitätsmessung mit Gebäude- und Raumausstattung, Aufbauorganisation, Anzahl und Ausbildung der Mitarbeiter sowie Geräteausstattung
  - in der subjektiven Qualitätsmessung mit Führungskultur, Bekanntheit, Image, Referenzen, Betriebsklima.
- Prozessqualität (erfahrene Qualität)
  - in der objektiven Qualitätsmessung mit technischen Fertigkeiten, formalem Leistungsablauf und Terminplanung
  - in der subjektiven Qualitätsmessung mit Atmosphäre, Freundlichkeit des Personals, Dienstleistungskultur sowie Information und Aufklärung.
- Ergebnisqualität (erhaltene Qualität)
  - in der objektiven Qualitätsmessung mit Veränderung des Gesundheitszustandes, Nachhaltigkeit der Behandlung und Ausbleiben von Komplikationen
  - in der subjektiven Qualitätsmessung mit Patientenzufriedenheit, Lebensqualität, Einweiserzufriedenheit und Beschwerdeverhalten.

5.3.2 Wie lässt sich Qualität aus Sicht des Kunden messen und überprüfen

Qualität und Qualitätsmessung der Leistungsträger

Die Messung von Qualität in der medizinischen Rehabilitation aus Sicht der Leistungsträger basiert auf den §§ 37 Qualitätssicherung, Zertifizierung des Sozialgesetzbuches (SGB) IX und 137d SGB V. Sowohl die Deutsche

Rentenversicherung mit ihrem QS-Verfahren auf Basis des § 37 SGB IX als auch die Gesetzliche Krankenversicherung (GKV) mit dem QS-Reha-Verfahren auf Basis des § 137d SGB V haben eigene Qualitätssicherungssysteme entwickelt, mit denen die Qualität gemessen und bewertet wird. Bei beiden Verfahren wurden Qualitätsindikatoren entwickelt mit denen sowohl die Struktur- bzw. Potenzialqualität, die Prozessqualität als auch die Ergebnisqualität bestimmt werden können.

Im QS-Verfahren der Rentenversicherung wird zur Messung der *Strukturqualität* mittels Strukturerhebung in den Rehabilitationseinrichtungen die personelle, technische, räumliche Struktur und interne Kommunikation erhoben. Zudem wird aus den Routinedaten der Deutschen Rentenversicherung die Rehabilitandenstruktur mit soziodemografischen und krankheitsbezogenen Merkmalen der Rehabilitanden ausgewertet. Zur Bestimmung der *Prozessqualität* werden die durchgeführten therapeutischen Leistungen, die in den Entlassungsberichten dokumentiert sind, als Bericht zur Therapeutischen Versorgung ausgewertet. Zusätzlich werden bei bestimmten Diagnosen, wie z. B. Alkoholabhängigkeit, depressiven Störungen, chronischem Rückenschmerz oder Hüft- und Knie-TEP, Berichte zu den Reha-Therapiestandards verfasst, die evidenzbasierte Mindestanforderungen an die therapeutische Versorgung stellen. Mit dem Qualitätsindikator Peer Review, bei dem geschulte Peers Entlassungsberichte bewerten, werden zudem Daten zur Prozessqualität erhoben. Qualitätsindikatoren zur Bestimmung der *Ergebnisqualität* sind im Rentenversicherungsverfahren zum einen die Rehabilitandenbefragung mit der Erhebung der Rehabilitandenzufriedenheit und des subjektiven Behandlungserfolgs (subjektive Bewertung durch den Rehabilitanden), zum anderen die Auswertung von sozialmedizinischem Status nach der medizinischen Rehabilitation (zwei Jahre nach Beendigung der Rehabilitation) aus den Routinedaten der Rentenversicherung sowie Visitationen der Rehabilitationseinrichtungen durch Mitarbeiter der Rentenversicherung.

Im QS-Reha-Verfahren wird zur Bestimmung der Qualitätsindikatoren der *Strukturqualität* ein Einrichtungsbogen zur Strukturerhebung und gegebenenfalls der Visitationen verwendet. Zur Bestimmung der Qualitätsindikatoren der *Prozessqualität* kommen der Einrichtungsbogen der Strukturqualität und gegebenenfalls der Visitationen, ein Patientenbogen zur Nachbefragung und im Mutter-/Vater-/Kind-Bereich ein Behandlerbogen zur Anwendung. Zur Bestimmung der Qualitätsindikatoren der *Ergebnisqualität* wiederum werden Behandlerbogen, Patientenbogen zum Reha-Beginn und Patientenbogen aus der Nachbefragung herangezogen. Zudem wird im QS-Reha-Verfahren der GKV die Patientenzufriedenheit des Patientenbogens der Nachbefragung als weitere Qualitätsdimension bestimmt.

Bei beiden QS-Verfahren werden die Ergebnisse den Rehabilitationseinrichtungen in Form von vergleichenden Berichten zurückgemeldet. Die Ergebnisse können somit in das interne Qualitätsmanagementsystem integriert werden und dienen der Weiterentwicklung und Verbesserung der Versorgung der Rehabilitanden.

Qualität und Qualitätsmessung der Rehabilitationseinrichtungen

Die Messung und Bewertung von Qualität in Rehabilitationseinrichtungen ist ein elementarer Bestandteil der Qualitätsmanagementsysteme. So wird z. B. in der DIN EN ISO 2001:2015-11 (DIN EN ISO 9001:2015-11, 2015) gefordert: »Die Organisation muss die Wahrnehmung des Kunden über den Erfüllungsgrad seiner Erfordernisse und Erwartungen überwachen. Die Organisation muss Methoden zum Einholen und Überprüfen dieser Informationen bestimmen«. Die rehaspezifische Übersetzung dieser Normanforderung, wie z. B. im Auditleitfaden 5.0 nach FVS/

DEGEMED für die Bereiche »Abhängigkeitserkrankungen« und »Psychosomatik« (Fachverband Sucht/DEGEMED, 2016) formuliert, fordert u. a.

- die Überwachung und Messung der Zufriedenheit der Patienten im Hinblick auf Leistungsangebot und erbrachte Leistungen,
- Auswertungen der externen Qualitätssicherungsverfahren unter Berücksichtigung eigener Ergebnisse,
- die Überwachung und Messung der Beschwerden von Patienten.

Die Rehabilitationseinrichtung kann hierbei auf die Ergebnisse der Qualitätsindikatoren der externen Qualitätssicherung von Rentenversicherung und Gesetzlicher Krankenversicherung zurückgreifen und diese in die interne Qualitätsmessung integrieren. Neben den externen Daten ist es zudem sinnvoll, intern eigene Qualitätsindikatoren zu erheben. Daten zur *Struktur-/Potenzialqualität*, d. h. Gebäude- und Raumausstattung, Anzahl und Ausbildung der Mitarbeiter und Geräteausstattung für die objektive Qualitätsmessung sowie Daten zu Bekanntheit, Referenzen und Betriebsklima für die subjektive Qualitätsmessung liegen jeder Rehabilitationseinrichtung vor. Bei der *Prozessqualität* können zur objektiven Qualitätsmessung die bei der Rentenversicherung etablierten Auswertungen zur therapeutischen Versorgung und zu den Reha-Therapiestandards mit internen Therapiedaten aus den Krankenhausinformationssystemen ausgewertet werden. Durch die Anwendung dieser etablierten Qualitätssicherungssysteme der Deutschen Rentenversicherung können die intern gewonnenen Ergebnisse direkt den externen Vergleichsdaten gegenübergestellt werden und geben damit eine direkte und schnelle Rückmeldung zum aktuellen Qualitätsniveau der Rehabilitationseinrichtung gemäß den Qualitätsvorgaben der Deutschen Rentenversicherung. Außerdem können Änderungen an den qualitätsrelevanten Therapieprozessen so schneller und besser gesteuert und überwacht werden. Es bietet sich somit eine direkte Möglichkeit zur Steuerung von Qualitätsverbesserungen. Zur Messung der *Ergebnisqualität* wird in der Regel das Qualitätsinstrument der Patientenbefragung eingesetzt, wobei über die Befragung sowohl Fragen zur objektiven als auch zur subjektiven Qualitätsmessung verwendet werden. Neben der Ergebnisqualität kann die Patientenbefragung auch Informationen zur *Prozessqualität bzgl. der subjektiven Qualitätsparameter* Atmosphäre, Freundlichkeit des Personals, Dienstleistungskultur geben. Informationen zur Ergebnisqualität und zur Prozessqualität können auch aus der Auswertung der Angaben ehemaliger Rehabilitanden aus Online Reputation Managementsystemen (ORM-System) gezogen werden. Das derzeit bekannteste und am weitesten von ehemaligen Rehabilitanden genutzte ORM-System ist die Plattform Klinikbewertungen.de.

Qualitätsmonitor

Zur praktischen Arbeit mit Qualitätsindikatoren ist es sinnvoll, die einzelnen Qualitätsindikatoren, die aus unterschiedlichen Qualitätsdimensionen stammen, in Kennzahlensystemen zu bündeln. Über die zusammenfassende Darstellung der Qualitätsindikatoren in einem Kennzahlensystem wird die gesamte gemessene Qualität transparent. Damit wird es möglich, qualitätsrelevante Änderungen besser steuern zu können. In den folgenden Ausführungen ist am Beispiel des in der Johannesbad Gruppe verwendeten Qualitätsmonitors (Joba Qualitätsmonitor) die Umsetzung in einem Kennzahlensystems beschrieben (▶ Abb. 5.3.1):

Im Joba Qualitätsmonitor werden sowohl Qualitätsindikatoren der externen Qualitätssicherung der Leistungsträger als auch interne Qualitätsindikatoren aus Erhebungen der Rehabilitationskliniken der Johannesbad Gruppe dargestellt. Technisch ist der Joba Qualitätsmonitor über Excel realisiert, indem die

5 Lean- und Qualitätsmanagement in der Reha

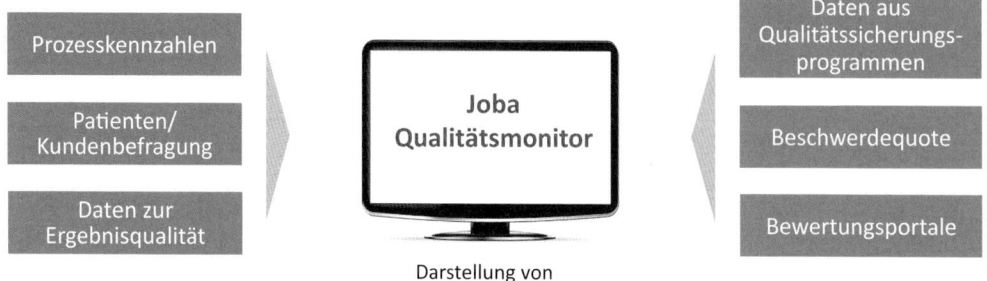

Darstellung von
Einzelergebnissen wie z.B. Qualitätspunkte, Schulnoten (bei Patienten/Kundenbefragungen)
Ergebnisse vorangegangener Messungen (zur Trenddarstellung)
Referenzdaten, falls verfügbar
(z.B. QS-Programm der Deutschen Rentenversicherung, ZUF 8, Klinikbewertungen.de)

Datenbasis/Information für
QM / QMB , Klinikleiter / CA, Außendienst / Marketing / Vertrieb und Vorstand

Gemeinsamer Qualitätskongress
von DEGEMED und FVS

Abb. 5.3.1: KeyFacts und Aufbau des Joba Qualitätsmonitors

Ergebnisse einzelner Qualitätsindikatoren einer Einrichtung in Datenblättern zusammengefasst ausgewiesen werden. Neben der Abbildung der Qualitätsindikatoren ist im Dateisystem des Joba Qualitätsmonitors ein Verzeichnissystem zur Ablage der zugehörigen externen und internen Qualitätsberichte eingerichtet. Zur einfacheren und bedienerfreundlichen Arbeit mit dem Qualitätsmonitor sind jeweils die Qualitätsindikatoren mit den zugehörigen und datenliefernden Qualitätsberichten verlinkt. Dargestellt werden im Joba Qualitätsmonitor jeweils die aktuellsten und die zweitaktuellsten Qualitätsindikatoren bzw. Qualitätsberichte. Zudem sind in der Joba Qualitätsmonitorübersicht jeweils das Berichtsdatum mit Monat/Jahr und der Erhebungszeitraum mit ausgewiesen. Abbildung 5.3.2 zeigt als Ausschnitt aus dem Joba Qualitätsmonitor die Darstellung der Ergebnisse der externen Qualitätssicherung der Deutschen Rentenversicherung für den Qualitätsindikator Reha-Therapiestandard Hüft und Knie-TEP aus einer Rehabilitationsklinik der Johannesbad Gruppe (die unterstrichenen Textpassagen sind jeweils mit entsprechenden Berichten im Verzeichnissystem verlinkt).

Aus den Berichten der externen Qualitätssicherung der Deutschen Rentenversicherung werden folgende Qualitätsindikatoren im Joba Qualitätsmonitor abgebildet:

- Behandlungszufriedenheit und subjektiver Behandlungserfolg aus der Rehabilitandenbefragung
- Peer-Review
- Therapeutische Versorgung
- Reha-Therapiestandards (falls zutreffend)

Dabei werden die jeweils erreichten Qualitätspunkte der Einrichtung und zudem die Qualitätspunkte von Referenzeinrichtungen (Einrichtungen mit gleicher Fachrichtung/Indikation) als Durchschnittswert aus den vorliegenden Qualitätsberichten der Deutschen Rentenversicherung ausgewiesen (▶ Abb. 5.3.2).

Qualitätsmonitor		Stand: 13. Januar 2019				
QIV	2018				externe QS (Berichte Deutsche Rentenversicherung)	
G033	Orthopädie		IST ext. Referenz VJ	IST ext. Einrichtung VJ	IST ext. Referenz	IST ext. Einrichtung
	Reha-Therapiestandards	Bericht	03.2016		11.2018	
		Entlassungszeitraum	01.2014 - 12.2014		01.2017 - 12.2017	
	QP Hüft-Knie TEP	Vorgabe bestimmter Therapiedauer/-Menge an KTL pro Therapiemodul	85,00	92,00	88,75	99,76
		relativer Schwellenwert				72,53

Abb. 5.3.2: Auszug aus dem Joba Qualitätsmonitor: Darstellung der Ergebnisse der externen Qualitätssicherung des Reha-Therapiestandards Hüft- und Knie-TEP aus Auswertungen der Deutschen Rentenversicherung (die unterstrichenen Textpassagen sind jeweils mit entsprechenden Berichten verlinkt)

Bei den internen Qualitätsindikatoren werden Ergebnisse der internen Patienten- und Kundenbefragung, Prozesskennzahlen, Daten zur Ergebnisqualität (z. B. Ergebnisse der intern durchgeführten Katamnesen oder Angaben zum Behandlungserfolg aus der Patientenbefragung), Beschwerdequote und Ergebnisse aus dem ORM-System Klinikbewertungen.de erhoben. Bei den internen Qualitätsindikatoren und Qualitätsberichten (je Einrichtung) werden jeweils Quartalserhebungen mit Qualitätsdaten des aktuellen Quartals und des Vorquartals dargestellt. Die Quartalserhebungen beinhalten jeweils Qualitätsindikatoren mit einem Erhebungszeitraum von Jahresbeginn kumuliert bis zum Ende des jeweiligen Quartals.

Zur Erhebung der Patienten- und Kundenzufriedenheit wird ein standardisierter Fragebogen eingesetzt. Der Fragebogen beinhaltet u. a. Fragen zu Zufriedenheit/Kompetenz, bezogen auf das Personal, zu Zufriedenheit mit Unterbringung/Verpflegung und zur Zufriedenheit mit der Behandlung. Für die Erhebung der Zufriedenheit mit der Behandlung wurde der lizenzfreie ZUF-8 Fragebogen (Schmidt et al. 1989) in den standardisierten Fragebogen integriert. Die Befragung wird zum Ende der jeweiligen Therapie durchgeführt. Zur Vermeidung von Medienbrüchen und zur Beschleunigung und Optimierung der Patienten- und Kundenbefragung wird in der gesamten Johannesbad Gruppe die Erhebung online über Tablets oder Desktop PCs durchgeführt. Als Befragungssystem kommt hierbei das System surveymonkey zur Anwendung. Durch die Online-Erhebung stehen die Ergebnisse der Patienten- und Kundenbefragung sofort nach der Erhebung für Auswertungen zur Verfügung. Hierbei kann das in der Plattform von surveymonkey integrierte Auswertungssystem verwendet werden. Neben diesen einrichtungsbezogenen Auswertungen wird zu Beginn jedes neuen Quartals ein Quartalsbericht über alle Rehabilitationseinrichtungen der Johannesbad Gruppe erstellt und die Ergebnisse in den Joba Qualitätsmonitor integriert.

Für die Erhebung von Prozesskennzahlen wurden die in der externen Qualitätssicherung der Rentenversicherung bereits etablierten Qualitätsindikatoren Therapeutische Versorgung und Reha-Therapiestandards intern aus Therapiedaten der Krankenhausinformationssysteme (KIS) nachgebildet. Zudem wird als weiterer Qualitätsindikator die Laufzeit der Entlassungsberichte, d. h. die Zeitdauer zwischen der Entlassung des Rehabilitanden und dem Versand des fertigen Entlassungsberichtes, erhoben. Beschwerden von Rehabilitanden, die über die Leistungsträger in den Rehabilitationseinrichtungen der Johannesbad Gruppe eingehen, werden über das interne Beschwerdemanagement in einem standardisierten Formular erhoben. Dabei wird neben den Details der Beschwerde, der Lösung bzw. den eingeleiteten Maßnahmen auch der Qualitätsindikator Beschwerden berechnet. Alle prozessbezogenen Qualitätsindikatoren, aber auch der Qualitätsindikator Beschwerden, werden zu Beginn eines neuen Quartals wiederum als Quartalsberichte erfasst und in den Joba Qualitätsmonitor eingebunden.

Neben Berichten zur externen Qualitätssicherung der Leistungsträger mit Angaben zu Qualitätsindikatoren und den internen Möglichkeiten, Qualitätsindikatoren im Bereich der Rehabilitation zu erheben, finden sich auch bei einigen Internetplattformen Qualitätsbewertungen. Dort können sich ehemalige Rehabilitanden bzw. deren Angehörige zur Qualität einer Einrichtung äußern. Die Plattform mit der größten Verbreitung im Bereich Rehabilitation ist Klinikbewertungen.de. Bei Klinikbewertungen.de ist die Qualität über ein Sternesystem von 0 Sterne (sehr schlecht) bis 6 Sterne (sehr gut) angegeben und kann durch Kommentare der Nutzer zum Aufenthalt ergänzt sein. Zudem wird die Weiterempfehlungsquote ausgewiesen. Die Qualitätsbewertungen unter Klinikbewertungen.de werden in den Einrichtungen regelmäßig ausgewertet, berechtigte Kritik intern besprochen und falls nötig, entsprechende Maßnahmen eingeleitet. Außerdem werden die Einträge auf der Plattform beantwortet. Der Umgang mit der Plattform Klinikbewertungen.de ist darüber hinaus in einer internen Johannesbad-Richtlinie »Umgang mit ORM-Systemen« festgelegt. Analog zu den anderen internen Qualitätsindikatoren wird auch für Klinikbewertungen.de jeweils zu Beginn eines neuen Quartals ein Quartalsbericht auf Basis der Qualitätsbewertungen erstellt, jedoch wird bei Klinikbewertungen.de nicht der Zeitraum Jahresbeginn bis Quartalsende dargestellt, sondern ein in der Plattform angegebenes »von Datum« bis zum Quartalsende.

5.3.3 Qualität als Managementaufgabe

Qualität und Qualitätsmanagement ist Managementaufgabe. Dies wurde auch in der Überarbeitung der DIN EN ISO 9001:2015 deutlich hervorgehoben. So wird in Kapitel 5.2 Führung und Verantwortung (▶ Kap. 5.2) (Deutsches Institut für Normung e.V., 2015, S. 21) deutlich gemacht, dass die Leitung in Bezug auf das Qualitätsmanagementsystem Führung und Verpflichtung zeigen muss, indem sie »sicherstellt, dass die Qualitätspolitik und Qualitätsziele für das Qualitätsmanagementsystem festgelegt und mit dem Kontext und der strategischen Ausrichtung der Organisation vereinbar sind…«. Unter Kontext und strategischer Ausrichtung finden sich im Bereich der Rehabilitation auch die interessierten Parteien wie Patienten, Leistungsträger und der Träger der Einrichtung mit ihren jeweils spezifischen Qualitätsanforderungen, die gemäß der ISO Norm überwacht und überprüft (Deutsches Institut für Normung e.V., 2015, S. 19) werden müssen.

Zur Überwachung und Überprüfung dieser Qualitätsanforderungen ist der Joba Qualitätsmonitor ein hilfreiches Überwachungs- und Steuerungsinstrument. Neben der bereits im letzten Abschnitt beschriebenen Darstellung von Qualitätsindikatoren und Qualitätsberichten der externen und internen Qualitätssicherung beinhaltet der Joba Qualitätsmonitor auch einen Bereich zur Bewertung der Qualitätsergebnisse. Die Bewertung ist über ein Ampelsystem dargestellt. Die Steuerung des Ampelsystems geschieht zum einen über Vergleichs- bzw. Referenzwerte und zum anderen durch interne Qualitätsvorgaben. Als Vergleichs- bzw. Referenzwerte stehen die Durchschnittswerte der Qualitätsindikatoren von Referenzeinrichtungen aus den Berichten zur externen Qualitätssicherung der Deutschen Rentenversicherung oder für die Qualitätsindikatoren aus ORM-Systemen auf der Plattform von Klinikbewertungen.de zur Ver-

5.3 Qualitätsmonitoring für kurze Reaktionszeit

Qualitätsmonitor	Stand: 13. Januar 2019						
QIV 2018		interne QS der Einrichtung			Status externe Qualitätssicherung	Vergleich externe mit internen Qualitätsindikatoren	Trend interne Qualitätssicherung
G626 Abhängigkeitserkrankungen		IST int. Einrichtung letztes Quartal	IST int. Einrichtung aktuelles Quartal		IST ext. Einrichtung - IST ext. Referenz	IST int. Einrichtung aktuelles Quartal - IST ext. Referenz	IST int. Einrichtung aktuelles Quartal - IST int. Einrichtung letztes Quartal
Therapeutische Versorgung	Bericht	10.2018	02.2019				
	Entlassungszeitraum	01.2018 - 09.2018	01.2018 - 12.2018				
QP Leistungsverteilung	Verteilung der verwendeten KTL-Kapitel (100 Punkte bei mind. 8 Kapitel)	99,38	99,15		9,90 ●	12,65 ●	-0,23 ●
QP Leistungsmenge	Verteilung der Leistungsmenge (Leistungen pro Woche)	98,89	98,80		8,80 ●	11,10 ●	-0,09 ●
QP Leistungsdauer	Verteilung der Leistungsdauer (Stunden pro Woche)	98,78	98,80		2,90 ●	12,80 ●	0,02 ●
QP Therapeutische Versorgung	Mittelwert aus Leistungsverteilung, Leistungsmenge und Leistungsdauer	99,02	98,92		7,20 ●	12,22 ●	-0,10 ●
Reha-Therapiestandards	Bericht	10.2018	02.2019				
	Entlassungszeitraum	01.2018 - 09.2018	01.2018 - 12.2018				
QP Alkoholabhängigkeit	Vorgabe bestimmter Therapiedauer/ - Menge an KTL pro Therapiemodul	98,48	98,35		2,00 ●	9,35 ●	-0,13 ●

Abb. 5.3.3: Auszug aus dem Joba Qualitätsmonitor: Darstellung der Ergebnisse der internen Qualitätssicherung Therapeutische Versorgung und Reha-Therapiestandard Alkoholabhängigkeit sowie die Bewertung mit Status externe Qualitätsindikatoren, Vergleich externe mit internen Qualitätsindikatoren und Trend interner Qualitätsindikatoren mit Ampel

fügung. Zudem sind Vergleichswerte zum ZUF-8 Fragebogen für unterschiedliche Indikationen publiziert und können damit zur Ampelsteuerung verwendet werden.

Die Bewertung der Ergebnisse der Qualitätsindikatoren geschieht im Joba Qualitätsmonitor für die drei Status-Bereiche:

- Status der **externen Qualitätsindikatoren** mit einem Vergleich der Qualitätsindikator-Ergebnisse der Johannesbad Einrichtung mit der Referenz (Durchschnittsergebnisse der Referenzeinrichtungen)
- Status der **internen Qualitätsindikatoren** mit einem Vergleich der aktuellen Ergebnisse der internen Qualitätsindikatoren mit der externen Referenz
- **Trend der internen Qualitätsindikatoren** mit einem Vergleich der Ergebnisse der aktuellen und zweitaktuellsten (aktuelles Quartal vs. Vorquartal) internen Qualitätsindikatoren

Bei Bestimmung der Trendampel wurde im Joba Qualitätsmonitor zudem noch eine Korrektur installiert, die bei deutlich überdurchschnittlichen Ergebnissen (Qualitätsindikator deutlich besser als die Referenz) eine grüne Ampel erzeugt, auch wenn ein negativer Trend bei den internen Qualitätsindikatoren vorliegt.

Abbildung 5.3.3 zeigt einen Ausschnitt aus dem Joba Qualitätsmonitor mit der Darstellung der Ergebnisse für die internen Qualitätsindikatoren Therapeutische Versorgung und Reha-Therapiestandard Alkoholabhängigkeit sowie die Bewertung mit Status externe Qualitätsindikatoren, Vergleich externe mit internen Qualitätsindikatoren und Trend interner Qualitätsindikatoren mit Ampel.

Die Anwendung des Joba Qualitätsmonitors als Managementinstrument zur Überwachung und Steuerung für die Unternehmensgruppe setzt voraus, dass die Verantwortlichkeiten in der Arbeit mit dem Joba Qualitätsmonitor klar geregelt sind. In den Einrichtungen der Johannesbad Gruppe sind die Qualitätsmanagementbeauftragten für die Steuerung der Datenpflege bei den Qualitätsindikatoren und für das Controlling des Qualitätsmonitors verantwortlich. Die Einrichtungsleitungen wiederum sind verantwortlich für das Ergebnis der Qualitätsindikatoren. Zeigt der Qualitätsmonitor rote Ampeln an, besteht Handlungsbedarf, denn sie weisen auf eine Verschlechterung der Qualitätsindikatoren hin. In diesem Fall sind durch die jeweilige Einrichtungsleitung gegensteuernde Maßnahmen festzulegen. Hierzu ist zunächst eine Ursachenanalyse notwendig und darauf basierend erfolgt die Ableitung entsprechender Handlungsschritte. Die Planung, Umsetzung und Wirksamkeit der gegensteuernden Maßnahmen wird dann wiederum durch die Qualitätsmanagementbeauftragten überwacht.

Die Einführung des Qualitätsmonitors in der Johannesbad Gruppe hat zu einer kontinuierlichen und deutlichen Verbesserung der Qualitätsergebnisse sowohl bei den externen Qualitätssicherungsverfahren der Leistungsträger als auch bei den internen Qualitätsindikatoren geführt. Bei einer Veränderung qualitätsrelevanter Prozesse bietet der Joba Qualitätsmonitor eine schnelle Überwachungsmöglichkeit und macht es damit möglich, Qualitätsverbesserungen effektiv und sicher zu steuern. Insbesondere vor dem Hintergrund der immer höheren Bewertung von Qualität bei der Belegungssteuerung durch die Deutsche Rentenversicherung gewinnt die Überwachung und Steuerung von Qualitätsindikatoren aus deren Qualitätssicherungsprogramm an Bedeutung.

Literatur

Deutsche Rentenversicherung (2017): Übersicht: Qualitätssicherung in der medizinischen und beruflichen Rehabilitation – Flyer (https://www.deutsche-rentenversicherung.de/Allgemein/de/Inhalt/3_Infos_fuer_Experten/01_sozialmedizin_forschung/downloads/quali_allgemein/QS_Flyer_2017.pdf?__blob=publicationFile&v=7, Zugriff am 06.01.2019).

Deutsches Institut für Normung e.V. (2015): DIN EN ISO 9000:2015-11 Qualitätsmanagementsysteme- Grundlagen und Begriffe (ISO 9000:2015); Deutsche und Englische Fassung EN ISO 9000:2015

Deutsches Institut für Normung e.V. (2015): DIN EN ISO 9001:2015-11 Qualitätsmanagementsysteme- Anforderungen (ISO 9001:2015); Deutsche und Englische Fassung EN ISO 9001:2015, S. 44.

Donabedian, A (1966): Evaluating the Quality of Medical Care. Milbank Memorial Fund Quarterly 44(3 Suppl.): 166–206.

Fachverband Sucht e.V., DEGEMED (2016): 5. Auflage: Zertifizierungsverfahren Auditleitfaden 5.0 nach FVS/DEGEMED für die Bereiche »Abhängigkeitserkrankungen« und »Psychosomatik« (ganztägig ambulante und stationäre Einrichtungen), Bonn, S. 68.

IQTIG (2017): Methodische Grundlagen V1.0. Stand: 15. September 2017. Berlin: Institut für Qualitätssicherung und Transparenz im Gesundheitswesen. URL: https://iqtig.org/downloads/berichte/2017/IQTIG_Methodische-Grundlagen-V1.0, (Zugriff am 05.01.2019).

QS-Reha Verfahren (2018): Qualitätsdimensionen im QS-Reha Verfahren (https://www.qs-reha.de/das_qs_reha_verfahren/qualitaetsbereiche/qualitaetsbereiche.jsp, Zugriff am 06.01.2019).

Schlüchtermann, J. (2013): Betriebswirtschaft und Management im Krankenhaus, MWV Medizinisch Wissenschaftliche Verlagsgesellschaft, S. 193.

Schmidt, J., Lamprecht, F. und Wittmann, W.W. (1989): Zufriedenheit mit der stationären Versorgung. Entwicklung eines Fragebogens und erste Validitätsuntersuchungen. Psychother med Psychol 39: 248–255.

Perspektiven und Handlungsempfehlungen für das Reha-Management

- In Zukunft wird sicher die Ergebnisqualität die entscheidende Perspektive des Reha-Managements sein müssen. Ergebnis ist hier gemeint als das, was der Patient und die Kunden wahrnehmen und als Qualität bewerten. Denn zunehmend besser informierte Patienten nutzen immer häufiger ihr Wunsch- und Wahlrecht und entscheiden mit ihrer Wahl über den Erfolg von Rehabilitationskliniken.
- Die Kliniken, die ihre Prozesse grundständig optimiert haben und die Organisation befähigt haben zu einer fortlaufenden Verbesserung der Abläufe, werden mittelfristig relevante Wettbewerbsvorteile erzielen in Qualität und Wirtschaftlichkeit.
- Die Implementierung des Prozessmanagements in eine Organisation erfordert drei relevante Voraussetzungen: ein klares Commitment der Unternehmensführung, der Kulturwandel hin zu einer Prozessorganisation und schließlich der Kompetenzaufbau und die organisatorische Verankerung im Unternehmen. Und es braucht Geduld.
- Qualitätsmanagement wird folglich in Zukunft noch mehr Bedeutung erlangen: es geht nicht wie in der Vergangenheit darum, bestimmte Mindestanforderungen an Qualitätsstandards zu erreichen, um überhaupt Rehabilitation betreiben zu dürfen. Sondern Qualitätsmanagement wird zu einem wesentlichen Erfolgsfaktor für ein Unternehmen. Die qualitätsorientierte Belegungssteuerung durch die Kostenträger wie die DRV wird weiter an Bedeutung gewinnen. Damit bekommt ein erfolgreiches Qualitätsmanagement unmittelbar Relevanz für Umsatz und Ergebnis.
- Zum anderen wird das Public Reporting von Qualitätsergebnissen auch in der Rehabilitation für den Patienten und Kunden zu einem wesentlichen Entscheidungskriterium für oder gegen eine Einrichtung. Das ist ja bereits in anderen Branchen wie im Hotelbereich, bei Kauportalen im Internet etc. gelebte Praxis.
- Qualität muss als strategisches Ziel des Unternehmens klar definiert und quantifiziert sein. Dazu gehören eine entsprechende Skalierung über Instrumente wie die Balanced Scorecard bis hin zu individuellen Zielvereinbarungen mit den Verantwortlichen.
- Qualität muss in dem Unternehmen als Aufgabe aller Mitarbeiter verstanden werden. Qualität ist nicht delegierbar an den QM-Beauftragten der Klinik. Als Beispiel: Der

Erstkontakt mit dem Patienten bzw. Kunden bei Aufnahme in die Klinik kann genauso entscheidend sein für die erlebte und wahrgenommene Qualität aus Kundensicht wie korrekte Therapieleistungen während des Aufenthaltes.
- Damit einher geht ein kompletter Paradigmenwechsel für Mitarbeiter, die noch von der Tradition des SGB geprägt sind, wo Leistungen gewährt werden und Kunden- und Serviceorientierung noch Fremdwörter sind. Eine umso wichtigere Managementaufgabe ist es, frühzeitig diesen grundlegenden Veränderungsprozess auf den Weg zu bringen.

6 Vertriebsmanagement und Marketing im Reha-Markt

Kontext

In der Rehabilitation gibt es keine starken Marken – zu dieser provokanten These wird jetzt sicher heftiger Widerspruch kommen: Ja, aber wir haben doch ein Logo, eine durchgängige CI etc. – das hat aber mit Marke und Markenbildung nichts zu tun, denn hier geht es um nichts weniger als die Identität des Unternehmens und die Unterscheidbarkeit von anderen.

Gerade in der Rehabilitation macht eine konsequente Markenbildung Sinn, da weitgehend vergleichbare Leistungen in starker Konkurrenz angeboten werden. Umso wichtiger ist ein klares Profil am Markt, zumal der Patient zunehmend zum informierten Kunden wird und entsprechend sein Wunsch- und Wahlrecht stärker in Anspruch nimmt. Die Rehabilitation ist im Gegensatz zur Akutmedizin, wo oft Regionalität und Verfügbarkeit zählen, eine überwiegend elektive Leistung, also in Zeit und Ort grundsätzlich frei wählbar. Anders gesagt: die Marke mit dem Markenversprechen muss überzeugen.

Die Markenversprechen mit Leben zu erfüllen, operativ zu machen, ist Aufgabe von Marketing und Sales. Wie in anderem Branchen kommt beiden auch in einem stark regulierten und zugleich werteorientierten Rehabilitationsmarkt eine zentrale Rolle für den Unternehmenserfolg zu – auch wenn das in seiner ganzen Tragweite erst langsam erkannt wird.

- Kapitel 6.1 gibt einen systematischen Überblick darüber, was Marketing und Markenmanagement in der Rehabilitation umfasst sowie welche Funktionen eine Marke hier wahrnehmen kann – und welche nicht. Gezeigt wird zudem, was die spezifischen Erfolgsfaktoren eines Markenstatus einer Reha-Klinik sind.
- Einblicke in den konkreten Prozess einer strategischen Markenbildung im Reha-Markt einschließlich einiger Handreichungen für die Praxis gibt das Kapitel 6.2.
- Den Kunden als Ausgangs- und Orientierungspunkt bei allen Marketing-Überlegungen in den Fokus nehmen, erfordert von vorneherein eine integrierte Vorgehensweise im Vertrieb nach dem Maßstäben Lösungen und Relevanz. Wie eine solche Customer Journey zu konzipieren und was dabei zu beachten ist, beschreibt das Kapitel 6.3.

6.1 Marketing Management – Auf dem Weg zum Magnet-Status

Wilfried von Eiff

6.1.1 Marketing und Markenmanagement

»Marketing« ist in weiten Bereichen des Gesundheitswesens, insbesondere aber im Meinungsbild vieler Ärzte und Pflegekräfte ein Reizwort, das als Repräsentant für die Unvereinbarkeit merkantiler Interessen der Ökonomen und ethischer Ansprüche von Mitarbeitern in Krankenhäusern, Reha-Kliniken und Pflegeheimen steht.

»Marketing« als Strategie der Kundenbeeinflussung zum Zweck einer (noch) nicht vorhandenen oder nicht wirklich erfüllbaren Nachfrage gilt dann als Krone einer unethischen Profitstrategie und profanen Verkaufsheillehre.

Wenn im Zusammenhang mit Marketing andere Begriffe wie Kunde, Zielgruppe und Wettbewerb fallen, ist das ablehnende Endurteil endgültig gefällt. Um es vorweg zu sagen: Marketing kann auf Dauer nur Realitäten »verkaufen«. Und dieses Verkaufen erfolgt nachhaltig nicht durch Versprechen, sondern durch erlebbare Taten.

Wenn die Bahn AG ihr Image verbessern und mehr Kunden gewinnen will, muss sie weniger auf Werbung und komplizierte Rabattsysteme setzen, sondern durch reibungslose Organisation und gründliche technische Wartung dafür sorgen, dass die Züge pünktlich einfahren, sauber sind und das Personal sich freundlich verhält. Alle diese Aktivitäten tragen dazu bei, Leistungsfähigkeit zu beweisen und haben damit Marketingcharakter.

Auf der anderen Seite bleibt jede herausragende Unternehmensleistung l'art pour l'art, wenn die relevanten Zielgruppen über diese nicht in Kenntnis gesetzt werden. Dazu dient das Instrumentarium des klassischen Marketings.

Damit wird deutlich: ein guter Ruf in der Öffentlichkeit ist auf Dauer ausschließlich das Resultat von bewiesener Leistungsfähigkeit über die mit Hilfe von Marketing-Kommunikationsinstrumenten Öffentlichkeit und relevante Zielgruppen Kenntnis erhalten.

6.1.2 Marketingziele und Marketingbegriff

Marketing ist das aktive Beeinflussen der Nachfrageentscheidungen und des Kommunikationsverhaltens von angebotsrelevanten Zielgruppen.

Ziel von Marketingaktivitäten ist es, Menschen zum Handeln zu veranlassen bzw. Weiterempfehlungsbereitschaft zu erzeugen. Marketing lenkt demnach Kaufkraftpotentiale (»Handeln«) und Sympathiepotentiale (»Weiterempfehlung«) auf das eigene Unternehmen.

Marketing im engeren Sinn ist der zielorientierte Einsatz der Instrumente des Marketing-Mix. Dies ist Aufgabe von Marketingexperten, die durch zielgruppengerechte Kommunikation und Aktion, Informationen und Beispiele über Unternehmensleitungen adressieren.

Marketing im weiteren Sinn bedeutet »Marktorientierte Unternehmensführung«. Hier geht es um die Ausrichtung aller Unternehmensaktivitäten auf das Ziel, den selbst gesetzten Kompetenzanspruch (Mission), die abgegebenen Qualitätsversprechen sowie die berechtigten Kundeninteressen zu erfüllen.

Diese systemische Sicht betrachtet Marketing als Aufgabe eines jeden Mitarbeiters im Unternehmen, der durch Freundlichkeit, Problemlösungsverhalten, Flexibilität und Engagement die Service-Philosophie seines Unternehmens verkörpert.

Marketing kommt auch in anderen Bereichen von Kliniken zur Anwendung (▶ Abb. 6.1.1). Personalmarketing vermarktet das Unternehmen als attraktiven Arbeitgeber mit dauerhaft interessanten Arbeitsplätzen. Beschaffungsmarketing zielt darauf ab, leistungsfähige Beschaffungspartner zu identifizieren und diese zu Systemlieferanten zu entwickeln.

Marketing-Schwerpunkte
Marketing verkörpert die Idee einer marktorientierten Unternehmensführung mit dem Patientennutzen im Mittelpunkt, auf Basis nachhaltiger Unternehmensentwicklung.

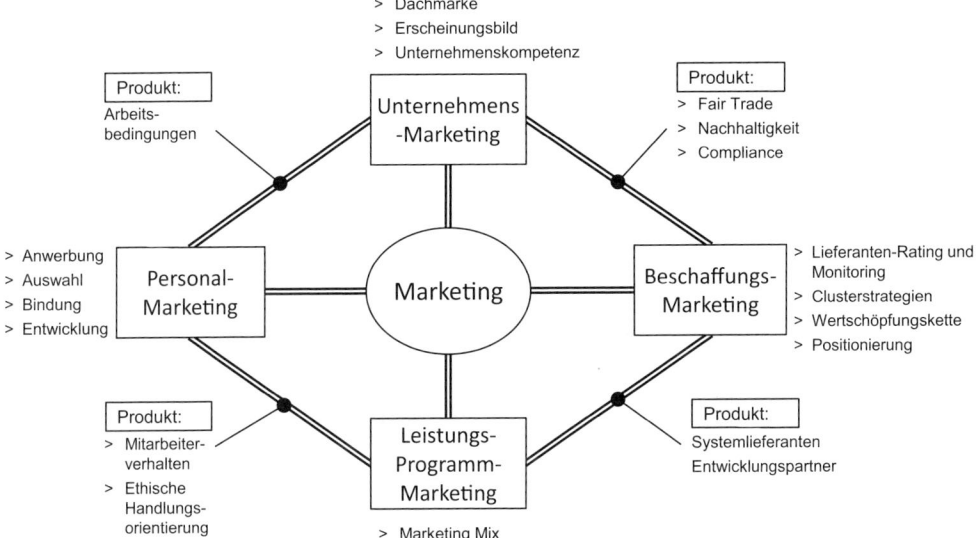

Abb. 6.1.1: Marketing ist ein ganzheitlicher Kommunikations- und Gestaltungsansatz (© Centrum Krankenhaus Management Prof Dr. Dr. Wilfried von Eiff).

6.1.3 Der Marketing-Mix

Marketingaktivitäten müssen koordiniert und zielorientiert erfolgen. Zweck ist es, die relevanten Zielgruppen mit den Informationen und Leistungen zu versorgen, die sie erwarten bzw. die für sie einen nachweisbaren Nutzen darstellen.

Der Marketing-Mix wird strategiebezogen festgelegt und umfasst ein Paket von aufeinander abgestimmten Maßnahmen aus folgenden Aktionsfeldern (▶ Abb. 6.1.2):

- Produktpolitik/Leistungspolitik
  Welche medizinischen und sonstigen Produkte und Dienstleistungen sollen auf welche Art für welche Zielgruppen am relevanten Markt angeboten werden?
- Distributionspolitik
  An welche Zielgruppen und auf welchem Weg sollen die Produkte/Dienstleistungen verkauft bzw. an den Kunden herangetragen werden?

- Preispolitik/Konditionenpolitik/Verträge
Zu welchen Bedingungen und Preisen sollen die Produkte/Dienstleistungen an welche Zielgruppen angeboten werden?
- Kommunikationspolitik
Welche kommunikativen Beeinflussungsmaßnahmen und Informationsinstrumente sollen ergriffen werden, um Nachfrage für die Produkte zu erzeugen bzw. die Unternehmensleistungen glaubhaft nachhaltig an die relevanten Zielgruppen sowie Öffentlichkeit zu adressieren?
- Verhaltenspolitik und Personal
Welche Maßnahmen sind zu ergreifen und wie ist das organisationskulturelle Anreizsystem zu gestalten, damit alle Mitarbeiter, die Dienstleistungskultur verinnerlichen und sich auch in Ausnahmefällen kundenorientiert gegenüber Patienten, Angehörigen, Lieferanten, Kooperationspartnern usw. verhalten?
- Prozesse und Prozeduren
Welche Prozeduren werden zur Diagnostik und Therapie auf welchem Leistungsniveau und mit Hilfe welcher Technologien angeboten und mit welcher Prozess- (Schmerzen, Angst) und Ergebnisqualität (Mobilität) sind diese Prozeduren verbunden?
- Ausstattung und Milieu
Wie wird durch Ausstattung (Funktionalität) und Milieu (Färben, Klänge, Geräusche, Licht) sichergestellt, dass der Patient seine Intimsphäre gewahrt weiß, das Gefühl von Autonomie hat und von vermeidbaren Störungen verschont bleibt?

Marketing-Mix

Die strategiegerechte Orchestrierung der Marketinginstrumente erfolgt durch den Marketing-Mix.

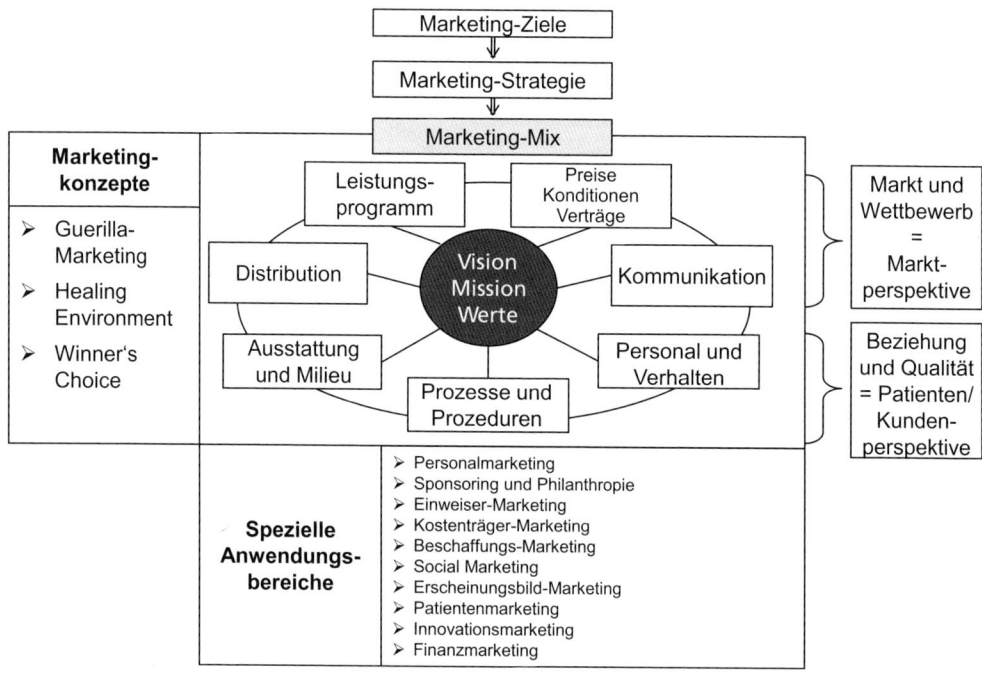

Abb. 6.1.2: Die Marketingstrategie wird durch Marketing-Mix und Marketing-Konzepte in Abhängigkeit vom speziellen Anwendungsbereich umgesetzt (© von Eiff 2019).

6.1.4 Die Marke als Wahrnehmungsmonopol

Produkte, Dienstleistungen oder Institutionen haben Markencharakter, wenn die damit verbundenen Assoziationen im Meinungsbild von relevanten Zielgruppen und Öffentlichkeit eine »Monopolstellung« erreicht haben.

Eine Marke repräsentiert die Best-in-Class-Standards innerhalb einer Klasse und ist deshalb oft auch identisch mit einer Klassenbezeichnung: Mayo steht für »Diagnoseklinik«, Johns Hopkins steht für Spitzenmedizin in 17 Spezialgebieten, Great Ormond Street steht für »Die Kinderklinik«.

Im Reha-Bereich haben Standorte wie Bad Füssing oder Bad Oeyenhausen offenbar Markenstatus erreicht. Auch Unternehmen wie Johannesbad oder Median verfügen über Bekanntheitsgrad in Verbindung mit Qualitätsversprechen.

Eine Marke ist

- *einmalig*, also nicht kopierbar;
- *unverwechselbar* im Erscheinungsbild,
- *unverzichtbar* bezüglich ihrer Kompetenz,
- *unaustauschbar*, weil sie einen besonderen emotionalen Wertvorteil für einen Kunden beinhaltet, der dem Lebensgefühl des Kunden entspricht (z. B. konfessionelle Krankenhäuser; Reha-Kliniken mit christlichen Ritualen) und der im Gesundheitsbereich sich auf Vertrauen in die medizinische Leistung und individuelle, menschliche Kommunikation sowie psychologischen Beistand fokussiert.

6.1.5 Markenwert und Markenfunktion

Eine Marke ist immer mit einem Wertangebot verbunden, das von bestimmten Zielgruppen als vorzugswürdig gegenüber allen anderen zur Auswahl stehenden Angeboten eingestuft wird. Eine Marke beeinflusst die Auswahlentscheidung eines Kunden nur dann, wenn sie für den Kunden entscheidungsrelevante Informationen mobilisiert. Das Wertangebot einer Marke für den Kunden lässt sich aus den drei Grundfunktionen einer Marke ableiten (▶ Abb. 6.1.3), die eine wertvolle Hilfe im »Kauf-/Dienstleistungsentscheidungsprozess« bieten:

Funktionen der Marke
Eine Marke beeinflusst die Auswahlentscheidung eines Kunden nur dann, wenn sie für den Kunden entscheidungsrelevante Informationen mobilisiert.

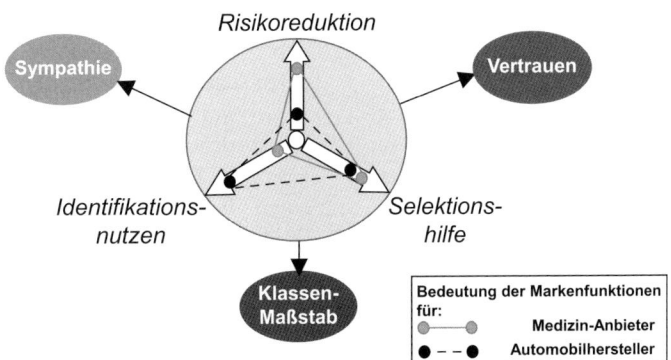

Abb. 6.1.3: Funktionen der Marke: Eine Gebrauchsgütermarke bietet dem Käufer einen Identifikationsnutzen. Eine Medizinmarke ist eine Selektionshilfe und hilft, Risiken zu reduzieren (© von Eiff 2019).

- Funktion der Risikoreduktion

Eine Marke steht für »vermutete bzw. erwiesene Qualität« und signalisiert umfassende, herausragende Kompetenz auf einem Fachgebiet. Damit verringert sich die (subjektiv eingeschätzte) Gefahr einer Fehlentscheidung. Insbesondere im Gesundheitsmarkt spielt diese Markenfunktion die zentrale Rolle, weil Patienten ein Krankenhaus primär nach der vermuteten medizinischen Qualität aussuchen; bei Reha-Kliniken spielt die Qualität des Serviceangebots, Ausstattung und Ambiente sowie landschaftliche Lage eine wichtige Rolle für die Auswahlentscheidung aus Patientensicht.

- Funktion des Identifikationsnutzens

Der Kunde identifiziert sich mit der Marke, indem er zeigt, dass die Marke Teil seines Lebensstils ist. Für medizinische Leistungen hat diese Markenfunktion begrenzt Bedeutung, eher für prestigegebende Produkte (Designerware) und Dienstleistungen (Exklusiv-Reisen). Insbesondere Krankenhäuser in kirchlicher Trägerschaft bieten für gläubige Patienten einen Identifikationsnutzen; religiöse Symbole und Rituale sowie die Art der Behandlung und das Verhalten des Personals geben diesen Patienten Sicherheit und Ruhe.

- Funktion der Selektionshilfe

Durch ihr unverwechselbares Erscheinungsbild in Verbindung mit einer Qualitätsvermutung stechen Marken von anderen Angeboten hervor und erleichtern den Such- und Auswahlprozess.

6.1.6 Markenansätze

Um die Bedeutung von Marken für die Auswahlentscheidung zu verstehen, ist es erforderlich, sehr genau zwischen

- Konsumgütermarken wie Coca Cola, McDonalds, usw.,
- Gebrauchsgütermarken wie Mercedes, Saeco, usw.,
- Investitionsgütermarken wie Caterpilar, IBM, usw.,
- Dienstleistungsmarken wie FedEx, McKinsey und insbesondere
- Krankenhausmarken wie Johns Hopkins Hospital, UCLA Medical Center, MAYO Clinic, Great Ormond Street Hospital oder Charité sowie
- Reha-Marken (Bad Füssing, Bad Oeynhausen, usw.) zu unterscheiden.

Grundsätzlich lassen sich drei Ansätze unterscheiden, nach denen Marken konstruiert werden:

Der *Corporate Design basierte Ansatz* versteht die Marke als einen charakteristischen Namen und/oder ein Symbol, das dazu dient, eine Institution/ein Produkt/ein Dienstleistungsangebot sofort und ohne weitere Erklärung wiederzuerkennen bzw. von konkurrierenden Angeboten zu unterscheiden. Unverwechselbare Logos, Gebäudearchitekturen und Milieuausstattungen unterstützen die Markenprofilierung.

Der auf *Identifikation basierte Ansatz* bietet dem Kunden neben einem Qualitätsversprechen insbesondere eine »emotionale Heimat«. Konsum- und Gebrauchsgüter haben die Besonderheit, dass Sie für ihren Käufer/Benutzer neben dem reinen Genuss-/Gebrauchsnutzen einen sogenannten »Identifikationswert« aufweisen können. Das heißt der Gebrauch der Marke drückt gleichzeitig ein Lebensgefühl aus: Der Käufer definiert über die Marke einen Teil seiner Persönlichkeit; mit dem Produktgebrauch demonstriert er sein individuelles Lebens- und Selbstwertgefühl gegenüber seiner sozialen Umgebung.

Der *risikobasierte Ansatz* zielt darauf ab, Vertrauen in Qualität und Leistungsfähigkeit bei den relevanten Zielgruppen zu erreichen. Dieser Ansatz geht davon aus, dass Marken von innen heraus entstehen und nicht ausschließlich und vorzugswürdig an Kundenwünschen orientiert sind. Dieser Ansatz stellt zwei Aspekte in den Focus der Markenbildung: bewiesene herausragende Fachkompetenz sowie Sozialqualität und Unternehmenskultur als Voraussetzungen für positive Medienberichte und gesteigerte Bereitschaft zur Weiterempfehlung. Eine Marke entsteht also nicht durch Marketing, sondern durch bewiesene Leistung. Dieser Ansatz hat im Gesundheitswesen herausragende Bedeutung.

6.1.7 Kompetenz und Assoziation: Meinungsbild und Qualitätsversprechen prägen die Marke

Eine Marke wird repräsentiert durch

- *Zeichen*, die die Identität eines Produkts/Dienstleistung/Institutionen optisch darstellen (z. B. Logos, Farbklima, Bekleidung);
- Einen *Kompetenzanspruch*, der als Leistungsversprechen an die relevanten Zielgruppen kommuniziert wird;
- das tatsächliche Verhalten des Markenunternehmens (repräsentiert durch Führungskräfte und Mitarbeiter), durch das der Kunde in die Lage versetzt wird, die Übereinstimmung von »Reden« (Leistungsversprechen) und »Handeln« (tatsächlich erbrachte Leistung) zu überprüfen (Kulanz, Flexibilität, Produkt- und Dienstleistungsqualität, Corporate Social Responsibility, …);
- *Assoziationen*, die die relevanten Zielgruppen und die Öffentlichkeit mit der Marke verbinden.

Insbesondere Assoziationen, also Bilder, Anmutungen, Vorstellungen, Gefühle und Gedanken, die automatisch einer Person in den Sinn kommen, wenn die Marke wahrgenommen wird, bilden das Image einer Marke und festigen langfristig deren Markenprofil. Markenprägende Assoziationen unterliegen im Gesundheitswesen völlig anderen Gesetzmäßigkeiten wie sie für Verbrauchs- und Gebrauchsgüter oder auch Dienstleistungen im Banken-, Hotel- und Handelsbereich typisch sind. Ein Krankenhaus ist auf dem Weg zu einem Markenstatus, wenn es ein eigenständiges Profil entwickelt, das positive Signale aussendet und das negative Basis-Image »des Krankenhauses« überwindet.

Mit dem Begriff Krankenhaus sind eher negative Assoziationstendenzen verbunden. Das liegt in der Natur der Sache: Krankenhausleistungen

- sind in der Regel veranlasst durch gesundheits- und/oder lebensbedrohliche Gefährdungen von Menschen,
- bergen iatrogene Risiken (Narkose, Komplikationen, usw.),
- rufen bei vielen Menschen ein Gefühl des Ausgeliefertseins hervor.

Das Krankenhaus als Marke muss also versuchen, Assoziationen zu erzeugen, die Vertrauen in die Qualität und die Menschlichkeit von Leistungen aufbauen, ohne dass Erwartungshaltungen entstehen, die unrealistisch bzw. unerfüllbar sind. Amerikanische Krankenhäuser werben zum Teil mit Erfolgsgarantie und herausragenden Dienstleistungsversprechen, was unter ethischen Aspekten zweifelhaft ist.

Reha-Kliniken haben das Problem des grundsätzlichen Negativ-Images wie Krankenhäuser nicht. Rehabilitation wird – in Abhängigkeit vom Krankheitsbild sowie vom Schweregrad der Krankheit – auch mit »Urlaub«, »Erholung«, »Regeneration« verbunden. Dennoch ist davon auszugehen, dass aufgrund des sich wandelnden Patienten-Mix (ältere multimorbide Patienten) sich die Reha-Klinik imagemäßig dem Krankenhaus-Erscheinungsbild tendenziell annähert.

6.1.8 Erfolgsfaktor zur Entwicklung eines Markenstatus

Der »loyale Kunde« spielt für das Akutkrankenhaus ebenso für Reha-Kliniken eine wichtige Rolle: auch wenn er nicht in das Krankenhaus/die Reha-Klinik zurückkommt (was ihm zu wünschen ist), fungiert er als Informationsmultiplikator, indem er dritten Personen über seine Erfahrungen berichtet. Insofern geht es weniger darum, dass der Patient selbst bei zukünftigen Krankheitsfällen das gleiche Krankenhaus aufsucht, sondern seine Erfahrungen »positiv wertend« an möglichst viele Dritte weitergibt.

In der CKM-Studie »Magnet-Krankenhaus« rangierte die medizinische Qualität zwar als wichtigstes Beurteilungskriterium für die Leistungsfähigkeit eines Krankenhauses, gleichzeitig wurde aber deutlich, dass die wenigsten Patienten in der Lage sind, diese wirklich fachlich zu beurteilen. Die Beurteilung der Gesamt-Qualität (inklusive der medizinischen Leistungsfähigkeit) eines Krankenhauses erfolgt aufgrund der Art und Weise, in der mit ihnen kommuniziert und umgegangen worden ist. Das heißt, neben der medizinischen Qualität und der Service-Qualität spielt insbesondere die Kontaktqualität (also die Fähigkeit des Krankenhauspersonals, Patienten und Angehörigen das Gefühl von Geborgenheit, Verständnis, Hilfsbereitschaft, individuelles Eingehen auf die persönlichen Belange, usw. zu vermitteln) die wichtigste Rolle für die Markenbildung.

Befragt man Patienten drei bis fünf Wochen nach Entlassung aus dem Krankenhaus nach den wichtigsten (also Image- und Ruf bildenden) Erlebnissen, Empfindungen und Assoziationen, so steht der Faktor Kontaktqualität an erster Stelle der Beurteilungsskala. Die faktische medizinische Leistung (die medizinische Ergebnisqualität) spielt bei der Beurteilung der Leistungsfähigkeit des Krankenhauses eine deutlich nachgeordnete Rolle: Ehemalige Patienten sprechen mit dritten Personen primär über die Art und Weise der Kommunikation.

Damit schließt sich der Kreis der Markenbildung für einen medizinischen Leistungsanbieter: Erlebte Kontaktqualität führt zu Weiterempfehlung und diese bewirkt im Meinungsbild der Öffentlichkeit das Phänomen der »vermuteten medizinischen Qualität«. Diese vermutete Qualität veranlasst potentielle Patienten (und Einweiser) dazu, sich das Krankenhaus des Vertrauens auszusuchen. Denn die Wahl eines Krankenhauses wird im Wesentlichen durch das Vertrauen in die medizinische Leistungsfähigkeit bestimmt.

Mit anderen Worten: ein Markenstatus setzt eine *Markenkultur* voraus. Eine Markenkultur äußert sich im Führungsstil, im Kommunikationsverhalten sowie in der Art der Zusammenarbeit ebenso wie in der gelebten »Kunden- und Service-Orientierung«.

Üblicherweise wird Qualität im Medizinbetrieb in den klassischen Dimensionen (nach Donebedian) Ergebnis-, Prozess- und Strukturqualität beschrieben. Aber die wichtigste Qualitätsdimension ist die Sozialqualität (von Eiff 2000, S. 21 ff.): Sie ist einerseits Voraussetzung, damit die klassischen Qualitäts-Dimensionen erst mit Leben erfüllt werden und bewirkt andererseits direkt Kundenzufriedenheit beziehungsweise Kundenbegeisterung. Eine Notaufnahme hat Markenstatus, wenn die vermutete medizinische Qualität bei potenziellen Patienten, Einweisern und Krankenkassen herausragend im Sinne von unbestritten ist. Die erlebte Kommunikationsqualität beeinflusst die Bereitschaft zur Weiterempfehlung am nachhaltigsten und trägt signifikant/dominant zur Rufbildung bei.

Außerdem entwickelt sich eine Marke durch Weiterempfehlung von Patienten und Angehörigen, kontinuierliche Berichterstattung über herausragende Medizin- und Serviceleistungen in den Medien, innovative kundennahe Dienstleistungen, neue Wege als Beitrag zur Lösung von gesellschaftlichen Problemen (▶ Abb. 6.1.4).

Gesundheitssysteme sind kompliziert und implizieren den Wunsch nach qualifizierter Transparenz über leistungsfähige und weniger leistungsfähige Krankenhäuser. Die Informationsflut nimmt gerade im Gesundheitswesen explosionsartig zu und führt zu einem klassischen informationslogistischen Dilemma: Ein Zuviel an Information bewirkt einen Mangel an Informiertheit.

Um die Vielfalt der Informationen bei begrenzter Zeit und limitierter Aufnahmefähigkeit verarbeiten zu können, entwickeln Menschen zwei Selektionsfilter:

Reha-Klinik als Marke

Eine Vorsorge- und Reha-Einrichtung hat Markenstatus, wenn die vermutete medizinische Qualität bei potentiellen Patienten, Einweisern und Kostenträgern unbestritten ist. Die erlebte Kommunikationsqualität beeinflusst die Bereitschaft zur Weiterempfehlung am nachhaltigsten und trägt signifikant/dominant zur Rufbildung bei.

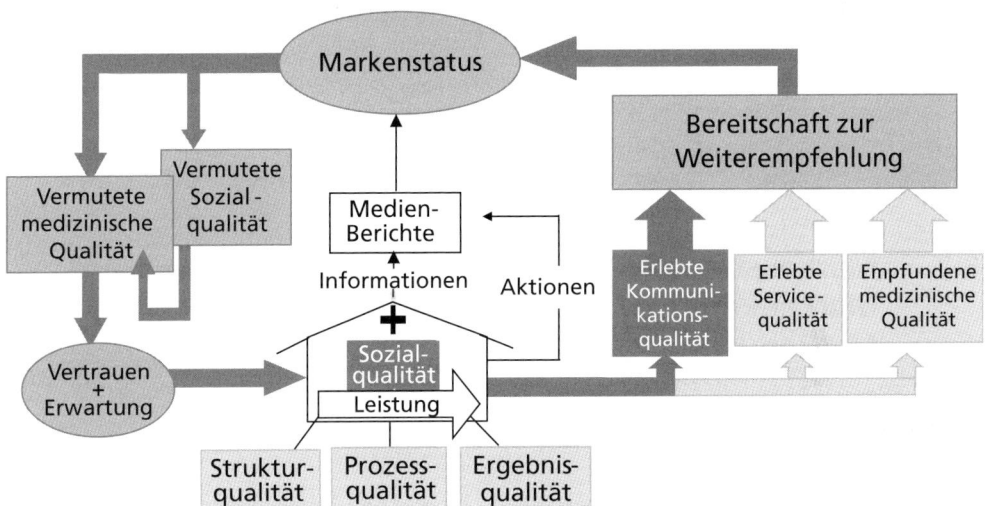

Abb. 6.1.4: Krankenhaus als Marke: Die Krankenhaus-Marke entsteht von innen heraus auf zwei Wegen: Setzen eines Profils im Sinne eines Leistungsversprechens, das bei relevanten Zielgruppen eine Qualitätserwartung aufbaut; Erfüllung des Kompetenzanspruchs in den arbeitstäglichen Leistungsprozessen (© von Eiff 2019).

a) Aus Unsicherheit über den wirklichen Informationswert einer Botschaft selektieren sie aus der Vielzahl der Sender (= Krankenhäuser) diejenigen heraus, denen sie »vertrauen« und die »Sympathie« ausstrahlen.
b) Aus Sympathie werden Vorurteile gebildet, die diesen Selektionsprozess (i. S. eines HALO-Effektes) fokussieren.

An dieser Stelle setzt erfolgreiches Marken-Management an: Kontinuität im Auftritt und eine unverwechselbare Persönlichkeit basieren auf einer konstruktiven Unternehmenskultur und bewirken Vertrauen sowie Sympathie bei den relevanten Zielgruppen.

6.1.9 Fazit

Der Markenstatus eines Krankenhauses sowie der einer Reha-Klinik hängt im Wesentlichen von vier Dimensionen ab:

- Hohe medizinische Kompetenz
- Patientenindividueller Kommunikationsstil
- Dienstleistungen zur Reduzierung/Verhinderung von Problemen auf das soziale Umfeld
- Bieten einer angstfreien Atmosphäre durch Milieugestaltung nach dem Konzept der »heilungsfördernden Umgebung«.

Literatur

Kotler, P., Lee, N.R. (2008): Social Marketing. Influencing Behaviors for Good. Thousand Oaks, Cal., Third Edition.
Meffert, H., Burmann, C., Kirchgeorg, M. (2015): Marketing. Grundlagen marktorientierter Unternehmensführung. Konzepte-Instrumente-Praxisbeispiele. 12. Aufl. Wiesbaden: Gabler Verlag.
von Eiff, W. (2000): Führung und Motivation in Krankenhäusern. Perspektiven und Empfehlungen für Personalmanagement und Organisation. Stuttgart: Kohlhammer.
von Eiff, W. (2012): Marketing-Mix für den Medizinbetrieb. HCM Health und Care Management 10: 38–41.
von Eiff, W. (2016): Unternehmensstrategie und Markenmanagement. Die zentrale Notaufnahme als Aushängeschild eines Krankenhauses. In: Wilfried von Eiff et.al. (Hrsg.) Management der Notaufnahme, 2. überarbeitete und erweiterte Auflage. Stuttgart. Kohlhammer. S. 33–48.

6.2 Markenstrategie in der Rehabilitation: Markenwert, Markenkern und Stakeholder-spezifische Markenversprechen

Marc Raschke

Warum überhaupt eine Marke? Beginnen wir diesen Text mit einem kleinen Gedanken-Experiment. Stellen Sie sich vor, Sie sitzen vor einer Kolonne aus Zahlen, und ja, ich weiß: Allein diese Vorstellung ist für manch einen bereits ermüdend. Zu allem Überfluss sind diese Zahlen auch noch recht wild in einer mehrspaltigen Tabelle gelistet. Ein schier wahlloser Daten-Wust aus Angaben zu Hubraum, Kraftstoffverbrauch, PS, Radstand, Karosserie-Maße und Co. Das einzige, was sich daraus lesen lässt: Die Kennzahlen umschreiben vermutlich Autos, aber leider nur auf bloßer Datenbasis, also ohne Angabe der jeweiligen Marke. Nun die Frage: Für welches Auto würden Sie sich entscheiden? Rein zahlengetrieben ist die Wahl natürlich sehr schwer und bedarf einer zeitintensiven Lektüre und Abwägung der Daten. Daher helfe ich Ihnen an dieser Stelle mal und blende jetzt an der Spitze der jeweiligen Tabellenspalte die Automarke ein, deren Kennzahlen dort beschrieben steht. Plötzlich geht Ihnen ein Licht auf: »Aha, hier ist der Mercedes, da der BMW, hier Skoda, da VW und Fiat.« Und mit einem Male werden auch die Zahlen auf wundersame Art »sortierter« und verständlicher. Marken vereinfachen also den Zugang zu komplexen Themenfeldern und schaffen Orientierung, was vom Konsumenten unter Zeitdruck und unvollständiger Informationslage durchaus als Vorteil gewertet wird. Mitunter versprechen sie sogar einen Qualitätsvorteil.

6.2.1 Es macht nicht immer Sinn, sich in die Markenentwicklung zu begeben.

Es kann sich also durchaus lohnen, eine starke Marke zu etablieren, wobei dies nicht für alle Märkte gelten muss. Aufwand und Ertrag sollten deshalb vorab ermittelt bzw. eingeschätzt werden, und zwar sachlich. Ich betone dies, da ich in der Praxis allzu oft beobachte, wie sehr die Selbstverliebtheit in die eigene Unternehmensidee den Blick für die tatsächliche Notwendigkeit einer umfangreichen Markenbildung verklärt. So gilt es zu beachten, dass eine Marke besonders dort Sinn macht, wo Sie in Konkurrenz zu Ihren Mitbewerbern ein relativ vergleichbares Gut anbieten, dafür jedoch z. B. einen höheren Preis erzielen oder eine bessere Qualität versprechen wollen. Eine solche Voraussetzung ist – grob gesagt – im Markt für Rehabilitation gegeben. Es macht hier also Sinn, sich in die Markenentwicklung zu begeben, wobei Sie den Aufwand nicht unterschätzen sollten.

6.2.2 Eine Marke beschreibt nichts weniger als die Identität eines Unternehmens

Es reicht nämlich nicht, wenn Sie sich einfach ein hübsch gestaltetes Logo von einer womöglich sündhaft teuren Werbeagentur kreieren lassen und dieses fortan dann stolz als »Brand« (»Marke«) überall anbringen: an die Eingangstür, auf das Briefpapier, auf die Dienstkleidung etc. Eine Marke ist mehr als ein Logo. Ich würde sogar behaupten: Eine Marke ist auch ohne Logo denkbar. Eine Marke ist nämlich mehr als ein Gewand, in das Sie bloß zu schlüpfen haben – in der Hoffnung, dass es schon irgendwie passen wird. Der Begriff »Brand« in seiner umgangs-sprachlichen Bedeutung ist deshalb auch zu oberflächlich und umfasst nicht, worum es im Kern geht – als würde ein »Brandzeichen« genügen.

Eine Marke (gerade im Gesundheitswesen) beschreibt nichts weniger als die Identität Ihres Unternehmens. Eine Identität, die sich natürlich aus der ursprünglichen Idee der Unternehmung heraus entwickelt hat, die sich aber seither auch verändert, ja weiterentwickelt hat. Eine Marke ist also entgegen landläufiger Meinung kein fixer Zustand, sondern eher ein atmender Prozess. Die Geschäftsidee allein kann demnach also auch nur maximal ein initialer Impuls für eine Marke sein. Viel wichtiger ist die konkrete Ausgestaltung dieser Geschäftsidee im täglichen Tun. Und ab hier wird es komplex: Eine Marke ist nämlich immer auch von der Kultur geprägt, die einem Unternehmen zu Grunde liegt.

6.2.3 Eine solide entwickelte Marke ist wie ein gutes Steak

Unternehmenskultur? Keine Frage: Es gibt wenig, was derart schwierig zu fassen ist, wenn man es denn nicht bei dem üblichen Bullshit-Bingo wie »Bei uns zählt Teamgeist«, »Bei uns steht der Mensch im Mittelpunkt« etc. belassen will; derartige Plattitüden führen nämlich sehr wahrscheinlich auch Ihre Konkurrenz an, womit kein wirkliches Unterscheidungsmerkmal für Ihre Marke geschaffen ist. Sie müssen also tiefer gehen – und das verlangt Ihnen zugegeben einiges ab. Solche Prozesse können auch durch externe Coaches begleitet werden. Vieles nämlich, das zur (Unternehmens)Kultur und damit letztlich zur Markenbildung beiträgt, geschieht unreflektiert, einiges davon im wahrsten Sinne unsichtbar. Warum ist es dann so wichtig?

Lassen Sie es mich so formulieren: Eine aus Ihrer Unternehmenskultur heraus und damit nachhaltig-solide entwickelten Marke ist wie das Verhältnis von Steak und Fett. Bei einem guten Steak durchzieht das Fett als Geschmacksträger das Fleisch nahezu unsichtbar, aber eben gleichmäßig und macht so erst den Wert aus. Im übertragenen Sinne können Sie natürlich jetzt versuchen, mit viel Werbebudget und einer teuren Kampagne eine neue und relativ inhaltslose Marke in den Markt zu drücken (wobei der Erfolg trotz großer Budgets nicht zwangsläufig eintreten muss). Das käme jedoch dem Versuch gleich, an einem an sich faden Steak nachträglich an einer Stelle ganz viel Fett abzubringen, um es doch noch irgendwie schmackhaft zu machen. Und abgesehen davon: Die Werbebudgets im Reha-Bereich sind ja (leider) im Gegensatz zu anderen Branchen dann doch eher überschaubar.

6.2.4 Eine Marke hat immer auch eine Erzählung

Große Werbebudget braucht es jedoch nicht, wenn eine Marke konsequent durchdacht und von jedem im Unternehmen authentisch gelebt, ja »erzählt« wird. – Erzählt? Es mag viele jetzt überraschen, aber eine Marke ist zunächst einmal nichts anderes als eine Erzählung. Eine Erzählung, die idealerweise verfängt, fasziniert und verrät, warum die Summe aller Teile Ihres Unternehmens eben mehr ist als die einzelnen Elemente. Eine Erzählung, die emotionalisiert und möglichst leicht in die Köpfe der Zielgruppen geht. Ich verwende übrigens bewusst den Begriff »Erzählung« und nicht den Begriff »Botschaft«; sicherlich hat Ihr Unternehmen auch eine Botschaft an die Stakeholder (»Kauf dies!«, »Vertrau mir!«, »Komm zu uns!« etc.), aber eine Botschaft ist meiner Erfahrung nach zu limitiert für das, was eine Marke ausmacht.

Wenn Ihnen aber der Begriff Erzählung etwas zu kryptisch erscheint, ersetzen Sie ihn doch durch das Wort »Ruf« – und schon wird deutlich, warum Sie sich der Erzählung Ihres Unternehmens bewusst werden sollten. Potentielle Bewerber machen den Ruf Ihres Unternehmens nicht selten zum bestimmenden Faktor für ihre Arbeitgeberwahl. Auch Banken bauen – abgesehen von den harten Kennzahlen – auf diesen Wert, wenn es darum geht, Ihrem Unternehmen Finanzierungen zu ermöglichen. Und klar, Kunden treffen über diesen Ruf und die damit verbundene Erzählung ihre Kaufentscheidung. Im Zuge der Markenbildung entsteht mit der Erzählung dann im Idealfall ein regelrecht immaterieller Wert, der sich in erhöhter Kundenbindung und positiver Mund-zu-Mund-Propaganda auch auf den Geschäftserfolg auswirkt.

6.2.5 Lassen Sie Ihre Marke in eine WG einziehen

Jetzt stehen Sie sicherlich vor der großen Frage: Was ist denn nun unsere Erzählung als Unternehmen? Welche Geschichte können wir weitertragen, weil sie uns ausmacht? Spätestens hier benötigen Sie externes Coaching oder Beratung, denn sicherlich kennen Sie viele Seiten Ihres Unternehmens – aber kennen Sie alle relevanten? Doch mit diesem ersten Schritt nicht genug: Versuchen Sie dann in einem nächsten Schritt Ihre Erzählung auf zwei, drei Sätze einzudampfen, denn eine Marke muss am Ende konzentriert und fokussiert sein. Nur wer seine Idee gegenüber den Stakeholder schlank vermitteln kann, wird wahrgenommen.

Ich verrate Ihnen an dieser Stelle einen Trick, der im Marketing angewendet wird, um die »Persönlichkeit« einer Marke herauszuarbeiten und sie gleichzeitig in Abgrenzung zu Mitbewerbern zu verorten. Dieser Trick – oder besser – diese Methode ist fast spielerisch, fördert aber genau deshalb vieles zu Tage, was oft unausgesprochen bleibt. Und Sie werden sogleich merken: Auch hier geht es im Kern um Erzählungen.

Stellen Sie sich folgendes Gedankenexperiment vor: Ihre Marke ist eine Person, die mit anderen Marken, die ebenfalls Personen sind, in eine Wohngemeinschaft einzieht. Diese anderen Marken sollten idealerweise Ihre Konkurrenten im Markt sein, wenn es u. a. darum geht, eine Trennschärfe zu den Mitbewerbern zu definieren. Sie können Ihrer Marke und den Marken Ihrer Mitbewerber auch jeweils eine Spielfigur zuordnen und sogar eine Art Wohnungsgrundriss als Spielbrett aufmalen, denn nicht nur Sie allein sind an diesem Experiment beteiligt. Laden Sie in zwei voneinander getrennten Durchgängen einmal Ihre Mitarbeiter und einmal Kunden zu diesem Gedankenspiel ein. Und jetzt geht das Spiel erst los, denn in der Wohnungsgemeinschaft soll eine WG-Party gefeiert werden.

6.2.6 Märkte sind Gespräche – lassen Sie Mitarbeiter und Kunden zu Wort kommen

Ihre Mitarbeiter bzw. Ihre Kunden sollen nun ins Gespräch kommen und anhand von Leitfragen die Party besprechen: Wer kommt mit wem, wer kommt zu spät, wer bringt Nudelsalat mit, wer ist als erstes auf der Tanzfläche, wer verzieht sich in die Küche, wer raucht auf dem Balkon usw. Sie werden sich wundern, wohin solche »menschelnden« Gespräche mitunter führen können und welche Erkenntnisse die Teilnehmer dabei offenbaren und austauschen. Wichtig ist, diesen Austausch zu dokumentieren und ihn anschließend professionell auszuwerten. Auch hier kann mitunter externe Hilfe wichtig sein, da das Auswerten möglichst sachlich und nicht durch die Brille z. B. eines Chefs passieren sollte, der nämlich mitunter ohne es zu wissen, vorauseilend bewertend vorgeht.

Am Ende haben Sie, wenn Sie in dem Experiment strukturiert vorgegangen sind, Aspekte Ihrer Marke als »Gespräch« – und Sie wissen ja: Märkte sind Gespräche. Aus diesen Gesprächen leiten Sie dann eine Geschichte ab, einmal die aus Kundensicht und einmal die aus Mitarbeiter-Sicht. Im Idealfall decken sich beide Geschichten, wobei dies nicht zwangsläufig so sein muss. Wenn der Kunde eine andere Geschichte über Ihr Haus erzählt als Ihre Mitarbeiter, dann sollten Sie daraus Handlungsanleitungen für die Führung Ihrer Marke und letztlich Ihres Unternehmens ableiten. Müssen wir unsere Mitarbeiter gemäß der Kundengeschichte (neu) schulen? Oder wollen wir als Unternehmen auf zu neuen Ufern und neue Kunden mit einer Geschichte erreichen, hinter der die eigenen Mitarbeiter stehen, weil sie sie eh schon über die eigene Marke erzählen?

6.2.7 Eine Marke muss gelebt werden

Es steht Ihnen dann natürlich frei, aus dieser Geschichte eine Marke im Logo-Sinne, also z. B. als Wort-Bild-Marke zu entwickeln. Achten Sie hier bei der Konzeption des Logos darauf, dass neben der Einzigartigkeit der Marke auch die Assoziation und Bedeutung eindeutig sein muss. Auch eine phonetische Unterscheidbarkeit, juristische Implikation (Anmeldung der Marke beim Patent- und Markenamt in München) und die Möglichkeit der Internationalisierung sind ebenso zu berücksichtigen.

Am Ende sollten Sie dem Prozess der Markenbildung aber vor allem eines geben: Zeit. Abgesehen nämlich von den hier eben beschriebenen vorbereitenden und hinführenden Maßnahmen ist nach Formulierung und Ausarbeitung der eigentlichen Marke bzw. ihrer Erzählung eine Etablierung und Verstetigung zwangsläufig. Das geschieht nicht über Nacht, sondern muss im wahren Wortsinn gelebt werden, und zwar idealerweise mit jeder Faser Ihres Unternehmens.

6.3 Schlüsselfaktor Sales: Der Kunde im Fokus – Vertrieb integriert ausrichten

Eike Alexander Kraft und Simon Pink

Marketing, Sales und Operative kämpfen in nahezu jedem Unternehmen um die Deutungshoheit für den Anteil am Geschäftserfolg. In über Jahren aufgebauten organisatorischen Silostrukturen werden die Erfolgsstories in Abteilungskästchen erzählt. Der Kunde ist da wesentlich weiter. In seiner *Customer Journey* interessiert es ihn reichlich wenig, wer intern für was verantwortlich ist. Doch nicht selten bildet sich die interne Organisationsstruktur in Richtung Kunde nach außen ab. Er spürt, dass Schnittstellen nicht reibungslos interagieren und er von Team zu Team übergeben wird. Ist der Kunde jedoch erstmal auf uns und unser Angebot aufmerksam geworden, gilt es in Zeiten hoher Absprungraten den Interessenten zügig zu einem Kunden zu konvertieren.

Customer Journey als Orientierungsmodell

Nur eine gemeinsam verstandene Verantwortung für die Customer Journey und abgestimmte Definition der erforderlichen Maßnahmen im sogenannten Sales- und Marketingtrichter führen zum nachhaltigen Geschäftserfolg. Das gilt in spezifischer Form auch im Gesundheitssektor.

Die Customer Journey erfolgt dabei keineswegs linear im Trichter, sondern ist vielmehr ein Kreislauf. Die Übergabe des Kunden zwischen den Phasen muss nahtlos funktionieren bzw. auch ein Überspringen ermöglichen. Zu Beginn steht ein Problem oder ein Bedürfnis des potenziellen Patienten, der in Sachen Gesundheit immer selbstbewusster und informierter seine Wahlfreiheit nutzt. Wenn es gelingt Aufmerksamkeit zu erregen und ihn in den Trichter einzufangen, kann er Interesse an unserer Lösung entwickeln. Werden genügend inhaltliche Bestärker angeboten, erfolgt in der Überlegungsphase eine Konvertierung zu einem Kauf, der Wahl einer Behandlung und/oder einer Gesundheitseinrichtung. Ist der Kunde zufrieden und wird er durch ein Loyalitätsprogramm oder Kundenbeziehungsmanagement betreut, schließt sich der Kreis und der Trichter beginnt gegebenenfalls wieder von vorne. Ist er zudem begeistert vom Erlebten, teilt er seine Meinung über seine Netzwerke und unterstützt damit die Aufmerksamkeitsphase für potentielle Neukunden. Als Grundlage für eine nahtlose Reise durch diesen Kundenzyklus benötigt es eine Vernetzung von Daten, technischer Infrastruktur und Prozessen. Und nicht zuletzt die Auflösung der klaren Aufgabenzuordnung zwischen Marketing (Suche), Sales (Leads) und Operative (Kunde) zugunsten einer integrierten Vorgehensweise für den Vertrieb. Dabei hilft die gemeinsame Definition eines Sales- und Marketingtrichters und der entsprechenden Tools und Maßnahmen in der jeweiligen Phase der Customer Journey.

6.3.1 Köder legen: Lösungen für das Bedürfnis des Kunden

»Das muss ich mal googlen«. Jeder Nutzer sucht täglich mehrmals im Internet nach einer Antwort auf seine Frage oder nach der Lösung für ein Bedürfnis. Hier im breiten Feld der Suchen wird der Köder ausgelegt für den eigenen Sales- und Marketingtrichter. An dieser Stelle geht es um gute Inhalte, die mit dem richtigen Kanalmix (PR, Social Media, Blogs, Anzeigen, Banner etc.) und zielgerichteten

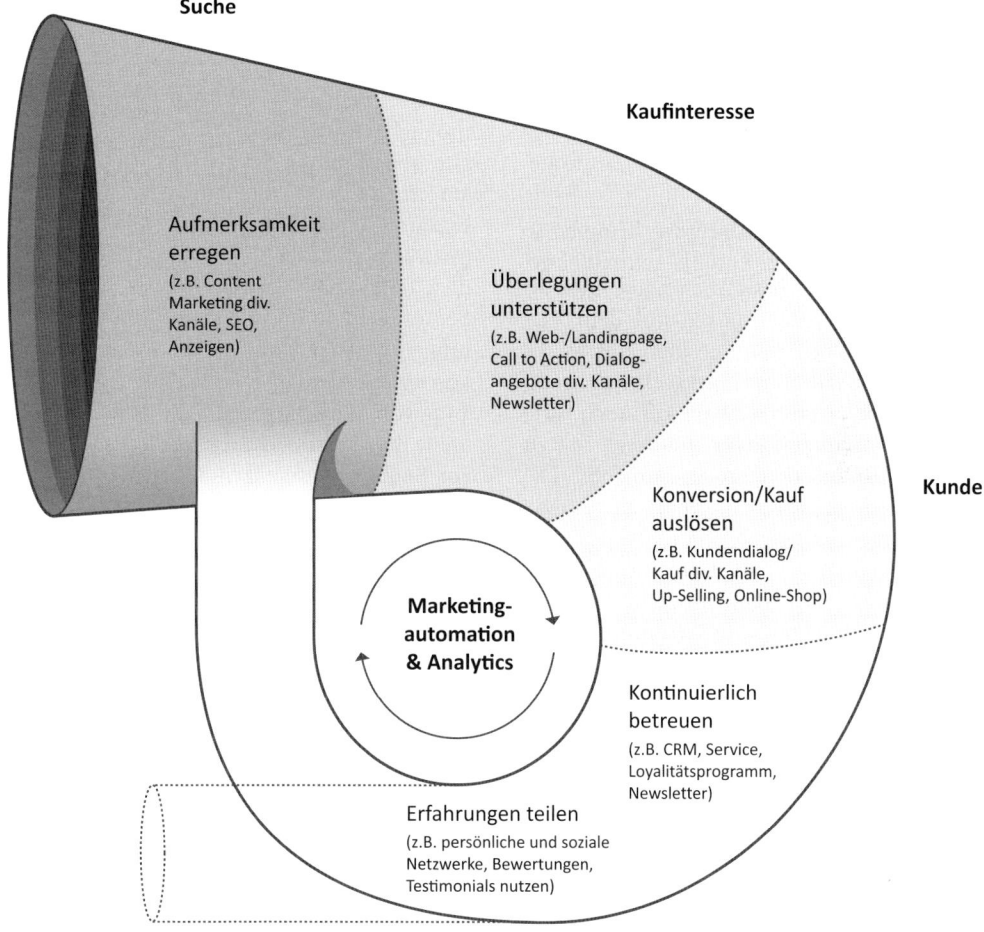

Abb. 6.3.1: Sales- und Marketing-Trichter mit Customer Journey

Budgeteinsatz zur Aufmerksamkeit gelangen. Umso besser wir unsere Zielgruppe und ihre Suchbegriffe kennen, desto konkreter können wir unser Content Marketing aufsetzen. Dies setzt eine gute Suchmaschinenoptimierung (SEO) der Inhalte und Webseite voraus mit relevanten und unterhaltenden Inhalten. Anstatt eigene Dienstleistungen und Produkte zu beschreiben, müssen Inhalte geboten werden, die die Fragen des Kunden relevant beantworten. Statt eigene Produkte mit Preisen und Marketingkampagnen zu bewerben, werden attraktive Geschichten, Zahlen, Daten und Erlebnisberichte ausgespielt. In dieser Phase der Neukundenakquise wird auch der Eindruck einer sympathischen und vertrauenswürdigen Marke geschaffen, die dem Kunden sein Interesse am Angebot erleichtert.

6.3.2 Interesse smart konvertieren

Die Aufmerksamkeitsspanne ist kurz, die Absprungrate beim Konsum von Inhalten hoch. Wenn Interesse da ist, geht es um nahtlose Übergabe des Kunden auf das nächste Level des Sales- und Marketing-Trichters. Die Schnittstelle zwischen Marketingmaßnahmen und der konkreten Konversion ist oft ein großes Hindernis, an dem eine frühe Customer Journey abbricht. Dies liegt auf der einen Seite an den technischen Herausforderungen wie z. B. Barrieren durch fehlende Schnittstellen oder unsynchronisierter Datenfluss durch nicht harmonisierte Tools, und auf der anderen Seite aber insbesondere auch an der fehlenden Abstimmung und dem Verständnis zwischen den internen Teams. Es übernimmt Sales mit verkaufsgetriebenen Mechanismen und macht die oft noch zarte Pflanze des grundsätzlichen Interesses mit zu starker Verkaufsorientierung zunichte. Die Übernahme des Kunden genau am Abholpunkt seines bisherigen Interesses erfordert nicht nur System- und Dateninfrastruktur, sondern auch Sensibilität im Umgang, ganz besonders wenn es um seine Gesundheit geht – fernab von einem zu aggressiv-werblichen Verhalten – und integrierte Prozesse. Sales kommt eher im Rucksack des smarten Content Marketings daher. Interessiert sich der Kunde für unsere Inhalte und interagiert auf unseren Kanälen oder auf der Webpage, erfordert es eine enge Abstimmung zwischen Marketing und Sales, um mögliche Leads zu qualifizieren.

Folgende Fragen können Orientierung bieten:

- Über welchen Weg ist der Kunde mit seinem Interesse zu uns gelangt?
- Was hat der Kunde geklickt, für was hat er sich interessiert und in welcher Tiefe können wir den Kunden weiter bespielen?
- Braucht er weiter interessante Inhalte, oder können wir ihm bereits ein Kaufgespräch anbieten?
- Nach was hat er gesucht und was hat er bereits gesehen?
- Hat er die Möglichkeit umgehend auf dem präferierten Kanal (Chat, Telefon, E-Mail, Social Media) Kontakt aufzunehmen, weitere Informationen anzufordern oder zu kaufen?
- Sind die Daten im CRM gepflegt und werden in gleichem Verständnis genutzt?

In der jeweiligen Tiefe des Interesses eine mögliche Konversion anzubieten, erfordert gut abgestimmte Sales-Tools, die eng mit automatisierter Contentausspielung in Verbindung stehen. Mit gut aufbereiteten Informationen wie Fact-Sheets, Info-Grafiken, Videos oder auch Webinaren, aber auch Kundenreferenzen, Fallbeispielen oder Empfehlungen anderer Kunden kann das Interesse konvertiert werden. Wie wichtig die Vernetzung von Marketing und Sales auch an dieser Stelle ist, zeigt u. a. der Rückgriff von Kunden vor Kauf auf Referenzen aus seinem Umfeld oder den sozialen Netzwerken.

6.3.3 Den Kreislauf am Leben halten

Nicht selten fokussiert der Sales- und Marketingansatz vor allem auf die Gewinnung von Neukunden. Die Mitarbeiter in der Operative scheinen mit den Kunden oft alleine gelassen. Doch im Service als auch vor wie nach dem Klinikaufenthalt zeichnet sich ein kundennahes Unternehmen aus. Viele Kunden bleiben selbst bei einem Problem loyal, wenn es freundlich, zeitnah und kompetent gelöst werden kann und das übergreifend auf allen Kanälen, ob E-Mail, Call-Center, Chat oder Social Media. Ein gut geführtes und integriert durch alle Abteilungen genutztes CRM ermöglicht eine zielorientierte Nutzung der Kundendaten. Kunden sind bereits vom Unternehmen überzeugt, sie brauchen also keine generische Werbung. Stattdessen wollen sie relevante Inhalte, die ihnen beispielsweise helfen, eine fundierte Wahlentscheidung zu treffen oder aber attraktive Angebote, die sich auf ihre individuellen Interessen beziehen. Marketing Automation in Kombination mit Predictive Analytics bieten hier Möglichkeiten individuelle Inhalte anzubieten, die direkt auf die Vorlieben und das Verhalten der

Kunden zugeschnitten sind. Durch ein modernes Toolset kann das Kommunikationsverhalten des Kunden in die weiteren Maßnahmen automatisiert einbezogen werden (Newsletter-Klicks, gelesene Beiträge, Downloads, digital Interaktionen etc.). Entweder der Kunde entscheidet sich selbst wieder für uns oder empfiehlt uns weiter.

6.3.4 Integrierter Vertrieb statt Silos

Die Gewinnung und Pflege der Kunden ist gemeinsame Aufgabe von Sales, Marketing und der Operativen. Das ist nicht wirklich neu, aber im Unternehmensalltag nicht selten eine Herausforderung wegen struktureller und technischer Barrieren. Die nicht abgestimmte, opportunistische und für das individuelle Bedürfnis irrelevante Bespielung mit werblichen Angeboten oder Kaufaufforderungen aus Teamsilos heraus sorgt in Zeiten von Werbeblockern und Opt-out Regeln im Rahmen des Datenschutzes für mehr Frustration statt Geschäft. Die Transformation im Unternehmen hin auf einen integrierten, datenbasierten und kundenorientierten Vertriebsprozess muss spätestens jetzt angegangen werden.

Denn die Disruption von Geschäftsmodellen ist in vollem Gange. Das gilt gerade auch in einem Gesundheitsmarkt, in dem die Wettbewerbsintensität weiter zunehmen wird. Plattformen, neue agile Mitbewerber und bahnbrechende Technologien ermöglichen offenen internationalen Wettbewerb, der teils unvorhergesehen auftaucht und auch etablierte Unternehmen überraschend in Bedrängnis bringt. Ein Hinterfragen des eigenen Ansatzes und eine Rückbesinnung auf den Kunden und seine «Reise» ist deshalb ein Muss. Eine agile und kundenfokussierte Organisation bedeutet dabei nicht gleich Strukturen zu verändern. Moderne Technologien und Arbeitsmethoden und die Führung über gemeinsame Ziele ermöglichen neue Wege der Kollaboration auch über Strukturen hinaus. Die Veränderung beginnt in den Köpfen. Die Vernetzung von Strukturen und Neuorganisation von Teams ist ein möglicher zweiter Schritt, wobei sich auch die Rollenanforderungen an die Stelleninhaber dabei in Richtung 360-Grad Blick verändern werden. Und dabei sind die Chancen der kurz vor dem Durchbruch befindlichen Technologien wie Robotic Process Automation und Künstliche Intelligenz noch gar nicht mitbetrachtet. Neu gedacht werden Marketing und Sales zu den wichtigsten strategischen Funktionen für den Geschäftserfolg im Gesundheitsmarkt der Zukunft, zusammen!

6.4 Besonderheiten von Sales in der Reha aus Sicht der Praxis

Simon Pink

6.4.1 Schlüsselfaktor Sales

In vielen persönlichen Diskussionen mit Protagonisten der Gesundheitsbranche über die Rolle, die Chancen und die Risiken von Marketing und Vertrieb gleicht die Gesprächsatmosphäre der teils hitzigen Debatte unter Feinschmeckern, ob ein Wein mit Qualität nun unbedingt einen natürlichen Korken haben muss, einen aus Kunststoff haben darf oder gar mit Schraubverschluss noch akzeptabel ist.

Daher vorweg eine grundlegende Feststellung für diesen Beitrag:

Marketing & Vertrieb ≠ Werbung & Verkauf

Pro Jahr beherbergen in Deutschland knapp 2.000 Akutkrankenhäuser mit etwa einer halben Millionen Betten fast 20 Millionen Fälle an mehr als 140 Millionen Belegtagen. 87 Milliarden Euro werden auf diesem Markt bewegt und dennoch kämpft eine Vielzahl von Kliniken um das wirtschaftliche Überleben. (Quelle: Statista 2017)

Vertrieb und Marketing werden nur sehr langsam salonfähig und beschäftigen nun mehr und mehr Organisationen in einem zuvor als »geregelten« Markt empfundenen Umfeld. Der Druck eigenständig Patienten zu akquirieren, stetig überweisende (Fach-)Ärzte zu sichern sowie, ja auch das ist Marketing & Vertrieb, der Wettbewerb um qualifiziertes, bezahlbares Personal ist Realität. Dies trifft auf ein System mit Leistungserbringern, die Ihren gesellschaftlichen Auftrag und dessen Erfolg hier und da in erster Linie nicht aus wirtschaftlichen Gesichtspunkten, sondern anhand deren Funktion bewerten. Kliniken erwirtschaften meist geringe Margen und liegen branchenübergreifend im Cashflow-Volumen nur im unteren Drittel bzgl. der Umsatzmargen.

Dennoch zeigt das Gesundheitswesen überraschenderweise Resistenzen gegenüber Bemühungen das System grundständig zu öffnen und sich mit den Mechanismen von Marketing & Vertrieb auseinanderzusetzen. Dabei ist die Bedeutung von Marketing & Vertrieb unmittelbar vergleichbar mit dem Stellenwert in anderen Branchen; und das sogar unabhängig vom wirtschaftlichen Effekt. Denn, in erster Linie geht es um ein optimales Beziehungsmanagement.

Marketing & Vertrieb – in erster Linie geht es um Beziehungsmanagement

Zielsetzung muss es aus diesem Grund sein, Kontaktpunkte zu allen Zielgruppen, d. h. potentiellen Kunden, Patienten, Ärzten, Mitarbeitern und zukünftigem Personal so zu gestalten, dass die Interaktion (aktiv/passiv) eine vertrauensvolle, nicht von administrativen Herausforderungen geprägte Kundenbeziehung darstellt und in Ihrer Funktion schnell und einfach Lösungen für individuelle Fragestellungen liefert. Diese Zielsetzung bleibt auch bestehen, wenn es sich dabei nicht um den Aufbau einer mittel- oder langfristigen Beziehung, sondern um ein einmaliges Erlebnis handelt und verliert auch nicht an Gültigkeit, wenn die Kundenbeziehung einseitig initiiert wurde.

In *allen* Fällen gilt – jede gute Beziehung beginnt bei Ihnen selbst.

6.4.2 Kommen Sie auf die Beine

Linkes Bein

Also, wenn Sie schon mal da sind – wer wollen Sie sein? Stellen Sie sich der Frage welche Position, Rolle und Funktion Sie am Markt realistisch betrachtet einnehmen (wollen) und analysieren Sie wer ein ähnliches Ziel verfolgt bzw. verfolgen könnte. Fokussieren Sie sich hier als Entscheidungsgrundlage vor allem auf Ihre existierenden Kernkompetenzen oder Segmente/Bereiche/Sektoren, die Sie aufgrund Ihrer vorhandenen Ressourcen und Infrastrukturen am einfachsten erschließen können.

Denkanstöße:

- Wieso wird der Onlinehandel eigentlich von Amazon dominiert und nicht der Deutschen Post?
- Würden Sie bei Tschibo ein Elektroauto kaufen und wenn nein, warum nicht?
- Polarisierende Marken: FC Bayern München & Apple – die einen lieben sie, die anderen wüten. Warum?

Rechtes Bein

Lernen Sie Ihre Zielgruppe kennen oder analysieren Sie den Markt nach Herausforderungen für die es derzeit noch keine Lösungen gibt oder nur Sie eine Lösung anbieten könn(t)en. Märkte, Produkte, Qualität und die Bewertung von Leistungserbringern sind heute sehr transparent. Stellen Sie sich also selbstbewusst und -kritisch dem Vergleich den Ihre Kunden, Patienten und Partner sowieso vornehmen.

Wenn Sie ein Ergebnis dokumentiert haben, klären Sie mit Ihren Führungskräften und Mitarbeitern wie Sie damit umgehen wollen.

Denkanstöße:

- Wie fühlt es sich an eine Brille online zu kaufen?
- Vertrauen Sie Onlineapotheken?
- Warum die Diskussion rund um die Telemedizin, wenn doch der Arzt/Therapeut den Patienten sehen muss?

6.4.3 Der erste Schritt

Schaffen Sie sich Bewegungsspielraum. Beziehungen aufrechtzuerhalten oder neue Kontakte zu knüpfen bedingt eine klare Vorstellung bzgl. des Stellenwertes, der Bedeutung Ihrer Leistungen für Ihre Zielgruppe. Definieren Sie somit nicht nur die Art der Leistungen, die Sie für Ihre Zielgruppe erbringen wollen, sondern auch das »Wie«.

Leiten Sie anhand des »Wie« Ihre Marketing- & Vertriebsstrategie ab, denn dies hat direkten Einfluss auf die Auswahl Ihrer Kommunikationskanäle, die Tonalität Ihrer Kommunikation, die inhaltliche Gestaltung Ihrer Kommunikationsmaßnahmen oder den Grad bzw. das Für und Wider der Automatisierung Ihrer Prozesse.

Denkanstöße:

- Was passiert, wenn Sie der Bankberater plötzlich mit »Du« anredet und/oder Ihnen Tipps zur Innenraumpflege Ihres Autos anbietet?
- Sie kaufen beim Bäcker Ihres Vertrauens eine Brezel. Der Verkäufer verwickelt Sie in ein Gespräch, weil er findet, dass Sie einfach »nicht der Typ sind, der einfach so eine Brezel kauft«
- Wirkt es sich auf Ihr (Einkaufs-)erlebnis positiv oder negativ aus, wenn der Friseur Sie nach dem Haareschneiden unaufgefordert umarmt?

6.4.4 Kunden erkennen und Beziehungen eingehen

Vertrieblicher Erfolg basiert auf einer klaren Identifikation der das Geschäft beeinflussenden Zielgruppen sowie der Wege dieser Kunden bzw. deren Kunden in die Organisation. Dazu gehören die offenen Herausforderungen der verschiedenen Zielgruppen gleichermaßen, wie die Zusammenhänge, operativ und politisch, die die Zusammenarbeit und Handlungen beeinflussen. Die Fähigkeit zum Perspektivwechsel ist im Vertrieb, wie auch das konzentrierte, aktive Zuhören, ein entscheidender Faktor für den Erfolg. Für alle genannten Zielgruppen gilt es nun zu wissen, welche Herausforderungen das eigene Produkt sowie der Kauf dessen bereitstellt oder auflöst. Der Vertrieb wird zum Schlüsselfaktor, wenn die Organisation diesbezüglich umfassend und tiefgreifend informiert ist.

Im Gesundheitswesen sind die vertrieblich relevanten Gruppen:

- Kunden/Patienten/Angehörige
- Niedergelassene Ärzte/Fachärzte
- Beratungsstellen
- Selbsthilfegruppen
- Firmen/Verwaltungsorganisationen/Verbände/Vereine
- Krankenkassen und Rentenversicherung

Aber! Selbst in gut entwickelten Vertriebsstrukturen geht zu häufig eine weitere wichtige Dimension verloren: die Produktentwicklung.

Während Patienten in erster Linie eine möglichst schnelle, schmerzfreie Gesundung anstreben, ist die Zielsetzung des zuweisenden Arztes oder einer Krankenkasse immer deutlich komplexer und zielt auch auf die administrativen Prozesse, die Preisgestaltung und die allgemeine Erfassung der Leistungsqualität ab.

Was Sie über Ihre Kunden wissen müssen – Leitfragen des vertrieblichen Handelns

1. Kennen wir uns?
2. Wo haben wir uns kennengelernt?
3. Haben Sie unsere Leistung schon in Anspruch genommen?
4. Haben Sie bereits darüber nachgedacht, unsere Leistung in Anspruch zu nehmen?
5. Welche Herausforderung haben Sie derzeit?
6. Seit wann arbeiten wir zusammen?
7. Wie hat sich die Zusammenarbeit über die Jahre entwickelt?
8. Welche Faktoren haben die Zusammenarbeit positiv, welche negativ beeinflusst? (subjektiv/objektiv)
9. Sind Sie zufrieden?
10. Welche Leistung würden Sie sich von uns wünschen?
11. Was stört Sie?
12. Welche Ansprechpartner in Ihrem Unternehmen sind ebenfalls mit uns befasst?
13. Welche weiteren Bereiche Ihrer Arbeit sind für uns relevant?
14. Wenn Sie sich für den Mitbewerber entscheiden – warum?
15. Welchen Stellenwert haben wir in Ihrer Organisation?
16. Würden Sie die von uns angebotenen Leistungen auch selbst (persönlich/privat) in Anspruch nehmen?
17. Würden Sie uns weiterempfehlen?
18. Wie entwickelt sich Ihr Geschäft in den nächsten Wochen/Monaten/Jahren?
19. Wer ist Ihr Stellvertreter(in)?
20. Wie wird unsere Geschäftsbeziehung, unsere Transaktionen, etc. bei Ihnen erfasst?
21. Wie werden diese ausgewertet?
22. …

Diese Liste ließe sich noch deutlich erweitern. Entscheidend ist die Erkenntnis, dass sowohl die Fragen, wie auch die Antworten darauf sehr komplex, vielseitig und umfassend ausfallen können und es unmöglich alleine Aufgabe der Vertriebsorganisation ist, daraus wichtige Erkenntnisse abzuleiten.

Vertrieb ist nicht nur Aufgabe der Vertriebsorganisation

6.4.5 Spezifische Zielgruppenansprache in der Rehabilitation

Für die Ansprache der Kunden ist neben einer inhaltlichen Vorbereitung bzgl. der Historie, der aktuell benötigten Lösungen sowie der laufenden, langfristigen Projekte auch die sinnvolle Auswahl der Kommunikationskanäle sowie der Aufwand für deren Erschließung und Betreuung entscheidend.

Um sich intern dieser Herausforderung zu stellen ist in größeren Organisationen ein customer relationship management (CRM) – System hilfreich. Dort können sowohl betriebswirtschaftlich relevante Kennzahlen, wie auch qualitative Informationen, bsp. Gesprächsnotizen, Kommentare, u. ä. erfasst werden. In kleineren Einheiten genügt es dagegen oft auch pragmatisch sich eine Kundenliste anzulegen und die oberen, wie auch die unteren 10–15 % der Kunden auszusparen. Die »oberen« haben Sie bereits gewonnen, die »unteren« werden Sie vermutlich nicht akquirieren können oder der Preis dafür ist zu hoch.

Doch wie und wo und vor allem mit was lassen sich Kunden in der Rehabilitation ansprechen?

Kunden und Patienten informieren sich wie alle anderen Kunden on- und offline, je nach Bedarf und persönlichen Präferenzen. Ihre Kommunikation muss also immer auf mehrere Kanäle sinnvoll aufgeteilt sein. Nutzen Sie die individuellen Eigenheiten der Kanäle, um unterschiedliche Inhalte darzustellen.

Beschäftigen Sie sich daher mit: Content- und Social Media Marketing, Vor- und Nachteilen von Print- vs. Onlinekommunikation sowie Begriffen, wie Reichweite (brutto/netto), customer lifecycle, customer journey, Warenkörben, engagement rate, conversion rate und leads. Verstehen Sie die Bedeutung dieser Begriffe für Ihr individuelles Geschäfts- und Organisationsmodell und Ihren sales funnel.

Zielgruppe der Kunden/Patienten/Angehörige

Ausgangslage – Kunden *und* Patienten suchen konkrete, einfache und schnelle Lösungen für klar umrissene Anliegen. Das Ergebnis in Kombination mit dem Erlebnis ist dabei im Vordergrund, eine transparente Kommunikation sowie eine fortlaufende Bestätigung der Kaufentscheidung wichtig.

Content – Was bekomme ich? Was kostet es? Wie lange dauert es? Wo muss ich hin? Die Bedürfnisse lassen sich i. d. R. sehr einfach durch einen Perspektivwechsel oder eine Befragung der Kunden herausfinden. Je individueller die Informationen dann für den Kunden ausgewertet und ausgespielt werden können, je besser ist das Erlebnis und gleichzeitig umso höher die Wahrscheinlichkeit der mittel- und langfristigen Kundenbindung.

Kommunikationskanäle – Je nachdem, ob es sich um einen Bestands- oder Neukunden handelt, erfolgt die Suche und Informationsbeschaffung meist online. Eine performante Website, Landingpages für spezifische Indikationen, Zielgruppen oder auch Sprachen bilden eine gute Grundlage. Maximale Wirkung erzielen Sie vor Ort. Eine umfassende Sensibilisierung und Schulung für den Umgang mit Service-, Krisen- und Konfliktkommunikation lohnt sich also.

Evaluation – Online sowie per E-Mail, Telefon und Post, buchbare Leistungen lassen sich ohne großen Aufwand an den Kunden bringen und im Ergebnis erfassen. Integrierte Kommunikationskampagnen stellen sicher, dass auch kanalübergreifend Synergien genutzt und somit die Ansprache an den Kunden vielfältiger und höherfrequent wird.

Niedergelassene Ärzte/Fachärzte

Ausgangslage – das Wissen über die Verfügbarkeit, die Bedingungen zur Teilnahme und den Wirkungsgrad von Rehabilitationsmaßnahmen ist flächendeckend noch nicht sehr ausgeprägt. Der Reha-Antrag ist für den Arzt aufwendig auszufüllen und die Handhabe bei Ablehnungen ist häufig unklar. Die Mobilität der Patientendaten ist nur sehr eingeschränkt gegeben, die Übertragungswege sind häufig analog und zeitaufwendig.

Content – Welche Möglichkeiten hat ein Arzt und wie kann er diese möglichst einfach dem Patienten anbieten? Welche Rehabilitationsangebote sind für den Patienten verfügbar und zu welchen Bedingungen wird eine Reha-Maßnahme bewilligt. Welche Therapieverfahren gibt es und welche Einrichtungen bieten die verschiedenen Therapiekonzepte an? Auch Wartezeiten, Dauer der Behandlung sowie der Informationsaustausch während des Aufenthaltes sind wichtige Faktoren für den Arzt. Umgekehrt ist es für Sie relevant, welche Patienten der Arzt betreut oder ob es Veränderungen in der Praxis geben wird.

Kommunikationskanäle – die Digitalisierung ist im operativen Praxisalltag deutlich weiter fortgeschritten, wie in der sektorenübergreifenden Zusammenarbeit und Kommunikation. Und doch gibt es auch heute noch zahlreiche »papiergeführte« Praxen und Gesundheitszentren. Sprechen Sie Ärzte daher im Idealfall auf Augenhöhe an, d. h. von Arzt zu Arzt. Für Briefe, E-Mails und Newsletter fehlt den meisten Ärzten die Zeit. Raum belegen Sie hier ausschließlich mit exklusiven, für den Arzt relevanten Content. Fortbildungsveranstaltungen sind eine weitere gute Gelegenheit sich vorzustellen und das individuelle Leistungsportfolio zu präsentieren.

Des Weiteren ist die schnelle Bereitstellung der Entlassbriefe und eine zeitnahe Sonderkommunikation, bsp. bei Krankheit während des Aufenthaltes, o. ä. sehr wichtig. Halten Sie Ihre Zuweise auf dem aktuellen Stand, so dass jederzeit subjektiv und objektiv eine umfangreiche Betreuung wahrgenommen wird.

Für niedergelassene Ärzte und Fachärzte ist zusätzlich die Kommunikation mit Krankenkassen und der Rentenversicherung ein bürokratischer Aufwand. Jede Unterstützung hierbei hilft Ihnen die Kundenbeziehung zu stärken und einen realen Mehrwert für den Arzt zu schaffen.

Evaluation – Über die Anzahl der eingegangenen Reha-Anträge, die regelmäßige Teilnahme an Veranstaltungen sowie über den direkten Kontakt mit den jeweiligen Ärzten und Therapeuten, lässt sich der Erfolg der Maßnahmen sehr gut evaluieren.

Beratungsstellen/Sozialdienste/ Selbsthilfegruppen

Ausgangslage – Beratungsstellen/Sozialdienst begleiten Ihre Patienten i. d. R. sehr eng und sehen sich im (Klinik-)Alltag mit mannigfaltigen Herausforderungen konfrontiert. Eine schnelle Kommunikation, um Verfügbarkeiten abzuklären und verbindliche Zusagen zu erhalten sind essentiell. Selbsthilfegruppen dagegen sind indirekte Zuweiser. Hier besteht häufig die Herausforderung, dass nach den Aufenthalten keine geregelte Nachsorge, auch nicht auf kommunikativem Level vorgesehen ist.

Content – speziell in der Indikation der Sucht- und Abhängigkeitserkrankungen, aber auch in der Psychosomatik sind enge Beziehungen zu Beratungsstellen sehr hilfreich. Liefern Sie auch hier einen Mehrwert für die Kolleginnen und Kollegen und informieren Sie zeitnah und fortlaufend über die Behandlung Ihrer Patienten, Ihre aktuellen und zukünftigen Kapazitäten sowie Veränderungen/Neuerungen im Therapiekonzept.

Gegenüber Selbsthilfegruppen sind alle Angebote der Nachsorge interessant und relevant. Informieren Sie diese Gruppen über Hilfestellungen/-angebote aus Ihrem Hause oder auch von extern. Die Hilfe zur Selbsthilfe ist gleichermaßen von Bedeutung, so dass die Selbsthilfegruppen als Multiplikator Ihrer Leistungen agieren können.

Kommunikationskanäle – häufig ist der Arbeitsalltag durch das Telefon, Fax und die E-Mail bestimmt. Standardisierte Prozesse und dazu passende Systeme sind am Markt noch nicht etabliert oder vorhanden. Das persönliche Gespräch, Einladungen an den Standort und regelmäßige, aber nicht zu häufige Aussendungen, halten diese Partner über Sie und Ihren Leistungskatalog auf dem Laufenden. »Ehemaligentreffen« erhalten die Bindung zu Ihnen und geben Gelegenheit wertvolle Rückmeldungen über den Aufenthalt aus Sicht des Patienten zu erhalten.

Evaluation – erfassen Sie Gesprächstermine, Zuweisungen, Absagen, Kritik, Anregungen, … d. h. die vollständige Kommunikation mit diesen Partnern. Werten Sie diese Ergebnisse regelmäßig in interdisziplinären Gruppen aus.

Vertrieb ≠ Verkauf

Bauen Sie Beziehungen durch Zuhören und eine dosierte Adaption an die formulierten Anforderungen; aber, bei der Umsetzung zu Ihren Bedingungen, auf.

Firmen/Verwaltungsorganisationen/ Verbände/Vereine

Ausgangslage – Die Rehabilitation befindet sich im Gesundheitssystem weiterhin in einer Nischenposition. Für viele Organisationen ist die Funktion, der Zugang und die Leistungsfähigkeit der Protagonisten in diesem Segment nicht präsent. Sehr wohl vor Augen haben dagegen alle die Entwicklungen der Krankschreibungen aufgrund von psychischer Belastung; eine Verdopplung in den letzten Jahren. Zeitgleich befinden Sie sich auf einem hart umkämpften Arbeitsmarkt, stehen den Herausforderungen der Digitalisierung teilweise hilflos gegenüber und spüren den wirtschaftlichen Druck einer sich rasant wandelnden Weltwirtschaft.

Content – Bieten Sie Lösungen. Aktuelle Informationen zu betrieblichem Gesundheitsmanagement, Präventionsangeboten, betrieblicher Gesundheitsförderung, Fort- und Weiterbildung von Führungskräften oder speziellen Belastungen ausgesetzten Berufsgruppen sind valide Wege sich den o. g. Herausforderungen zu stellen. Bauen Sie langfristige Partnerschaften auf und identifizieren Sie die Kernherausforderungen Ihrer Kunden.

Marketing ≠ Werbung

Positionieren Sie sich als Lösungsanbieter. Nur so wird Ihre Organisation, Ihre Klinik, Ihre Praxis, Ihre Marke fortlaufend stellvertretend mit einem Mehrwert sowie als Problemlösungskonzept wahrgenommen.

Kommunikationskanäle – Die Kommunikation als Marke, die Positionierung und Festigung dieser Position ist konzeptionelle Aufgabe Ihrer Marketingabteilung. Auch das ist Vertrieb.

Evaluation – auch hier gilt: Erfassen Sie Gesprächstermine, Zuweisungen, Absagen, Kritik, Anregungen, … d. h. die vollständige Kommunikation mit diesen Partnern. Werten Sie diese Ergebnisse regelmäßig in interdisziplinären Gruppen aus. Besprechen Sie dort auch mögliche Lösungsszenarien und überführen Sie dies in Projekte. Wirtschaftspartner sind für Pilotierungen von Produkten, Prozessen und Projekten zwingend erforderlich. Je enger die Beziehung, je höher die Resilienz bei negativen Erfahrungen oder Fehlschlägen.

Krankenkassen und Rentenversicherung

Ausgangslage – Als Hauptzuweiser sowie Verwaltungsinstanz der Mitgliedsbeiträge der Kunden und Patienten steht für Krankenkassen und Rentenversicherungen vor allem das Preis-/Leistungsverhältnis im Mittelpunkt. Dies bedarf der Kontrolle über die Wertigkeit und Qualität von Leistungen, wie gleichermaßen dem einfachen Zugang und eine transparente Dokumentation. Da sich eine Vielzahl von Rehabilitationsleistungen um die zwei Kernzielsetzungen: »Arbeit vor Rente« sowie »Rente vor Pflege« drehen, befinden sich Krankenkassen und Rentenversicherer in einem schwierigen Spannungsfeld.

Content – Kommunizieren Sie transparent. Binden Sie Ihre Zuweiser über regelmäßige Gespräche, Treffen und Telefonate, um stets im Bilde zu sein welche Potenziale heute und morgen für Sie bestehen sowie gleichzeitig, um Verfügbarkeiten, Herausforderungen und positive Veränderungen zu kommunizieren. Geben Sie sich ein Gesicht, d. h. limitieren Sie den Kontakt nicht auf eine Person, sondern stellen Sie auch den regelmäßigen Austausch auf verschiedenen Ebenen sicher.

Kommunikationskanäle – E-Mail, Telefon, Brief und Fax. Das sind heute immer noch die Hauptkommunikationskanäle dieser Beziehung. Zukünftig wird der Transfer von Daten vermehrt automatisiert und digitalisiert erfolgen. Nutzen Sie diese Chance für den Aufbau der Beziehung basierend auf Ihrem Lösungskonzept für die Zuweiser. Wenn Prozesse zunehmend qualitativ abgesichert auf digitalisiertem Weg ablaufen, dann ergeben sich zahlreiche Möglichkeiten auf die eigentliche Leistungserbringung und Verbesserungen hinzuarbeiten. Dazu gehört auch der fortlaufende Abgleich, ob sich diese gewünschten oder geplanten Maßnahmen finanzieren lassen.

Evaluation – Die Qualität der Beziehung erkennen Sie direkt an der Anzahl der Zuweisungen über einen längeren Zeitraum. Beobachten Sie genau: wie verhält es sich mit der Bearbeitung von schwierigen Fällen, was passiert bei saisonalen Durststrecken mit Ihrer Performance, welche Tonalität hat die Kommunikation und wie beständig ist die Zusammenarbeit bei personellen Wechseln.

6.4.6 Fazit

Sales, also Vertrieb, genügt sich in dieser einfachen Übersetzung bei Weitem nicht. Sales bezeichnet eine Form des gezielten Beziehungsmanagements, die den Fokus auf die Entwicklung und Optimierung der betriebswirtschaftlichen Performance legt. Dies funktioniert nur in Kooperation mit einer gelenkten Kommunikation, d. h. der Abstimmung mit dem Marketing und der Unternehmenskommunikation sowie der operativ verantwortlichen Funktionen.

Dem Marketing und der Unternehmenskommunikation kommt dabei eine Sonderrolle zu. Denn beide Dimensionen dieser Funktion, Marketing und Unternehmenskommunikation, definieren und konzeptionieren nicht nur die Marke, sondern auch die Art und Weise sowie die Kanäle in denen diese kommuniziert wird. Dies hat einen direkten Einfluss auf die Prozesse individuell sowie die gesamte Prozessarchitektur im Unternehmen. In der Konsequenz definiert es des Weiteren die dafür benötigten Ressourcen, Budgets und Kompetenzen der Mitarbeiter.

»Marke«, wie bereits zuvor in diesem Buch ausführlicher beschrieben, bringt einen großen Vorteil: bekannte Marken müssen sich nicht erklären. Erklärungen kosten Zeit oder Fläche und damit in allen Situationen und Medien Geld.

Konzipieren, gestalten und bestätigen Sie fortlaufend das positive im Vorurteil, welches Kunden über Sie und Ihre Leistungen im Kopf haben.

Ziel ist es durch die aktive Pflege der Vertriebswege sowohl eine Steuerung (Yield Management) der Belegung, wie auch eine langfristig gesicherte Marktposition (Resilienzaufbau) zu erreichen. Gerade bei vergleichbaren Produkten braucht es den Vertrieb und seine Partner innerhalb der Organisation, um sich Marktanteile zu erarbeiten.

Perspektiven und Handlungsempfehlungen für das Reha-Management

- Ein klares Markenprofil ist nicht nur aus der Kundenperspektive zunehmend wichtiger, sondern auch essentieller Bestandteil der Arbeitgebermarke, des Employer Brandings. Also wird sie mitentscheiden, ob man auf dem Arbeitsmarkt als Unternehmen erfolgreich bestehen kann.
- Die Entscheidung, den umfassenden Prozess einer Markenbildung in der Rehabilitation zu starten, ist zwar schnell getroffen, aber er ist in der Ressourcenbindung und der erforderlichen Zeit nicht zu unterschätzen. Zumal die meisten Unternehmen in der Rehabilitation auf eine oft jahrzehntelange Geschichte zurückblicken, die in den Markenprozess einfließt, es also nicht um vergleichsweise leichte neu geschaffenen Marken auf der »grünen Wiese« geht.
- In der Rehabilitation stehen wir vor einem deutlichen Paradigmenwechsel im »klassischen Vertrieb«: Bisher ist erfolgreich, wer im B2B Vertrieb die Beteiligten (z. B. Key Accounter, Chefärzte, Klinikleiter etc.) in einem gelebten Vertriebskonzept erfolgreich orchestriert, im Idealfall noch unterstützt durch ein B2B CRM System. Wir haben in anderen Branchen

gesehen, wie sich innerhalb weniger Jahre die Distribution grundlegend verändert hat: Im Hotelbreich wird nahezu nichts mehr direkt gebucht, hier dominieren Buchungsportale und reduzieren die Marge der Leistungsanbieter. Auch in der Rehabilitation sehen wir bereits die ersten Anzeichen: Buchungsportale für Sozialdienste in Kliniken gehen in die ersten Pilotphasen, auch für die Rehabilitation.

Der klassische »aufsuchende« Vertriebler, der Sozialdienste, Case Manager, Krankenkassen etc. regelmäßig betreut, wird genauso der Vergangenheit angehören wie eine Bettendisposition, die mit Telefon und Fax die Buchungen erwartet. Viele Branchen haben gezeigt, dass es anders geht.

- Es ist Zeit für eine Professionalisierung im Sales und Marketing: Markenbildung, Customer Journey, B2C CRM Systeme etc. gehören zum Pflichtprogramm für ein zukunftsorientiertes Management.

7 Corporate Finance – Steuerung und Finanzierung des Reha-Betriebes

> **Kontext**
>
> Im Zuge verschärfter Wettbewerbsbedingungen sowie zunehmender Einschränkungen bei der Refinanzierung von einrichtungsspezifischen, vollpauschalierten Pflegesätzen rücken Strategie-, Kosten-, Finanzierungs- und Investitionsmanagement in den Fokus der Entscheidungsprozesse des Reha-Managements.
>
> Die Qualität des Kosten-, Finanzierungs- und Investitionsmanagements bestimmt den langfristigen Erfolg eines Rehabilitations-Unternehmens – in Verbindung mit einer marktgerechten strategischen Ausrichtung des Leistungs-Portfolios.
>
> - In Kapitel 7.1 werden die Planungsinterdependenzen zwischen Strategie, Investitions- und Finanzierungsmanagement dargestellt: Strategisches Management legt die Unternehmensziele fest und bestimmt den langfristigen Fahrplan für eine nachhaltige Unternehmensentwicklung; Die Strategie bestimmt das Leistungs-Portfolio, aus dem der Investitionsbedarf abgeleitet wird; Dafür ist dann die optimale Finanzierungsform zu finden. Investitions- und Finanzierungsmanagement haben sowohl die dauerhafte Zahlungsfähigkeit bei gleichzeitiger Minimierung der Kapitalkosten zu sichern als auch bedarfsgerecht und wirtschaftlich Kapital zu beschaffen, also liquide Zahlungsmittel, die entweder verbraucht oder investiert werden.
> Eine Übersicht über die verschiedenen Finanzierungsformen vermittelt einen Einblick in die vielfältigen Möglichkeiten für ein unternehmensspezifisches Finanzierungskonzept. Außerdem wird dargestellt, anhand welcher Kriterien eine optimale Finanzierungsentscheidung abgesichert werden kann.
> - Kapitel 7.2 demonstriert die Notwendigkeit eines ganzheitlichen Controllings für die wirtschaftlich erfolgreiche Führung einer Reha-Einrichtung. Drei zentrale Aufgaben stehen dabei im Mittelpunkt: Einerseits die Kosten von Rehabilitationsleistungen zu kalkulieren und damit die Grundlage für die Verhandlung von Tagessätzen mit den Kostenträgern zu schaffen. Andererseits vermeidbare Kosten zu identifizieren und abzubauen. Über das Kostenmanagement hinaus fungiert Controlling als verlängerter Arm der Strategieplanung, indem nicht marktgängige Leistungen aus dem Angebots-Portfolio gestrichen und marktgängige Leistungen zu möglichst geringen Kosten bei vorgegebener Qualität erbracht werden.
> - Kapitel 7.3 gibt einen Einblick in ausgewählte Finanzierungsmodelle, die in der Praxis eine bedeutende Rolle spielen. Neben Geschäftsmodell basierten Finanzierungsformen werden Immobilien basierte sowie gemischte Finanzierungsmodelle zur Diskussion gestellt.

7.1 Finanzierungsplanung für Rehabilitationskliniken Interdependenzen zwischen Strategie-, Investitions- und Finanzmanagement

Wilfried von Eiff

7.1.1 Refinanzierung von Reha-Leistungen und Planungsinterdependenzen

Rehabilitationsleistungen werden grundsätzlich über tagesgleiche Pflegesätze (Preis je Patient je Tag) oder Pauschalverträge (Preis je Fall/Patient je definierter Behandlungszeit in Tagen) abgerechnet. Reha-Preise sind das Ergebnis individueller Verhandlungen zwischen den Kostenträgern (GKV für Rentner; DRV für Erwerbstätige; BG für Unfallopfer) und den Reha-Kliniken. Die Leistungsvergütung der Kassen wird direkt mit den Trägern der Reha-Einrichtungen verhandelt (§ 111 Abs. 5 SGB V). Dabei müssen die Beiträge so bemessen sein, dass die Gesamteinnahmen einer Reha-Einrichtung ausreichen, um die gesetzlich vorgeschriebenen oder zugelassenen Betriebsmittel und Rücklagen zu decken (§ 21 Abs. 1 Nr. 2 SGB V). Eine ordnungspolitische Besonderheit stellt die Rolle der DRV dar: Sie ist Kostenträger mit 40 % Marktanteil, legt die Qualitätsnormen für Reha-Anbieter fest und betreibt eigene Kliniken.

Im Gegensatz zum Krankenhausbereich (duale Finanzierung) ist die Reha-Finanzierung monistisch angelegt: der Reha-Preis muss Investitionen, Betriebskosten und Unternehmensgewinne abdecken.

Aufgrund des Preisdrucks entwickelte sich im Reha-Bereich eine Investitionslücke, die letztlich nur durch innovative Finanzierungsformen zu schließen ist.

Im Zuge des verstärkten Wettbewerbs und der Ressourcenverknappung rückt daher die Frage der »optimalen«, nachhaltig gesicherten Finanzierung des Betriebs von Kliniken immer stärker in den Aufgabenmittelpunkt des Managements. Wie in anderen Unternehmen verfolgt auch die Finanzierung von Reha-Kliniken zwei wesentliche Zwecke. Zum einen die Liquiditätssicherung, d. h. Sicherung der dauerhaften Zahlungsfähigkeit und zum anderen die Kapitalbeschaffung, d. h. die Beschaffung liquider Zahlungsmittel, die entweder verbraucht (z. B. Personal und medizinisches Verbrauchsmaterial) oder investiert (z. B. Errichtung eines Physiotherapie-Gebäudes, Anschaffung neuer medizinischer Geräte) werden. Daher beschäftigt sich der Finanzbereich einer Klinik neben der Finanzierung des laufenden Betriebs auch mit Fragen der Investitionsplanung und Investitionsfinanzierung sowie dem »strategischen Fit« von Investitionen: Die Struktur der Passivseite der Bilanz, also der optimale Finanzierungs-Mix, hängt ab von der langfristigen Strategie des Unternehmens. Zwischen Unternehmensstrategie, Investitionsplanung und Finanzierung bestehen enge Planungsinterdependenzen (▶ Abb. 7.1.1).

Den konkreten Niederschlag finden die erkannten Planungsinterdependenzen in dem Businessplan, der ein Geschäftsfeld, das als klinisch herausfordernd und ökonomisch attraktiv befunden wurde, nach klar festgelegten Kriterien beschreibt. Aus dem Businessplan werden schließlich konkrete Projekte abgeleitet, deren Umsetzung von Change-Management-Interventionen begleitet wird.

Planungsinterdependenzen
Die Strategieplanung hat die Funktion einer Leitplanung für alle Teilbereiche eines Unternehmens, insbesondere die Inventions- und Finanzplanung.

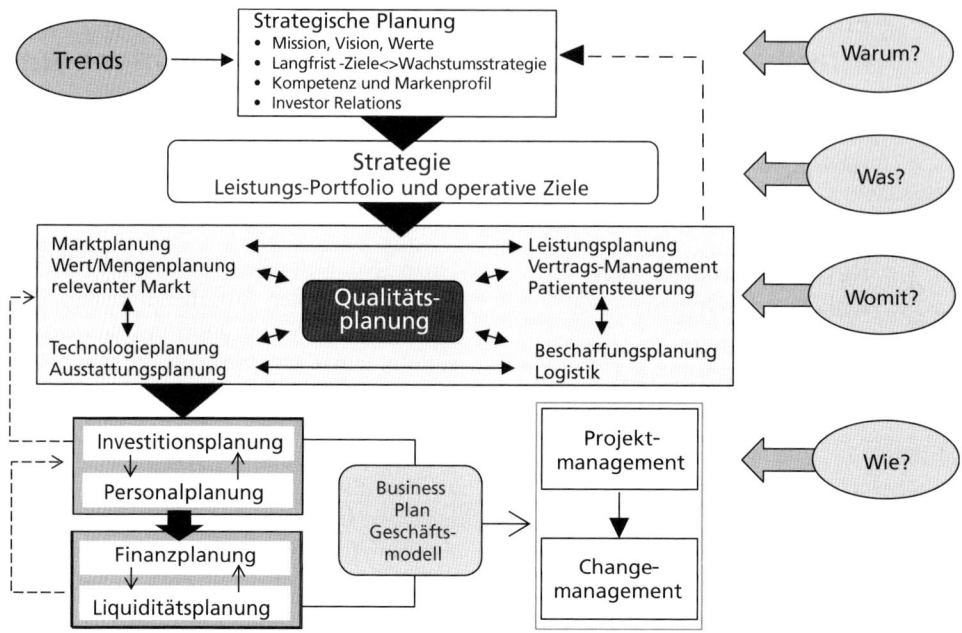

Abb. 7.1.1: Strategische Planung beeinflusst alle Bereiche des Klinik-Managements, insbesondere Investition und Finanzierung (© von Eiff 2019).

7.1.2 Strategische Planung: Das Unternehmen im Wettbewerb erfolgreich positionieren

Eine wichtige Aufgabe des Managements besteht darin,

- die Unternehmensziele sowie die Marktposition festzulegen,
- Strategien zur Zielerreichung zu entwickeln und
- die Leistungsprozesse sowie den
- erforderlichen Ressourceneinsatz wirtschaftlich und bedarfsgerecht zu steuern.

Strategisches Management beinhaltet die strukturierte (also geplante, transparente und jederzeit nachvollziehbare) Entwicklung und Gestaltung der Erfolgsfaktoren des Unternehmens mit dem Ziel der nachhaltigen Sicherung der Wettbewerbsfähigkeit (▶ Abb. 7.1.2).

Strategisches Management umfasst die Entwicklung von Geschäftsfeldern und Geschäftsmodellen, die Fixierung strategischer (langfristiger) Ziele, die Profilierung des Unternehmens und die Marktpositionierung sowie die Transformation von Zielen und Handlungsleitlinien in delegationsfähige Maßnahmen, einschließlich der Kontrolle deren Umsetzung und Ergebniswirksamkeit.

Eine Strategie ist eine strukturierte Vorgehensweise zur Umsetzung und Kontrolle von Unternehmenszielen. Die Strategie ist Grundlage für die Unternehmensplanung.

Strategisches Management
Entscheidungsprozess, der Strategien, Strukturen und Systeme des Unternehmens festlegt und das Erkennen, Realisieren und Entwickeln von Erfolgspositionen beinhaltet.

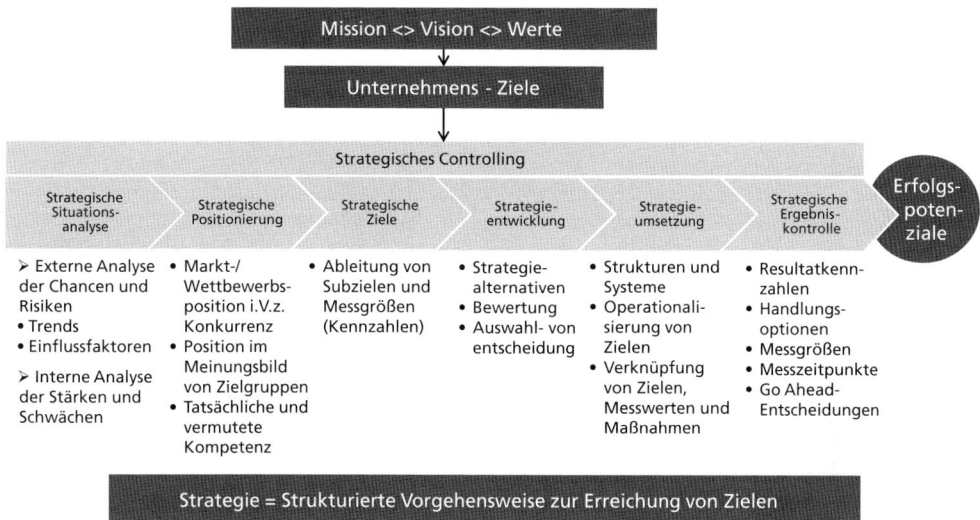

Abb. 7.1.2: Prozess und Funktion des strategischen Managements (© von Eiff 2019).

Strategische Planung ist die systematische Entwicklung von Zielen, Konzepten, Umsetzungsmaßnahmen.

7.1.3 Investitionen

Investitionen sind Auszahlungen zum Erwerb von Ressourcen, die Nutzungspotenziale beinhalten, deren Mobilisierung die zukünftige Markt-, Wettbewerbs- und Vermögensposition bestimmen. Investitionen sollen das langfristige Überleben sowie die Ertragskraft des Unternehmens sichern (= Infrastruktureffekt).

Jedes Investitionsvorhaben ist aufgrund des Kapitaleinsatzes des Pay-off-Risikos sowie der begrenzten Reversibilität der Entscheidung strategisch zu koppeln und im Wege eines strukturierten Entscheidungsprozesses sachlich fundiert zu bewerten.

Durch strategische Kopplung einer Investition wird sichergestellt, dass eine Identität zwischen strategischer Planung, Finanzplanung und gültigem Geschäftsmodell besteht (▶ Abb. 7.1.3).

Über den strukturierten Investitionsplanungsprozess wird erreicht, dass zu jedem Zeitpunkt eines Entscheidungsprozesses nachvollziehbar ist, wie die bisher erreichten Ergebnisse zustande kamen.

Die Bewertung von Investitionsalternativen stellt im Bereich medizinisch geprägter Prozesse besondere Anforderungen. Insbesondere sind Investitionen unter

- ethischen Handlungsmaximen,
- Risikobedrohungen für den Patienten und das Personal,
- Prozesskosten des Medizinbetriebs,
- medizinischer Qualität,
- Patienten-Outcome und
- Wirtschaftlichkeitsaspekten

zu betrachten.

Die klassischen betriebswirtschaftlichen Verfahren der Investitionsrechnung haben für die Beurteilung der Vorzugswürdigkeit von Investitionsobjekten für den Medizinbetrieb nur eine begrenzte Aussagefähigkeit. Ursächlich

Investitionsplanungsprozess
Der Investitions-Prozess ist methodisch basiert und unterliegt klaren Entscheidungskriterien.

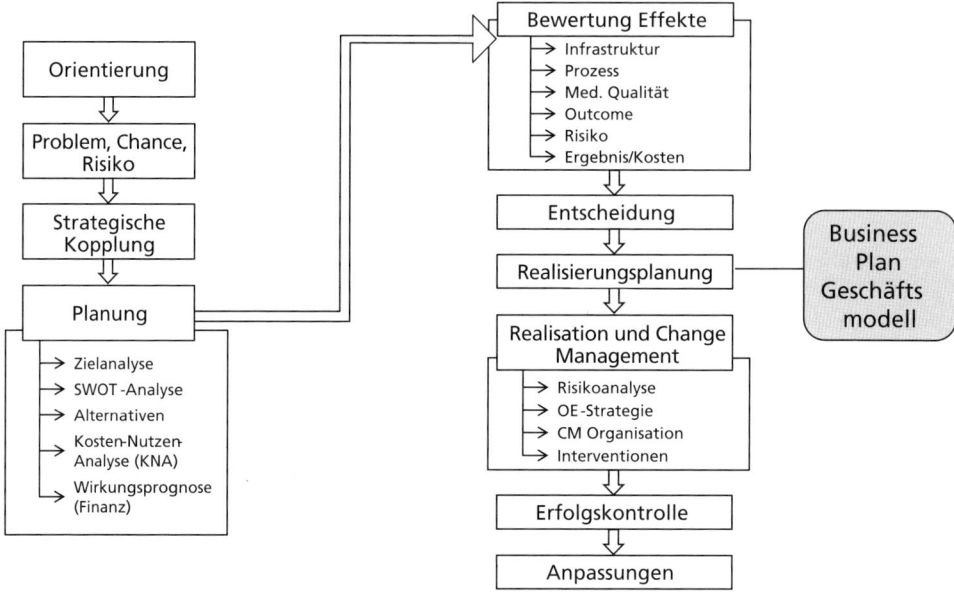

Abb. 7.1.3: Der Investitionsprozess koppelt die Reha-Klinik mit dem Markt und beinhaltet Business Plan sowie Change-Management-Aktivitäten (© von Eiff 2019).

dafür ist die eingeschränkte ökonomische Bedeutung der Kriterien »Kosten«, »Gewinn« und »Rentabilität«.

Im Zielsystem eines Medizinbetriebs sind rein ökonomische Größen nur insoweit von Bedeutung, als diese in einem Maß erfüllt sein müssen, um langfristig einen angemessenen Gewinn zu erreichen, der Investitionen in Qualitätsverbesserungen der medizinischen Behandlung ermöglicht. Das betriebswirtschaftliche Entscheidungskalkül der angemessenen Gewinnerzielung wird durch die zwingend zu erfüllenden Nebenbedingungen »Ethische Maxime« und »Medizinische Qualität« sowie »Risikovermeidung für Patient und Personal« dominiert.

Die wichtigste Rolle im Investitions-Entscheidungsprozess spielt die Entscheidungsdimension »Risiko«. Ziel des Medizinbetriebes und ethische Vorgabe zugleich ist die Maxime, dem Patienten diejenige Behandlung zu geben, die er fallangemessen benötigt und die mit den geringsten vermeidbaren Risiken verbunden ist. Die für diese Behandlung entstehenden Kosten sind dann eine Folgegröße, die nur wertanalytisch (Verbilligung ohne Funktionalitätseinbuße) hinterfragt werden darf. Würde man Investitionsentscheidungen im Medizinbetrieb ausschließlich von Kosten und Renditen bzw. von der Höhe eines (gedeckelten) Budgets abhängig machen, so wäre die mit diesen Finanzmitteln mögliche medizinische Leistung nicht mehr angemessen und würde das Risiko des Patienten, ein adverses Ereignis zu erleiden und zu Schaden zu kommen, erhöhen.

7.1.4 Finanzierungsformen

Die Herausforderung des Finanzmanagements besteht darin, innovative Finanzierungsformen zu finden, die es ermöglichen, Investitionen durchzuführen, die über die klassischen Finanzierungsinstrumente wie Bank- und Lieferantenkredit, Leasing und Pay-per-Use hinausgehen. Solche Finanzierungsformen stellen eine Kombination aus Kapitalmarkt und Realwirtschaft dar, beziehen organisatorische Vernetzungen zwischen Geldgeber und Geldnehmer in das Geschäftsmodell mit ein und definieren das traditionelle Rollenverständnis der Kreditpartner neu.

Die Auswahlentscheidung für die optimale Finanzierungsform hängt von den Klinik individuellen Rahmenbedingungen ab: Ausstattung mit Eigenkapital, Kreditlinie, Rating-Status, Art des Finanzierungsobjekts und Anlass der Finanzierung spielen eine wesentliche Rolle. Der »Finanzierung aus Prozess-Effizienz« kommt in Zukunft besondere Bedeutung zu, dies vor dem Hintergrund des Einsatzes von Pflege- und Reha-Robotern zwecks Entlastung des Personals und mit dem Ziel der Verbesserung des Reha-Erfolgs sowie des Patienten-Outcomes. Auch Investitionen in die Digitalisierung sind über die damit erreichbaren Prozess-Effekte zu bewerten.

In der klassischen Betrachtung der Finanzierung werden die Finanzströme nach der Herkunft systematisiert. Grundsätzlich kann man bei den Finanzierungsformen nach ihrer Herkunft zwischen der Außenfinanzierung und der Innenfinanzierung unterscheiden. Während bei der Außenfinanzierung Kapital von der externen Unternehmensumwelt, also von außen zugeführt wird, stammen die finanziellen Mittel bei der Innenfinanzierung aus innerbetrieblichen Vorgängen. Allerdings ist die Situation in den Krankenhäusern nur zum Teil mit denen in anderen Unternehmen vergleichbar.

Die Möglichkeiten der Eigenfinanzierung durch die Zuführung von externem Kapital sind von der Trägerschaft und der Rechtsform des Hauses abhängig. Nur eine begrenzte Zahl von Reha-Kliniken verfügen über die Möglichkeit, an der Börse Eigenkapital aufzunehmen. Als Mittel der Fremdfinanzierung stehen in der Regel neben den traditionellen Kreditformen (bspw. Bank- oder Lieferantenkredit) noch verschiedene Finanzierungssonderformen (bspw. Leasing, Factoring, Reverse Factoring, Sale-and-Lease-Back, Public Private Partnership) zur Verfügung.

Das Mezzanine-Kapital steht stellvertretend für eine Vielzahl von Finanzinstrumenten, die eine Art Mischform zwischen der klassischen langfristigen Finanzierung über Fremdkapital und dem Eigenkapital stehen (z. B. Genussscheine) darstellen. Im Klinikbereich ist das Mezzanine-Kapital bisher von untergeordneter Bedeutung und nur wenige Häuser betätigen sich zum Beispiel in der Ausgabe von nachrangigen Genussscheinen. Insbesondere bei institutionellen Investoren ist ein zunehmendes Interesse an Schuldscheindarlehen zu beobachten. Im Jahr 2017 strebte Asklepios ein Schuldscheindarlehen von 300 Millionen Euro an; wegen der großen Nachfrage wurde das Volumen auf 780 Millionen aufgestockt. Der Schuldschein ist in Tranchen mit variablen Laufzeiten sowie einer Kombination aus fixer und variabler Verzinsung aufgeteilt. Ein solcher Platzierungserfolg korreliert mit der Bonität des ausgebenden Unternehmens.

Für die Entscheidungsträger in Kliniken besteht die Herausforderung darin, zur Deckung des Finanzierungsbedarfes das richtige Instrument zur richtigen Zeit zu wählen. Dabei sind die klassischen Möglichkeiten der Innenfinanzierung nicht zu vernachlässigen. Abb. 7.1.4 gibt einen systematischen Überblick über die möglichen Finanzierungsformen für medizinische Leistungsanbieter.

7.1.5 Fazit

Innovative Finanzierungsformen können dabei helfen, die Wettbewerbsposition eines Krankenhauses zu sichern. Allerdings: Das ideale und für jedes Krankenhaus in jeder Situation empfehlenswerte Finanzierungsinstrument gibt es nicht. Ein erfolgreiches

Finanzierungsformen
Mittelherkunft, Finanzierungsanlass und Finanzierungsziel bestimmen die Finanzierungsform.

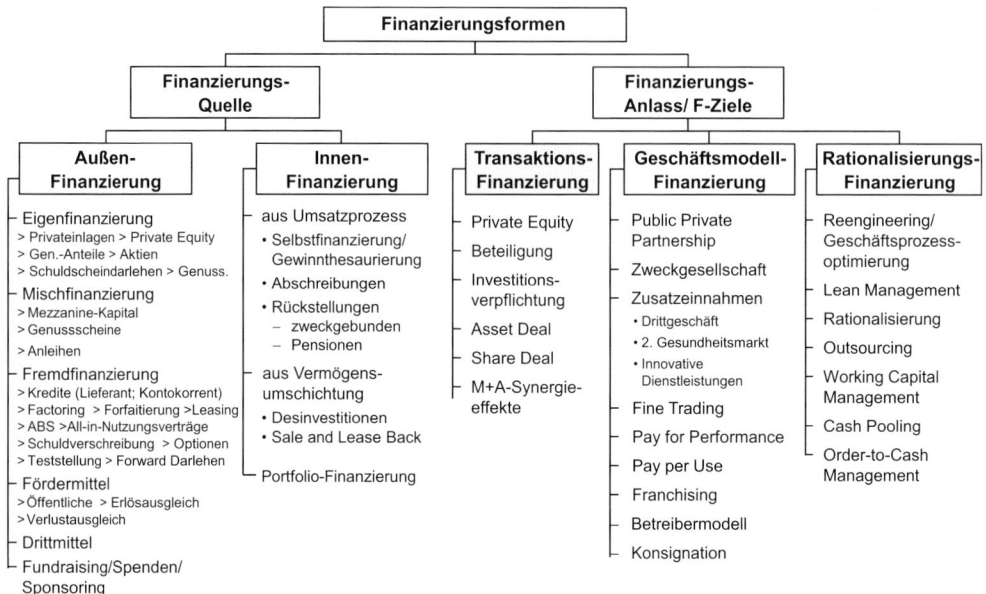

Abb. 7.1.4: Finanzierungsformen für Krankenhäuser, Reha-Kliniken und Pflege-/Seniorenheime (© von Eiff 2019).

Finanzmanagement wählt die geeignete Finanzierungsform nach folgenden Kriterien aus:

- Höhe der Finanzierungskosten
- Risiko und Sicherheit
- Anlass für den Finanzbedarf
- Komplexität der Vertragsgestaltung (= Transaktionskosten)
- Informations- und Offenlegungsforderungen der Investoren
- Umfang der Leistung von Sicherheiten
- Auswirkungen auf Kreditlinien
- Verfügbarkeit und Flexibilität des Mittelabrufs
- Unabhängigkeit bzgl. der kerngeschäftsrelevanten Entscheidungsprozesse
- Laufzeit der Kapitalüberlassung
- Einflüsse auf Bilanzstruktur, Rating-Position, Cash-Flow und Kapitalmarktposition
- Potenziale zur Verbesserung der Marktposition
- Expansionsfinanzierungseffekt.

In besonderer Weise wird jede Finanzierungsentscheidung beeinflusst von der aktuellen und zukünftig zu erwartenden Situation auf den nationalen und internationalen Kapitalmärkten. Aber gerade in Zeiten von »Nullzinspolitik« bei gleichzeitiger restriktiver Vergabe von Bankkrediten unter Voraussetzung hoher Sicherheitsleistungen gewinnen innovative Finanzierungsformen zur Sicherung der langfristigen Marktposition an Bedeutung.

Literatur

von Eiff, W. (2017): Innovative Finanzierungsformen. f&w 2: 156–160.
von Eiff, W., Greitemann, B., Karoff, M. (Hrsg.) (2014): Rehabilitationsmanagement. Klinische und ökonomische Erfolgsfaktoren. Stuttgart: Kohlhammer.

7.2 Finanzierungsmodelle: Vor- und Nachteile – je nach Strategie

Werner Weißenberger

In der Rehabilitation-Branche sind innovative Finanzierungsinstrumente einzusetzen, um insbesondere strategische Investitionen adäquat zu finanzieren. Hierbei hat der Unternehmer – unter den konkreten Rahmenbedingungen eines Reha-Betriebs – mögliche Finanzierungsformen zu analysieren und zu bewerten. Die nachfolgende Ausführung soll hierzu einen Anstoß geben.

7.2.1 Die Bedeutung der Immobilie in der Rehabilitation aus Finanzierungssicht

Naturgemäß kommt der Immobilie in der stationären, medizinischen Rehabilitation eine maßgebliche Rolle zu. Anforderungen an eine Immobilie wie Lage, Raumgrößen sowie quantitative wie auch qualitative Beschaffenheit werden aus vielerlei Richtungen durch diverse Stakeholder gestellt. Wesentliche Stakeholder sind neben dem Immobilieneigentümer u. a. Belegungsträger, Patienten, Mitarbeiter. Hieraus werden aus medizinisch-therapeutischer Sicht, aus betriebsorganisatorischer (kurze Wege, Patientenanforderungen), aus diversen rechtlich-/technischen Vorgaben (Brandschutz, Stellplatzverordnungen etc.) und aus sonstigen relevanten Vorgaben (z. B. auch die subjektiv-emotionalen Vorgaben aus der Richtung Immobilieneigentümer ebenso wie die wirtschaftlichen Vorgaben aus Richtung Shareholder bzw. Kapitalgeber und Immobilieneigentümer sowie aus der Richtung Marketing mit Corporate Design bzw. Corporate Architecture) die Kosten der Errichtung und mindestens in gleicher Bedeutung die laufenden Kosten im Sinne einer Life-Cycle Betrachtung begründet. Die sich insgesamt hieraus ergebenden Rahmenbedingungen bilden die langfristige betriebswirtschaftliche Planungsbasis.

Den allgemeinen Leitlinien der wohnortnahen Rehabilitation folgend, ist aus strategischer Unternehmenssicht zuerst die Standortfrage und danach die Finanzierungsfrage zu beantworten. Aus der wohnortnahen Rehabilitation kann zwar im Regelfall eine Metropolen- oder zumindest eine Großstadtnähe abgeleitet werden. Bei heutzutage im Vergleich zum langjährigen Durchschnitt deutlich steigenden Grundstückspreisen in Verbindung mit knappen Bauland und auch einem knappen Gebrauchtimmobilienmarkt in diesen Regionen stellen begrenzte Finanzierungsmittel dann doch oftmals eine oder sogar die maßgebliche Restriktion im Zusammenhang mit der strategischen Standort- und Objektbestimmung dar. Hier konkurriert die Rehabilitation mit im Vergleich zu anderen Branchen durchschnittlich deutlich geringeren Gewinnmargen, welche wesentlich auf die chronische, durch das deutsche Gesundheitswesen verursachte, Unterfinanzierung des deutschen Rehabilitationswesens zurückzuführen sind (Borges et al. 2018, S. 20 f.). Demzufolge sind die mittelbar durch einen Rehabetreiber erzielbaren Pachten und damit mit einer Immobilie erzielbaren Renditen für den Immobilieneigentümer im Allgemeinen weniger attraktiv. Auch deutlich steigende Baupreise limitieren strategische Entwicklungsansätze der Rehabilitationsbetreiber. So werden oftmals bestehende Rehabilitationseinrichtungen oder andere Gebrauchtimmobilien im Zuge der strategischen Unternehmensentwicklung eines Rehabetreibers ertüchtigt, obwohl aus Sicht von Lage, Gebäudebeschaffenheit, organisatorischen Abläufen etc. die Gebrauchtimmobilien keinen optimalen, sondern meist nur einen aus finanziellen Restriktionen heraus abgeleiteten, machbaren Ansatz darstellt.

Die nachhaltig durch den Rehabetreiber erwirtschaftete Ergebnisrendite hat nicht nur einen maßgeblichen Einfluss auf den Standort und die quantitative sowie qualitative Beschaffenheit der Immobilie, sondern gibt regelmäßig auch die Grenzen bzw. die für den Rehabetreiber relevant zur Verfügung stehenden Finanzierungsinstrumente vor.

7.2.2 Finanzierungsmodelle – Alternativen

Hat sich die stationäre Reha aus historischer Sicht gesehen wesentlich aus der Perspektive Lage und Immobilie heraus entwickelt und lag hierauf der strategische Fokus, wird die stationäre Reha heute mit anderen bzw. weiteren Herausforderungen konfrontiert. Diese sind u. a. die zunehmend pflege- und therapieintensiven Patienten sowie Behandlungskonzepte, multimorbide Patienten, nicht-kostendeckende Vergütungssätze und dadurch der aus betriebswirtschaftlichen Zwängen heraus zu revidierenden Behandlungskonzepte und zu verschlankenden Prozesse und zu reduzierenden Ressourcen. Auch die von Belegungsträger- und Patientenseite zunehmend auslastungsrelevanten Anforderungen (z. B. Wunsch und Wahlrecht der Patienten oder auch die wohnortnahe Reha) bzw. Vorgaben (ambulante vor stationäre Reha, Reha vor Pflege, Reha vor Rente) stellen eine stationäre Rehaeinrichtung vor weitere Herausforderungen. Die zunehmende Digitalisierung im Gesundheitswesen bei einem sich vermutlich weiter verschärfenden Fachkräftemangel verdeutlichen, dass die stationäre Reha vor einem Wandel steht.

Aus dem Wandel aus immobiliengeprägter Reha hin zu den in der heute und vermutlich auch zukünftig die Reha prägenden wesentlichsten Faktoren rückt die Immobilie in der Managementpriorität nach hinten bzw. übernimmt nicht mehr die dominierende Rolle. Dennoch spielt die Immobilie aus diversen Perspektiven eine weiter sehr hohe Rolle (▶ Kap. 7.2.1) und ist aus finanzierungstechnischer Sichtweise einerseits eine maßgebliche Sicherheit aber andererseits auch eine sehr cashflow- und aufwandsintensive Position.

Nachfolgend sollen Finanzierungsalternativen aus Sicht eines Betreibers dargestellt werden,

- die sich am Geschäftsmodell orientieren und die Immobilie hinsichtlich des jeweiligen Finanzierungsansatzes tendenziell eine nachgeordnete Rolle spielt (nachfolgend als geschäftsmodellbasierte Finanzierung oder auch als Unternehmensfinanzierung bezeichnet) und solche,
- die sich ebenso am Geschäftsmodell orientieren, bei denen sich die Immobilie jedoch als maßgeblicher Bestandteil des Finanzierungsmodells (immobilienbasierte Finanzierung) darstellt.

Geschäftsmodellbasierte Finanzierungsalternativen

Modell A: Investorenansatz (Trennung von Besitz und Betrieb)

Die Ausführungen in diesem Abschnitt erfolgen auf Grundlage der Annahme, dass sich die Immobilie nicht im Eigentum des Betreibers bzw. des/der Gesellschafter(s) des Betreibers befindet und somit Besitz und Betrieb der Immobilie weder unmittelbar noch mittelbar in einer Hand liegen.

Beim Investorenansatz wird meist sehr langfristig ein Pachtvertrag, ein Leasing- oder auch eine Sale-and-Lease Back Vereinbarung oder ein gleichartiger Vertrag zwischen dem Investor (externe(r) Investor(en) oder auch Gesellschafter) und dem Rehabetreiber abgeschlossen. Dabei variieren die Vertragsinhalte sehr stark und reichen bis dahin, dass der Rehabetreiber auf Triple-Net-Basis sämtliche Instandhaltungs- und Investitionsmaßnahmen (in der Folge kurz als Investitionsmaßnahmen bezeichnet) zu tragen hat. Aus Investorensicht ist eine fest kalkulierbare Rendite meist die präferierte Variante. Nachfolgend werden daher die Vor- und Nachteile einer Triple-Net oder einer vergleichbaren Vereinbarung dargestellt.

Vorteile, die sich aus Sicht des Rehabetreibers bei einem Vertragsverhältnis auf Triple-Net Basis ableiten lassen sind u. a.:

- Konzentration auf das Kerngeschäft
- Grundsätzlich planbare finanzielle Belastung durch während der Vertragslaufzeit reduzierte Investitionsmaßnahmen
- Investitionen werden nur im zwingend notwendigen Umfang vorgenommen – emotionale Investitionsentscheidungen werden ceteris paribus tendenziell vermieden. Daher muss kein vertieftes Know How und keine teuren Ressourcen für die Immobilienbewirtschaftung vorgehalten werden
- Die Immobilienplanung und -errichtung sowie die langfristige Immobilienmodernisierung wird in der Regel durch den Investor oder durch vom Investor beauftragten Immobilienspezialisten vorwiegend unter nachhaltigen und wirtschaftlichen Aspekten durchgeführt. Diese Perspektive spielt hinsichtlich der erwirtschaftbaren Pacht des aktuellen bzw. möglichen künftigen Immobilienbetreibers eine bedeutende Rolle.
- Der Rehabetreiber muss sich über die Verwertung (Weiterverwendung, Umnutzung oder Veräußerung der Immobilie nach Ende der Grundmietzeit (gegebenenfalls durch ein oder mehrere Verlängerungsoptionen zeitlich flexibilisiert)) nicht oder nur nachrangig kümmern und kann sich daher auf sein Kerngeschäft konzentrieren. Der Rehabetreiber muss sich nicht durch die Immobilie leiten lassen (welches Geschäft könnte nach der Grundmietzeit betrieben werden, um die Immobilie wirtschaftlich sinnvoll zu nutzen?), sondern kann sich auf seine Unternehmensstrategie und damit ortsungebunden auf die Unternehmensentwicklung fokussieren.

Wesentliche Nachteile, die sich – im Vergleich zu einer im Eigentum des Betreibers befindlichen Immobilie – aus Sicht eines Rehabetreibers bei einem Pachtverhältnis auf Triple-Net Basis (die nachfolgenden Ausführungen in diesem Abschnitt gelten grundsätzlich nicht für den Fall dessen, dass im Pacht-/Leasingvertrag eine Kaufoption für den Rehabetreiber vereinbart wurde. Für diesen Fall wird auf die Ausführungen im Kapitel »Immobilienbasierte Finanzierungsalternativen« verwiesen) möglicherweise ableiten lassen, sind u. a.:

- Die liquiditätsseitige Belastung durch die Pacht, die wesentlich aus einer Abschreibungs- und einer Finanzierungskomponente besteht, ist markant höher, da die liquiditätsunwirksame Abschreibungskomponente im Pachtmodell aus der Perspektive des Betreibers liquiditätswirksam ist. Bei einem wirtschaftlich möglicherweise volatilen Geschäfts- und demzufolge Liquiditätsverlaufs des Rehabetriebs kann dies ebenso zu Liquiditätsengpässen führen, wie
- die Investitions- und Instandhaltungsauszahlungen – die abhängig von den individuellen Regelungen des jeweiligen Pachtvertrags auf Triple-Net Basis – zeitlich und betragsmäßig weniger flexibel disponierbar sind.
- Der Rehabetreiber profitiert aufgrund verteilter Eigentumsverhältnisse nicht von werterhaltenden und wertsteigernden Investitionen und Instandhaltungen. Demzufolge kann die Motivation (spürbar) reduziert sein, Investitionen- und Instandhaltungen durchzuführen, die z. B. aus rechtlichen, technischen oder aus wirtschaftlichen Gesichtspunkten nachhaltig als notwendig oder auch sinnvoll zu erachten sind.

- Geringere Identifikation mit dem Standort im Allgemeinen und mit der Immobilie im Speziellen.
- Die meist sehr langfristige Vertragslaufzeit ist im Hinblick auf eine vorzeitige Vertragsauflösung wenig bis nicht flexibel.
- Zum Ende der Grundmietzeit bzw. optional verlängerter Mietzeit kann der Investor den Vertrag – entgegen dem Interesse des Rehabetreibers – auslaufen lassen. Insbesondere dann, wenn das Geschäftsmodell mit der Lage bzw. dem Immobilienobjekt in unmittelbarer Abhängigkeit steht (sowohl aus Sicht des Absatzmarktes, des Personals, der operativen Geschäftsverbindungen als auch aufgrund infrastruktureller Gründe), hat der betreiberseitig fehlende Zugriff auf die Liegenschaft materielle Einflüsse auf das strategische und operative Geschäftsmodell des Rehabetreibers.

Modell B: Immobilie wird nicht als Sicherheit belastet

Die nachfolgenden Ausführungen in diesem Abschnitt basieren auf der Annahme, dass sich die Immobilie im Eigentum des Betreibers bzw. des/der Gesellschafter(s) des Betreibers befindet und somit Besitz und Betrieb der Immobilie unmittelbar oder mittelbar in einer Hand liegen.

In erster Linie sind Unternehmensanleihen und Schuldscheindarlehen klassische Finanzierungsinstrumente (Neben diesen Finanzierungsformen mit Fremdkapitalcharakter sind auch nicht immobilienbasierte Finanzierungsformen mit wirtschaftlichen Eigenkapitalcharakter (Gesellschafterdarlehen, Mezzaninekredit etc.) zu nennen.), die in Bezug auf Sicherheiten in der Regel blanko bei fallweise zu vereinbarenden Covenants ausgegeben werden. Das Fremdkapital ist grundsätzlich endfällig, was den zu erbringenden Kapitaldienst während der Vertragslaufzeit im Wesentlichen auf die Zinsbelastung begrenzt. Dem größten Vorteil hier, dass Immobilien grundsätzlich nicht belastet werden und diese gegebenenfalls für weitere Finanzierungsvorhaben als Sicherheit bereitgestellt werden können, stehen wesentliche Nachteile bzw. Einschränkungen im Vergleich zu immobilienbasierten Finanzierungsalternativen gegenüber.

So erfordern Unternehmensanleihen und Schuldscheindarlehen in Bezug auf Finanzierungszinsen und -konditionen ein gutes bis sehr gutes (bei einem Schuldschein meist lediglich ein internes) Rating. Neben dem Risiko der Anschlussfinanzierung bewegt sich die Laufzeit im Regelfall bei drei bis fünf bzw. max. sieben Jahren, was deutlich unterhalb der durchschnittlichen Kapitalbindungsdauer des Anlagevermögens, speziell der Liegenschaft, einer Rehaklinik liegt. Gerade die Anschlussfinanzierung ist aus dem Blickwinkel der Planungssicherheit risikobehaftet. Abhängig von der Aufnahmebereitschaft des Anleihen- und Schuldscheinmarktes zum Ende der Laufzeit besteht ein nicht unerhebliches Risiko, die Anschlussfinanzierung der Höhe nach und auch zu akzeptablen Konditionen sicherstellen zu können.

Im Ergebnis stehen – sofern das Kriterium der Finanzierungszinshöhe und -konditionen als maßgeblich relevant gesehen wird – die beiden vorgenannten Finanzierungsinstrumente, ähnlich klassischer, unbesicherter Finanzierungskredite, als interessanten Finanzierungsansatz nur einem eng begrenzten Unternehmenskreis zur Verfügung. Gemeint sind hier überwiegend Unternehmen, die ein Investment Grade Rating vorweisen können. Demzufolge wird auf weitere Ausführungen zu Modell B nicht vertiefend eingegangen.

Immobilienbasierte Finanzierungsalternativen

Wenngleich in der heutigen Zeit mit negativen Zinsen und mit Covenants Light (Paulus 2017, S. 46–49, Neises 2016, S. 14) der Zugang zu nicht immobilienbasierten Finanzierungsinstrumenten vermutlich erleichtert wird, sollte die Immobilie und deren Einsatz bei

Finanzierungen nachfolgend doch vertieft erörtert werden. In vielen Fällen liegt der aus finanzierungsseitiger Sicht notwendigen Einschätzung der als Sicherheit dienenden Immobilie ein externes oder bankenseitig erstelltes Marktwertgutachten vor, aus dem sich über den Beleihungswert und die Beleihungsgrenze auch die maximale Finanzierungshöhe ableiten lässt.

Neben verschiedenen wertbeeinflussenden Faktoren wie Lage der Immobilie, Grundstückswert, Fremdverwertbarkeit bzw. alternative Nutzbarkeit, Zustand der Liegenschaft (Substanzwert) usw. bildet die mit der Liegenschaft direkt erwirtschaftungsfähige Pacht grundsätzlich den Hauptparameter bei der Marktwertermittlung. Bei einer betriebswirtschaftlichen Sichtweise sind damit Investitionen, Instandhaltungen und Wartungsarbeiten unter dem Aspekt der Ergebnisauswirkung zu beurteilen. Maßnahmen ohne unmittelbare oder mittelbare positive Auswirkung auf die nachhaltige Wirtschaftlichkeit sind, abgesehen von rechtlich oder technisch erforderlichen Maßnahmen, grundsätzlich zu verneinen. Unter nachhaltig sind die Perspektiven der Balanced Scorecard (Weber 2018) zu verstehen. D. h. im Allgemeinen die Perspektiven Markt/Kunde/Qualität, Mitarbeiter, Prozesse und Finanzen. Eine hohe Wirtschaftlichkeit des betreibenden Unternehmens führt zu einer hohen, erzielbaren Pacht und damit im Ergebnis zu einem hohen Marktwert der Immobilie und – aufgrund einer entsprechend guten Ratingnote – zu einem höheren Finanzierungsvolumen bei parallel attraktiveren Finanzierungszinsen und -konditionen.

Besteht ein wesentliches Ziel in einem Unternehmen darin, sich attraktive Finanzierungszinsen und -konditionen zu sichern, so ist bei einer bestehenden Immobilie eine immobilienbasierte Finanzierung gegenüber geschäftsmodellbasierten Finanzierungsinstrumenten grundsätzlich von Vorteil. (Liegt für ein Unternehmen ein Investment Grade Rating vor, reduziert sich der Vorteil einer immobiliengesicherten Finanzierung in Bezug auf Finanzierungszinsen und -konditionen möglicherweise so weit, dass die Immobilienabsicherung auf die Finanzierungszinsen und -konditionen keinen bzw. keinen markanten, vorteilhaften Effekt hat.)

Sofern die Finanzierungskosten und -konditionen nachrangig zu anderen Entscheidungsparametern eingestuft werden, sind immobilienbasierte Finanzierungsinstrumente auch nicht die erste Wahl. Denn die Vorteile der geschäftsmodellbasierten und gleichzeitig nicht oder nicht in erster Linie immobiliengesicherten Finanzierungsinstrumente sind oftmals die Nachteile der immobiliengesicherten Finanzierungsalternativen. Diese Nachteile sind u. a.

- die begrenzte Beleihbarkeit der Immobilien und damit das begrenzte Finanzierungsvolumen, dies
- bei parallel auferlegten, die operative als auch die strategische Entwicklungsfähigkeit des Betreibers (sehr) eingrenzenden Financial Covenants
- das Risiko der Verwertbarkeit sofern sich die Lage der Immobilie oder die Immobilie an sich für das bestehende oder für das künftige strategische Geschäftsmodell langfristig nicht mehr oder nur noch bedingt eignet.

Gemischtes Finanzierungsmodell

Nun schließen sich geschäftsmodellbasierte und immobilienbasierte Finanzierungsmodelle in kombiniertem Einsatz (kurz: gemischtes Finanzierungsmodell) nicht aus. Da die in den vorangegangenen Abschnitten aufgeführten Finanzierungsmodelle naturgemäß Vor- und Nachteile mit sich bringen, besteht beim Einsatz eines gemischten Finanzierungsmodells die Möglichkeit, von den Vorteilen verschiedener Finanzierungsmodelle zu partizipieren.

Insbesondere werden bei Wachstumsstrategien (anorganisch wie auch organisch) z. B.

für den Ausbau bestehender oder auch den Aufbau neuer Geschäftsmodelle, Standorte etc. meist (sehr) hohe Finanzierungsmittel benötigt. Unter der Annahme, dass Liegenschaften nur zu einem begrenzten Maße für die Besicherung neuer Finanzierungsmittel zur Verfügung stehen, sollte in einem ersten Schritt analysiert werden, wie hoch der Anteil an – für die beabsichtigten Vorhaben – benötigten Finanzierungsmittel ist, die durch bestehende oder in den beabsichtigten Vorhaben evtl. integrierten Grundstücke besichert werden können. In einem nächsten Schritt ist zu entscheiden, ob und wenn ja in welcher Höhe Finanzierungsmittel mit Grundstücksbesicherung für das Vorhaben eingesetzt werden sollen. Hier sollten in die Bewertung bzw. in den Entscheidungsprozess insbesondere auch die kurz-, mittel- und langfristigen Refinanzierungsbedarfe der bestehenden Geschäftstätigkeit bzw. der bestehenden Standorte mit einfließen. Die Aufgabe besteht nun darin, die Residualgröße über z. B. geschäftsmodellbasierte Finanzierungsmittel (Neben immobilien- und geschäftsmodellbasierten Finanzierungsmodellen gibt es eine Reihe weiterer Finanzierungsinstrumente, auf die in diesem Beitrag nicht näher eingegangen werden soll) zu generieren. Hier wird auf die Ausführungen zu »Geschäftsmodellbasierte Finanzierungsmodelle« verwiesen.

7.2.3 Zusammenfassung

In der stationären Rehabilitation spielt die Immobilie in vielerlei Hinsicht eine weiterhin hohe, mitunter sogar dominierende Rolle. Je spezieller die Immobilie (u. a. Lage, Gebäude- und Raumkonstruktion) und je begrenzter sich die sog. Drittverwendungsmöglichkeit darstellt, desto tendenziell aufwändiger gestaltet sich die Suche nach einem Immobilieninvestor. Sofern ein Rehabetreiber kein Investment Grade vorweisen kann und sich kein Investor für eine Immobilie zu akzeptablen Rahmenbedingungen findet, ist die klassische, immobiliengesicherte Finanzierung unverändert ein primär sich anbietendes Finanzierungsmittel.

Eine allgemeingültige Aussage zur Unternehmensfinanzierung kann jedoch nicht getroffen werden. Vielmehr ist auf die unternehmensindividuelle Gesamtsituation und auch auf die jeweilige Lage am Finanzierungs- und Immobilienmarkt abzuzielen. Vorhandene Immobilien können eine interessante Beimischung in das Finanzierungsportfolio des Unternehmens sein, um sich einerseits günstigere Finanzierungszinsen zu sichern und andererseits nachhaltige Finanzierungssicherheit zu generieren.

Darüber hinaus können bei einer immobilienbasierten Finanzierung sowohl fixe als auch variable Zinskonditionen vereinbart werden. Damit kann der Rehabetreiber entsprechend seiner individuellen Einschätzung zur Entwicklung der kurz-, mittel- und langfristigen Finanzierungszinsen sowie zur Zinsbindungsdauer aktiv das Finanzierungsportfolio steuern. Eine immobilienbasierte Finanzierung bietet die Möglichkeit der Planungssicherheit bei – abhängig von den Finanzierungsvereinbarungen und der Zinsbindungsdauer – flexiblen Möglichkeit zur Rückführung der Finanzierungsmittel bei einer sinnvollen Option zur vorzeitigen Umfinanzierung.

In Tabelle 7.2.1 werden die drei hier betrachteten Finanzierungsmodelle, die aus Konzern- bzw. Unternehmenssicht grundsätzlich auch im Portfolio eingesetzt werden können, kurz gegenübergestellt und u. a. hinsichtlich den konkurrierenden Finanzierungszielen **Zinsminimierung, Planungssicherheit und Flexibilität** bewertet.

Tab. 7.2.1: Finanzierungsmodelle – Gegenüberstellung

	Immobillienbasierte Finanzierung	Investorenansatz	Unternehmensanleihe/ Schuldscheindarlehen
Finanzierungszinsen	attraktiv	Investorenabhängig: attraktiv bis mäßig hoch	Mäßig hoch bis hoch, sofern kein Investment Grade vorliegt
Planungssicherheit	hoch	hoch	mäßig bis hoch, wobei die Finanzierungsdauer in der Regel deutlich unterhalb der Nutzungsdauer der Immobilie liegt
Flexibilität	hoch	niedrig	niedrig
Kapitaldienst	niedrig (bei größtenteils endfälliger Tilgung) bis mittel (bei einem Annuitäten- oder Amortisationsdarlehen	Mittel bis hoch (speziell bei Vollamortisation in der Grundmietzeit	Niedrig (in der Regel endfällige Tilgung) bei bekanntem Risiko der Anschlussfinanzierung

Literatur

Borges, P.; Zimolong, A.; Radtke, M. (2018): Was kostet die Rehabilitationsleistung? – Kostenberechnung auf Basis struktureller Anforderungen in der gesetzlichen Krankenversicherung, Köln.

Paulus, S. (2017): Achtung kleingedruckt! Kreditverträge enthalten Auflagen. Damit diese nicht einengen, sollten Mittelständler genau auf deren Ausgestaltung achten. Markt und Mittelstand 2017: 46–49.

Neises, M. (2016): Trends bei Financial Covenants. Finance, Sonderbeilage zur 12. Structured Finance 11/12: 14.

Weber, Jürgen (2018): Balanced Scorecard (https://wirtschaftslexikon.gabler.de/definition/balanced-scorecard-28000, Zugriff am 03.04.2019)

7.3 Ganzheitliches Controlling im Reha-Betrieb

Ulf Ludwig

Ein ausgefeiltes Controlling spielte viele Jahre für die Reha keine große Rolle. Wenn die Klinik voll war, wurde in der Regel auch Geld verdient. Die gesetzlichen Änderungen in der Finanzierung von Rehabilitationseinrichtungen im Jahr 1996, in deren Folge es zu einer deutlichen Verringerung der durchgeführten Rehabilitationsmaßnahmen bei gleichzeitig dramatischer zeitlicher Verkürzung dieser Maßnahmen kam, führten zu einem deutlichen Bettenüberangebot im Reha-Markt. Die Kliniken suchten ihr Heil in immer niedrigeren Preisen, um die eigene Belegung gegenüber der Konkurrenz zu verbessern. Die Kostenträger nutzten diesen Marktmechanismus gern für sich. Diese Abwärtsspirale der Pflegesätze führte dazu, dass Pflegesätze derzeit in vielen Bereichen nur auskömmlich sind, wenn das Personal untertariflich bezahlt wird und wenn Investitionen und Instandhaltungen, die in der im Rehabilitationsbereich üblichen monistischen Finanzierung bereits in den Pflegesätzen und Fallpauschalen enthalten sind, auf einem minimalen Stand gehalten werden. Hinzu kommen eine deutliche Zunahme der medizinischen Fallschwere aufgrund immer früherer Verlegungen der Patienten aus den Akutkliniken und eine Verschiebung des Verhältnisses zwischen Heilverfahren/AHB hin zu einem deutlichen Überhang an AHB-Leistungen.

Daher ist heute ein ganzheitliches Controlling von essentieller Bedeutung für eine wirtschaftlich erfolgreiche Führung von Rehabilitationseinrichtungen. Dazu gehört neben dem klassischen Kostencontrolling und dem Personalcontrolling vor allem eine effektive Steuerung des Fallmixes, der Verweildauer sowie der Wirtschaftlichkeit des Therapiesettings, also ein Rehabilitations-Medizincontrolling. Wie in fast allen medizinischen Bereichen tragen die einzelnen Rehabilitationsmaßnahmen aufgrund der pauschalierten Vergütungen mit unterschiedlichen, teilweise auch negativen Deckungsbeiträgen zum Gesamtergebnis bei. Nur durch eine umfassende Steuerung der Kosten und Erlöse kann ein wirtschaftlicher Betrieb von Rehabilitationskliniken gewährleistet werden.

- **Kostencontrolling**
- Materialkostencontrolling

    Das Materialkostencontrolling in der Rehabilitation unterscheidet sich nicht wesentlich vom Kostencontrolling der anderen gesundheitswirtschaftlichen Sektoren. Aufgrund des geringen Materialeinsatzes, geringerer Anforderungen an Diagnostikvorhaltungen und Laborbefunde spielt das Controlling in diesem Bereich eine deutlich geringere Rolle als im Krankenhaus. Jedoch sind Labor-, Arzneimittel- und Diagnostikkosten auch in der Rehabilitation stets im Auge zu behalten. Die niedrigen Pflegesätze berücksichtigen den eingeschränkten medizinischen Auftrag. Auch wenn es medizinisch sinnvoll erscheint, den im Vergleich zum Akut-Krankenhaus längeren stationären Aufenthalt des Rehabilitanden zu nutzen, um weitergehende diagnostische Untersuchungen durchzuführen, sind diese Leistungen aufgrund der strikten sektoralen Trennung nicht durch den Rehabilitationsträger zu finanzieren.

    Hohe Arzneimittelkosten können den einzelnen Rehabilitationsfall schnell in eine dramatische Unterfinanzierung führen und sollten daher schon vor Rehabilitationsbeginn geklärt werden. Besonders kostenintensive Patientengruppen können durch das Controlling der genannten Bereiche ebenso identifiziert werden. Für diese können gesonderte Pflegesätze oder Zuschläge mit den Kostenträgern verhandelt werden.

    Eine große Bedeutung in dieser Kostengruppe kommt auch den Kosten für die Speisenversorgung zu. Aufgrund der im Vergleich zu anderen Leistungsbereichen im Gesundheitswesen sehr niedrigen Vergütungssätze pro Tag, können hier schon die regelmäßigen Preisschwankungen beim Lebensmitteleinkauf erhebliche Auswirkungen auf die Gesamtwirtschaftlichkeit der Klinik erzeugen, wenn nicht effektive Gegensteuerungsmaßnahmen eingeleitet werden. Da die Speisen oft diätetischen Anforderungen genügen und energiebilanziert sein müssen, sind rein kostengetriggerte Steuerungsmaßnahmen nicht umsetzbar. Vielmehr ist eine enge Abstimmung von Küchenleitungen, Einkauf, Diätberatern und Ärzten notwendig, um herauszufiltern, wie Kostensteigerungen im Sinne des Klinikkonzeptes, der Rehabilitandenzufriedenheit und der verfügbaren Personalressourcen abgefedert werden können.

- **Personalcontrolling**

    Grundlage des Personalcontrollings in der Rehabilitation bilden die indikationsbezogenen Stellenpläne, die insbesondere für Einrichtungen, die von der Deutschen Rentenversicherung (DRV) belegt werden, vorhanden sind. Die klinikindividuellen Stellenpläne beruhen auf allgemeinen Strukturvorgaben der DRV, die angeben, wie viele Vollzeitkräfte pro 100 belegten Betten für eine bestimmte Indikation vorgehalten werden sollen. Diese werden dann aufgrund vom Standard abweichender Rehabilitationskonzepte, unterschiedlicher Klinikgrößen oder Patientenkollektive für die jeweilige Klinik angepasst. Die Stellenpläne legen in der Regel eine Vollauslastung der Klinik zugrunde. Für GKV-belegte Betten und Abteilungen gibt es meist keine verbindlichen Personalvorgaben, sodass jede Klinik eigene Stellenpläne entwickeln muss. Hier werden meist die Vorgaben der DRV zugrunde gelegt und dann entsprechend der abweichenden Anforderungen der GKV – zum Beispiel an den höheren Pflegebedarf der in der Regel im Rentenalter befindlichen GKV-Patienten – angepasst.

Ein effektives Personalcontrolling in der Rehabilitation baut auf dem regelmäßigen Abgleich des errechneten Personalbedarfs mit der tatsächlichen Personalvorhaltung auf. Das heißt, die Personalbemessung erfolgt analog der Auslastung. Bei 80-prozentiger Auslastung ist grundsätzlich auch nur 80 % des Personals des Stellenplans vorzuhalten, soweit rechtliche Anforderungen dem nicht entgegenstehen. Das lässt sich im therapeutischen Bereich relativ einfach umsetzen, da hier grundsätzlich keine Vorhalteleistungen zu erbringen sind. Je nach Abteilungsgröße kann durch die geringere Belegung aber keine vollständige Reduktion der Therapeutenstellen erreicht werden, da bestimmte Gruppentherapien zum Rehabilitationssetting unabdingbar dazugehören und trotz geringerer Belegung mit dann verminderter Gruppengröße durchgeführt werden müssen. Im Pflegebereich stellt die minimale Stationsbesetzung im Dreischichtdienst die Untergrenze der Personalreduktion dar. Im ärztlichen Dienst bildet die Abdeckung der Ruf- und Bereitschaftsdienste die Reduktionsgrenze. Im Bereich der leitenden Ärzte ist in der Regel gar keine Anpassung möglich. Daraus ergibt sich die Notwendigkeit, ein Personalcontrolling-System aufzubauen, in welchem die für die Klinik notwendige Minimalbesetzung definiert wird. Davon ausgehend kann dann die Personalsteuerung nach der prozentualen Auslastung erfolgen. Dabei sind saisonale Auslastungsschwankungen wie z. B. zu Weihnachten oder Ostern durch Urlaubsplanungen langfristig steuerbar. Unvorhersehbare Belegungsrückgänge z. B. durch OP-Zahl-Rückgang bei einem hauptzuweisenden Krankenhaus oder verändertes Steuerverhalten von Kostenträgern können mit Arbeitszeitkonten oder veränderter Personaleinsatzplanung in anderen Indikationsbereichen aufgefangen werden.

Weitere Aspekte des Personalcontrollings sind Kennzahlen, die neben der oben beschriebenen kurzfristigen Personaleinsatzsteuerung mittel- und langfristige Entwicklungen darstellen. Hierzu zählen vor allem die Krankheits- und Abwesenheitsquote sowie die Fluktuationsrate, denen eine Aussagekraft hinsichtlich der Mitarbeiterzufriedenheit, der Mitarbeitermotivation sowie der Arbeitsbelastung und Prozessveränderungen zugeschrieben wird. Zur Bewertung dieser Zahlen liegen z. B. Auswertungen der Krankenkassen als Vergleichswerte öffentlich zugänglich vor, sodass Bewertungen sowohl hinsichtlich des zeitlichen Verlaufs als auch im Vergleich zur Branche und zu anderen Branchen durchgeführt werden können.

Durch den zunehmenden Fachkräftemangel im Gesundheitswesen stellt die Ressource Personal immer mehr den Engpassfaktor für Wachstum im Rehabilitationsbereich dar. Diese Situation wird sich aufgrund der Altersstruktur der Mitarbeiter in den meisten Kliniken noch deutlich verstärken. Hinzu kommt aus gleichem

Grund ein Zunehmen der Zeitspanne, die Kliniken benötigen, um frei werdende Stellen neu zu besetzen. Daher muss das Personalcontrolling planmäßige Beendigungen von Arbeitsverhältnissen frühzeitig aufzeigen. Hier ist oft ein Vorlauf von 3–6 Monaten notwendig, für besondere Stellen wie leitende Ärzte, Oberärzte, Pflegedienstleitungen, Therapieleitungen etc. sind Suchzeiträume von über einem Jahr üblich und bedingen eine entsprechend frühzeitige Identifikation der drohenden Vakanz.

- **Leistungscontrolling**

  Für Rehabilitationseinrichtungen gibt es keine einheitlichen, für alle Kostenträger verbindlichen Vergütungssätze. Regelhaft existieren für unterschiedliche Kostenträger unterschiedliche Vergütungsvereinbarungen mit unterschiedlichen Leistungsinhalten (z. B. Verweildauerkorridore, -richtwerte) und Vergütungssätzen. Neben dem Erreichen des medizinischen Therapiezieles sind die Vorgaben aus den Vergütungsvereinbarungen zu berücksichtigen und sollten durch ein Leistungscontrolling überwacht werden.

  Für diesen Bereich ist daher ein Controllingsystem aufzubauen, welches die klinikinterne Strategie der Verweildauersteuerung unter Berücksichtigung der aktuell vereinbarten Verweildauern mit den einzelnen Kostenträgern abbildet. Überschreitungen der Verweildauervorgaben bei der DRV können deutliche negative Konsequenzen für die Klinik bis hin zur Nichtbelegung haben. Die DRV Bund wertet diese Daten in einem Berichtsjahr von Oktober bis September aus. Für diesen Zeitraum sind die Verweildauervorgaben im Durchschnitt einzuhalten. Die DRV Regionalträger werten diese Daten teilweise quartalsweise aus, sodass hier eine deutlich kurzfristigere Steuerung in der Klinik erfolgen muss. Zu hohe Verweildauern bei Fallpauschalenvergütungen können auch sehr schnell zur wirtschaftlichen Bedrohung des Klinikergebnisses werden, sodass hier eine sehr engmaschige Auswertung erfolgen sollte. Um eine effektive dauerhafte Steuerung zu erreichen, sind diese Informationen vor allem für die Patientenaufnahme und die Chefärzte wichtig, um unmittelbar Einfluss auf die Belegungssteuerung nehmen zu können.

- **Therapiecontrolling/Controlling therapeutischer Leistungen**

  Im Rehabilitationsbereich muss im Vergleich zu Krankenhäusern mit relativ wenig Personal je Bett gearbeitet werden. Jedoch sind Patientensicherheitsaspekte wie z. B. Verfügbarkeit von qualifiziertem pflegerischen und ärztlichen Personal rund um die Uhr zu gewährleisten. Auch bei weniger gut strukturierten Prozessen ist das Potenzial zur Effizienzsteigerung bei diesen beiden Berufsgruppen sehr überschaubar.

  Nur im therapeutischen Bereich können durch eine sehr effektive und effiziente Leistungserbringung, vor allem durch eine optimale Verteilung von Einzel- und Gruppentherapie sowie eine optimale Gruppengröße, Personalressourcen besser genutzt oder der Leistungsoutput deutlich erhöht werden. Daher kommt dem Therapiecontrolling in der Rehabilitation eine besondere Bedeutung zu. Dazu ist es zunächst wichtig, eine klare Planung der therapeutischen Leistungen pro abgrenzbarer Patientengruppe auf Basis des mit den Kostenträgern abgestimmten Rehabilitationskonzeptes zu erstellen. Diese »Basis-Therapiepakete« beinhalten z. B. alle notwenigen therapeutischen Leistungen für Patienten nach einer Hüft-TEP-Operation und können wirtschaftlich bewertet werden. Für die Indikationen, bei denen vom Kostenträger vorgegebene KTL-Leistungen und deren Verteilung bestehen (RTS/ETM), müssen diese Vorgaben dort auch abgebildet werden.

  Controlling-Auswertungen sind auf dieser Basis für folgende Fragestellungen sinnvoll:

- Auswertung der erbrachten KTL (Katalog therapeutischer Leistungen), Anzahl und Zeit (Teil der Qualitätssicherung der Kostenträger)
- Einhaltung der Reha-Therapiestandards (RTS)/Evidenzbasierten Therapiemodule (ETM) (Teil der Qualitätssicherung der Kostenträger)
- Wirtschaftlichkeit des Therapiesettings
- Verhältnis Gruppen- zu Einzeltherapie
- Gesamttherapiekosten pro Rehabilitand und pro Rehabilitandengruppe
- Auslastung der Therapieräume
- Auslastung kostenintensiver Therapiegeräte, z. B. Robotic, Schwimmbad
- Therapeutenauslastung

Die Daten sollten den verordnenden Ärzten und leitenden Ärzten sowie der Therapieleitung und der kaufmännischen Leitung regelmäßig zur Verfügung stehen, um Optimierungspotentiale frühzeitig zu erkennen. Darüber hinaus sollten die Daten mit den erreichten Qualitätszielen und den externen Qualitätssicherungsergebnissen abgeglichen werden, um die Therapieeffizienz und -effektivität weiter zu erhöhen.

- **Qualitätscontrolling**

Kostencontrolling und Leistungscontrolling müssen um den Aspekt Qualitätsmessung ergänzt werden, um Fehlsteuerungen zu vermeiden. Da im Unterkapitel »Benchmarks als Steuerungsinstrument« (▶ Kap. 7.3.1) näher auf die Aspekte des Qualitätscontrollings eingegangen wird, soll an dieser Stelle auf eine detailliertere Darstellung verzichtet werden.

7.3.1 Benchmarks als Steuerungsinstrument

Für eine effektive Steuerung mit Controlling-Auswertungen über die Bewertung im zeitlichen Verlauf hinaus sind Benchmark-Werte unabdingbar und zeigen Handlungsfelder für Umsatz- und Kostenpotenziale auf. Darüber hinaus können sie, insbesondere wenn es sich um Qualitätsbenchmarks handelt, von Kostenträgern genutzt werden, um Vergütungen und Fallzuweisungen zu bewerten. Benchmarks werden aber derzeit aus Sicht des Autors nicht systematisch als Steuerungsinstrument in der Rehabilitation eingesetzt. Obwohl zumindest einigen Kostenträgern, wie der Deutschen Rentenversicherung, Daten zur Qualität der einzelnen Rehabilitationseinrichtungen vorliegen und somit auch zur qualitätsorientierten Fallsteuerung oder Finanzierung eingesetzt werden könnten, erfolgt das derzeit nicht systematisch. Die Initiative der DRVen, mit dem Pilotprojekt »Qualitätsorientierte Belegung« dies zukünftig umzusetzen, wird vom Autor sehr begrüßt. Gute und sehr gute Qualitätsergebnisse spielen nur mittelbar eine Rolle bei Verhandlungen von Preisen.

Benchmarking in der Reha ist nicht einfach. Um einen Benchmark zu definieren, muss man zunächst wissen, was genau verglichen werden soll. Nur die unmittelbaren Leistungserbringer wissen, was eigentlich genau in einer bestimmten Rehabilitationsmaßnahme steckt. Es gibt mit Ausnahme von neun speziellen Indikationen, z. B. Anschlussheilbehandlung nach einer Hüft- oder Knie-Endoprothese, keine Festlegungen, welche Leistungen für eine erfolgreiche orthopädische Rehabilitationsmaßnahme erbracht werden müssen. Für die Krankenkassen ist die erbrachte Leistung meist eine Blackbox. Sie kaufen bei unterschiedlichen Anbietern oder Kliniken Leistungen, die nur den gleichen Namen tragen; das »Produkt« ist aber sehr verschieden. Bei vielen Akutbehandlungen wird fast weltweit eine standardisierte, in Leitlinien definierte, evidenzbasierte Therapie angewandt. In der Reha kann dies schon von Klinik zu Klinik unterschiedlich sein. Immerhin gibt es von der DRV klarstellende Strukturvoraussetzungen, etwa für Stellenpläne, Qualifikationen der Mitarbeiter und räumliche Ausstattung. Erste wissenschaftliche Erhebungen zeigen aber, dass das Vorhalten einer definierten Strukturqualität nicht zwangsläufig gute Reha-Ergebnisse bringt.

Im Krankenkassenbereich gibt es keine einheitlich definierten Strukturmerkmale. Für alle GKV-Zulassungen im stationären Bereich werden die von der BAR (Bundesarbeitsgemeinschaft für Rehabilitation e. V.) definierten Stellenpläne der ambulanten Reha herangezogen, deren Erfüllung wird aber nicht strukturiert überprüft. Daraus ergeben sich weitgehende Freiheiten für die Kostenstrukturen der Rehabilitationskliniken. Das ist aus unternehmerischer Sicht nicht schlecht und kann wettbewerbs- und qualitätsfördernd wirken. Hierfür wären aber zwei Voraussetzungen notwendig: Die Qualität müsste objektiv oder subjektiv gemessen werden und der Kunde müsste klar definiert sein. Die Rehabilitationseinrichtungen stehen jedoch oft vor der Aufgabe, die Erwartungen mehrerer Kundengruppen erfüllen zu müssen. Der Rehabilitand kann aufgrund des fehlenden fachlichen Hintergrunds nur schwer beurteilen, ob er die richtigen und ausreichenden Therapien erhalten hat. Aus der historischen Entwicklung der Rehabilitationsbranche aus dem Kurwesen heraus, erwartet der Rehabilitand sehr häufig passive, nicht evidenzbasierte Therapieformen wie Massagen oder Bäder. Wirksame Therapien wie aktive Bewegungstherapie, Entspannungstechniken und edukative Komponenten werden dann oft kritisch bewertet. Kliniken, die unwirksamere Therapien jedoch erbringen, werden daher trotz deren schlechterer Wirksamkeit vom Rehabilitanden besser beurteilt. Darüber hinaus ist es Ziel vieler Rehabilitationsmaßnahmen, den Rehabilitanden wieder ins Berufsleben zu integrieren, aus dem er aufgrund seiner Erkrankung oft über einen längeren Zeitraum ausgeschieden war. Die DRV erwartet zu Recht eine objektive Bewertung der möglichen Wiedereingliederung. Dem gegenüber steht aber oft der innerhalb des kurzen Rehabilitationsaufenthaltes nur schwierig revidierbare Wunsch des Rehabilitanden bezüglich einer Berentung. Daraus ergibt sich bei Kliniken, die in ihrer Vorgehensweise eher dem Rehabilitandenwunsch entsprechen, häufig eine bessere Bewertung als bei Kliniken, die mit großem therapeutischen Aufwand das Ziel eines anderen Kunden, der DRV, verfolgen.

In den Kliniken gibt es meist mehrere Fachrichtungen, also unterschiedliche Portfolios, mit höchst unterschiedlicher Bettenanzahl. Kostenstellenrechnung nach Fachrichtung ist jedoch nicht flächendeckend verbreitet. Das wäre auch nur mit hohem organisatorischen, personellen und technischen Aufwand umsetzbar. Also stehen nur gemischte Zahlen zur Verfügung, die kaum mit anderen Kliniken vergleichbar sind. Darüber hinaus bestehen aufgrund der oben beschriebenen Finanzierungslücke im Reha-Bereich regional und je nach Träger sehr unterschiedliche Vergütungsstrukturen. Die meisten Träger zahlen einen Haustarif oder sind völlig frei bei der Gehaltsfestlegung. Nur die Kliniken im öffentlichen Bereich, also die von der DRV selbst oder kommunalen Trägern betriebenen, zahlen in der Regel nach Tarif.

Da die Kliniken oft im harten Wettbewerb untereinanderstehen und die Vergütungsstrukturen, d. h. Pflegesätze, nicht transparent sind, werden im Markt keine vergleichbaren Kosten veröffentlicht, wie dies zum Beispiel im Bereich der stationären Pflegeeinrichtungen der Fall ist. Neben den 102 kostenträgereigenen Rehabilitationskliniken existieren nur wenige Klinikgruppen im Rehabilitationsmarkt. Mehr als 50 % der Kliniken sind in Einzelträgerschaft.

Daher bestehen Benchmarkmöglichkeiten im Wesentlichen nur innerhalb der mittelgroßen und großen Klinikgruppen. Jedoch sind diese zum Teil auch von den oben beschriebenen Benchmark-erschwerenden Kriterien betroffen. Damit man trotzdem Vergleiche anstellen kann, müssen auch die Kliniken innerhalb einer Klinikgruppe inhaltlich strukturiert werden. Es ist zu klären, welche Cluster sinnvoll sind und welche Kliniken man jeweils in einer Gruppe zusammenfassen kann, da sie annähernd vergleichbar sind. Es ist sicherlich nicht zielführend, eine neurologische Früh-Rehabilitationsklinik mit einer psychosomatischen Rehabilitationsklinik zu vergleichen. Manchmal aber sprechen auch gute Gründe dafür, Kliniken einer Indikation nicht nur innerhalb einer Gruppe zu betrachten. Neurologie und Geriatrie sind bezogen auf die Kostenstrukturen relativ nah beieinander, Kardiologie und Orthopädie ebenfalls und Psychosomatik, Hörstörung, Tinnitus und Schwindel sind es auch. Damit können Gruppen gebildet werden, die ähnliche Kostenstrukturen haben und zumindest einem fernen Vergleich standhalten.

Als erster Schritt muss die Zahlenbasis normiert werden. Das ist bei Ergebniszahlen, Leistungszahlen, Fallzahlen oder Umsatzzahlen noch relativ einfach. Bei Personalkennzahlen aber wird es deutlich komplexer. Es existieren in der Regel aufgrund unterschiedlicher, historisch bedingter, tariflicher oder außertariflicher Vereinbarungen nicht die gleichen Arbeitszeiten in allen Kliniken. Mal arbeitet eine Vollzeitkraft in einer 36,5-Stunden-Woche, mal bis zu 42 Stunden. Dieser Umstand muss normiert werden, zum Beispiel auf die 40-Stunden-Woche, um Vergleichbarkeit herzustellen. Auch die Nebenleistungen müssen herausgerechnet werden. Oft erbringen die Kliniken zusätzlich ambulante und teilstationäre Leistungen. Teilweise werden Leistungen an andere Einrichtungen verkauft. Mal werden Praktikanten je nach Ausbildungsstand teilweise eingerechnet, mal nicht. Das alles verzerrt den Vergleich und verfälscht das Ergebnis. Gleiches gilt für Qualitätsdaten. Anders als im Akut-Bereich gibt es in der Reha keinen §21-Datensatz, den man einfach auswerten kann, um daraus Ergebnisqualität bewerten zu können. In der Rehabilitation muss die Datenbasis eigens erstellt und risikoadjustiert bereinigt werden. Dafür sind Assessments, Vorher- und Nachher-Tests oder Befragungen durchzuführen.

Die einzigen normierten Vergleichszahlen zur Qualität der Rehabilitationseinrichtungen liefert die DRV Bund: »Alle rentenversicherungseigenen sowie die von der Deutschen Rentenversicherung federführend belegten Rehabilitationseinrichtungen oder Rehabilitationsfachabteilungen (rund 950) nehmen an den Reha-QS-Aktivitäten der Rentenversicherung teil« (www.deutsche-rentenversicherung.de). Die Ergebnisse dieser Erhebungen werden von der DRV strukturiert ausgewertet und risikoadjustiert zu Qualitätspunkten normiert. Die teilnehmenden Kliniken erhalten dann zeitversetzt nach etwa eineinhalb Jahren vergleichende Auswertungen in Bezug zu den vergleichbaren Fachabteilungen. Hieraus ist jedoch nur die eigene Verortung zu entnehmen. Die Fachabteilungen mit höheren Qualitätspunkten, an denen man sich im Sinne eines echten Benchmarks orientieren könnte, um die eigenen Leistungen zu verbessern, werden nicht veröffentlicht.

Um dem Rehabilitanden eine größere Transparenz hinsichtlich der Vergleichbarkeit von Rehabilitationsstrukturen und -ergebnissen zu ermöglichen, wurde von einigen Klinikgruppen die Plattform qualitätskliniken.de (4QD) gegründet und seitdem systematisch weiterentwickelt. Hier veröffentlichen die teilnehmenden Kliniken freiwillig die Ergebnisse der Qualitätssicherungssysteme der Kostenträger sowie weitere Ergebnisse, die eine qualitätsorientierte Bewertung für Rehabilitanden und Zuweiser ermöglichen. Derzeit wird die Entwicklung von Messinstrumenten zur Erhebung der Ergebnisqualität mit Hilfe von PROMs (Patient Reported Outcome Measures) vorangetrieben. Da sich diese Assessments vor allem auf den realen Nutzen für den Rehabilitanden konzentrieren, der für diesen erreichbar und wichtig ist und die Auswertung über ein neutrales wissenschaftliches Institut erfolgt, kann hier ein echtes Qualitätsbenchmarking erreicht und zur Bewertung und Steuerung der Therapieprozesse in den Kliniken genutzt werden. Die PROMs für die ersten Indikationen befinden sich gerade in der Pilotphase.

7.3.2 Was bringt der Vergleich mit anderen Branchen?

Rehabilitationskliniken sind als Dienstleistungsunternehmen grundsätzlich mit anderen Dienstleistungsanbietern, die ähnliche Leistungen erbringen, vergleichbar. Vergleiche sind hinsichtlich bestimmter Leistungen oder Kosten wie z. B. der Hotelleistungen oder der Baukosten mit der Hoteleriebranche zumindest in einigen Bereichen möglich und sinnvoll. Hierbei ist zu beachten, dass hinsichtlich der Bewertung der Unterbringungskosten und der Verpflegungskosten aufgrund der Finanzierung andere Prioritäten zu setzen sind. Obwohl die Erwartungshaltung der Rehabilitanden an Unterbringung, Essen und Serviceleistungen durchaus mit der von Hotelgästen vergleichbar ist, lässt die derzeitige Vergütungshöhe der Leistungen nur eingeschränkt die Umsetzung bestimmter Komfortmerkmale in der Rehabilitation zu. So bestehen oft Erwartungen hinsichtlich der aus Hotels bekannten Merkmale wie kostenlosem W-LAN-Zugang, täglichem Handtuchservice, Reinigung etc. Diese sind zum einen nicht aus den Pflegesätzen finanzierbar und zum anderen teilweise auch aus konzeptionellen Gründen nicht umsetzbar. Der Rehabilitationsauftrag zielt auf eine möglichst hohe Selbständigkeit der Rehabilitanden ab. Bestimmte Serviceleistungen, die im Hotel selbstverständlich sind, wie z. B. das tägliche Bettenmachen, würde aber auch aufgrund der Aufenthaltsdauer der Rehabilitanden diese Zielsetzung konterkarieren, da die Patienten z. B. in der Psychosomatik nach einem 5-wöchigen Aufenthalt unselbständiger wären als zuvor.

Ähnliches gilt für die Verpflegungsleistungen. Die gesundheitlichen Aspekte der Ernährung stehen in Rehabilitationskliniken deutlich vor rein geschmacklichen Aspekten, der edukative Rehabilitationsauftrag gerade im Hinblick auf unerwünschte Ernährungsgewohnheiten schließt oft eine rein zufriedenheitsorientierte Verpflegung aus. Vergleiche hinsichtlich der Speisenversorgung mit anderen Anbietern von Massenverpflegung dagegen sind richtig und wichtig, um sachliche Entscheidungen treffen zu können: Erbringen wir diese unterstützenden Prozesse selbst oder beziehen wir sie besser von spezialisierten Dienstleistern? Ebenfalls sind Vergleiche mit der Hotelbranche hinsichtlich der Energiekosten sinnvoll.

Die Reinigungskosten sind in Rehabilitationskliniken durch höhere Hygieneanforderungen als im Hotel vergleichsweise höher. Bei den Baukosten sind die deutlich höheren gesetzlichen Auflagen z. B. in Bezug auf Brandschutz, Hygiene und technische Ausstattung der Räumlichkeiten zu beachten. In den meisten baulichen Anforderungen werden Rehabilitationskliniken rechtlich wie Krankenhäuser behandelt. Im engeren Sinne sind diesbezüglich Vergleiche innerhalb der Gesundheitsbranche zum Beispiel mit Krankenhäusern und stationären Pflegeeinrichtungen zielführender.

7.3.3 Was bringt der Vergleich mit ausländischen Einrichtungen?

Der Vergleich mit ausländischen Reha-Kliniken ist nur sehr eingeschränkt möglich. Vergleichbare Rehabilitationssysteme sind im europäischen Ausland nicht etabliert oder deutlich anders strukturiert. Die Rehabilitationsanforderungen und -konzepte, der Schweregrad der Rehabilitanden sowie der Zeitpunkt der Übernahme der Patienten nach dem Akutaufenthalt sind sehr verschieden. Das deutsche Rehabilitationssystem unterscheidet sich erheblich von jenen in anderen Ländern, etwa im Hinblick auf Zielsetzung, Finanzierung, Dauer der Maßnahmen und Schweregrad der Patienten.

Die erbrachten Leistungen und damit auch die erreichten Rehabilitationsergebnisse hängen wesentlich von der Finanzierung des Rehabilitationssystems und von der Fallzahl der Rehabilitanden ab. Insbesondere die nachgewiesene Wirksamkeit von gruppentherapeutischen Konzepten und edukativen Therapien, die eine Kernleistung der deutschen Rehabilitation darstellen, stehen in anderen Ländern nicht so sehr im Fokus oder sind aufgrund der geringen Größe vieler Kliniken gar nicht umsetzbar. Damit weichen aber auch die Kostenstrukturen für das Erbringen der Rehabilitationsleistungen erheblich voneinander ab und stellen somit keine Grundlage für einen sinnvollen Vergleich dar.

7.3.4 Fazit

Ein den gesamten Rehabilitationsprozess bewertendes Controllingsystem ist heute aufgrund der hohen Komplexität der Finanzierung der Rehabilitationsleistungen und der seit den 1990er Jahren steigenden Marktanforderungen für jede Rehabilitationsklinik wichtig. Langfristiger wirtschaftlicher Betrieb und Erfolg ist nur bei frühzeitiger Identifikation negativer Kosten- oder Qualitätsentwicklungen erreichbar. Dabei kann bisher kaum auf Vergleichsdaten aus der Branche, aus anderen Branchen oder dem Ausland zurückgegriffen werden. Für eine positive Entwicklung der Rehabilitationsbranche sind größere wirtschaftliche Anreize insbesondere für qualitativ hochwertigere Leistungen volkswirtschaftlich und betriebswirtschaftlich sinnvoll.

> **Perspektiven und Handlungsempfehlungen für das Reha-Management**
>
> - Optimale Finanzierung setzt eine klare strategische Marktpositionierung und daraus abgeleitet ein marktgängiges Leistungs-Portfolio voraus. Davon leitet sich der Investitionsbedarf ab. Das heißt: Die optimale Struktur der Passivseite der Bilanz ist abhängig von der langfristigen Strategie des Unternehmens.
> - Aufgrund dieser Kopplung von Unternehmensstrategie und Finanzierung kann es keine allgemeingültige Empfehlung für ein optimales Finanzierungsmanagement geben, genauso wenig einen von der Strategie unabhängigen, optimalen Mix von Finanzierungsformen.
> - Entscheidungen über Finanzierungsformen sollten unter Verwendung nachvollziehbarer Kriterien getroffen werden, wie
>   - Finanzierungsanlass (Umschuldung, Investition in Gebäude, Unternehmensakquisition),
>   - Auswirkungen auf Kreditlinien,
>   - Informationsanforderungen der Kreditgeber und
>   - Unabhängigkeit der Unternehmensführung.
> - Neben Strategie-, Investitions- und Finanzmanagement ist ein pragmatisches, auf Leistungs- und Kostensteuerung konzentriertes Controlling erforderlich, im Sinne von »Steuern« und nicht von »Kontrollieren«. Controlling hat die Aufgabe, das Leistungs-Portfolio auf Marktgängigkeit zu hinterfragen und die Kosten marktgängiger Leistungen ohne Qualitätseinbußen wertanalytisch zu senken.

8 Fusionen und Übernahmen: Strategische Optionen für Unternehmenswachstum

Kontext

Der deutsche Reha-Markt ist in zunehmendem Maß durch Fusionen und Übernahmen sowie durch verstärkte Bildung von Gesundheitsketten und Netzwerken gekennzeichnet. Die Ursachen für diese Entwicklung sind vielfältig:

- Chronische Unterfinanzierung bei zahlreichen Reha-Kliniken aufgrund von Vergütungssätzen, die keine Vollkostendeckung sichern, was über die Jahre einen Investitionsstau entstehen ließ.
- Rationalisierungsdruck durch steigende Qualitätsanforderungen einerseits und wachsenden Kapitalbedarf andererseits.
- Die Fragmentierung des Marktes: von den 1.140 Vorsorge- und Rehabilitationseinrichtungen verfügen etwa 500 über weniger als 100 Betten und liegen zum Teil in ländlichen Gebieten. Das erschwert eine akut-nahe Reha-Versorgung multimorbider Patienten.
- Ökonomisch und wettbewerbsstrategisch betrachtet, bieten fragmentierte Märkte die Möglichkeit, Überrenditen durch Fusionen, Übernahmen und Kettenbildung zu erreichen. Diese Option ruft strategische Investoren, aber insbesondere internationale Finanzinvestoren auf den Plan.
- Außerdem gilt der deutsche Reha-Markt als sicherer Anlagemarkt mit langfristig stabilem Wachstum aufgrund des demografischen Faktors, bei auskömmlicher staatlich und politisch unterstützter Finanzierung sowie soliden Renditeperspektiven zwischen 5 und 12 %.

Das Kapitel befasst sich mit diesem kontrovers diskutierten Thema, indem es zunächst den Stand und die Besonderheiten dieser Marktkonsolidierung kritisch reflektiert, um dann zu zeigen, welche Herausforderungen sich daraus für das Reha-Management ableiten.

- In Kapitel 8.1 werden die Besonderheiten des M&A-Marktes im Gesundheitswesen dargestellt, so dass transparent wird, welche Einflüsse diesen Markt prägen. Die typischen Risiken in M&A-Prozessen werden zur Diskussion gestellt, verschiedene Strategieoptionen für M&A-Transaktionen im Hinblick auf Chancen und Risiken reflektiert, und es werden zentrale Erfolgsfaktoren des Transaktionsmanagements herausgestellt.
- Kapitel 8.2 reflektiert kritisch-konstruktiv den zunehmenden Einfluss von Finanzinvestoren (Private Equity Funds). Das klassische PE-Geschäftsmodell (>Übernahme >Effizienzsteigerung >Kostensenkung >Gewinnerhöhung >Exit) wird beschrieben, Einblicke in PE-Praktiken (Exit Story) ermöglicht. An Hand des Finanzierungsinstruments »Sale-and-Lease-Back« wird verdeutlicht, welche Chancen und Risiken die Zusammenarbeit mit einem Finanzinvestor bietet. Eine Vorteile-Nachteile-Übersicht fasst die Ergebnisse zusammen.

8.1 Fusionen und Übernahmen in Gesundheitswirtschaft und Rehabilitation – Trends und Strategieoptionen

Christine A. von Eiff und Andreas J. W. Goldschmidt

8.1.1 Ausgangssituation: M+A-Marktdynamik

Die Marktdynamik in der Gesundheitswirtschaft ist in besonderer Weise geprägt durch Fusionen und Übernahmen. Dabei fällt auf, dass sich in den Jahren seit der DRG-Einführung im Jahr 2004 die Transaktionsstrategien erheblich verändert haben, ebenso hat sich die Struktur der Spieler um Finanzinvestoren (z. B.: Investor AB, Apax Partners, Guy Wyser Pratte, Nordic Capital, Gilde, HG, Waterland), ausländische strategische Investoren (Capio, Mediclinic SA) und Industrieunternehmen (Fresenius) erweitert.

Für diese Entwicklung ist eine Reihe von Gründen maßgebend:

Durch die Reformgesetzgebung zur integrierten Versorgung sowie aufgrund der faktischen Umsetzung des Einkaufsmodells der Kostenträger sind Akutkrankenhäuser und Reha-Kliniken zur fallbezogenen Kooperation veranlasst. Kooperationen sind häufig die Vorstufe für Fusionen und Übernahmen.

Als Folge der globalen Finanzkrise, halten sich Banken mit der Vergabe von Krediten zurück und zwingen damit die ohnehin durch Steuerausfälle und steigende öffentliche Ausgaben (insbesondere für die Sozialsysteme) finanziell geschwächten Kommunen, Krankenhäuser oder in öffentlicher Trägerschaft befindliche Reha-Kliniken zu veräußern.

Finanzinvestoren haben den Gesundheitsmarkt als sicheren Wachstumsmarkt erkannt, der auskömmliche Renditen zwischen 9 und 12 % erwarten lässt, und dies bei überschaubarem Finanz-Engagement. Bevorzugt investieren diese Private Equity Fonds in Objekte des Reha-Marktes sowie des Alten- und Pflegeheimsektors.

Fusionen und Übernahmen spielen in allen Gesundheitssektoren eine zentrale Rolle als Mittel der Wahl, um Unternehmenswachstum zu erreichen und die langfristige Existenz als Anbieter von Gesundheitsleistungen zu sichern. Dabei ist festzustellen, dass sich die Intensität der M&A-Transaktionen, die strategische Bedeutung und die Richtung der M&A-Aktivitäten stark verändert haben. So haben sich die Transaktionsvolumina erhöht (Waterland bezahlte für die 40 Kliniken der Median-Gruppe 2017 über 1 Mrd. Euro) und Multiples von mehr als dem 15-fachen EBITDA sind keine Seltenheit mehr (z. B. die Übernahme von Medifox durch HG). Auch die Richtung der Transaktionen, also die Art der Zielunternehmen (»Targets«) hat Krankenhäuser, Reha-Kliniken und Pflegeheime ebenso erfasst wie Vertragsarztpraxen sowie Medizinische Versorgungszentren (MVZ). Beobachtbar ist auch eine zunehmende Internationalisierung der Investoren. Dies gilt für strategische Investoren (Capio, Mediclin SA, Helios) ebenso wie Finanzinvestoren (Carlyle, Nordic Capital, Waterland). Schließlich drängen auch ungewöhnliche Aktivisten auf den Markt: Ein Kaffee-Röster aus Norddeutschland hat über eine schweizerische Stiftung bereits mehr als 600 Arztsitze aufgekauft: Diese betrifft Augenärzte, Pathologen, Nephrologen und Radiologen, deren Kassensitze erworben und in MVZs umgewandelt werden.

- Die Transaktionsrichtung ist auf übergeordnete Strategien ausgelegt und/oder zielt auf die Mobilisierung von Leistungs- und Kostensynergien.

- Krankenhäuser übernehmen Reha-Kliniken und MVZs, um integrierte Versorgungsangebote auf Basis von Komplexpauschalen an die Kostenträger richten zu können.
- Reha-Kliniken übernehmen Krankenhäuser, um Einweise-Märkte zu sichern.

Die Übernahme von Krankenhäusern, Reha-Kliniken und Pflegeheimen durch Industrieunternehmen ist motiviert durch die Erschließung sicherer Absatzmärkte für die eigenen Produkte, durch den Erwerb von Management-Know-how im Bereich der Führung medizinischer Einrichtungen und durch die Möglichkeit, marktgängige Innovationen schneller als die Konkurrenz zu entwickeln sowie zur Marktreife zu bringen.

Auch Eingriffe des Gesetzgebers, durch die die medizinischen Leistungsanbieter gezwungen werden, neue Sicherheitsanforderungen (z. B.: Europäische Datenschutz-Grundverordnung, Hygienesicherheit, MRSA-/Infektions-Aufnahme-Screening, Aufnahme-Isolation, aber auch außermedizinische wie die Datenschutz-Grundverordnung DSGV) sind Anlass, Unternehmensverbindungen einzugehen, um die Kosten der spezialisierten Ressourcen zu teilen.

Das Einkaufsmodell der Krankenkassen, faktisch praktiziert durch Mindestmengenregelungen und IV-Verträge sowie im Reha-Bereich durch die individuelle Verhandlung einrichtungsspezifischer, tagesgleicher Preise je Patient eines bestimmten Krankheitsbildes, zwingt zu vertikalen Unternehmensverbindungen mit dem Ziel, Economies of Scope (= krankheitsbezogene Versorgungsangebote Sektorübergreifend ganzheitlich zum Pauschalpreis) zu erreichen und andererseits Economies of Scale (= Wäsche, Küche, Sterilisation) kostensenkend zu mobilisieren.

Aufgrund der rechtlichen Rahmenbedingungen des deutschen Gesundheitssystems sowie der restriktiven Refinanzierungsregelungen in allen Versorgungssektoren ist es weder für Krankenhäuser und Reha-Kliniken noch für MVZ sowie Pflegeheime möglich, organisch – also im Weg der Gewinnthesaurierung – zu wachsen. Von daher bleiben Fusionen und Übernahmen die Wachstumsoption der Wahl.

Hinzu kommt, dass die Teilmärkte des Gesundheitssystems hoch fragmentiert sind und in solchen Marktstrukturen ist es möglich, Überrenditen durch Konsolidierung zu erzielen.

- Die Primärversorgung wird von 140.000 Vertragsärzten sichergestellt, die in Einzel- oder Gruppenpraxen, in Portalpraxen oder medizinischen Versorgungszentren (zirka 2.500) arbeiten. Kassenarztpraxen sind wichtige Einweiser und von daher ein strategisch interessantes Target.
- In der Akutversorgung werden 19,45 Mio. Patienten in 1.942 Krankenhäusern (Stand: 2017) versorgt (497.182 Betten).
- Im Rehabilitationsmarkt sind 1.140 Vorsorge- und Reha-Einrichtungen tätig, die pro Jahr 1,97 Mio. stationäre Fälle in 165.000 Betten versorgen. 53 % der Reha-Kliniken sind in privater Trägerschaft, 27 % in freigemeinnütziger und 19 % in öffentlicher. Das Umsatzvolumen des gesamten Reha-Marktes beträgt etwa 8 Mrd. Euro. Knapp 500 Reha-Einrichtungen haben weniger als 100 Betten und nur 300 Anbieter verfügen über mehr als 300 Betten. Freigemeinnützige Einrichtungen sind mit durchschnittlich 84 Betten ausgestattet und Einrichtungen in öffentlicher Trägerschaft mit durchschnittlich 136. In diesen Größenordnungen ist eine wirtschaftliche Betriebsführung kaum zu erreichen, so dass auch von dieser Seite der Konsolidierungsdruck wächst.
- Der Pflegemarkt ist geprägt durch rund 13.000 Pflegeheime, in denen zirka 770.000 Bewohner versorgt werden. Prognosen sagen einen Anstieg der in Heimen versorgten Pflegebedürftigen in den nächsten 15 Jahren auf bis zu 1,2 Mio. voraus. Etwa 4 % der Heime sind derzeit (2018) im Besitz von Finanz-Investoren.

8.1.2 Die Dynamik des Rehabilitationsmarktes als M&A-Auslöser

Mitte der 90er-Jahre griff der Gesetzgeber erheblich in den bis dahin ökonomisch noch hoch attraktiven Rehabilitationsmarkt ein: Die Reha-Normzeit im vollstationären Bereich wurde von 28 Tagen auf 21 Tage verkürzt, das Reha-Genehmigungsverfahren wurde verschärft und die Handhabung von Reha-Verlängerungen erfolgte restriktiver.

1997 erfolgte ein Markteinbruch um 18 % auf 1,57 Millionen Fälle. Die Auslastung fiel auf durchschnittlich 66 %. Die Zahl der Reha-Anbieter reduzierte sich von 1.404 auf 1.239.

Die dennoch zunehmende Attraktivität des Reha-Geschäfts zeigt sich z. B. an der Entwicklung des Unternehmens »Mediclin«. Zu dieser Gruppe gehören 36 Kliniken, davon 28 Reha-Einrichtungen. Hinzu kommen sieben Pflegeeinrichtungen, neun MVZ und drei ambulante Pflegedienste. Der Konzernumsatz betrug im Jahr 2009 470 Mio. Euro und das EBITDA (Earnings Before Interest Tax Depreciation and Amortisation) belief sich auf ca. 71 Mio. Euro. Im Jahr 2017 betrugen die Umsatzerlöse 609.083 Mio. Euro. Ursache für das Konzernwachstum waren die Rehakliniken, wobei der Umsatzanstieg im Wesentlichen auf Akquisitionen zurückzuführen war. Interessant ist, dass zwölf der 28 Reha-Einrichtungen integrierte Leistungen mit Akut-Krankenhäusern anbieten, was von Kostenträgern und Patienten honoriert wird.

Der Reha-Markt ist durch wachsende Nachfrage gekennzeichnet. Der demografische Faktor und die damit einhergehende Zunahme multimorbider, oft auch geriatrisch zu betreuender Patienten ist auch hier ein Auslöser.

Gleichzeitig gewinnt die Rehabilitation i. S. v. Prävention an Bedeutung; dies ist auch erklärtes politisches Ziel. Die präventive Komponente der Rehabilitation erreicht auch deshalb gesteigerten Stellenwert, weil typische, auf Lebensweise und Arbeitswelt zurückzuführende Krankheitsbilder zunehmen: dazu gehören insbesondere psychosomatische Erkrankungen wie Depression, Sucht-Erkrankungen, Burn-out Syndrom. Soziotherapie und Adaption werden verstärkt nachgefragt.

Ebenso nimmt die psychologische Betreuung von Patienten zu; dies insbesondere bei kardiologischen Patienten (bei Herzklappenersatz oder Transplantation).

Akutkrankenhäuser sind mit insgesamt 36 % Anteil eine wichtige Einweiser-Gruppe für Vorsorge- und Reha-Einrichtungen.

8.1.3 Verstärkte M+A-Aktivitäten im Reha-Markt

Es gibt eine Reihe von Indizien, die dafür sprechen, dass im Reha-Markt verstärkt Fusionen und Akquisitionen stattfinden werden:

Die Kostenträgerstruktur ist uneinheitlich und birgt für Anbieter erhebliche ökonomische Risiken. So ist die gesetzliche Rentenversicherung (DRV) mit fast 40 % der größte Nachfrager nach Reha-Leistungen, aber die DRV betreibt auch eigene Reha-Kliniken und bestimmt die Qualitätsparameter für die Vergabe von Reha-Leistungen weitgehend. Hinzu kommt, dass aufgrund des Prinzips »Reha vor Rente« die DRV-Patienten im Schnitt deutlich jünger sind als GKV-Patienten und damit weniger Pflegeaufwand erfordern.

Gleichzeitig hat sich die Vergütungsschere zwischen GKV und DRV weiter geöffnet: für einen Patienten nach Bypass-Operation vergütet die DRV (Stand 2019) etwa 130 Euro pro Reha-Tag bei 21 Tagen Behandlungsdauer. Während die Vergütung im Bereich der GKV (je nach Krankenkasse) auf bis zu 100 Euro Tagessatz gefallen ist.

Hinzu kommt, dass die GKV verstärkt dazu übergeht, mit den Reha-Anbietern Pauschalangebote zu verhandeln, wobei Beträge von 1.500 Euro für eine komplette Rehabilitation in maximal 15 bis 17 Tagen mittlerweile keine Seltenheit mehr sind.

Zusätzlicher Kostendruck resultiert auch aus der Tatsache, dass die Krankenhäuser ihre Patienten schneller entlassen. Dies ist einerseits Folge des DRG-implizierten Anreizsystems, wonach die Vergütung pro Fall pauschal erfolgt und ohne Berücksichtigung der Verweildauer; andererseits liegt dies auch am Fortschritt in der Medizin, da durch die minimalinvasiven Eingriffstechniken und schonenden Narkoseverfahren der Patient schneller akut-medizinisch austherapierbar ist. Diese Patienten, so stellt die REDIA-Studie fest, sind zwar akutmedizinisch abschließend versorgt, können aber aufgrund geklammerter Nähte und vergleichsweise schlechtem Allgemeinzustand in vielen Fällen in den ersten 4–6 Tagen nach Aufnahme in die Rehaklinik nicht an der Therapie teilnehmen. Wundversorgung, Medikations- und Pflegeaufwand nehmen in den Rehakliniken seit Einführung des DRG-Systems kontinuierlich zu und treiben die Kosten hoch.

Aufgrund dieses Kosten- und Leistungsdrucks werden M&A-Transaktionen im Reha-Bereich bzw. unter Beteiligung von Reha-Kliniken zunehmen.

Es zeichnen sich vier grundsätzliche Transaktionsstrategien ab:

a. Private Equity Fonds werden durch die im Vergleich zu anderen, durch die Finanzkrise gebeutelten Branchen hohen und insbesondere sicheren EBITDA-Margen angelockt und übernehmen einzelne Kliniken oder Klinik-Gruppen.
b. Strategische Investoren versuchen über Akquisitionen Geschäftsvorteile und/oder Spezialisierungsgewinne zu realisieren.
c. Kooperationen zwischen Akuthäusern und Rehakliniken haben sich zwar grundsätzlich bewährt, sind aber oft nicht verbindlich genug, um zeitnahe, marktkonforme strategische und operative Entscheidungen zu treffen.
d. Cluster-Strategien und Campus-Konzepte scheinen als Transaktionsstrategien geeignet, um insbesondere medizinisch aufeinander abgestimmte, ganzheitliche Versorgungsange-bote lokal bzw. regional zu konzentrieren. Feststellbar ist, dass die Effizenz der Zusammenarbeit zwischen Akut- und Reha-Klinik durch den Grad der Management-Verbindlichkeit bestimmt wird (▶ Abb. 8.1.1).

Modelle der Zusammenarbeit
Die SKA-Kooperationspyramide der strategischen Krankenhaus-Allianzen

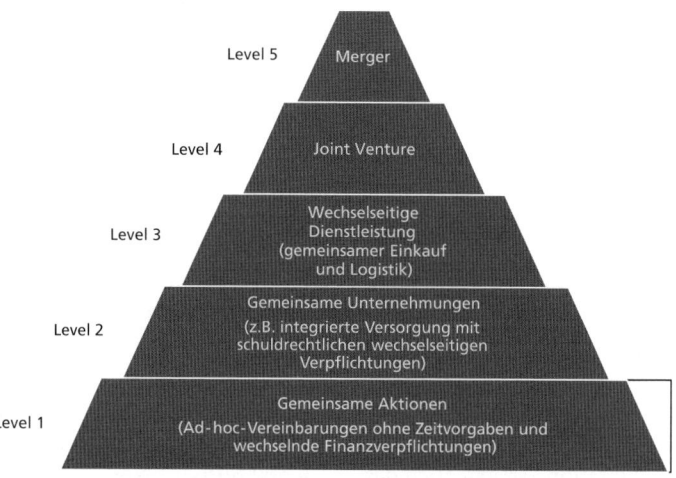

Abb. 8.1.1: Je höher die Managementverbindlichkeit, desto effizienter können klinische Prozesse zwischen Akut- und Reha-Versorgung aufeinander abgestimmt werden (© von Eiff 2019).

8.1.4 Strategieoptionen für M&A im Gesundheitsbereich

Ziel von M&A ist die Absicherung bestehender Geschäftsfelder und/oder die Entwicklung von Märkten/Marktanteilen zwecks langfristiger Existenzsicherung des Unternehmens. Eine M&A-Strategie bezeichnet den systematischen Weg zur Zielerreichung auf Basis von Entscheidungskriterien, die eine Nachvollziehbarkeit bzw. Reproduzierbarkeit von erreichten Ergebnissen ermöglicht. M&A-Strategien können verschiedene Integrationsrichtungen haben. Als Integrationsrichtung bezeichnet man die Stufe der medizinischen Wertschöpfungskette, die von dem Übernahmeobjekt (Target) aktuell eingenommen wird.

Analysiert man Anlass, Verlauf, Zeitdauer und Ergebnis von M&A-Transaktionen, so fällt auf, dass im Wesentlichen die folgenden Transaktionsstrategien den Anforderungen der Marktdynamik im Gesundheitswesen gerecht werden.

Die horizontale Integration

Eine horizontale Integration hat die Übernahme bzw. den Zusammenschluss von medizinischen Leistungsanbietern der gleichen Wertschöpfungsstufe zum Gegenstand. Beispiel dafür ist die Übernahme eines Regelversorgungskrankenhauses durch ein anderes Akutversorgungskrankenhaus bzw. einer Reha-Klinik durch eine andere.

Übernahmemotivation ist in diesen Fällen die Mobilisierung horizontaler Synergieeffekte. Dazu zählt z. B. Kostensenkung durch Zusammenlegung von Organisationseinheiten, deren Leistungen in beiden Klinikbetrieben benötigt werden, aber standortunabhängig betrieben werden können (Küche, Wäscheversorgung, Bewegungsbad, physiotherapeutische Einrichtungen, Kardiopsychologe in der Reha) sowie das Erreichen von Einkaufsvorteilen durch Bündelung der Nachfrage.

Auch die Abstimmung der medizinischen Leistungsstrukturen, um Doppelvorhaltungen von Ressourcen (z. B. Geräte bildgebender Verfahren: MRT, PET/CT) zu vermeiden oder die Sicherstellung von Mindestmengenanforderungen bei bestimmten Eingriffen sind ebenso Ausdruck einer Synergie-Strategie wie die Optimierung des Bettenmanagements zwecks Vorhaltung von AHB-Betten oder die Optimierung von Personalausstattung, Personalplanung und Weiterbildung.

Die vertikale Integration

Eine vertikale Integration beinhaltet die Übernahme eines Leistungsanbieters einer anderen Wertschöpfungsstufe. Dies liegt vor, wenn z. B. ein Krankenhaus mit einer großen orthopädischen Abteilung (mehr als 800 Hüfteingriffe pro Jahr) eine orthopädische Rehabilitationsklinik übernimmt (= Vorwärtsintegration) oder eine Portalklinik (Einweiserklinik) oder ein medizinisches Versorgungszentrum eingliedert (= Rückwärtsintegration).

Die Vorwärtsintegration garantiert sichere Märkte für das Übernahmeobjekt (Krankenhaus sichert Auslastung der übernommenen Rehaklinik), die Rückwärtsintegration zielt auf die Sicherung von Zuweisermärkten. Bekannt für solche Strategien der Rückwärtsintegration ist die Rhön-Klinikum AG. So werden einerseits medizinische Versorgungszentren in Partnerschaft mit niedergelassenen Ärzten aufgebaut; andererseits verfolgt die Rhön-Klinikum AG die sogenannte Portalklinik-Strategie: Das heißt, Akutkrankenhäuser werden aufgrund ihrer Angebotsstruktur und/oder aufgrund ihrer regionalen Lage übernommen und zu sogenannten Portalkliniken umstrukturiert; diese übernehmen eine nach-haltige Zuweiserfunktion für die konzerneigenen Krankenhäuser der Schwerpunkt- und Maximalversorgung. Als Sonderform der vertikalen Integration gilt die sog. Cluster-Strategie (▸ Abb. 8.1.2).

Cluster, sind regional (lokal) konzentrierte Ansammlungen von medizinischen Leistungsanbietern unterschiedlicher vertikaler Stufen der Wertschöpfungskette; sie ermöglichen die Mobilisierung von Economies of Scale durch Zentralisierung von Tertiärleistungen (Speisenversorgung, Reinigung, Wäsche, Einkauf, Logistik, Verwaltung), die Erreichung von Economies of Scope durch spezialisierte Angebote (Betreuungskonzepte Assisted Living, Demenz-Versorgung, Parkinson-Versorgung, Versorgung von Rückenschmerzpatienten) und durch Economies of Management (Verhandlungen mit Kostenträgern aus einer Hand für integrierte Leistungsangebote über alle Stufen der Wertkette).

M&A und Clusterstrategie (Akut, Reha, Pflege)
Cluster ermöglichen Economies of Scale durch regionale Zentralisierung von Tertiärleistungen und Economies of Scope durch ergänzende Spezialangebote.

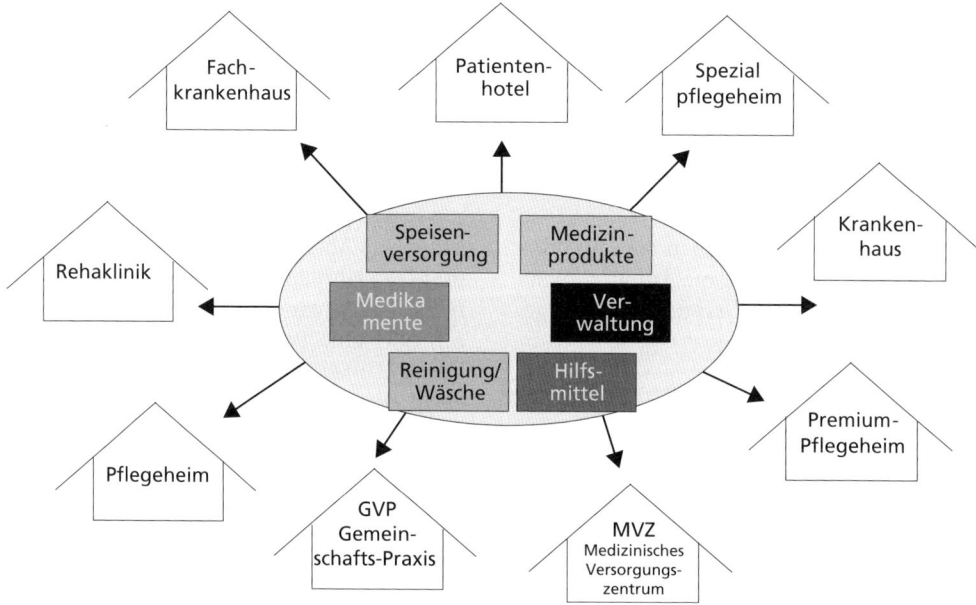

Abb. 8.1.2: Ziel von M&A-Transaktionen kann die Bildung von Clustern sein inklusive der Zentralisierung von Tertiär- und Sekundärleistungen (© von Eiff 2019).

Vertikale Integrationsstrategien werden in Zukunft auch den Pflegebereich einschließen, um als Krankenhaus oder Reha-Klinik von diesem Wachstumsmarkt zu partizipieren.

Andererseits ist davon auszugehen, dass Alten- und Pflegeheimträger initiativ M&A-Transaktionen durchführen, also vorgelagerte Reha-Kliniken und Krankenhäuser übernehmen, um ein ganzheitliches medizinisches Leistungsangebote zu sichern.

Beobachtbar ist, dass kapitalkräftige Pflegekonzerne aus dem Ausland als strategische Investoren auftreten und deutsche Pflegebetreiber übernehmen. Der nächste Schritt, also die Übernahme von Reha-Kliniken und Krankenhäusern, wäre strategisch schlüssig (▸ Abb. 8.1.3).

M+A-Transaktionen
Die Wertschöpfungskette als M+A-Objekt wird erweitert: Ziel ist die Realisierung einer Angebotsstruktur, die den Life-Cycle-of-Care im Fokus hat.

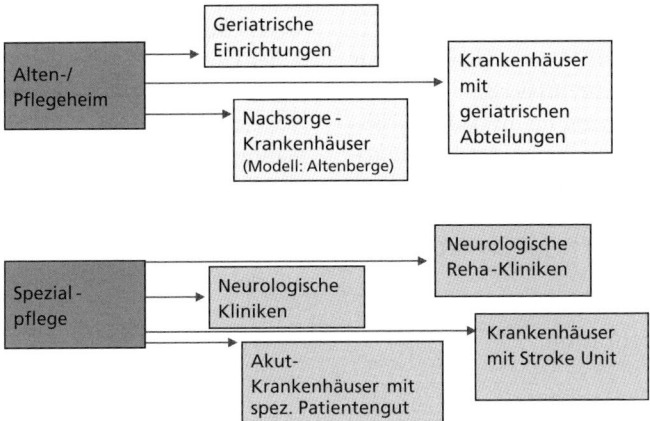

Abb. 8.1.3: Kapitalkräftige Spieler im Pflegebereich betreiben die M&A-Stratgie der Rückwärtsintegration (© von Eiff 2019).

Auch ist absehbar, dass Betreiber von Pflege- und Seniorenheimen Strategien der Rückwärtsintegration anstreben, um ihr eigenes Angebot medizinisch zu qualifizieren und um unabhängiger von Kostenträgern und Einweisern zu werden. Danach werden z. B. Krankenhäuser mit geriatrischen Abteilungen Targets von Alten- und Pflegeheimbetreibern übernommen.

Die Logik dieser Umkehr der Übernahmerichtung speist sich erstens aus der Tatsache, dass gerade der Pflege- und Altenheim-Markt in den letzten Jahren zum Übernamezielmarkt von Finanzinvestoren geworden ist. Diese Finanzinvestoren steigen also über eine Beteiligung im Pflegebereich in den Krankenhausmarkt ein, wobei der Pflegebereich Einweiserfunktion für das Krankenhaus übernimmt und damit die Krankhausübernahme (teilweise) absichert.

Die laterale Integration

Die laterale Integration hat die Bildung eines Campus zum Ziel. Ein Campus ist ein systemischer Verbund von medizinischen Leistungsanbietern, die komplementäre Leistungen für sogenannte komplexe Krankheitsbilder vorhalten. Ziel ist die Bildung eines Kompetenzzentrums, das in einem Netzverbund die als Systemkopf übernimmt und/oder die Entwicklung eines Leuchtturms, der in besonderer Weise Patienten (insbesondere auch internationale Patienten) anzieht. Die ganzheitliche Versorgung des Patienten erfordert darüber hinaus alle Ressourcen, die für eine anschließende Rehabilitation sowie eine ergänzende ambulante Behandlung zweckmäßig sind.

Die Campusstrategie ist die medizinisch anspruchsvollste und ökonomisch bedeutsamste M&A-Strategie, da sie systemisch-medizinischen Sachverstand voraussetzt, medizin-strategische Fähigkeiten verlangt und ein langfristig orientiertes Übernahmekonzept erfordert.

Das Campus-Konzept als lokale Konzentration medizinisch komplementärer Leistungsanbieter mit Tendenz zur Spezialisierung, überzeugt als M&A-Strategie ökonomisch und medizinisch. Insbesondere die räumliche Konzentration von akutstationären und rehabilitativen Leistungen ermöglicht Prozessvorteile in den Bereichen Case Management, Wunderversorgung, Transferpflege und Patientenhotel.

Darüber hinaus zeigt sich, dass Campus Konzepte ganzheitliche, an der gesamten Versorgungskette orientierte innovative Eingriffstechniken sowie Maßnahmen zur Infektionsprophylaxe eher einführen als isoliert handelnde Akutkrankenhäuser ohne direkte ökonomische Verbindung zu Reha-Kliniken.

Die hybride Integration

Eine hybride Integration bringt medizinische Leistungsanbieter mit Unternehmen der Medizinindustrie zusammen. Der Effekt: Krankenhäuser profitieren in einem solchen Verbund vom industriellen Know-how in Management und Produkt-/Prozessinnovationen; Unternehmen sichern sich »eigene und sichere« Absatzmärkte für ihre Produkte. Als Lehrbuchbeispiel für hybride Integrationsstrategien gilt die Übernahme der Helios-Klinikkette durch Fresenius sowie die Transaktionsofferte von Fresenius zur Übernahme der Rhön-Kliniken AG im April 2012. Auch die Vergabe der gesamten Medizintechnik (einschließlich Neu- und Ersatzinvestitionen sowie Wartung und Instandhaltung) der Gesundheits-Holding Hessen Nord an General Electric (auf Basis einer Single Sourcing Strategie) erfüllt die Strukturmerkmale einer hybriden Integration.

8.1.5 Erfolgsfaktoren des M&A-Managements

Als Erfolgsfaktoren können diejenigen Einflussgrößen bezeichnet werden, die in besonderer Weise das Gelingen einer Fusion oder einer Übernahme beeinflussen.

Neben einem kompetenten Projekt-Management, dem strategischen Fit der Übernahme, der gründlichen Due Diligence und einer überzeugenden Kommunikationspolitik sind insbesondere die Durchgängigkeit von IT-Infrastruktur sowie kompatible Vergütungs- und Anreizsysteme die zentralen Erfolgsfaktoren.

Wichtig ist, die in der Praxis bei M&A-Transaktionen immer wieder beobachtbaren, typischen Management-Fehler zu vermeiden (▶ Abb. 8.1.4).

Im Rahmen des Managements von Erfolgsfaktoren hat das Akquisitions-Controlling einen besonderen Stellenwert. Hier wird analysiert, inwieweit sich eine Fusion oder Übernahme strategisch und ökonomisch gelohnt hat bzw. ob es gelungen ist, die M&A-Ziele zu erreichen. Die Kennzahlen und Resultat-Indikatoren zur Überprüfung der M&A-Transaktion sind dabei nicht auf finanzielle Größen zu beschränken, sondern sollte auch »weiche« Faktoren mit einbeziehen. Eine Übersicht von Kennzahlen zur M&A-Erfolgsmessung ist in Abbildung 8.1.5 zusammengestellt.

In **M+A-Prozessen** sind typische Fehler zu beachten.

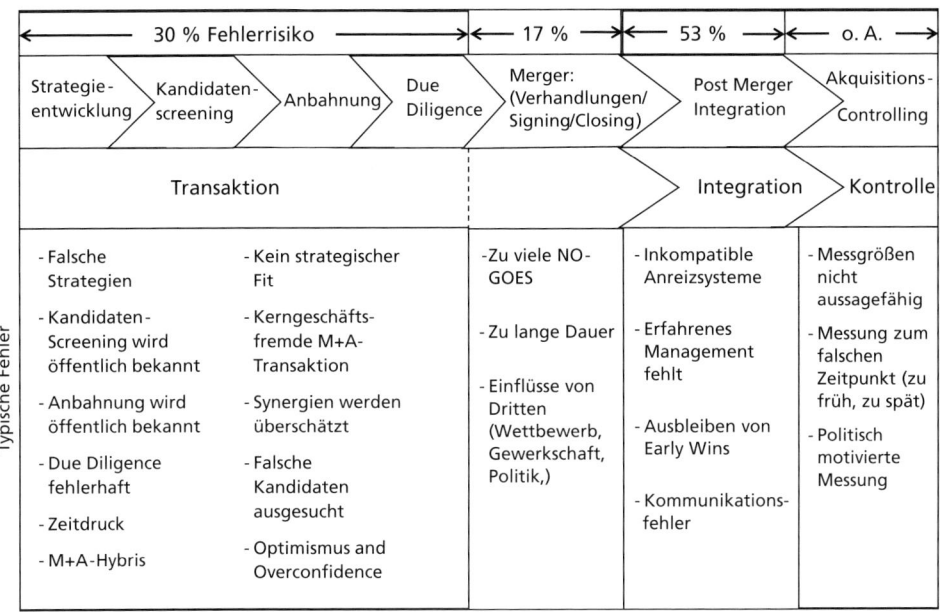

Abb. 8.1.4: Generische Risikostruktur in M&A-Prozessen (© von Eiff 2019)

M&A-Erfolgsmessung

M&A-Projekte sind erfolgreich, wenn die Innovationsfähigkeit steigt, die organisatorische Flexibilität sich verbessert, sich ein Markenstatus etabliert, die Wirtschaftlichkeit steigt und Kundenbindung (Patient, Kostenträger, Einweiser) sich intensiviert.

Kennzahlen und Resultate des M&A-Erfolgs

- Kostenersparnis gegenüber Ausgangssituation in den indirekten Bereichen (Wäsche, Speisen, …)
- Erfüllungsgrad der Ankerfunktion für andere Kettenunternehmen (Zahl der Überweisungen)
- Anzahl der zusätzlich eingerichteten Ausbildungsstellen
- Anzahl der zusätzlich eingerichteten Arbeitsstellen
- Anzahl der Patienten (vorher/nachher)
- Ruf der Klinik/Markenstatus
- Niedrigere Beschaffungspreise im Einkauf
- Gestiegene Verhandlungsbereitschaft der Kassen zur Ausdehnung des Versorgungsvertrags/Budgets
- Modellvorhaben/Modellklinik-Status
- Forschungs- und Studienergebnisse von überragender Bedeutung
- Mitarbeiterzufriedenheit/Engagement-Bereitschaft
- Kundenzufriedenheit/Weiterempfehlungsbereitschaft
- Positive/Negative Tendenz der Berichterstattung in den Medien
- Ein herausragendes Erfolgsereignis im Kerngeschäft
- Anzahl und Wert von Verbesserungsvorschlägen durch Mitarbeiter
- Beraterrolle für Ministerium, Verbände, Kostenträger, …

Abb. 8.1.5: M&A-Controlling zur Überprüfung des Transaktionserfolgs (© von Eiff 2019).

8.1.6 Erkenntnisse und Ausblick

Der Markt für M&A gewinnt an Dynamik und geht in eine Entwicklung, die deutlich geprägt ist durch vertikale, netz- und clusterorientierte Transaktionsstrategien. Andererseits gewinnen ausländische Investoren, internationale Krankenhausketten ebenso wie Private Equity Fonds Interesse an deutschen Targets.

Der M&A-Markt wird nicht auf einen Versorgungssektor beschränkt bleiben, sondern insbesondere durch vertikale und laterale Fusionen und Übernahmen gekennzeichnet sein.

Krankenhäuser werden Rehakliniken und Seniorenpflegeheime übernehmen, um Patienten entlang des Behandlungs- und Versorgungspfades zu betreuen.

Rehakliniken übernehmen Krankenhäuser mit dem Ziel, Einweiser-Märkte zu sichern.

Unternehmen der Medizinindustrie kaufen Krankenhäuser und Rehakliniken, einerseits, um Management-Know-how bzw. der Krankenhausbetriebsführung zu erwerben und um den Markt bzw. Kunden des wirklichen Bedarfs kennenzulernen, andererseits, um Absatzmärkte für eigene Produkte zu erschließen.

Absehbar ist auch, dass einzelne medizinische Leistungsanbieter (insbesondere solche mit »Leuchtturm-Status«) eine »Preferred Deliverer Strategy« anstreben: eine exklusive Zusammenarbeit zwischen Krankenhaus und Medizinunternehmen, um gemeinsam innovative Produktentwicklung zu betreiben sowie Pilotprojekte (z. B. Einführung von Reha-Robotern) durchzuführen. Dies ist eine Vorstufe für eine M&A-Transaktion.

Gerade im Rehabilitationsmarkt wird sich der Trend zur Konsolidierung fortsetzen. Für Einzelkämpfer-Unternehmen, insbesondere diejenigen mit geringen Bettenzahlen und/oder mit Standort in ländlicher Lage wird ein Überleben ohne Fusion oder Übernahme kaum möglich sein.

Literatur

von Eiff, C.A. (2013): Mergers & Acquisitions auf dem deutschen Gesundheitsmarkt. Eine wirtschaftliche und rechtliche Betrachtung von M&A-Transaktionen im Krankenhaussektor. Heidelberg: Medhochzweiverlag.

Heitmann, C. (2019): F&w-zeb-Fusionsradar: Kliniken rücken zusammen. f&w 3: 234–235.

8.2 Private Equity – Investoren im Gesundheitswesen: Geschäftsmodell, Chancen und Risiken

Wilfried von Eiff

8.2.1 Marktattraktivität aus Sicht von PE-Investoren

Finanzinvestoren haben den Gesundheitsmarkt längst als attraktiven Anlagebereich entdeckt, der die Möglichkeit bietet, das Anlage-Portfolio um sichere Anlagen bei solider Rendite (4,75–10 %) in einem langfristig stabilen Wachstumsmarkt mit auskömmlicher (staatlich/politisch unterstützter) Finanzierung zu ergänzen.

Gleichzeitig ist festzustellen, dass zahlreiche Reha-Einrichtungen chronisch unterfinanziert sind und über Jahre hinweg einen massiven Investitionsstau aufgebaut haben. Damit fehlen Reha-Anbietern oft die finanziellen Mittel, um Rationalisierungsinvestitionen vorzunehmen und Kostenstrukturen zu verschlanken: Finanzierung von Qualität verbessernden Investitionen sind aus Gewinnthesaurierung nicht möglich.

Im Ergebnis führen Investitionsstau, Untervergütung, Rationalisierungsdruck und steigende Qualitätsanforderungen zu einem wachsenden Kapitalbedarf. Die Refinanzierung über Hausbanken in Form von Krediten ist wegen enger Kreditlinien begrenzt. Außerdem ist diese Art von Kreditmanagement aufwändig, weil unterschiedliche Vertragsbedingungen, Fälligkeiten und Berichtspflichten zu beachten sind. Der Kapitalmarkt kommt für die meisten medizinischen Leistungsanbieter auch nicht infrage: sie werden nicht in der Rechtsform einer AG geführt, die formalen Anforderungen (z. B. Quartalsberichte) schrecken ab und das externe Rating ist zu schlecht.

Hinzu kommt, dass der Markt für Rehabilitation hoch fragmentiert ist: Von den 1.140 Reha-Einrichtungen verfügen etwa 500 über weniger als 100 Betten und liegen zum Teil in ländlichen Gebieten, wodurch eine akut-nahe Reha-Versorgung multimorbider Patienten erschwert wird.

Fragmentierte Märkte bieten die Möglichkeit, durch Zusammenlegung kleinerer Einheiten, Zentralisierung von Sekundär- und Tertiärfunktionen, Bündelung des Einkaufs (Skaleneffekte) sowie Spezialisierung, Standardisierung und Technisierung (Reha-Roboter) im Reha-Kerngeschäft den Wert einer Reha-Einrichtung innerhalb von 3 bis 7 Jahren deutlich zu steigern. Diese Geschäftsfeld-Chancen entsprechen genau dem Geschäftsmodell von PE-Investoren, was die zunehmenden Aktivitäten von PE-Fonds im deutschen Gesundheitssystem erklärt.

So hat sich z. B. der niederländische Finanzinvestor Waterland sich durch systematisches Aufkaufen von Reha-Kliniken und Pflegeheimen in Deutschland zu einem der größten Betreiber entwickelt. Waterland übernahm 2017 die 40 Median-Kliniken für 1 Mrd. Euro. Auch der auf riskante Anlagen spezialisierte US-Investor Oaktree übernahm 2018 die Vitanas-Gruppe für (vermutete) 500 Mio. Euro. Ebenfalls 2018 kaufte Nordic Capital von Carlyle die Alloheim-Kette für 1,1 Mrd. Euro.

Finanzinvestoren haben aber nicht nur Reha-Kliniken und Pflegeheime im Anlage-Visier, auch Augenklinikbetreiber wie Oberscharrer (900 Beschäftigte, 80 Einrichtungen), die auf psychologisch-psychosomatische Krankheitsbilder spezialisierte Klinikgruppe Oberberg (übernommen von Trilantic), die Einkaufsgesellschaft Prospitalia (hat 2016 PCM übernommen) und der auf Pflegebetreiber spezialisierte Software-Hersteller Medifox (übernommen von HG) gelten als attraktive Zielunternehmen (»Targets«). Medifox hatte 2017 einen Umsatz von 30 Mio. Euro, wurde aber mit über 200 Mio. Euro bewertet. Der »Multiple«, also das Vielfache des jährlichen Ergebnisses vor Zinsen, Steuern und Abschreibungen (EBITDA) soll bei der Medifox-Übernahme bei »deutlich über 15« gelegen haben.

Aufgrund der Notenbank-Politik des »billigen Geldes« werden Firmenübernahmen und Beteiligungen sowie Anlagen in PE-Fonds ökonomisch attraktiver – mangels alternativer Anlagemöglichkeiten.

Der in der Gesundheitsbranche zu beobachtende Multiple-Anstieg ist daher auch Ausdruck der allgemeinen Vermögenspreis-Inflation.

8.2.2 Das Private Equity – Geschäftsmodell

PE-Fonds setzen das Fonds-Vermögen zum Erwerb von i. d. R. nicht börsennotierten Unternehmen ein, mit der Anlagestrategie, den Wert des übernommenen Unternehmens durch Effizienzverbesserungs- sowie Kostensenkungsmaßnahmen zu steigern und das Unternehmen nach 3 bis 7 Jahren mit Gewinn zu verkaufen (»Exit-Strategie«).

PE-Fonds werden oft in der Rechtsform der KG, der GmbH & Co.KG bzw. der Limited Partnership betrieben. Die grundsätzliche Organisations-, Rechts- und Geschäftsmodellstruktur ist in Abbildung 8.2.1 beschrieben.

Private Equity Fonds
PE-Fonds übernehmen nicht börsennotierte Unternehmen mit dem Ziel der Steigerung des Shareholder Value und Veräußerung nach 3 bis 7 Jahren.

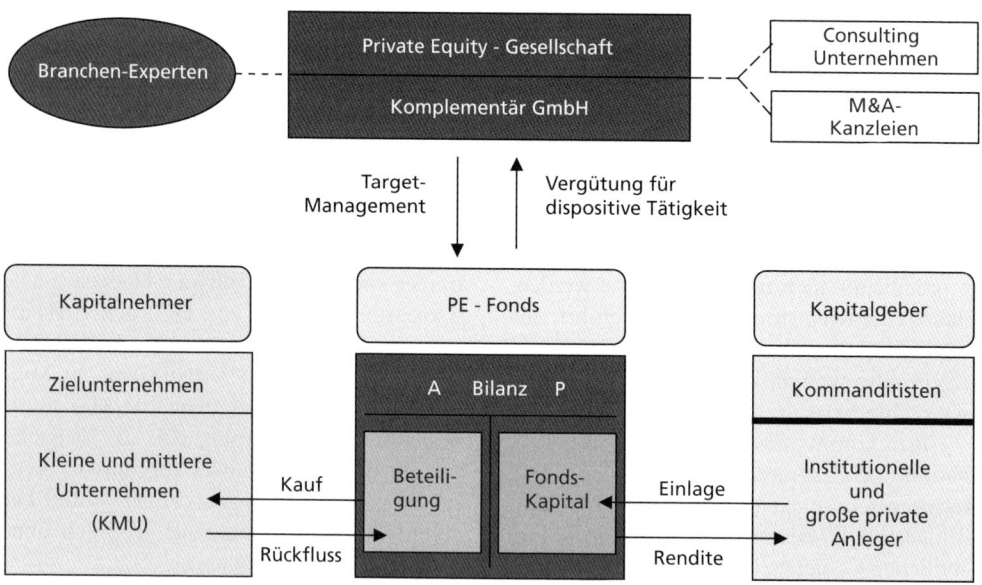

Abb. 8.2.1: Organisations-, Rechts- und Geschäftsmodellstruktur eine Private Equity Fonds (© von Eiff 2019).

Die Kapitalgeber (institutionelle und große private Anleger) bringen das Fondskapital auf und haften als Kommanditisten bis zur Höhe ihrer Einlage. Der Anlagehorizont beträgt 3 bis 5 Jahre, kann aber in Abhängigkeit von der Branche (z. B. Gesundheitswesen) oder aufgrund situativer Einflüsse (Liquiditätsmangel, Rezession) auf 7 Jahre verlängert werden. Der PE-Markt unterliegt keiner Regulierung durch die Aufsichtsbehörden. Der Anlegerschutz ist auf die Prospekthaftung begrenzt. Der PE-Fonds kauft mit dem eingesammelten Kapital komplette Unternehmen (KMU) oder erwirbt Anteile, die es ermöglichen, durch Repräsentanz im Aufsichtsrat/Beirat/Eigentümerversammlung auf die Geschäftspolitik so Einfluss zu nehmen, dass der Unternehmenswert gesteigert wird. Dazu gehört die Durchführung von Rationalisierungsmaßnahmen, die Erschließung neuer Märkte, die Forcierung einer Wachstumsstrategie durch Zukauf von Unternehmen, aber auch die »Filettierung« des Unternehmens (insbesondere bei diversifizierten Unternehmen) mit Verkauf von Unternehmenssparten.

Das Anlagekapital wird auf verschiedene KMU aus unterschiedlichen Branchen verteilt. Dadurch wird das Anlage-Risiko reduziert (Anlageregel: »Lege niemals alle Eier in einen Korb«). Das Gesundheitswesen in Deutschland gilt bei PE-Investoren als Anlagemarkt mit begrenzter Rendite, wird aber auch als ein sicherer Markt mit klarer Wachstumsperspektive (Stichwort: alternde Gesellschaft, steigende Qualitätsanforderungen, Zunahme multimorbider Patienten) und gesicherter (staatlicher, unternehmerischer und privater) Finanzierung eingeschätzt. Auch sind die Sektoren des Gesundheitsmarktes was die Zahl der Leistungsanbieter anbelangt fragmentiert (Primärversorgungsbereich: 140.000 Kassenärzte; Akutbereich: 1.943 Krankenhäuser; Reha-Bereich: 1.142 Einrichtungen; Pflege-Sektor: 13.000 Einrichtungen, 1.500 ambulante Pflegedienste). In fragmentierten Märkten lassen sich Überrenditen durch Konsolidierung erzielen.

Der Kapitalrückfluss in den Fonds erfolgt durch jährliche Gewinnausschüttung, durch Kreditverschuldung des Target-Unternehmens und bei Veräußerung des Targets. Aus diesem Kapitalrückfluss werden die Renditeerwartungen der Anleger befriedigt.

Die PE-Gesellschaft ist vollhaftender Kapitalgeber und übernimmt eine Reihe von Management-Aufgaben:

- Suche und Auswahl geeigneter Zielunternehmen mit Rendite-Perspektive sowie Festlegung der Beteiligungsart (Kauf, Mehrheits-/Minderheitsbeteiligung).
- Rechtliche bzw. vertragliche Abwicklung des Erwerbs in Zusammenarbeit mit spezialisierten Kanzleien und WP-Gesellschaften.
- Durchführung einer Due Diligence vor Erwerb.
- Beeinflussung der Geschäftsentwicklung (Austausch des Führungspersonals, Kostensenkungsprogramme), auch durch ökonomisch motivierte Handlungsvorgaben für das operativ tätige Management: So ist es durchaus üblich, nach Übernahme Zielvereinbarungen mit leitenden Ärzten, Geschäftsführern, Einkäufern und Controllern abzuschließen, die auf eine Renditesteigerung zielen.

Auch das Einsetzen branchenerfahrener vertrauter Experten in Management- bzw. Aufsichtsfunktionen ermöglicht fachliche Einflussnahme auf das operative Geschäft. Mitunter werden eigene Unternehmensberatungen beauftragt, eine Unternehmensanalyse durchzuführen. Dadurch erhält das PE-Management entscheidungsrelevante Wettbewerbs- und Benchmarking-Daten.

Es ist durchaus üblich, das oberste Management sowie die externen Experten in den Kontrollgremien aufzufordern, eine minimale (0,9 %) Beteiligung am Unternehmen zu zeichnen, um den Anreiz zu steigern, durch eigenes Engagement die Ziele des PE-Fonds zu unterstützen.

Zu den wichtigsten Aufgaben gehört der Aufbau einer »Exit-Story«, die signalisieren soll, dass der Kauf der Beteiligungswerte durch einen Nachfolge-Investor ökonomisch interessant ist. Die Qualität der Exit-Story bestimmt wesentlich den Exit-Veräußerungswert des Zielunternehmens. In der Exit-Story wird beschrieben, welche langfristige Strategie für das Zielunternehmen entwickelt wurde und welche Maßnahmen durchgeführt wurden, um diese Strategie zur Realisierung zu bringen. So wurde das Geschäftsfeld eines auf industrielle Betriebsverpflegung spezialisierten Herstellers von Cook-and-Freeze-Produkten innerhalb von 5 Jahren auf den Krankenhaus-Markt ausgerollt. Dieser Markt wurde im Exit-Verfahren als besonders attraktiv dargestellt, da 65 % aller Krankenhäuser eine eigene Küche betreiben und das Durchschnittsalter der Küchen bei über 20 Jahren liegt. Auch die Übernahmen anderer Unternehmen, die Konzentration des Portfolios auf das Kerngeschäft, die Entwicklung neuer Produkte und (wie beschrieben) die Eroberung neuer Märkte können Gegenstand der Exit-Story sein.

Die letzte Aufgabe ist der Verkauf der Beteiligung nach 3 bis 7 Jahren zum größtmöglichen Verkaufspreis.

Das PE-Geschäftsmodell basiert auf einer Wertsteigerungsstrategie sowie der Möglichkeit, durch Vermögensumschichtungen finanzielle Mittel aus dem Zielunternehmen herauszuziehen.

Wertsteigerungspotenzial liegt vor, wenn durch eine marktgerechte Veränderung der Unternehmensstrategie, durch Verschlankung der Führungs- und Entscheidungsstrukturen, durch Abbau vermeidbarer Kosten oder durch Schließung einer Angebotslücke im Portfolio eine Verbesserung der Wettbewerbsposition und der Renditesituation in überschaubarer Zeit erreicht werden kann.

8.2.3 Kritik am PE-Geschäftsmodell

Trotz der grundlegend positiven Wirkungen, die von einem PE-Geschäftsmodell erwartet werden können, gibt es immer wieder Kritik an den Akquisitionsaktivitäten der PE-Fonds.

Ein Vorwurf lautet, Kostensenkungsmaßnahmen zu Lasten von Qualität, Service und Patienten-Outcome durchzuführen. Als Beleg werden Personalabbau, systematische Arbeitsverdichtung, Reduktion von Visiten, Verkürzung von Therapiezeiten, Vernachlässigung der Wundversorgung u. ä. Aktionen herangezogen.

Auch Preis-Wertanalyse im Einkauf, Outsourcing von Betriebsteilen, Standortverlagerungen und insbesondere Leveraged Buy-Out (LBO) gehören zu den Standardinstrumentarien von PE-Investoren.

LBO ist gerade bei »überfinanzierten« Zielunternehmen beliebt: Das Zielunternehmen ist profitabel, hat einen hohen Cash Flow und eine hohe Eigenkapital-Quote. Der Kaufpreis wird aus Krediten finanziert, die aus dem Cash Flow bedient werden müssen. Der Shareholder Value wird gesteigert (Leverage-Effekt des Fremdkapitals), weil teures Eigenkapital durch billiges Fremdkapital ersetzt wird. Gleichzeitig erhöht sich der Verschuldensgrad und der Cash Flow wird durch Zins- und Tilgungszahlen belastet. Gerade diese Strategie der Finanzumschichtung wird den PE-Investoren als belastend für das Unternehmen zum Vorwurf gemacht.

Ein weiterer Vorwurf betrifft die von einigen PE-Investoren praktizierte aggressive Transaktionsfinanzierung. Eine Kreditaufnahme von mehr als dem 10-fachen des EBITDA setzt das Management des Zielunternehmens unter erheblichen Rationalisierungsdruck. Neben dem LBO wird die Kapitalbeschaffung (und damit die Verschuldung) über die Finanzierungsvariante »Sale-and-Lease-Back« (SaLB) durchgeführt. Ziel dieser Form der Finanzierung ist die Beschaffung von Liquidität, indem gebundenes Kapital einschließlich der stillen Reserven durch Veräußerung eines werthaltigen Objekts (betrieblich genutzte Immobilie) an eine Kapitalanlegegesellschaft (z. B. Medical Properties Trust). Voraussetzung ist, dass die Leasing-Verpflichtungen aus den laufenden Erträgen beglichen werden können. Diese Finanztransaktion ist mit einem Bilanzstruktureffekt verbunden. Durch Wegfall der Position des Vermögensgegenstands auf der Aktivseite und die Verringerung der Verbindlichkeiten auf der Passivseite in Höhe des erzielten Veräußerungserlöses verbessert sich die Eigenkapital-Quote, die Kreditlinie wird geschont und es erfolgt eine Gewinnrealisierung durch Mobilisierung der stillen Reserven.

Wenn der SaLB-Erlös konsequent zur Kredittilgung zwecks Reduktion laufender Belastungen oder zur Finanzierung von Marktwachstum durch Übernahmen oder sonstige die Marktposition verbessernden Investitionen genutzt wird, ist diese Transaktion ökonomisch nachhaltig.

Allerdings kann die SaLB-Transaktion auch dazu benutzt werden, den Veräußerungserlös als vorzeitigen Beteiligungsrückfluss zu nutzen und damit dem Unternehmen Finanzmittel zu entziehen und gleichzeitig Kreditbelastungen aufzuerlegen. Auch können die Leasing-Raten überhöht angesetzt sowie die sonstigen Finanzierungsbedingungen (Laufzeiten, Ausgleichszahlungen, Wartungs-/Instandhaltungskosten) zum Nachteil des Zielunternehmens festgelegt werden. Hier ist allerdings immer zu prüfen, ob eine »Einlagenrückgewähr« vorliegt.

8.2 Private Equity – Investoren im Gesundheitswesen: Geschäftsmodell, Chancen und Risiken

So ist die Übernahme der Median-Gruppe durch den Finanzinvestor Waterland (▶ Abb. 8.2.2, Beschreibung der Transaktion) von verschiedenen Stakeholdern (Politik, Arbeitnehmervertreter, M&A-Experten, Medien) kritisiert worden.

Sale-and-Lease-back
Der realisierte Cash aus Immobilientransaktionen deckt 70 % des Kauf-Preises ab. Die Schulden werden aus dem operativen Geschäft der Reha-Kliniken refinanziert.

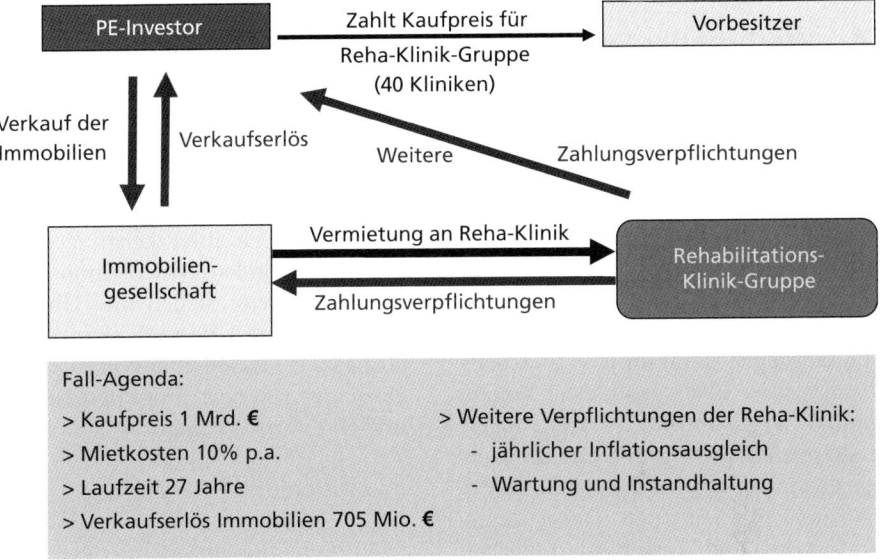

Abb. 8.2.2: SaLB als Kaufpreis-Finanzierungsoption im Fall einer Übernahme durch einen PE-Investor (© von Eiff 2019).

Die Kritik am Geschäftsmodell der PE-Investoren macht sich auch am Geschäftsgebaren einzelner Fonds fest. So gilt der Finanzinvestor Cerberus, spezialisiert auf die Übernahme und Sanierung schwieriger Restrukturierungsfälle als »aggressiver« Anleger, der selbst über Kleinanteile (3 %) oder Minderheitsbeteiligungen einsteigt und im ersten Schritt dafür sorgt, dass ein umfassendes Effizienzsteigerungsprogramm mit radikalen Kostensenkungen sowie operativen Verbesserungen realisiert wird. Dabei kommt teilweise ein Ceberus-Tochterunternehmen als Berater zum Einsatz. Unabhängig von der Problematik der Einlagenrückgewähr verfügt der Kleinanteilseigner durch diese Verflechtung über marktrelevante betriebswirtschaftliche Daten, die anderen Anteilseignern nicht zugänglich sind. Anleger wie Cerberus verfolgen spezielle Beteiligungsziele: Sie spekulieren auf eine Konsolidierung der Branche, wobei eine stabile Branche mit Wachstumsperspektive wie das Gesundheitssystem, zusätzlich an Attraktivität gewinnt. Der Management-Einfluss aus der Beteiligung wird genutzt, um auf Fusionen hinzuwirken oder auf fallende Kurse.

Bei aller Kritik an der Aggressivität von Cerberus sei folgende Anmerkung platziert: Im Jahr 2006 übernahm Cerberus die ehemalige, kurz vor der Pleite stehende (450 Mio. Euro Verlust) österreichische Gewerkschaftsbank Bawag für 3,2 Mrd. Euro. Die drei eingesetzten Cerberus-Vorstände realisierten ein konsequentes Kostensenkungsprogramm. Im Jahr 2018 wurde die Bawag als effizienteste Bank Europas bezeichnet: Um 1 € zu verdienen, musste sie 41 Cent aufwenden. Bei der Commerzbank lag diese Quote 2018 bei 78 Cent und bei der Deutschen Bank bei 93 Cent.

8.2.4 Wachsender Stellenwert von PE-Investoren

Elon Musk gab zwar nicht den Ausschlag für die zunehmende Bedeutung von Finanzinvestoren, aber im Zuge seiner Ankündigung, das Unternehmen Tesla von der Börse zu nehmen, gab er auch die Begründung für das Phänomen, wonach (große) Unternehmen aus dem Aktienmarkt aussteigen und die Zahl von Börsengängen (IPO) im Jahr 2018 deutlich um etwa 30% gegenüber Vorjahr schrumpfte: Regulatorische Anforderungen, Quartalszahlen-Reporting und ein auf kurzfristige Gewinnziele fixierter Kapitalmarkt in Kombination mit kritischen (»besserwissenden«) Analysten und Leerverkäufern, die auf fallende Kurse setzen, stehen einer langfristigen strategischen Orientierung entgegen. Die Abhängigkeit von kurzfristiger Kapitalrendite verhindert Investitionen in innovative Produkte oder in eine Technologietransformation wie das Elektro-Auto, Robotics in der Medizin oder die Digitalisierung einer Branche (»Krankenhaus 4.0«).

Auch Rhön-Gründer Eugen Münch äußerte im Juni 2013 in einem Interview mit der Wirtschaftswoche: »Heute würde ich nicht noch einmal an die Börse gehen, sondern andere Wege der Finanzierung suchen. ... Die Börsianer fragen bei jeder medizinischen Investition, wie sich das auf die Quartalszahlen auswirkt.« Ob allerdings die Management-Fesseln einer Finanzierung über den Kapitalmarkt weniger repressiv ausfallen wie die Controlling-Anforderungen von PE-Investoren wird sich im Einzelfall erweisen.

8.2.5 Zusammenfassung und Bewertung

Nachteile des PE-Geschäftsmodells

Rationalisierung und Personalpolitik

Ein erfolgsorientiertes, primär an ökonomischen Kennzahlen orientiertes Führungskonzept in Verbindung mit betriebswirtschaftlich motivierten Zielvereinbarungen erhöht den Leistungsdruck und lässt Ärzte und Pflegekräfte mit den ethischen Maximen ihrer Berufsstände alleine. Die Vergütung der Mitarbeiter erfolgt nicht orientiert an der Qualität ihrer Leistungen für den Patienten, sondern am ökonomischen Erfolg. Unbesetzte Stellen und Überstunden gehören zum Kostensenkungsrepertoire ebenso wie Outsourcing von Betriebsteilen, einrichten von Beschäftigungsgesellschaften und Haustarifverträgen.

Investition und Finanzierung

Die extreme Renditeorientierung verhindert Investitionen in medizinisch-technische Innovationen mit langer Amortisationszeit. Rationalisierungs-Investitionen haben Vorrang.

Auf der Finanzierungsseite wird Eigenkapital durch Fremdkapital ersetzt, so dass die Belastung durch höheren Kapitaldienst steigt (Zins- und Tilgung).

Im Extremfall verpflichtet der PE-Investor das Zielunternehmen, einen Kredit aufzunehmen, der an den PE-Fonds abgeführt wird. Zins und Tilgung müssen vom Zielunternehmen geleistet, d. h. aus laufender Betriebstätigkeit verdient werden.

Ebenso steigt der Aufwand für Controlling und Finanzmanagement: »Financial Covenants« verpflichten das Management, bestimmte Finanzkennzahlen (EBITDA, Schuldendienstdeckungsgrad, wirtschaftliche Eigenkapitalquote) innerhalb der Darlehenslaufzeit nicht über festgelegte Grenzen ausreißen zu lassen (Strafzahlungen bei Covenant-Bruch).

Das Management wird durch regelmäßiges Reporting eng überwacht und ist dem Druck ausgesetzt, primär Aktivitäten durchzuführen, durch die die Finanzvorgaben erfüllt werden.

Der Finanzvorstand muss über exzellente Kenntnisse auf dem Gebiet der Corporate Finance verfügen.

Unternehmensaufsicht (Governance)

Da PE-Investoren i. d. R. über keine spezielle Kenntnis des Gesundheitsmarktes verfügen, steuern sie prinzipiell nach ökonomischen Kennzahlen. Branchenkenntnis wird eingebracht über Aufsichts- und Beiräte, die regelmäßig mit dem PE-Investor zusammenarbeiten und von diesem bestellt werden. Von diesen Experten wird verlangt, dass sie sich am Unternehmen finanziell beteiligen (0,9 %). Ihre Beteiligung hat den Charakter von haftendem Eigenkapital. Damit haben die Experten ein Eigeninteresse, im Sinne des Shareholder Value zu entscheiden.

Fazit

Das von PE-Investoren präferierte Management-Konzept des Shareholder Value ist als Führungs- und Organisationsansatz für medizinische Leistungsanbieter mit einem Versorgungsauftrag der Daseinsvorsorge ungeeignet.

Vorteile des PE-Geschäftsmodells

Schließung der Investitions- und Finanzlücke

Vor dem Hintergrund einer deutlichen Investitionslücke im Akut-, Rehabilitations- und Pflegesektor in Verbindung mit einer begrenzten Refinanzierung von Betriebs- und Investitionskosten können Finanzinvestoren dazu beitragen, den Medizinbetrieb mit notwendigen Finanzmitteln zu versorgen.

Stärkung der Entscheidungsautonomie

Mit der Zuführung von privatem Kapital können schlanke Management-Strukturen realisiert und die Unabhängigkeit von kommunalpolitischen Einflüssen erreicht werden. Veränderungsprozesse lassen sich schneller und konsequenter umsetzen.

Langfristige Strategische Ausrichtung

FI sind im Gesundheitswesen nur dann erfolgreich, wenn sie auf eine Strategie des konsolidierten Wachstums setzen, indem Investitionen für Übernahmen oder für Marktentwicklung, aber auch für die Optimierung interner operativer Prozesse durch innovative Finanzierungsmodelle bereitgestellt werden.

Ohne eine langfristige strategische Ausrichtung lässt sich keine »Exit-Story« aufbauen und kein erfolgreicher Exit realisieren.

Wirtschaftlichkeit durch Organisationseffizienz

Die Optimierung von Prozessen in Verbindung mit Programmen zum konsequenten Abbau vermeidbarer (»unproduktiver«) Kosten stärkt die Innenfinanzierungskraft. Die Konsolidierungs-Strategie »Wachstum durch Zukauf« ermöglicht Spezialisierung im medizinischen High-end-Bereich (Economies of Scope), Standardisierung bei häufig vorkommenden Leistungen (Rationalisierung im Kerngeschäft), Zentralisierung von Verwaltungsaufgaben wie Personalverwaltung, Einkauf, Energie- und Gebäude-Management sowie Controlling (Economies of Scale) und ermöglicht das Outsourcing von Aufgaben des Kann-Geschäfts (Speisenversorgung, Wäscheversorgung, evtl. Labor).

Fazit

PE-Investoren können dazu beitragen, die Investitions- und Finanzierungslücke im Gesundheitswesen zu schließen sowie betriebswirtschaftliche Denkweisen zu nutzen, um Entscheidungsprozesse zu verschlanken, anstatt politischen Einflusses der gesundheitsökonomischen Expertise Stellenwert zu verschaffen, Kosten- und Finanzstrukturen zu optimieren sowie unternehmerisches Bewusstsein zu fördern.

Bewertung

PE-Investoren, die im Gesundheitswesen erfolgreich agieren wollen, müssen den Besonderheiten dieses Marktes Rechnung tragen: es geht um medizinische und pflegerische Dienstleistungen, die von Menschen in hochqualifizierten Berufsbildern für kranke Menschen erbracht werden. Ethische Maxime spielen dabei eine primäre Rolle.

Sollte eine PE-Strategie primär renditegetrieben sein und Kostensenkung durch Arbeitsverdichtung und durch Verschlechterung der Arbeitsbedingungen betreiben sowie dazu noch vorzeitigen Kapitalabzug praktizieren, was die Verschuldung treibt und den Rationalisierungsdruck erhöht, wird sich dieses PE-Geschäftsmodell nicht dauerhaft durchsetzen.

Gleichwertige Zielgrößen

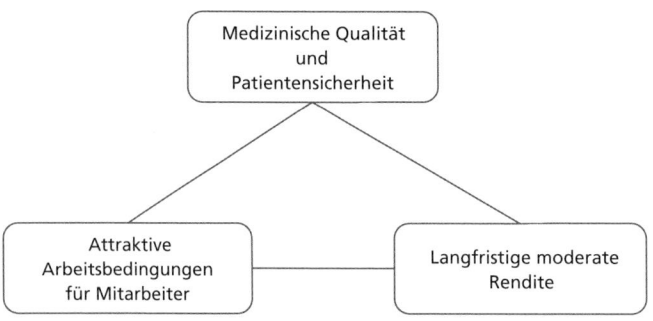

 Erfolgreiche PE-Investoren müssen den Besonderheiten des Gesundheitswesens Rechnung tragen und die drei Zielgrößen als gleichwertig betrachten.

Abb. 8.2.3: Zielrahmen für Investoren im Gesundheitswesen (© von Eiff 2019).

Auch der Einsatz von Finanzierungsinstrumenten (siehe die Diskussion über SaLB) sollte mit dem Ziel erfolgen, den Unternehmenswert durch Investitionen in die Verbesserung der Marktposition zu steigern.

Es werden sich in Zukunft nur PE-Investoren im Gesundheitswesen dauerhaft etablieren, die medizinische Qualität und Patientensicherheit, attraktive Arbeitsbedingungen für Mitarbeiter und langfristige moderate Renditen als gleichwertige Zielgrößen akzeptieren (▶ Abb. 8.2.3).

Literatur

von Eiff, C.A. (2013): Mergers & Acquisitions auf dem deutschen Gesundheitsmarkt. Eine wirtschaftliche und rechtliche Betrachtung von M&A-Transaktionen im Krankenhaussektor. Heidelberg: Medhochzweiverlag

Interview mit Eugen Münch. In: Wirtschaftswoche vom 26.6.2013.

Perspektiven und Handlungsempfehlungen für das Reha-Management

- Kettenbildung, Fusionen und Übernahmen werden in allen Sektoren der Gesundheitsversorgung voranschreiten, so dass Reha-Kliniken, die eine kritische Betriebsgröße (bis 100 Betten) aufweisen, Krankheitsbilder versorgen, die eine akut-nahe Versorgung erfordern oder als »Einzelkämpfer« agieren ohne eine tragfähige Kooperationsstrategie nicht überleben werden.
- Fusionen und Übernahmen bieten die Chance, Synergien zu mobilisieren, und zwar durch Zusammenlegung von zentralen Versorgungsfunktionen wie Verwaltung, Verpflegung, Wäscheversorgung, Einkauf und Logistik.
- Ohne Integration in eine Gesundheitskette werden auch die zunehmenden Anforderungen an Qualitätssicherung sowie die Herausforderungen der Digitalisierung nicht zu bewältigen sein.
- In einem Vergütungssystem, das in Zukunft durch »Pay-for-Performance« geprägt sein wird, lässt sich als Einzelkämpfer keine Marktmacht entwickeln und die Verhandlungsmacht gegenüber Kostenträgern ist begrenzt.
- Durch die Zusammenarbeit mit PE-Investoren lassen sich Finanzmittel mobilisieren, die für Wachstumsinvestitionen benötigt werden. Gleichzeitig bietet sich die Option, interne Prozesse zu verschlanken.
- Bevor ein PE-Investor in das Unternehmen geholt wird, sollten die Auswirkungen auf Geschäftsentwicklung, Entscheidungsfreiheit des Managements, Berichtspflichten, Covenants, Arbeitsbedingungen der Mitarbeiter und medizinisches Portfolio analysiert und offen diskutiert werden.

9 Forschung und Lehre in der Reha-Wissenschaft

Kontext

Seit Jahren wird die Diskussion über Kosten und Nutzen des im deutschen Gesundheitssystem beschrittenen Weges im Bereich Vorsorge- und Rehabilitation kontrovers geführt. Im Fokus steht die Frage nach einer angemessenen Vergütung von Reha-Leistungen.

Angestrebt wird ein Vergütungssystem nach dem Konzept »Value-Based Healthcare«. Diese »Wertorientierte Vergütung« setzt Patienten-Outcome, Medizin- und Dienstleistungsqualität sowie Therapieverfügbarkeit (Zugang zum Behandlungssystem) in Relation zu den Kosten der Versorgung.

Ein Vergütungskonzept des »Pay-for-Performance« (Geld folgt Leistung) setzt aber voraus, dass die »Wertkomponente« spezifiziert werden kann, so dass Vergütungsansätze auch justiziabel sind.

Die eindeutige Festlegung der »Wertkomponente« setzt evidenzbasierte Forschung voraus. Gerade in diesem Punkt besteht erheblicher Nachholbedarf.

- In Kapitel 9.1 wird die aktuelle Forschungslandschaft umfassend dargestellt, der Forschungsbedarf im Bereich Rehabilitation und Teilhabe skizziert sowie das Spannungsfeld zwischen Theorie, Forschung und Praxis beschrieben.
- In Kapitel 9.2 wird die Notwendigkeit von Studien zu Wirksamkeit und Nutzen der Rehabilitation begründet, und es werden Untersuchungsmethoden dargestellt. Anhand einer Kosten-Nutzen-Analyse wird verdeutlicht, dass das in Deutschland praktizierte Versorgungskonzept der Rehabilitation nicht nur dazu beiträgt, das Outcome (Wiedergenesung, Mobilitätsgewinn, Ermöglichung von sozialer und beruflicher Teilhabe, ...) von betroffenen Menschen zu steigern, sondern nachweisbar auch volkswirtschaftliche Produktivitäts- und Kostensenkungseffekte bewirkt.

9.1 Forschung und Lehre zu Rehabilitation und Teilhabe

Teresia Widera und Maren Bredehorst

Rehabilitation, verstanden als Hilfe zur Bewältigung einer chronischen Krankheit, einer drohenden Behinderung oder einer bereits bestehenden Behinderung, soll die Betroffenen in die Lage versetzen, möglichst weitgehend und selbständig am normalen Leben in Alltag, Familie, Beruf und Gesellschaft teilzunehmen.

In Deutschland existiert ein gut differenziertes und organisiertes Rehabilitationssystem. Gleichwohl zeigen Erfahrungen und Erkenntnisse aus der Reha-Praxis, dass die Leistungsträger (Rehabilitationsträger), die Leistungserbringer (Rehabilitationseinrichtungen, -stätten und -dienste) und die Leistungsberechtigten (Rehabilitanden, Versicherte) regelmäßig mit Problemstellungen in der Routine der Rehabilitation konfrontiert werden.

Forschung und Lehre zu Rehabilitation und Teilhabe setzen hier an (DGRW 2006, Koch et al. 2007). Sie helfen dabei, Fehlentwicklungen im Reha-Bereich sichtbar zu machen sowie Weichenstellungen für notwendige Anpassungen und Weiterentwicklungen der Rehabilitation vorzunehmen. Durch qualitativ hochstehende, interdisziplinäre und international konkurrenzfähige Forschungsprojekte werden neue Wege für eine qualitätsgesicherte, bedarfsgerechte und wirtschaftliche rehabilitative Versorgung aufgezeigt. Übergeordnetes Ziel dabei ist, die Praxis der Rehabilitation kontinuierlich zu verbessern.

9.1.1 Reha und Teilhabe als Gegenstand von Forschung und Lehre

Wer einen Herzinfarkt erleidet, unter chronischem Rückenschmerz oder Asthma bronchiale leidet oder sich bei einem Unfall eine schwere Kopfverletzung zuzieht, der ist – im Anschluss an die Akutversorgung im Krankenhaus oder wenn ambulante kurative Behandlungen nicht ausreichen – auf eine Rehabilitation im Sinne des Neunten Buches des Sozialgesetzbuches (SGB IX) angewiesen. Reha-Leistungen sind wichtig, um den Verlauf der Erkrankung günstig zu beeinflussen und zum Teil bleibende Folgeschäden sowie gravierende Auswirkungen auf bedeutsame Lebensbereiche bei den Betroffenen zu verhindern. Das funktionale Leistungsvermögen soll verbessert bzw. wiederhergestellt, das vorzeitige Ausscheiden aus dem Erwerbsleben verhindert sowie Pflegebedürftigkeit abgewendet werden. Den Grundsätzen »Rehabilitation vor Rente«, »Rehabilitation vor Pflege« und »ambulant vor stationär« ist dabei Rechnung zu tragen (BAR 2018).

Die Rehabilitation richtet sich nach den – voraussichtlichen – individuellen Krankheitsfolgen. Im Blickpunkt stehen nicht nur vorübergehende alltags- und berufsrelevante Beeinträchtigungen der Aktivität und Teilhabe als Zustand nach einer Erkrankung oder einem Unfall. Das spezifische Kompensationspotential der Betroffenen unter Beachtung von positiven und negativen Einflussfaktoren aus Umwelt und Person wird dabei berücksichtigt. Ziele der medizinischen Rehabilitation sind nicht nur die Verbesserung der bestehenden Funktionseinschränkungen durch z. B. Sport und Bewegung, physiotherapeutische Übungen, kognitives Training, Ergo-, Arbeits- und funktionelle Therapie oder Ernährungsberatung. Auch die Heranführung an die Anforderungen des Alltags und das Erlernen von Strategien, wie man mit den bestehenden körperlichen, geistigen und psychischen Einschränkungen besser zurechtkommen kann, gehören dazu.

Der Rehabilitation liegt das bio-psychosoziale Modell der ICF (Internationale Klassifikation der Funktionsfähigkeit, Behinderung und Gesundheit) zugrunde. Daher sind die rehabilitativen Maßnahmen multimodal ausgerichtet und umfassen Interventionen zur Steigerung der gesundheitsbezogenen und allgemeinen Lebensqualität, Unterstützung beim Umgang mit geeigneten Hilfsmitteln, Aktivitäten zur Minimierung von Risikofaktoren sowie Abklärung, welche Chancen zur Wiederherstellung/-eingliederung bestehen und wie die schnelle Rückkehr in das bisherige häusliche Umfeld und Berufsleben erreicht werden kann. Eine vollständige Rehabilitation ist unter Umständen nicht immer möglich, so dass die Betroffenen ggf. ihre körperlichen und geistigen Fähigkeiten nicht wieder gänzlich erlangen und auch über die Rehabilitation hinaus auf Hilfe angewiesen bleiben.

Die Grundlagen für Leistungen zur Rehabilitation sind die gesetzlichen Regelungen des SGB II und III (Agenturen für Arbeit, Bundesagentur für Arbeit), SGB V (GKV), SGB VI (DRV), SGB VII (DGUV), SGB VIII (Kinder- und Jugendhilfe), SGB IX (Rehabilitation und Teilhabe behinderter Menschen), SGB XII (Eingliederungs- bzw. Sozialhilfe) und Bundesversorgungsgesetz (BVG für Kriegsopferfürsorge/-versorgung). Sieben Rehabilitationsträger bieten Leistungen aus fünf Leistungsgruppen mit je unterschiedlichem Leistungszweck an. Neben Leistungen zur medizinischen Rehabilitation stehen auch Leistungen zur Teilhabe am Arbeitsleben (LTA, Berufliche Rehabilitation), Leistungen zur Teilhabe am Leben in der Gemeinschaft (soziale Rehabilitation) sowie Leistungen zur Teilhabe an Bildung zur Verfügung. Hinzu kommen unterhaltssichernde bzw. ergänzende Leistungen.

Neben den Sozialgesetzbüchern existieren andere Grundsatzpapiere zur Rehabilitation, z. B. die Rehabilitationsrichtlinie des Gemeinsamen Bundesausschusses, Rahmenkonzepte der Deutschen Rentenversicherung für Leistungen zur Teilhabe am Arbeitsleben (LTA) oder zur medizinischen Rehabilitation in der gesetzlichen Rentenversicherung oder der Handlungsleitfaden zum Reha-Management der Deutschen Gesetzlichen Unfallversicherung (Bundesanzeiger 2018, DGUV 2014, DRV Bund 2009, 2018, Wallhalla 2018).

Reha-Wissenschaften in Forschung und Lehre sollen dazu beigetragen, dass die Rehabilitationsleistungen der Rehabilitationsträger professionell, evidenzbasiert und bedarfsgerecht erbracht werden und in der (Fach-)Öffentlichkeit akzeptiert sind. Dies ist ohne die intensive Förderung durch die Rehabilitationsträger und die Bundesregierung nicht möglich.

9.1.2 Verwissenschaftlichung der Rehabilitation

Die Forschung und Lehre zu Rehabilitation und Teilhabe werden sowohl durch einzelne Rehabilitationsträger alleine als auch durch mehrere Rehabilitationsträger zusammen oder gemeinsam mit der Bundesregierung (hier insbesondere gemeinschaftlich mit Bundesministerien, z. B. mit dem BMBF, BMAS, BMG) gefördert.

Zielsetzung war und ist, die Infrastruktur für Forschung und Lehre in diesem Bereich aufzubauen und zu verstetigen, die Forschung und Lehre zu Rehabilitation und Teilhabe an den Universitäten und Hochschulen sowie außeruniversitären Forschungseinrichtungen zu verankern, mit Forschung und Lehre Rehabilitationsleistungen zu verbessern, Rehabilitationsformen bedarfsgerecht zu individualisieren, zu flexibilisieren und zu differenzieren sowie die methodische Qualität der Forschung und Lehre zu Rehabilitation und Teilhabe zu stärken.

Die zunehmende Wissenschaftsorientierung geht mit historischen Meilensteinen einher.

> **Historische Meilensteine der Reha-Wissenschaften**
>
> Zu den wichtigen Stationen der Wissenschaftsorientierung in Reha und Teilhabe zählen:
>
> - die Habilitationsschrift von Jochheim (1958) zu »Grundlagen der Rehabilitation in der Bundesrepublik Deutschland«, der sich zu einem Nestor der Rehabilitation in Deutschland und Gründervater der integrierten medizinisch-beruflich-sozialen Rehabilitation entwickelte,

- die Erstherausgabe der Fachzeitschrift »Die Rehabilitation« (1962),
- die Gründung der Bundesarbeitsgemeinschaft für Rehabilitation (BAR) im Jahr 1969 als gemeinsame Repräsentanz der Reha-Träger zur Förderung und Koordinierung der Rehabilitation und Teilhabe chronisch kranker, von Behinderung bedrohter sowie behinderter Menschen und schließlich,
- die Einführung des SGBI IX mit dem Titel »Rehabilitation und Teilhabe von Menschen mit Behinderungen« in 2001,
- der Förderschwerpunkt »Rehabilitation von Krebskranken« (BMFT, 1986), der dabei half, die onkologische Rehabilitation empirisch zu fundieren,
- die projektgestützte Initiierung von REHADAT als zentrales, trägerübergreifendes, unabhängiges Informationssystem zur beruflichen Rehabilitation und Teilhabe von Menschen mit Behinderung (BMAS, 1988), welches bis heute aus dem Ausgleichsfonds finanziert wird und aktuell mit vierzehn Portalen (z. B. zu Forschung, Statistik, Hilfsmitteln, Best Practise Beispielen oder Adressen), zahlreichen Publikationen, Apps und Seminaren aufwartet (www.rehadat.de),
- die Bildung der Reha-Kommission des Verbandes Deutscher Rentenversicherungsträger (VDR, 1989) u. a. zur Erarbeitung wissenschaftlicher Grundlagen der Rehabilitation und Einbindung der Rehabilitation in das Gesundheitssystem,
- die Durchführung des ersten »Rehabilitationswissenschaftlichen Kolloquiums« als Austauschplattform für Reha-Wissenschaftler (DRV 1991), das sich seitdem unter Federführung der Deutschen Rentenversicherung Bund (DRV Bund), der Deutschen Gesellschaft für Rehabilitationswissenschaften (DGRW) und einem regionalen Rentenversicherungsträger zu dem wichtigsten wissenschaftlichen Reha-Kongress in Deutschland entwickelt hat (www.reha-kolloquium.de),
- die Entwicklung der Rehabilitationsmedizin und ihrer Konzepte (Delbrück & Haupt 1996),
- die Bekanntmachung des Förderschwerpunkts »Rehabilitationswissenschaften« (BMBF/DRV 1998), der bis 2007 tragfähige rehawissenschaftliche Forschungsstrukturen auf- und ausgebaut hat, sowie
- die Gründung der Deutschen Gesellschaft für Rehabilitationswissenschaften (DGRW 2000, Koch & Mehnert 2001), die sich in erster Linie der Weiterentwicklung des Rehabilitationssystems und der sich verändernden gesellschaftlichen und ökonomischen Rahmenbedingungen sowie der Umsetzung reha-wissenschaftlicher Erkenntnisse in die rehabilitative Praxis widmet (BMBF & DRV 2009, Brüggemann et al. 2011, Buschmann-Steinhage & Wegscheider 2009, DGRW 2006, Koch et al. 2007).

Aufbauarbeiten

Der Aufbau der Rehabilitationswissenschaften geht auf den gemeinsamen Förderschwerpunkt »Rehabilitationswissenschaften« des Bundesministeriums für Bildung und Forschung (BMBF) und der Deutschen Rentenversicherung (DRV) zurück (zwei Förderphasen: 1998–2002 sowie 2001–2005). Neben dem übergeordneten Ziel der Etablierung von rehawissenschaftlichen Forschungsstrukturen, vor allem auch an den Universitäten (Reha kam – an Hochschulen, in der universitären Ausbildung, im Medizinstudium – so gut wie nicht vor), ging es bei dieser Förderinitiative um die Verwissenschaftlichung der Rehabilitation inklusive Förderung der Qualität und des Umfangs der Reha-Forschung.

Auswuchs davon waren acht, über Deutschland verteilte, regionale Reha-Forschungsverbünde sowie zahlreiche Stiftungsprofessuren und Lehrstühle, die bis heute der nachhaltigen Absicherung und längerfristigen Verankerung der Reha-Wissenschaften dienen (BMBF & DRV 1998 und 2009).

Der zweite gemeinsame Förderschwerpunkt »Chronische Krankheiten und Patientenorientierung« wurde im Jahr 2006 gemeinsam vom Bundesministerium für Bildung und Forschung, der Rentenversicherung sowie der gesetzlichen und privaten Krankenversicherung begonnen. Hintergrund war der steigende Anteil an chronischen Erkrankungen in der Bevölkerung. Hier wurde bis 2012 Forschung gefördert, die zu einer Stärkung des Wissens, der Kompetenzen und der Teilhabe von chronisch Erkrankten beitrug, z. B. Schulungsprogramme für chronisch kranke Menschen, bedarfsgerechte Patienteninformationen oder Organisation einer partizipativen Versorgungsgestaltung (Prognos 2016, www.forschung-patientenorientierung.de).

Mit dem Innovationsfonds werden seit 2016 innovative, sektorenübergreifende Versorgungsformen gefördert und die Versorgungsforschung gestärkt. Neben Prävention und Kuration ist auch der Versorgungsbereich der Rehabilitation und der Reha-Nachsorge eingeschlossen (g-ba 2018).

Das Bundesministerium für Arbeit und Soziales (BMAS) fördert in den Jahren 2017 bis 2023 auch Maßnahmen zur Umsetzung des Bundesteilhabegesetzes (BTHG), d. h. Analysen von Regelungen für Menschen mit Behinderungen und von Behinderung bedrohter Menschen sowie Weiterentwicklungen der Eingliederungshilfe. Unter www.gemeinsam-einfach-machen.de findet sich eine entsprechende Übersicht zur »Umsetzung des BTHG«, wo auch Förderrichtlinien und Berichte heruntergeladen werden können. Gefördert werden u. a. die Etablierung des Teilhabeverfahrensberichts (eine gemeinsame Reha-Statistik der Reha-Träger), Untersuchungen zu den Instrumenten der Bedarfsermittlung, die bei den Reha-Trägern eingesetzt werden, der Aufbau einer Ergänzenden unabhängigen Teilhabeberatung (EUTB) einschließlich einer Beratung »von Betroffenen für Betroffene« oder Analysen zum leistungsberechtigten Personenkreis. Mit »Innovative Wege zur Teilhabe am Arbeitsleben – rehapro« beinhaltet dies auch Projekte, um die Erwerbsfähigkeit zu erhalten und damit den Verbleib auf dem allgemeinen Arbeitsmarkt zu sichern.

Im Jahr 2018 wurde schließlich vom Bundesministerium für Bildung und Forschung (BMBF) gemeinsam mit der Deutschen Rentenversicherung Bund (DRV Bund) der Förderschwerpunkt »Transferorientierte Versorgungsforschung – Forschung und Ergebnistransfer für eine bedarfsorientierte Rehabilitation« bekanntgegeben. Im Blickpunkt stehen hier die drei Themenfelder: Rehabilitation und Arbeit, Erwerbsminderung sowie Zugang und Bedarfsgerechtigkeit der Rehabilitation. Die so geförderten Projekte sollen dabei vor allem auf die Umsetzung von Forschungsergebnissen in die Reha-Praxis achten sowie die Vielfältigkeit der Versicherten bzw. Rehabilitanden (Diversity) berücksichtigen (www.gesundheitsforschung-bmbf.de).

Heute ist eine vielfältige Förderung von Forschung zu Rehabilitation und Teilhabe zu verzeichnen, welche die Förderung einzelner Vorhaben sowie Forschungsförderungsprogramme und Forschungsförderschwerpunkte einzelner Reha-Träger, einschlägiger Bundesministerien oder Initiativen gemeinschaftlicher Förderung umfasst (▶ Tab. 9.1.1):

Die erst kürzlich über die genannten Förderbekanntmachungen ausgewählten Projekte und Studien haben in der Regel ihre Arbeit im Jahre 2018 bereits aufgenommen oder werden sie noch im Laufe des Jahres 2019 beginnen.

Darüber hinaus fördern die Rehabilitationsträger (insb. DRV, GKV, DGUV und BA) kontinuierlich jährlich mit unterschiedlichen aktuellen Schwerpunkten Forschung

Tab. 9.1.1: Forschungsförderung und Förderschwerpunkte

Forschungsförderungsaktivitäten zu Rehabilitation und Teilhabe (Auswahl)		
Was?	Wer?	Wann?
Reha-Wissenschaften	BMBF, DRV	1998–2002, 2001–2005
Chronische Krankheiten und Patientenorientierung	BMBF, DRV, GKV	2005–2012
Nachhaltigkeit durch Vernetzung	DRV	2009–2014
Wege in die medizinische Rehabilitation	DRV	2012–2017
Innovationsfonds	GKV	2016–2019
Begleitforschung zur Umsetzung des Bundesteilhabegesetzes (BTHG)	BMAS	2017–2023
Transferorientierte Versorgungsforschung	BMBF, DRV	2018–ff.

zu Rehabilitation und Teilhabe. Im Fokus der Forschungsförderung 2018 standen u. a.: Rehabilitation bei psychischen und Verhaltensstörungen, psychische Belastungen/Beanspruchungen am Arbeitsplatz sowie Einsatz neuer Medien in Prävention, Rehabilitation und Nachsorge. Entsprechende Förderhinweise finden sich online, www.bag-selbsthilfe.de, www.deutsche-rentenversicherung.de, www.dguv.de sowie www.iab.de. Fördermaßnahmen durch einzelne Reha-Träger sind im Kapitel zur Förderung der Reha-Wissenschaften aufgeführt.

9.1.3 Rehawissenschaftliche Strukturen

Strukturell ist Forschung und Lehre zu Rehabilitation und Teilhabe durch eine enge Vernetzung von Ressortforschungsabteilungen in Ministerien (insb. BMAS, BMG, BMBF), rehawissenschaftlichen Abteilungen bei den Rehabilitationsträgern und Leistungserbringern sowie Forschungsinstitutionen und -partnern im universitären und außeruniversitären Kontext gekennzeichnet. Die Leistungsberechtigten werden im Sinne einer partizipativen Reha-Forschung berücksichtigt (▶ Abb. 9.1.1).

Ministerien und Rehabilitationsträger fördern Forschung und Lehre zu Rehabilitation und Teilhabe über Fördermittel aus Zuwendungen und Ausschreibungen. Forschungspartner im universitären und außeruniversitären Kontext sowie trägereigene/-nahe Forschungsinstitute führen reha-relevante Studien durch.

Reha-relevante Fachgesellschaften und Arbeitsgemeinschaften haben das Ziel, ihre jeweiligen Fachgebiete in Forschung, Lehre und Praxis zu pflegen, zu fördern und auszubauen. Daneben sind auch forschungsaktive Rehabilitationseinrichtungen zu nennen. Aber Rehabilitationseinrichtungen haben primär einen Versorgungs- und keinen Forschungsauftrag. Nichtsdestotrotz besteht die Notwendigkeit zur Kooperation von Wissenschaft und Praxis für eine effiziente und bedarfsgerechte Versorgungsforschung, z. B. als regionale Vernetzung mit Leistungserbringern. Die Leistungserbringer stellen sich der Reha-Wissenschaft häufig als Kooperationspartner für die Erfassung von Daten, Implementierung von Versorgungsmodellen und Umsetzung von Vorhaben zur Verfügung. Die Leistungsberechtigten helfen idealerweise dabei, die Forschungsvorhaben zu planen und die Forschungsergebnisse zu justieren (partizipative Reha-Forschung).

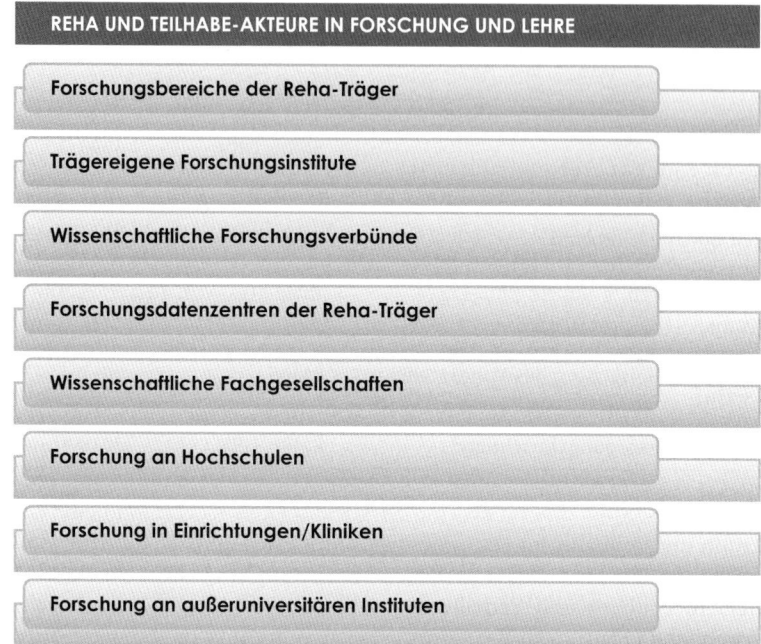

Abb. 9.1.1: Reha-Wissenschaften – Akteure in Forschung und Lehre zu Reha und Teilhabe

Insgesamt acht regionale Forschungsverbünde zur Reha-Forschung, die über ganz Deutschland verteilt sind (Forschungsverbund Bayern, Berlin-Brandenburg-Sachsen, Freiburg/Bad Säckingen, Niedersachsen-Bremen, Norddeutschland, Nordrhein-Westfalen, Sachsen-Anhalt sowie Ulm) vereinigen wesentliche rehabilitationswissenschaftliche Forschungskapazitäten aus vielen Regionen Deutschlands. Die Verbünde setzen sich aus allen relevanten Forschungsakteuren zusammen: Es wirken neben Forschern aus universitären und außeruniversitären Forschungsinstituten auch Praktiker aus Reha-Einrichtungen und Vertreter von Reha-Trägern mit (DGRW 2006, Greiner et al. 2014, Koch et al. 2007).

Reha-relevante Fachgesellschaften und Arbeitsgemeinschaften

Im Zentrum der *Arbeitsgemeinschaft der Wissenschaftlichen Medizinischen Fachgesellschaften (AWMF)* steht die evidenzbasierte Erarbeitung von Leitlinien für die medizinische Versorgung bei bestimmten Krankheitsbildern. Sechs der Mitgliedsgesellschaften tragen sogar die Rehabilitation bzw. die verwandte Sozialmedizin im Namen:

- DGPMR – Deutsche Gesellschaft für Physikalische Medizin und Rehabilitation (www.dgpmr.de)
- DGRW – Deutsche Gesellschaft für Rehabilitationswissenschaften (www.dgrw-online.de)
- DGSMP – Deutsche Gesellschaft für Sozialmedizin und Prävention e. V. (www.dgsmp.de)
- DGPR – Deutsche Gesellschaft für Prävention und Rehabilitation von Herz-Kreislauferkrankungen e. V. (www.dgpr.de)
- DGNR – Deutsche Gesellschaft für Neurorehabilitation (www.dgnr.de)

- DGPPR – Deutsche Gesellschaft für Klinische Psychotherapie und Psychosomatische Rehabilitation e. V. (www.dgppr.de)

Für die fachliche Zusammenarbeit bei der Versorgung von Kindern und Jugendlichen hat die Deutsche Gesellschaft für Kinder- und Jugendmedizin (DGKJ) einen Konvent relevanter Fachgesellschaften eingerichtet (www.dgkj.de). Hierzu gehören die Deutsche Gesellschaft für Sozialpädiatrie und Jugendmedizin (DGSPJ, www.dgspj.de) sowie die Deutsche Gesellschaft für Pädiatrische Rehabilitation und Prävention (DG-PRP), welche zusammen mit dem Bündnis Kinder- und Jugendreha e. V. die Website www.kinder-und-jugendreha-im-netz.de betreibt.

Neben wissenschaftlichen Fachgesellschaften im engeren Sinne gibt es *Gesellschaften und Arbeitsgemeinschaften* in Deutschland, die sich dem Austausch wesentlicher Akteure im Bereich der rehabilitativen Versorgung – einschließlich der Forschenden – verschreiben:

- Die Bundesarbeitsgemeinschaft für Rehabilitation (BAR e. V., www.bar-frankfurt.de) ist ein Zusammenschluss der Rehabilitationsträger, vereint also die durchaus vielfältige Kostenträgerseite sowie die Sozialministerien in Bund und Ländern. Die Aufgaben der BAR wurden in der gesetzlichen Neuregelung des SGB IX (2018) durch das Bundesteilhabegesetz auf Beobachtung und Bewertung der Forschung zur Rehabilitation sowie Durchführung trägerübergreifender Forschungsvorhaben inklusive Evaluationen im Bereich Rehabilitation und Teilhabe erweitert (§ 39 SGB IX sowie www.bar-frankfurt.de).
- In der Deutschen Vereinigung für Rehabilitation (DVfR e. V., www.dvfr.de) kommen Selbsthilfe- und Sozialverbände, Sozialleistungsträger, Rehabilitationseinrichtungen, Berufs- und Fachverbände zusammen. BAR und DVfR gemeinsam vertreten die Bundesrepublik bei Rehabilitation International (RI), einer Unterorganisation der WHO.
- Die Deutsche Gesellschaft für Medizinische Rehabilitation (Degemed e. V., www.degemed.de) ist ein indikationsübergreifend arbeitender Spitzenverband der Leistungserbringer in der stationären und ambulanten medizinischen Rehabilitation. Sie ist auch aktiv in der Qualitätszertifizierung von Rehabilitationseinrichtungen.

Der Deutsche Verein für öffentliche und private Fürsorge (DV e. V., www.deutscher-verein.de) versteht sich als Forum von Kommunen, Wohlfahrtsorganisationen, der Bundesländer und der privatgewerblichen Anbieter sozialer Dienste. Rehabilitation und Teilhabe werden hier im Kontext der Sozialen Arbeit und Sozialpolitik betrachtet.

9.1.4 Lehrstühle und Forschungsabteilungen mit Reha-Bezug

Ein jährlich aktualisiertes »Verzeichnis der Reha-Wissenschaftlerinnen und Reha-Wissenschaftler« wird herausgegeben von REHADAT, BAR, DVfR und DRV Bund; es beruht auf Selbstauskunft der Forschenden (abrufbar unter www.rehadat-forschung.de). Das Verzeichnis 2018 umfasst 268 Personen, von denen 114 eine Professur innehaben oder vertreten. Dies lässt auf eine hohe gegenseitige Durchdringung von Forschung und Lehre zur Rehabilitation schließen, wenn auch die Rehabilitation sicher nicht immer im Mittelpunkt der individuellen Tätigkeit steht oder es sich im erweiterten Sinne um einen Lehrstuhl für Rehabilitation handelt.

Eine Fakultät für Rehabilitationswissenschaften existiert an der TU Dortmund, ein Institut für Rehabilitationswissenschaften an der Humboldt Universität Berlin. Hochschulische oder universitäre Einrichtungen, Abteilungen und Lehrgebiete fokussieren ansonsten meist einen bestimmten Bereich, wie z. B. Rehabilitationspädagogik, -psychologie, -soziologie oder -technologie. Auch können Zielgruppen der Rehabilitation wie z.B. blinde und sehbehinderte, hörgeschädigte, neurologisch oder psychisch erkrankte, lernbehinderte, körper- oder geistig behinderte Menschen im Fokus stehen. Eine Online-Recherche nach Studienangeboten (Bachelor und Master) unter dem Schlagwort »Rehabilitationswissenschaften« ergibt 34 Treffer in 19 deutschen Städten (www.studis-online.de, Stand 2-2019).

Die Zahl der Publikationen zu den Themen Rehabilitation und Behinderung an einzelnen Hochschulstandorten ist ein weiterer Anhaltspunkt. Um die deutsche Forschung zu Reha und Teilhabe international einordnen zu können, bietet sich eine Analyse von Publikationen an, die in den Citation Indexes des Web of Science erfasst sind. Anhand der Suchbegriffe rehab* *und* disab* im Feld »Topic/subject«, gefiltert nach Autorenbeteiligung aus deutschen Forschungseinrichtungen (Adresse), lassen sich n = 765 Fachartikel identifizieren, die von Januar 2009 bis Januar 2019 veröffentlicht wurden. Tabelle 9.1.2 zeigt, aus welchen Institutionen bzw. Organisationen am häufigsten Autoren an den 765 Fachartikeln beteiligt waren.

Tab. 9.1.2: Publikationsstärkste Institutionen zu Rehabilitation und Behinderung

Publikationen zu Reha und Teilhabe – Indikator: Autorenbeteiligung an 765 Fachartikeln, publiziert 2009–2019 (Rang 1–18, Web of Science, 2-2019)		
Institution/Organisation	Nennungen (n)*	Beteiligung an Artikeln (% von 765)
University of Munich	160	21
Swiss Paraplegic Research	95	12
University of Lucerne	70	9
Hannover Medical School	63	8
Free University of Berlin	60	8
Humboldt University of Berlin	59	8
Charité Medical University of Berlin	54	7
World Health Organisation	48	6
University of Freiburg	41	5
University of Lübeck	39	5
University of Hamburg	30	4
Ulm University	27	4
Ruprecht Karls University Heidelberg	23	3
Witten Herdecke University	22	3
Martin Luther University Halle Wittenberg	19	2
University of Cologne	19	2
University of Göttingen	18	2

Tab. 9.1.2: Publikationsstärkste Institutionen zu Rehabilitation und Behinderung – Fortsetzung

Publikationen zu Reha und Teilhabe – Indikator: Autorenbeteiligung an 765 Fachartikeln, publiziert 2009–2019 (Rang 1–18, Web of Science, 2-2019)		
Institution/Organisation	Nennungen (n)*	Beteiligung an Artikeln (% von 765)
Eberhard Karls University of Tübingen	17	2
University of Leipzig	17	2
Deutsche Rentenversicherung Bund	16	2
Ruhr University Bochum	16	2

* Autoren-Nennungen aus dem jeweiligen Institut

Die herausragende Stellung der Ludwig Maximilians Universität München in der Analyse ist begründet im dortigen ICF Research Branch, einem Kooperationspartner des WHO Collaborating Centre for the Family of International Classifications in Deutschland. Dieses ist wiederum am Deutschen Institut für Medizinische Dokumentation und Information (DIMDI) angesiedelt.

Darüber hinaus sind Übereinstimmungen mit den Förderschwerpunkten der DRV und des BMBF deutlich erkennbar, welche systematisch zur Etablierung der Rehabilitationsforschung in Deutschland beigetragen haben (u. a. durch Gründung von rehawissenschaftlichen Forschungsverbünden in den Regionen mit jeweils mindestens einer kooperierenden Hochschule).

Reha im Studium der Humanmedizin und anderer Gesundheitsberufe

Wie in den meisten Gesundheitsberufen spielt die Rehabilitation bei Medizinern in der Ausbildungsphase bzw. im Studium eher eine untergeordnete Rolle. Die Approbationsordnung für Ärzte regelt die Studien- und Prüfungsinhalte. Laut § 1 soll die Ausbildung u. a. »die für das ärztliche Handeln erforderlichen allgemeinen Kenntnisse, Fähigkeiten und Fertigkeiten in Diagnostik, Therapie, Gesundheitsförderung, Prävention und Rehabilitation [...] auf der Basis des aktuellen Forschungsstandes vermitteln«. Derzeit umfasst der zweite Abschnitt des Studiums 22 Fächer und 14 Querschnittsbereiche, unter letzteren auch »Rehabilitation, Physikalische Medizin, Naturheilverfahren«. Sofern von der Universität angeboten, kann »Physikalische und Rehabilitative Medizin« als Wahlfach belegt werden. Zwei Monate der Famulatur müssen entweder in einem Krankenhaus oder einer stationären Rehabilitationseinrichtung abgeleistet werden.

Die Forschungsorientierung (d. h. auch Vermittlung von Forschungsmethoden) während des Medizinstudiums ist an sich eher schwach ausgeprägt. In der Promotionsphase werden zwar durchaus eigene Daten z. B. an Patienten erhoben, jedoch kommt selten die systemische Perspektive der Versorgungsforschung ins Spiel.

Der »Masterplan Medizinstudium 2020« des BMBF, des BMG, der Kultus- und der Gesundheitsministerkonferenz zielt auf eine größere Kompetenzorientierung und Praxisnähe sowie eine Stärkung der Allgemeinmedizin in der Ausbildung. Mit Betonung der langfristigen und koordinierten Versorgung chronisch kranker Menschen nimmt potenziell auch die Relevanz der Rehabilitation zu.

Die ärztliche Weiterbildung ist grundsätzlich in der Musterweiterbildungsordnung (MWBO) der Bundesärztekammer geregelt und wird von den Ärztekammern auf Landesebene umgesetzt. Neben dem Facharztgebiet »Physikalische und Rehabilitative Medizin« finden sich hier die Zusatzbezeichnungen »Sozialmedizin« und »Rehabilitationswesen«. Gemäß den Rahmenempfehlungen zur ambulanten medizinischen Rehabilitation (BAR, 2016) muss die ärztliche Leitung jedoch in erster Linie über die Gebietsbezeichnung der Hauptindikation der Rehabilitationseinrichtung/Fachabteilung und über mindestens zweijährige rehabilitative und sozialmedizinische Erfahrung verfügen.

Für weitere in der (ambulanten) Rehabilitation tätige Berufsgruppen enthalten die Rahmenempfehlungen der BAR ebenfalls Angaben zu den Qualifikationsanforderungen. Die Therapieberufe (Physiotherapie, Ergotherapie und Logopädie) nehmen eine zentrale Funktion im Rehabilitationsalltag ein; hinzukommen u. a. Sportlehrer, Psychologen, Sozialarbeiter, Diätassistenten und Pflegepersonal (Abschnitt IV »Gesundheitsberufe« in BAR, 2018). In diesen Berufen ist eine zunehmende Akademisierung der Ausbildung zu verzeichnen (z. B. Hochschulverbund Gesundheitsfachberufe, www.hv-gesundheitsfachberufe.de).

9.1.5 Förderungsmodalitäten in den Reha-Wissenschaften

Die Förderung erfolgt über Zuwendungen und/oder Ausschreibungen für Einrichtungen, die auf diesem Gebiet forschen oder die Rehabilitation und Teilhabe fördern. Die Zuwendungen können zwei Formen annehmen:

1. Institutionelle Förderung: Grundfinanzierung von bestimmten Forschungseinrichtungen oder der laufenden Tätigkeit bereits bestehender oder neu geplanter Forschungsinstitutionen, z. B. Finanzierung von Stiftungsprofessuren im Bereich der Reha-Wissenschaften oder von regionalen Rehforschungsverbünden.
2. Projektförderung im Sinne von Zuwendungen für einzelne Forschungsvorhaben im Bereich Rehabilitation und Teilhabe.

Flankiert wird die Förderung von Forschung zu Rehabilitation und Teilhabe durch die sog. Ressortforschung, unter der die Forschungsaktivitäten der Bundes- und Landesministerien verstanden werden. Hierzu existieren eigene Ressortforschungseinrichtungen, die in die Geschäftsbereiche einzelner Bundesministerien eingebunden sind (z. B. Bundesanstalt für Arbeitsschutz und Arbeitsmedizin des BMAS, Institut für Arbeitsmarkt- und Berufsforschung des BMAS oder Robert Koch-Institut des BMG). Der Anwendungsrelevanz der Projekte, dem Transfer in die Reha-Praxis sowie der Berücksichtigung der Vielfalt der Rehabilitanden wird bei der Förderung ein besonderer Stellenwert beigemessen.

In der vorgenannten Web of Science-Analyse (2-2019) sind die vier meistgenannten einzelnen Förderer (Fördergeber) für Reha-Forschung mit deutscher Beteiligung das Bundesministerium für Bildung und Forschung (BMBF) mit n = 39 Nennungen, die Deutsche Forschungsgemeinschaft (DFG) mit n = 30, die Europäische Union bzw. Kommission (EU/EC) mit n = 29 und die Deutsche Rentenversicherung (DRV Bund sowie Regionalträger) mit n = 26. Zusammenfassende Kategorien ergeben, dass national wie international ansässige Industrie und Privatversicherer (n = 74), Universitäten, Kliniken und Reha-Einrichtungen (n = 72), Stiftungen (n = 68) und Vereine bzw. Gesellschaften (n = 67) zu etwa gleichen Anteilen die Rehabilitationsforschung unterstützen.

Die Förderung der einzelnen Reha-Träger zielt vor allem auf Leistungsgruppen, für die sie zuständig sind: Die Krankenkassen sind ausschließlich für die medizinische, die Bundesagentur für Arbeit nur für die berufliche Rehabilitation zuständig. Die Renten- und Unfallversicherungsträger erbringen sowohl medizinische als auch berufliche Rehabilitationsleistungen. Die Unfallversicherung, die Träger der Kriegsopferfürsorge sowie die Träger der Jugendhilfe und der Sozialhilfe (Eingliederungshilfe) stellen neben medizinischen und beruflichen Rehabilitationsleistungen auch Leistungen zur Teilhabe am Leben in der Gemeinschaft (soziale Rehabilitation) zur Verfügung. Die Jugend- und Sozialhilfe ist nur nachrangig zuständig, d. h. nur wenn die anderen Rehabilitationsträger für die jeweiligen Leistungen nicht aufkommen. Die Leistungen des Integrationsamts stellen eine Ergänzung zu den Leistungen der Rehabilitationsträger dar. Das Integrationsamt selbst ist dabei kein eigener Rehabilitationsträger nach § 6 SGB IX, arbeitet jedoch mit diesen sowie mit den Betrieben eng zusammen, um die Beschäftigung schwerbehinderter Menschen zu sichern, z. B. durch behinderungsgerechte Ausgestaltung von Arbeitsplätzen (Buschmann-Steinhage & Widera 2016).

Förderung von Forschung und Lehre durch einzelne Reha-Träger

DRV: Die *Deutsche Rentenversicherung* als größter Reha-Träger in Deutschland fördert seit vielen Jahren Forschung und Lehre zur medizinischen und beruflichen Rehabilitation. Neben den oben aufgeführten gemeinsamen Förderschwerpunkten mit dem Bundesministerium für Bildung und Forschung sowie anderen Reha-Trägern führte sie in den Jahren 2009 bis 2014 den Förderschwerpunkt »Nachhaltigkeit der medizinischen Rehabilitation durch Vernetzung« mit dem Ziel durch, die langfristige Wirksamkeit der medizinischen Rehabilitation zu verbessern und die positiven Reha-Effekte zu verstetigen. Im Zentrum standen vor allem Vorhaben zur Weiterentwicklung der Reha-Nachsorge als face-to-face-Maßnahme oder als telematische Anwendung. Mit dem Förderschwerpunkt »Wege in die medizinische Rehabilitation«, welcher in den Jahren 2012 bis 2017 das Forschungsportfolio der Rentenversicherung bestimmte, wurden Fragen adäquater Kriterien eines zunehmend differenzierten Reha-Bedarfs und die Bereitstellung passender Zugangsstrukturen zur Rehabilitation aufgeworfen. Die Schnittstellen Betriebs- bzw. Werksärzte und Rehabilitation, niedergelassene Ärzte (Hausärzte) und Rehabilitation sowie Krankenhaus und Rehabilitationseinrichtung fanden hier besondere Beachtung (www.reha-wissenschaften-drv.de). Die DRV unterhält ein Kompetenzzentrum Reha-Forschung, welches im Bereich Reha-Wissenschaften des Geschäftsbereichs Sozialmedizin und Rehabilitation der DRV Bund verortet ist. Als solches ist es für RV-Träger und deren Selbstverwaltung, Wissenschaftler und Reha-Praktiker Ansprechpartner in allen Fragen zur Reha-Forschung: Forschungsmanagement, Forschungsförderung, Forschungsplanung, Forschungskoordination sowie Weiterentwicklung der Rehabilitation (www.reha-wissenschaften-drv.de sowie www.forschung.deutsche-rentenversicherung.de). Flankierend dazu stellt das Forschungsdatenzentrum der gesetzlichen Rentenversicherung (FDZ-RV) prozessproduzierte Daten der DRV (Daten zur Rehabilitation und zum Erwerbsverlauf) für die Wissenschaft (Scientific Use Files) zur Verfügung.

GKV: Die *Gesetzliche Krankenversicherung (GKV)* betreibt eigene Forschungseinrichtungen, ein Beispiel dafür ist das wissenschaftlichen Institut der AOK (WIdO), das als selbständige Einheit innerhalb des AOK-Bundesverbandes seit 1976 an zentralen Fragestellungen des Systems der Gesundheitsversorgung und seiner Finanzierung arbeitet, z. Tl. auch an reha-relevanten Themen wie Schnittstellen zwischen Rehabilitation und Pflege. Daneben fördert die GKV Projekte alleine oder im Verbund mit anderen Sozialversicherungsträgern oder ruft regelmäßig aktuelle Förderbekanntmachungen aus. Seit 2017 ist die Förderung über den sogenannten Innovationsfonds des Innovationsausschusses des Gemeinsamen Bundesausschusses zu nennen. Mit dem GKV-Versorgungsstärkungsgesetz erhielt der Gemeinsame Bundesausschuss (G-BA) den Auftrag, neue Versorgungsformen jenseits der bisherigen Regelversorgung und Projekte zur Verbesserung der bestehenden Versorgung in der gesetzlichen Krankenversicherung zu fördern. Die im Zeitraum 2016 bis 2019 geförderten Projekte beziehen die gesamte Versorgungskette mit ein, d. h. Prävention, Kuration, Rehabilitation, Nachsorge und Pflege. Projekte des Innovationsfonds, die einen Reha-Bezug aufweisen, sind z. B. onlinebasierte Motivationsprogramme zur Förderung der Behandlungsmotivation bei Menschen mit Computerspielabhängigkeit und Internetsucht, interdisziplinäre und individualisierte Rehaberatung bei drohender Versorgungslücke sowie bei persistierenden Teilhabe-Störungen oder personalisierte Selbstmanagement-Unterstützungsprogramme (g-ba 2018).

DGUV: Die *Deutsche Gesetzliche Unfallversicherung (DGUV)* fördert insbesondere anwendungsorientierte Forschung zu Prävention und Berufskrankheiten. Förderschwerpunkte stellen Problemstellungen aus der betrieblichen Praxis dar. Dafür stehen ihr insgesamt drei Forschungsinstitute zur Verfügung: 1) IAG – Arbeit/Gesundheit (Dresden), 2) IPA – Prävention/Arbeitsmedizin (Bochum), IFA – Arbeitsschutz (Sankt-Augustin). Sie nutzt aber auch externe Forschungsinstitutionen (Reinert et al. 2018). Die Forschungsförderung der Deutschen Gesetzlichen Unfallversicherung (DGUV) bezieht sich vor allem auf Anwendungsforschung. Dazu zählt Forschung zu Prävention sowie Studien zu Berufskrankheiten sowie Arbeits-/Wegeunfällen. Sie fokussiert Problemstellungen aus der betrieblichen Praxis. Im Einzelnen geht es vor allem um ergonomische Fragestellungen, wissenschaftliche Arbeiten zur Expositionsermittlung/-bewertung, Projekte zur gesunden Ausgestaltung der Arbeit, Untersuchungen der Zusammenhänge zwischen Belastungen/Beanspruchungen und Leistung sowie Evaluationen gesundheitlicher Effekte von Gefährdungen am Arbeitsplatz (Reinert et al. 2018).

Die *Bundesagentur für Arbeit (BA)* betreibt das Institut für Arbeitsmarkt- und Berufsforschung (IAB). Die Forschungsförderung der Bundesagentur für Arbeit (BA) zielt primär auf Forschungsarbeiten zur beruflichen Rehabilitation. Dazu zählen schwerpunktmäßig Fragestellungen zur Entwicklung der Beschäftigung und des Arbeitsmarktes unter Berücksichtigung regionaler Differenzierungen und der Wirkungen von Arbeitsförderungsmaßnahmen sowie Forschungen zu den Wirkungen der Leistungen der Eingliederung (etwa: Qualifizierung) und der Leistungen zur Sicherung des Lebensunterhalts. Dabei werden flankierende Aspekte wie Lebenschancen und soziale Ungleichheit berücksichtigt (IAB 2018).

Andere Reha-Träger forschen eher (oder lassen forschen) zu Themen ihrer »Zielgruppe«: So steht die Kinder- und Jugendforschung z. B. des Deutschen Jugendinstituts (DJI) auch den Trägern der öffentlichen Kinder- und Jugendhilfe zur Verfügung. Das Institut für Sozialforschung und Gesellschaftspolitik (ISG) beispielsweise bearbeitet viele Fragestellungen, die für die Träger der Eingliederungshilfe (Sozialhilfe) relevant sind. Disability Studien beschränken sich nicht auf den rehabilitationswissenschaftlichen Blickwinkel, sondern verfolgen auch grundlagentheoretische und gesellschaftskritische Ansprüche.

9.1.6 Output aus Forschung und Lehre

Thematische Schwerpunkte

Die geförderten wissenschaftlichen Projekte und Studien zu Rehabilitation und Teilhabe untersuchen beispielsweise,

1. welche Therapieangebote evidenzbasiert sind und sich als erfolgreich erweisen,

2. wie der Zugang zu Rehabilitation und Teilhabe für Personengruppen erleichtert werden kann, die Rehabilitation seltener in Anspruch nehmen,
3. wie regionale Versorgungsmodelle oder Best Practice Beispiele in der Fläche oder Routine umgesetzt werden können,
4. auf welche Weise Rehabilitation und Teilhabe auf spezifische Indikationsgruppen zugeschnitten werden kann,
5. welchen Beitrag die reha-relevanten Berufsgruppen für die Rehabilitation leisten oder
6. wie die Teilhabe in bedeutsamen Lebensbereichen (insb. häuslicher Kontext, außerhäusliches Leben, Arbeitsplatz) gesichert werden kann.

Die thematischen Schwerpunkte der Forschung zu Rehabilitation und Teilhabe gehen am besten aus dem Inhaltsverzeichnis der Tagungsbände zum Rehabilitationswissenschaftlichen Kolloquium hervor (Online: www.rehakolloquium.de): Neben Fragen geeigneter Diagnostik zur Ermittlung von Reha-Bedarf oder zur Messung von Fortschritten in der Rehabilitation (Reha-Assessments) steht die Evidenzbasierung der (therapeutischen) Leistungen im Zentrum der Forschung (Welche Interventionen wirken?). Untersuchungen zur Reha-Qualitätssicherung der Struktur-, Prozess- und Ergebnisqualität der Rehabilitation werden durch Interventionsstudien zur wirksamen Behandlung einzelner reha-relevanter Krankheitsbilder aus wichtigen Indikationsgebieten der Rehabilitation flankiert. Daneben widmen sich methodische Arbeiten der Förderung hoher methodischer Standards in der Rehabilitationsforschung (z. B. RCT in der Reha).

»Systemische« Arbeiten (z. B. zu Reha-Zugang, Schnittstellen in der Versorgungskette, Entlassungsmanagement, Versäulung des Reha-Systems, Image des Versorgungsbereichs »Rehabilitation«) sind ebenfalls Gegenstand der Reha-Forschung. Weitere wissenschaftliche Aktivitäten beziehen sich auf die Einführung, Evaluation und Verstetigung neuer Versorgungsmodelle (z. B. medizinisch-beruflich orientierte Rehabilitation oder neue Medien in der Rehabilitation und Nachsorge). Eine zunehmende Patientenorientierung der Fragestellungen geht aus Arbeiten zur Weiterentwicklung der Rehabilitation durch Flexibilisierung, Individualisierung und Differenzierung der Reha-Angebote hervor, notwendig um der Vielfalt der Bedarfsgruppen (Diversity) gerecht zu werden.

Auch steht die Wiedereingliederung der Rehabilitanden in Arbeit und Gesellschaft im Zentrum zahlreicher Forschungsarbeiten (sozialmedizinische Erwerbsverläufe nach Abschluss der Rehabilitation, Nachhaltigkeit der Reha-Effekte). Gesundheitsökonomische Auswertungen (Rechnet sich die Rehabilitation? Kommt es zu volkswirtschaftlichen Einsparungen durch die Rehabilitation?) gewinnen an Forschungsbedeutung. Forschungsbeiträge zu reharechtlichen Fragen, zum Stellenwert der verschiedenen Berufsgruppen in der Rehabilitation oder zu reha-didaktischen bzw. -pädagogischen Aspekten stehen ebenfalls auf der Forschungsagenda.

Im Vergleich zur medizinischen Rehabilitation spielen die Forschungsaktivitäten im Bereich der beruflichen Rehabilitation (LTA) quantitativ eine untergeordnete Rolle. Wie dem Portal www.rehadat-forschung.de zu entnehmen ist, sind in diesem Bereich z. B. Projekte angesiedelt, die sich um die berufliche und akademische Bildung sowie die Qualifizierung von Menschen drehen, die von Behinderung bedroht oder bereits behindert sind. Dazu zählen Entwicklungsarbeiten zu geeigneten Lehr- und Lernmaterialien bei LTA, Evaluationsstudien zur Umsetzung und Wirkung von besonderen Reha-Maßnahmen im Bereich der beruflichen Förderung, längsschnittliche Verlaufsanalysen nach beruflichen Reha-Maßnahmen, Entwicklungsarbeiten zu beruflichen Eignungsdiagnostik sowie Untersuchungen zum Nachweis von Erfolgen bei beruflichen Qualifizierungsmaßnahmen. Weitere Forschungsschwerpunkte bei LTA sind Reintegrationsfaktoren sowie die Analyse von

Abbrüchen und Abbrechern in der beruflichen Rehabilitation (BMAS 2012). Besonders herauszustellen sind die Forschungsprojekte der Rentenversicherung zu LTA durch die wissenschaftlichen Fachgruppe RehaFutur, die als Initiative vom Bundesministerium für Arbeit und Soziales (BMAS) im Jahre 2007 ausgerufen wurde (Deutsche Akademie für Rehabilitation 2009 sowie www.rehafutur.de).

Einen anderen Zugang zu prioritären Forschungsfeldern stellt wiederum das *Web of Science* dar, nämlich indiziert durch die Zuordnung der jeweiligen Fachzeitschrift, in der publiziert wird (Analyse in 2-2019). Neben der eigenständigen und größten Kategorie »Rehabilitation« zeigt sich, dass biomedizinische und gesundheitswissenschaftliche Zuordnungen der Fachartikel überwiegen. Als einzelner medizinischer Indikationsbereich hebt sich die Neurologie ab. Sozial- und erziehungswissenschaftliche Zeitschriften sind bei den 765 Fachartikeln deutlich seltener vertreten; noch seltener solche aus den Bereichen Technik, Digitalisierung und Robotik. Die häufigsten Zeitschriften, in denen publiziert wurde, sind in Tabelle 9.1.3 aufgeführt.

Tab. 9.1.3: Prioritäre Forschungsfelder zu Reha und Teilhabe

Forschungsfelder – Indikator: Häufigste Publikationsorgane (Rang 1-12, Web of Science, 2-2019)	
Fachzeitschrift	**Anzahl Fachartikel**
Rehabilitation	78
Journal of Rehabilitation Medicine	43
Physikalische Medizin Rehabilitationsmedizin Kurortmedizin	23
European Journal of Physical and Rehabilitation Medicine	21
Archives of Physical Medicine and Rehabilitation	20
Disability and Rehabilitation	20
Bundesgesundheitsblatt – Gesundheitsforschung – Gesundheitsschutz	15
Nervenarzt	14
Spinal Cord	12
Gesundheitswesen	10
International Journal of Rehabilitation Research	10
Journal of Occupational Rehabilitation	10
Plos One	10
Aktuelle Neurologie	9
Orthopäde	9
Unfallchirurg	9
Health and Quality of Life Outcomes	8
Clinical Rehabilitation	8
Zeitschrift für Gerontologie und Geriatrie	7

Tab. 9.1.3: Prioritäre Forschungsfelder zu Reha und Teilhabe – Fortsetzung

Forschungsfelder – Indikator: Häufigste Publikationsorgane (Rang 1-12, Web of Science, 2-2019)	
Fachzeitschrift	Anzahl Fachartikel
Neurorehabilitation and Neural Repair	7
American Journal of Physical Medicine & Rehabilitation	7
(Weitere)	(415)
gesamt	765

Zu beachten ist hier zum einen, dass die in der *Web of Science* Analyse verwendeten Suchbegriffe und insbesondere ihre UND-Verknüpfung nur einen bestimmten Ausschnitt aus dem weiten Feld der Rehabilitation und Teilhabe behinderter und von Behinderung bedrohter Menschen wiedergeben. Systematisch unterrepräsentiert ist dadurch sicherlich die Forschung zu Menschen mit kognitiven Einschränkungen, zur sozialen Teilhabe sowie zur Teilhabe an Bildung. Auch wird die Bedeutung rehabilitativer Ansätze in der langfristigen Versorgung bei chronischer Erkrankung (als häufigster Ursache von Behinderung) vermutlich unzureichend erfasst.

Zum anderen ist ein generelles Publikationsbias bei Ergebnissen aus der deutschen Rehabilitationsforschung zu verzeichnen. Vielfach wird in Zeitschriften veröffentlicht, welche nicht in den einschlägigen internationalen Literaturdatenbanken gelistet sind, wie z. B. die Tagungsbände des jährlichen Rehabilitationswissenschaftlichen Kolloquiums oder eigene Zeitschriften der forschungsfördernden Institutionen. Eigentumsrechte von Förderern an den Forschungsergebnissen oder eine geringe Einbindung der Forschenden in den Wissenschaftsbetrieb können mitunter eine Publikation auch gänzlich verhindern.

9.1.7 Errungenschaften und »blinde Flecken«

Die Reha-Forschung und ihre Umsetzung können trotz bedeutsamer Gesetzesänderung mit Auswirkung auf das Reha-System, trotz zum Teil gedeckelter Reha-Budgets sowie trotz eines fragmentierten Reha-Systems und der sektoralen Gliederung zahlreiche Erfolge für sich verbuchen. Es bestehen aber nach wie vor Problemfelder.

Zu den »Erfolgsgeschichten« der Rehabilitation, die durch Verschränkung von Wissenschaft und Praxis befördert wurden, gehören z. B.

- die Etablierung von tragfähigen Forschungsstrukturen für die Rehabilitation,
- die Festlegung von Reha-Therapiestandards (RTS),
- die Implementierung einer medizinisch-beruflich orientierten Rehabilitation (MBOR),
- die Einführung der ersten systematischen Qualitätssicherungsoffensive im Gesundheitssystem mit Reha-Qualitätssicherungsprogrammen,
- die Ausgestaltung eines Phasenmodells für die neurologische Rehabilitation,
- die Konzeption zahlreicher reha-bezogener Internet-Portale für Leistungsberechtigte, Leistungserbringer und Leistungsträger sowie bestimmte Erkrankungsgruppen,
- die Verstetigung eines Zentrums für Patientenschulungen,

- Belege für langfristig positive Erwerbsverläufe sowie eine höhere gesundheitsbezogene sowie allgemeine Lebensqualität nach Abschluss von Reha-Maßnahmen,
- die Stärkung der Patientenorientierung im Gesundheitssystem,

um nur einige Beispiele zu nennen (z. B. BMAS 2012, DGRW 2006, DRV 2009, Haaf 2009, Koch et al. 2007, Krauth et al. 2003, Steiner et al. 2009).

Es müssen aber auch noch einige Herausforderungen gemeistert werden. Dazu gehören z. B. das qualitative und quantitative Übergewicht der Forschungsinteressen im Bereich der medizinischen Rehabilitation unter »Vernachlässigung« von Forschungsfeldern im Kontext der beruflichen und sozialen Rehabilitation. Ebenfalls zeigt die Forschung, dass für einen Teil der chronisch erkrankten Menschen eine zeitlich begrenzte Rehabilitation nicht ausreicht, um den Reha-Erfolg auch anhaltend zu stabilisieren, so dass Nachsorgeaktivitäten notwendig werden. Auch können die für einen Wirksamkeitsnachweis aus methodischer Sicht als Goldstandard anzusehenden randomisierten Vergleichsstudien mit einer nicht rehabilitierten Kontrollgruppe aus ethischen, organisatorischen und methodischen Gründen nicht realisiert werden, so müssen Vergleiche einzelner Teilkomponenten einer Reha-Maßnahme, Prä-Post-Vergleiche zu verschiedenen Messzeitpunkten vor, während und nach der Rehabilitation, Vergleiche verschiedener Reha-Settings, verschiedener Reha-Dauern, Untersuchungen im Warteschleifendesign sowie nicht randomisierte Studien herangezogen werden (Raspe & Hüppe 2014).

Auch Umsetzung und Transfer stellen ein wichtiges Handlungsfeld dar: Die Leistungsträger fördern jedes Jahr zahlreiche rehabilitationswissenschaftliche Projekte, sie erproben vielfältige innovative Versorgungsmodelle, sie beauftragen mannigfaltige Expertisen zum Status Quo und zur Weiterentwicklung von Rehabilitation. Aber das wertvolle akkumulierte Wissen wird selten gebündelt und zusammengeführt, die Ergebnisse werden kaum verdichtet und integriert, übergreifende Aussagen sind rar, die Resultate werden nur vereinzelt an die richtigen Stellen weitergeleitet. Anwendbarkeit und Nutzen in der Routine werden nur stellenweise und unregelmäßig überprüft und Forschungsergebnisse werden nicht oder zu spät »ausgerollt«, um nachhaltige Praxisentwicklungen in Reha und bei Teilhabe anzustoßen.

Häufig besteht also eine Lücke zwischen den reha-wissenschaftlichen Forschungsergebnissen und deren Umsetzung. Die Umsetzung von Reha-Forschungsergebnissen in die Reha-Praxis erfordert nicht nur Transferkompetenzen auf Seiten von Wissenschaft und Forschung einerseits und Praxis andererseits; es müssen darüber hinaus auch tragfähige Kooperationsmodelle in der »Theorie-Praxis-Achse« geschaffen werden. Zu den Erfolgsfaktoren einer Übertragung von Reha-Forschungsergebnissen in die Fläche und Routine der rehabilitativen Versorgung zählen:

- breite Beteiligung von relevanten Akteuren,
- erwiesene Wirksamkeit,
- Ableitung von Umsetzungsprodukten oder -prozessen als zusätzliche Voraussetzung für die jeweilige Forschungsförderung,
- Relevanz für die Reha-Praxis,
- regelmäßige Kontakte zwischen Wissenschaftlern und Kosten- sowie Entscheidungsträgern,
- frühe Einbindung aller relevanten »Player« sowie
- Modelle einer stufenweisen Umsetzung (z. B. zunächst regional, dann bundesweit).

Zudem ist intensives Marketing und Dissemination sowie die Bereitstellung zusätzlicher personeller und finanzieller Mittel für Umsetzungsaktivitäten gefragt (Prognos 2016).

9.1.8 Herausforderungen von Reha-Forschung und -Lehre

In der deutschen Gesellschaft sind ein zunehmender Reha-Bedarf und eine wachsende Reha-Bedeutung festzustellen. Die Nachfrage nach Rehabilitation steigt

- vor dem Hintergrund der Auswirkungen der demografischen Entwicklung,
- der Verlängerung der Lebensarbeitszeit mit Verlagerung von Erwerbsbiografien nach hinten,
- der notwendigen Berücksichtigung der Spezifika älter werdender Beschäftigten, und hier insbesondere Strategien zur Förderung und Erhaltung der Leistungsfähigkeit bzw. Arbeitsproduktivität älterer Arbeitnehmer,
- sowie des Grundsatzes bei der Leistungsbewilligung »Reha vor Rente«.

Fachkräfte müssen für die Erbringung hochwertiger und wissenschaftlich fundierter Reha-Leistungen möglichst schon in ihrer Ausbildung bzw. ihrem Studium entsprechend sensibilisiert und vorbereitet werden. Wissenschaft und Forschung müssen gesellschaftliche, demografische, sozial- und arbeitsmarktpolitische Entwicklungen, welche die Rehabilitation beeinflussen, berücksichtigen.

Spannungsfeld Theorie, Forschung und Praxis

Innerhalb der evidenzbasierten Medizin (EBM) in Deutschland findet die Rehabilitation als Intervention immer noch verhältnismäßig wenig Beachtung. Der Suchbegriff »Rehabilitation« in der GMS-Zeitschriftendatenbank (Originalia aus den Fachzeitschriften der AWMF-Mitglieder) ergibt zwar 278 Treffer in Textfeldern, jedoch nur 17 in englischen und acht in deutschen Schlagworten (https://portal.dimdi.de, Stand 13.02.2019). Zwar wird der Rehabilitation immer häufiger ein Abschnitt in medizinischen Leitlinien gewidmet, sie steht jedoch im Schatten der Akutversorgung. Wirksamkeitsforschung zu multiprofessionellen und komplexen Interventionen wie der medizinischen Rehabilitation erfordert dabei besondere methodische Anforderungen. Über die EBM hinaus bieten auch Netzwerke zur Versorgungs- und Rehabilitationsforschung Chancen im Sinne der Übertragung methodischer Ansätze aus den Gesundheitswissenschaften und der Ökonomik auf den Bereich der Rehabilitation.

Die durchgeführte Publikationsanalyse im *Web of Science* legt nahe, dass die gegenseitige Wahrnehmung und Zusammenarbeit relevanter Forschungsbereiche für die Teilhabe und Inklusion chronisch kranker und behinderter Menschen noch gering ist. Medizinische, berufliche und soziale Leistungen zur Teilhabe (als wesentliche im SGB IX genannte Leistungsgruppen), aber auch die Sonder- und Förderpädagogik, die Gesundheitsförderung und Prävention, die Pflege oder die Technik und Robotik erscheinen in der Forschung weitgehend separat. Hier spiegelt sich das gegliederte Sozialleistungssystem in Deutschland wider, welches oft quer zu den Teilhabebedarfen des einzelnen Menschen liegt.

Auch ist Rehabilitation nach wie vor hochgradig medizinisch geprägt, d. h. sie wird als überwiegend medizinische Behandlung wahrgenommen. Besserungen von Körperfunktionen werden aber alleine dem umfassenden Teilhabe-Ziel der Rehabilitation (Selbständigkeit und Partizipation der Menschen in Lebensbereichen) nicht vollständig gerecht. Die Erreichung von funktionalen Behandlungszielen oder Erhebungen von gesundheitsbezogenen Parametern als Endpunkte in der Reha-Forschung zu definieren, reicht dabei nicht.

Die ICF etabliert sich zunehmend als »gemeinsame Sprache« der professionellen Akteure, um individuelle Teilhabebedarfe zu benennen. Dies wurde nicht zuletzt durch das Bundesteilhabegesetz auch im Recht der Rehabilitation und Teilhabe (SGB IX) verankert. Anleitungen zu praktischen Nutzungen und angemessenen Verwendungen in der Bedarfsermittlung und Teilhabeplanung, die neben Körperstrukturen und -funktionen auch vermittelnde, förderliche und hemmende Kontextfaktoren (Individuum und Umwelt gleichermaßen) in den Blick nehmen, sind jedoch ausbaufähig.

Insgesamt haben Rehabilitation und Wissenschaft im Laufe der letzten Dekaden ein immer besser werdendes Verhältnis entwickelt, nun gilt es, Theorie, Praxis und Forschung zur Rehabilitation zu verbinden.

Bedarfsorientierte Forschung

Die vergangene Rehabilitationsforschung hat wesentlich zu theoretischen und empirischen Fundierung, Qualitätssicherung, Weiterentwicklung und Anerkennung der Rehabilitation beigetragen. Zukünftige Rehabilitationsforschung sollte an den folgenden sechs Themenfeldern ansetzen (▶ Abb. 9.1.2):

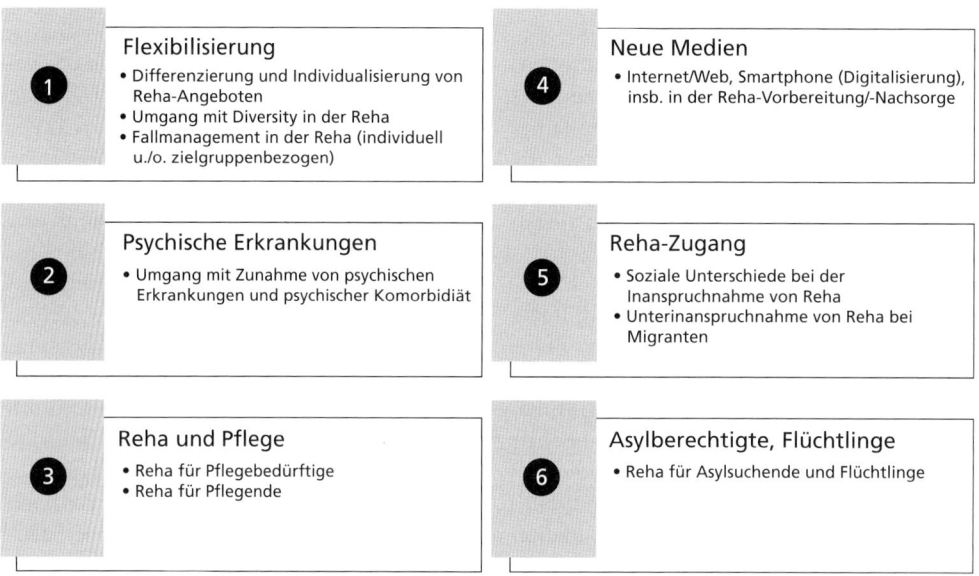

Abb. 9.1.2: Forschungsbedarf im Bereich Rehabilitation und Teilhabe

Flexibilisierung, Differenzierung und Individualisierung von Reha-Angeboten: Chronische Erkrankungen und Behinderungen können von ganz unterschiedlicher Art und Schweregrad sein und sich im Lebensverlauf und Lebensumfeld des Einzelnen unterschiedlich manifestieren. Die eigenen Vorstellungen, Wünsche und Ziele der betroffenen Menschen sind maßgeblich für die Verwirklichung von Teilhabe. Für eine bedarfsgerechte Versorgung sind daher eine individuelle Bedarfsermittlung und Teilhabeplanung, eine Flexibilisierung der Erbringungsformen und die Berücksichtigung unterschiedlicher Zielgruppen der Rehabilitation (z. B. kultursensible Reha-Angebote, Reha für Hochbetagte, geschlechterspezifische Reha-Formen, mobile Reha, trägerübergreifendes Fallmanagement) erforderlich. Eine »Standard-Reha« kann diesem Anspruch nicht gerecht werden. Es geht darum, bisherige Rehakonzepte weiterzuentwickeln, für besondere Rehabilitandengruppen zu differenzieren (z. B. Frauen und Männer) oder, wenn nötig, durch neue zu ersetzen.

Umgang mit einer zunehmenden Anzahl von psychischen Erkrankungen und psychischer Komorbidität in der Rehabilitation: Die wachsende Bedeutung psychischer Erkrankungen innerhalb des Gesundheitssystems lässt sich auch an den Rehabilitationsstatistiken und Teilhabeleistungen ablesen. Untersuchungen dazu, wie Gesellschaft und Arbeitswelt gestaltet werden müssen, dass psychische Störungen gar nicht erst entstehen und dass Menschen mit psychischen Störungen dennoch einen Platz in Gesellschaft und Berufsleben finden, sind weiterhin notwendig.

Reha-Angebote für Pflegebedürftige und Pflegende: Für pflegende Angehörige, die bei der Versorgung von Pflegebedürftigen diversen Belastungen ausgesetzt sind, sind die Zugangswege zu einer Rehabilitation bislang nicht ausreichend erforscht und etabliert. Für die pflegeintensive geriatrische Rehabilitation fehlen entsprechende Konzepte. Reha-Einrichtungen kommen im Pflegepersonalstärkungsgesetz nicht vor. Es gilt, »Reha vor Pflege«. Durch Rehabilitation soll erreicht werden, dass eine Pflegebedürftigkeit gar nicht erst eintritt. Aber die Pflegekassen zählen nicht zu den Rehabilitationsträgern und erbringen keine Teilhabeleistungen. Es ist nicht auszuschließen, dass dadurch Schnittstellenprobleme auftreten, welche die Inanspruchnahme von Teilhabeleistungen behindern.

Einsatz neuer Medien in Prävention, Rehabilitation und Rehabilitationsnachsorge: Neue Medien erfahren eine wachsende Bedeutung bei Teilhabeleistungen. Neben den herkömmlichen Angeboten stehen zunehmend telematisch assistierte Programme zur Verfügung. Die Einsatzmöglichkeiten und Anwendungsfelder für telematisch assistierte Interventionen sind substantiell zu erforschen, da sie eine sinnvolle Ergänzung des Spektrums der Leistungen der Reha-Träger darstellen können. Sie können insbesondere dann angezeigt sein, wenn die Möglichkeiten der herkömmlichen Angebote nicht greifen, etwa bei bestehenden regionalen Versorgungslücken (Brauns & Loos 2015, John & Einhaus 2017).

Erleichterungen im Reha-Zugang: Die Forschung zu Personengruppen, die Reha- und Teilhabeleistungen deutlich seltener als die Mehrheitsbevölkerung in Anspruch nehmen, ist rege, aber noch nicht abgeschlossen. Es werden Zusammenhänge zwischen sozialen Schicht- bzw. Statusindikatoren, aber auch individuellen Merkmalen wie Geschlechtszugehörigkeit oder Migrationshintergrund, auf der einen Seite und Zugang zu bzw. Inanspruchnahme von Reha sowie Reha-Erfolg und (Re)Integration auf der anderen Seite belegt. Es fehlen tragfähige Interventionsansätze zur Verbesserung dieser Situation (Deck et al. 2012).

Rehabilitationsformen für Asylsuchende und Flüchtlinge: Deutschland ist ein Zuwanderungsland. Menschen mit Fluchterfahrung, die Schutz vor Krieg, Vertreibung, Verfolgung und traumatischen Ereignissen suchen, haben häufig einen hohen Bedarf an tertiärpräventiver Versorgung. Aber noch fehlen bedarfsgerechte Angebote für diese Zielgruppe. Hier könnte Forschung und Wissenschaft ansetzen. Da sie zunächst von Reha-Leistungen ausgeschlossen sind, birgt die Gefahr der Chronifizierung von Erkrankungen und behindert die Integration in Gesellschaft und Arbeit, was umso bedauerlicher ist, als dass ein Großteil der Betroffenen jünger als 30 Jahre alt ist.

Die Rehabilitation ist ein unverzichtbares Element im Versorgungssystem, jedoch auch nur ein Teil der Versorgungskette. Versäumnisse an anderer Stelle dieser Kette sind nur zu einem Teil durch Rehabilitationsleistungen zu kompensieren. Daher ist es für die Rehabilitation nicht leicht, sich einerseits nahtlos und ohne Reibungsverluste in die gesundheitliche Versorgung insgesamt zu integrieren, andererseits aber auch ihre eigene Identität in der Behandlung chronisch Kranker zu erhalten und auszubauen (DRV 2014; Sachverständigenrat zur Begutachtung der Entwicklung im Gesundheitswesen [SVR] 2014, Seger et al. 2008). Die Prinzipien der Vorsorge und Frühzeitigkeit sowie der Inklusion, die der Rehabilitation zugrunde liegen, sollten vielmehr für den gesamten Sozialstaat handlungsleitend sein.

Lösungen für den steigenden Reha-Bedarf bei gleichzeitigen Zugangshürden für bestimmte Personengruppen zu erarbeiten sowie Konzepte zu skizzieren, wie die vermehrten Anforderungen an Flexibilisierung, Differenzierung und Individualisierung der Reha in der Routine der Rehabilitation auszugestalten sind, sind wesentliche Zukunftsaufgaben für Forschung und Lehre zu Reha und Teilhabe.

Literatur

BAR (2018): Rehabilitation vom Antrag bis zur Nachsorge – Für Ärzte, Psychologische Psychotherapeuten und andere Gesundheitsberufe. Bundesarbeitsgemeinschaft für Rehabilitation (Hrsg.), Reihe: Springer Reference Medizin, Springer-Verlag: Berlin, Heidelberg.

BAR (2016): Rahmenempfehlungen zur ambulanten medizinischen Rehabilitation – Allgemeiner Teil. – Bundesarbeitsgemeinschaft für Rehabilitation e.V. (Hrsg.): Frankfurt a.M.

BMAS (2012): Evaluation von Leistungen zur Teilhabe behinderter Menschen am Arbeitsleben - Zwischenergebnisse. Schriftenreihe: Berufliche Rehabilitation - Fakten | Analysen | Entwicklungstendenzen, F 427.

BMBF (2014): Aktionsplan Versorgungsforschung – Forschung für ein patientenorientiertes Gesundheitswesen. Bielefeld: Bertelsmann-Verlag.

BMBF und DRV (2009): Forschung in der Rehabilitation – Gemeinsamer Förderschwerpunkt »Rehabilitationswissenschaften« des Bundesministeriums für Bildung und Forschung und der Deutschen Rentenversicherung. BMBF/DRV (Hrsg.): Berlin. Online: (abgerufen am 7. Feb. 2019).

BMBF und DRV (1998): Forschung in der Rehabilitation – Gemeinsamer rehabilitationswissenschaftlicher Förderschwerpunkt des BMBF und der Rentenversicherung. BMBF Publik. BMBF (Hrsg.): Bonn.

Brauns H. J. und Loos, W. (2015): Telemedizin in Deutschland – Stand, Hemmnisse, Perspektiven. Bundesgesundheitsblatt 58(10): 1068–1073.

Brüggemann, S., Buschmann-Steinhage, R., Erbstößer, S., Märtin, S., Pimmer, V., Zollmann, P. (2011): Gute Rehabilitation braucht gute Wissenschaft: Reha-Forschung der Deutschen Rentenversicherung Bund. Deutsche Rentenversicherung 2: 126–142.

Buschmann-Steinhage, R. und Widera, T. (2016): Grundlagen der Rehabilitation. In: Bengel, J. und Mittag, O. (Hrsg.): Psychologie in der medizinischen Rehabilitation – Ein Praxis- und Lehrbuch. 1. Aufl. Berlin, Heidelberg: Springer Verlag. S. 14–22.

Buschmann-Steinhage, R., Wegscheider, K. (2009): Forschung und Lehre in den Reha-Wissenschaften. In: DVfR (Hrsg.): Festschrift – 100 Jahre DVfR – 100 Jahre Zusammenwirken in der Deutschen Vereinigung für Rehabilitation, DVfR: Heidelberg. S. 337–346.

Deck, R., Glaser-Möller, N. und Kohlmann, T. (2012.): Rehabilitation bei sozial benachteiligten Bevölkerungsgruppen. Lage: Jacobs-Verlag.

Delbrück, H. und Haupt, E. (1996): Rehabilitationsmedizin. Therapie- und Betreuungskonzepte bei chronischen Krankheiten. München, Jena: Urban und Fischer-Verlag.

Deutsche Akademie für Rehabilitation (2009): Stellungnahme der wissenschaftlichen Fachgruppe RehaFutur zur Zukunft der beruflichen Rehabilitation in Deutschland. Deutsche Akademie für Rehabilitation e.V.: Bonn (Hrsg.) im Auftrag des BMAS: Berlin.

DGRW (2006): DGRW-Expertise - Bestandsaufnahme und Zukunft der Rehabilitationsforschung in Deutschland. Vorstand der Deutschen Gesellschaft für Rehabilitationswissenschaften e.V. (Hrsg.). (Online: http://www.dgrw-online.de, Zugriff am 07.02. 2019).

DGUV (2014): Handlungsleitfaden zum Reha-Management der Deutschen Gesetzlichen Unfallversicherung. DGUV: Berlin. (Online: www.dguv.de, Zugriff am 25.11.2018).

DRV (2014): Positionspapier der Deutschen Rentenversicherung zur Bedeutung psychischer Erkrankungen in der Rehabilitation und bei Erwerbsminderung. Deutsche Rentenversicherung Bund, Geschäftsbereich Sozialmedizin und Rehabilitation (Hrsg.): Berlin. (Online: www.reha-konzepte-drv.de).

DRV (2018): Rahmenkonzepte der Deutschen Rentenversicherung für Leistungen zur Teilhabe am Arbeitsleben (LTA). DRV Bund: Berlin. (Online: www.reha-konzepte-drv.de, Zugriff am 05.01. 2019).

DRV (2009): Rahmenkonzept zur medizinischen Rehabilitation in der gesetzlichen Rentenversicherung. DRV Bund: Berlin. (Online: www.reha-konzepte-drv.de, Zugriff am 05.01.2019).

DRV (2009): Ergebnisqualität in der medizinischen Rehabilitation der Rentenversicherung. Publikation zum Workshop am 25.11.2008. Deutsche Rentenversicherung Bund (Hrsg.): Berlin. (Online: www.deutsche-rentenversicherung.de, Zugriff am 07.02.2019).

g-ba (2018): Rehabilitationsrichtlinie des Gemeinsamen Bundesausschusses für Leistungen zur medizinischen Rehabilitation. Bundesanzeiger BAnz AT 03.08.2018 B3. (Online: www.bundesanzeiger.de, Zugriff am 12.02.2019).

g-ba (2018): Der Innovationsfonds: Stand der Dinge. Innovationsausschuss des Gemeinsamen Bundesausschusses (gba). (Online: www.innovationsfonds.g-ba.de, Zugriff am 23.12.2018).

Greiner, W, Witte, J., Steffens, M., Böttger, R., Burgardt, C. (2014): Methodische und institutionelle Hürden der Versorgungsforschung. Deutschland. Zeitschrift für Gesundheitsökonomie und Qualitätsmanagement 19: 184–193.

Haaf, H.-G. (2013): Umsetzung von Ergebnissen der Rehabilitationsforschung. Vffr-News 2: 7–9.

Haaf, H. G. (2009). Reha-Erfolg – Ist die Reha überhaupt wirksam? In: DRV Bund (Hrsg.): Ergebnisqualität in der medizinischen Rehabilitation der Rentenversicherung. Berlin: DRV Bund. S. 10–47.

IAB (2018): Jahresplanung des IAB – Forschungs- und Arbeitsprogramm 2019. Institut für Arbeitsmarkt- und Berufsforschung – Forschungseinrichtung der Bundesagentur für Arbeit (Hrsg.): Nürnberg.

Jochheim, K.-A. (1958): Grundlagen der Rehabilitation in der Bundesrepublik Deutschland. Hochschulschrift: Dissertation, Universität zu Köln. Stuttgart: Thieme-Verlag.

John M. und Einhaus J. (2017): Telemedizinische Assistenzsysteme in der Rehabilitation und Nachsorge – Anwendungsbereiche und aktuelle Studienergebnisse«. Bewegungstherapie und Gesundheitssport 33(5): 188–196.

Koch , U., Lehmann, C. und Morfeld , M. (2007): Bestandsaufnahme und Zukunft der Rehabilitationsforschung in Deutschland. Die Rehabilitation 46: 127–144.

Koch, U. und Mehnert, A. (2001): Tätigkeitsbericht der Deutschen Gesellschaft für Rehabilitationswissenschaften (DGRW) für das Jahr 2000. Die Rehabilitation 40(2): 116–118.

Koch, U. und Petreck-Rose, R. (1986): Rehabilitation von Krebskranken – Förderschwerpunkt des BMFT. Berlin, Heidelberg: Springer-Verlag.

Krauth, C., Rieger, J. und Schwartz, F. W. (2003). Gesundheitsökonomische Evaluation von Patientenschulungsprogrammen in der Rehabilitation. Phys Rehab Kur Med 13(2): 100–107.

Nürnberger, I. (2013): Das Rehabilitationssystem in Deutschland – Was gut läuft, wo es hakt und was sich ändern muss. Soziale Sicherheit 4: 125–131.

Prognos (2016): Forschung zu Chronischen Krankheiten und Patientenorientierung. Gemeinsamer Förderschwerpunkt »Versorgungsnahe Forschung, chronische Krankheiten und Patientenorientierung« des BMBF, der DRV Bund, der Verbände der gesetzlichen Krankenkassen auf Bundesebene und des Verbands der Privaten Krankenversicherung. Versorgungsnahe Forschung – Projektübergreifende Analyse des Förderschwerpunkts und Dissemination der Projektergebnisse. Projektbericht im Auftrag des BMBF: Berlin. (Online: www.forschung-patientenorientierung.de, Zugriff am 1212.2018).

Raspe, H. und Hüppe A. (2014): Evidenzbasierung in der med. Rehabilitation: eine systematische Literaturübersicht am Beispiel der Indikation chron. Rückenschmerz. Bericht an den Sachverständigenrat zur Begutachtung der Entwicklung im Gesundheitswesen (im Bundesministerium für Gesundheit). (Verfügbar unter http://www.svr-gesundheit.de/filead-min/user_upload/Aktuelles/2014/Review_Evidenzbasierung_ in_der_Rehabilitation.pdf, Zugriff am 29.04.2015).

Reinert, D., Brüning, T., Jahn, F. und Herrmann, J. (2018): Anwendungsforschung, Forschung zu Prävention u. Berufskrankheiten durch die DGUV. DGUV-Forum 3: 9–11.

Sachverständigenrat zur Begutachtung der Entwicklung im Gesundheitswesen (2014): Bedarfsgerechte Versorgung – Perspektiven für ländliche Regionen und ausgewählte Leistungsbereiche. Gutachten 2014. Bern: Huber.

Seger, W. et al. (2008). Perspektiven der Rehabilitation. Ein Positionspapier des Ärztlichen Sachverständigenrates der Bundesarbeitsgemeinschaft für Rehabilitation (BAR) zur Weiterentwicklung der Rehabilitation. Das Gesundheitswesen 70: 267–280.

Steiner, M., Zwingmann, Ch., Riedel, W., Schüssler, R. und Zweers, U. (2009). Prognos-Studie: Die medizinische Rehabilitation Erwerbstätiger – Sicherung von Produktivität und Wachstum. (Verfügbar unter http://www.dbkg.de/downloads/pdf, Zugriff am 29.04.2015).

VDR (1991): Reha-Kommission: Kommission zur Weiterentwicklung der medizinischen Rehabilitation in der gesetzlichen Rentenversicherung. Abschlussberichte: Band VI: Forschung und Lehre. Verband Deutscher Rentenversicherungsträger – VDR (Hrsg.). Frankfurt am Main.

Walhalla Fachredaktion (2018): Das gesamte Sozialgesetzbuch SGB I bis SGB XII - Mit Durchführungsverordnungen und Sozialgerichtsgesetz (SGG). Ausgabe 2018/I. Regensburg: Walhalla-Verlag.

Walkenhorst, U., Mahler, C., Aistleithner, R. et al. (2015): Position statement GMA Comittee – «Interprofessional Education for the Health Care Professions«. GMS Zeitschrift für Medizinische Ausbildung 32(2).

9.2 Wirksamkeit und gesundheitsökonomischer Nutzen der medizinischen Rehabilitation

Gert Krischak

9.2.1 Studien zur Wirksamkeit und dem Nutzen in der Rehabilitation

Die medizinische Rehabilitation als wesentlicher Bestandteil des Gesundheitssystems sieht sich u. a. vor dem Hintergrund des bestehenden Antrags- und Genehmigungsverfahrens zunehmend gefordert, die eigene Wirksamkeit und auch den Nutzen zu belegen. Damit steht die Wissenschaft jedoch vor einer immensen Herausforderung. Es gibt zwar zahlreiche Längsschnittstudien, die den Grad einer Veränderung *vor* einer Rehabilitation zu dem Zustand *danach* untersuchen (Prä-Post-Studien) und mehrheitlich belegen diese eine relative Verbesserung des Gesundheitszustands. So sind z. B. ein Jahr nach einer Rehabilitation Beschwerden und Gesundheitsverhalten um 60 % und die Leistungsfähigkeit um 69 % gebessert (Nübling et al. 2017).

Diese Ergebnisse lassen jedoch nicht auf die Wirksamkeit der Rehabilitation selbst zurückschließen, da eine Verbesserung des Gesundheitszustands während einer Rehabilitation (und auch in der Folge danach) von weit mehr Faktoren abhängt, als von der Rehabilitation alleine. Neben dem spontanen Heilungsverlauf selbst haben zum Beispiel weitere ambulante oder stationäre Behandlungen, Medikationen, therapeutische Maßnahmen oder Heil- und Hilfsmittel mögliche Auswirkungen auf das Gesundheitsergebnis. An dieser Stelle sollten die Begriffe »Wirksamkeit« und »Nutzen« präzise beschrieben werden. Wirksam ist eine Intervention (z. B. ein Medikament), wenn es eine objektive Wirkung hat, also z. B. wenn ein Cholesterinsenker das Cholesterin auch wirklich senkt. Ob diese Wirkung jedoch auch einen Nutzen hat, kann alleine aus der Wirksamkeit nicht geschlossen werden; z. B. wenn die nachgewiesene Senkung des Cholesterinspiegels keine relevante Veränderung auf die Gesundheit bewirkt, wie z. B. Lebensqualität, die Lebensdauer oder das Auftreten von Krankheiten.

Der Sachverständigenrat zur Begutachtung im Gesundheitswesen 2014 bemängelte eine fehlende Evidenzlage für die Frage der *absoluten Wirksamkeit* der Rehabilitation (Sachverständigenrat zur Begutachtung der Entwicklung im Gesundheitswesen 2014). Studien zur Untersuchung der absoluten Wirksamkeit erfordern zum einen, dass die Rehabilitation als Ganzes, d. h. nicht nur lediglich einzelne Teilbereiche der multimodalen Rehabilitation, eingeschlossen werden. Zum anderen ist zwingend die vergleichende Untersuchung im Längsschnitt einer Interventionsgruppe von Rehabilitanden gegenüber einer Kontrollgruppe aus Nicht-Rehabilitanden erforderlich. Aufgrund der bestehenden Schwierigkeiten in der methodischen Umsetzung einer solchen Studie finden sich somit so gut wie keine Untersuchungen zur *absoluten Wirksamkeit* in der Rehabilitation.

9.2.2 Methoden zur Untersuchung der Wirksamkeit in der Rehabilitation

Die Untersuchung der Wirksamkeit von einzelnen Therapiemodulen in der Rehabilitation lässt sich ohne Schwierigkeiten methodisch darstellen. So wird sehr häufig der Ansatz Standardrehabilitation plus Intervention versus Standardrehabilitation untersucht. So kann

z. B. eine Gruppe von Rehabilitanden randomisiert, kontrolliert und hierdurch nachuntersucht werden, inwieweit eine zusätzliche Therapie, z. B. ein *Bewegungsbad inkl. Standardrehabilitation* gegenüber einer *Standardtherapie* ohne Bewegungsbad Effekte aufweist. Es lässt sich also daraus eine Aussage zur Wirksamkeit genau dieser einen ergänzenden Intervention in der Rehabilitation ableiten, nicht jedoch zur Rehabilitation selbst.

Ist hingegen die *Rehabilitation* im System der Gesundheitsversorgung selbst Gegenstand der Untersuchung, besteht die größte Schwierigkeit bei der Durchführung in der Generierung einer validen Vergleichsgruppe von Nicht-Rehabilitanden. Die randomisierte, kontrollierte Studie (RCT) gilt heute immer noch als Goldstandard bei der Untersuchung der Wirksamkeit von medizinischen Interventionen (Schmacke 2018).

Es gibt jedoch einige gute Gründe, die Evidenz in der Rehabilitation nicht ausschließlich an die methodische Existenz einer RCT zu knüpfen. Gerade die geforderte Randomisierung birgt wesentliche Nachteile in der Rehabilitation, die berücksichtigt werden müssen. Die RCT hat prinzipiell zunächst einmal die Aufgabe, eine Gleichverteilung von *unbekannten Risikofaktoren* zu bewirken. Es existieren bereits heute sehr viele Risikofaktoren für das Ergebnis einer Rehabilitation, wie z. B. Alter, Geschlecht, Beruf, Bildung, sozialer Status, Lebensgewohnheiten, Begleiterkrankungen, psychische Gesundheit u. v. m. Nach Prof. Dr. F. Porszolt (Stegmaier 2018) besteht hier bereits eine wesentliche Limitation der RCT. Nimmt man vereinfacht an, dass lediglich zehn unbekannte Risikofaktoren bestehen würden, die auch noch unabhängig voneinander und lediglich dichotom verteilt wären, so würde es bereits hier eine Fallzahl von ca. 1.000 Probanden benötigen, um diese, lediglich zehn bekannte Risikofaktoren auf die Studienarme gleichmäßig zu verteilen. Auch beeinflusst die Präferenz zu einer Intervention das Ergebnis einer Wirksamkeitsuntersuchung. Die eigenen Erwartungen, Erfahrungen aus der Familie und Bekannten, Empfehlungen von Ärzten sind einige der zu nennenden Faktoren für die Inanspruchnahme einer Rehabilitation, und die zu einem Selektions-Bias führen. Zudem hat jeder Versicherte einen Rechtsanspruch auf eine Leistung zur medizinischen Rehabilitation ab dem Zeitpunkt, zu dem ein Reha-Bedarf festgestellt wurde (nach § 40 SGB und §§ 42 und 49 SGB IX). Insofern ist hier eine Randomisierung in eine Behandlung mit bzw. ohne Rehabilitation auch aus sozialrechtlichen Gründen problematisch.

9.2.3 Andere Lösungsansätze zur Untersuchung der Wirksamkeit in der Rehabilitation

Die Rehabilitationsforschung sucht daher alternative Wege, um auf einem nächst-niedrigeren Evidenzlevel Lösungen für die Untersuchung der Wirksamkeit zu finden. Das Rheinisch-Westfälisches Institut für Wirtschaftsforschung (RWI) veröffentlichte eine Fall-Kontrollstudie zur Wirksamkeit der Rehabilitation (Rheinisch-Westfälisches Institut für Wirtschaftsforschung 2015). Als Vergleichsgruppe wurden Antragsteller auf eine Rehabilitation herangezogen, deren Antrag auf Rehabilitation von der DRV aus unbekannten Gründen abgelehnt worden war. Da Ablehnungen neben formalen oder versicherungsrechtlichen Gründen häufig dann erfolgen, wenn eine medizinische Notwendigkeit nicht ersichtlich ist bzw. eine Rehabilitation als nicht erfolgversprechend eingestuft wird, besteht hier ein wesentlicher Control-Group-Bias durch eine unterschiedliche Zusammensetzung der Kohorten. Die 2009 publizierte Studie der Prognos AG zum volkswirtschaftlichen Nutzen der Rehabilitation basierte hingegen auf Angaben von Fachexperten, Meta-Analysen und Reviews (Prognos AG). Die Effekte der Rehabilitation wurden hier aus Expertenmeinungen anhand von Prä-Post-Studien abgeleitet, dadurch hypothetisch eine »Kontrollgruppe« angenommen und die Ergebnisse hiergegen hochgerechnet. Frau Dr. A, Hüppe et al. (Hüppe et al. 2006) verwendeten hingegen einen vereinfachten Ansatz, um potentielle Rehabilitanden mittels Abrechnungsdaten der GKV über eine gewisse Dauer der AU zu identifizieren. Das Wartegruppen-Design, das in diesem Zusammenhang gerne als Alternative genannt wird, kann hier nicht sinnvoll angewendet werden; die langfristigen Effekte von einem bis zwei Jahre nach der Rehabilitation sind nicht ausreichend valide auf eine lediglich, um längstens bis zu drei Monaten verzögerte Einleitung einer Rehabilitation zurückzuführen. Bislang fehlt somit ein schlüssiger und valider Ansatz, wie eine Kontrollgruppe für die Untersuchung der *absoluten Wirksamkeit* der Rehabilitation gebildet werden kann.

Die Nutzung von kombinierten Routinedatensätzen der GRV und GKV zur Untersuchung der *absoluten Wirksamkeit* in der Rehabilitation ist eine alternative Möglichkeit, um eine Kontrollgruppe anhand typischer Behandlungsverläufe zu generieren. Es ist hinlänglich bekannt, dass Routinedaten *per se* keine Studiendaten, sondern lediglich Dokumentationen der Versicherungsträger sind und Fehlinformationen bestehen können. Auch fehlen meist medizinische Informationen, wie z. B. Klassifikationen, Laborwerte u. a., sowie Kontextfaktoren wie z. B. Lebensqualität, Arbeitsbelastung, Rentenbegehren u. a. Auch die ausschließlich regionale Betrachtung, in diesem Beispiel Daten aus Baden-Württemberg, muss berücksichtigt werden. Vorteilhaft sind allerdings die Vollerhebung in einem bestimmten Zeitraum und die hohe Dichte an Informationen aus den Versorgungsbereichen der GRV und GKV, die die Bildung von typischen Fallkonstellationen erlauben. Hieraus können Informationen zu Patientenkarrieren mit und ohne Rehabilitation gewonnen werden. Da gewöhnlich einige Millionen Versicherten ausgewertet werden können, sind Fallzahlen in einer ausreichenden Höhe zu erreichen, so dass eine nahezu Gleichverteilung unbekannter Risikofaktoren angenommen werden kann. Gerade für Kosten-Nutzen-Bewertungen eignen sich die Routinedaten der Sozialversicherungsträger, da hier sowohl direkte, als auch Faktoren für indirekte Kosten ausgezeichnet dokumentiert sind.

Die Methode zur Generierung einer Vergleichsgruppe aus Routinedatensätzen der gesetzlichen Krankenversicherung in Kombination mit der gesetzlichen Rentenversicherung über Behandlungsverläufe soll näher beschrieben und die Anwendung am Beispiel der Rehabilitation chronischer Rückenschmerzen demonstriert werden.

9.2.4 Ein neues Modell für eine Kontrollgruppe von Nicht-Rehabilitanden (IFR-Modell)

Das neu entwickelte Modell (IFR-Modell) für die Generierung einer Kontrollgruppe von Nicht-Rehabilitanden basiert auf Routinedaten der AOK Baden-Württemberg, die über eine Pseudonymisierung datenschutzgerecht mit Routinedaten der Deutschen Rentenversicherung Baden-Württemberg und der Deutschen Rentenversicherung Bund verbunden werden (Krischak et al. 2018). Über einen insgesamt siebenjährigen Zeitraum stehen somit detaillierte Informationen von insgesamt 1 Mio. Versicherter zu Erkrankungen und Indikationen, ambulanten und stationären Behandlungen, zur Verordnung von Medikamenten sowie Heil- und Hilfsmitteln, Angaben aus der Pflegeversicherung, sowie eine umfassende Dokumentation der Deutschen Rentenversicherung zu Reha-Maßnahmen, Sozialversicherungsbeiträgen und Renteninformationen zur Verfügung.

In einem ersten Ansatz soll das Modell auf die Rehabilitation von chronischen Rückenschmerzen im Rahmen einer orthopädischen Rehabilitation (Heilverfahren) angewendet werden. Bei Rehabilitanden mit chronischen Rückenschmerzen werden zunächst charakteristische Behandlungsverläufe über den Zeitraum von einem Jahr *vor* der Rehabilitation identifiziert, wobei Arbeitsunfähigkeitszeiten, Anzahl von Arztbesuchen, krankheitsrelevanten Medikamenten, ambulanten und stationären Behandlungen sowie Heil- und Hilfsmitteln im zeitlichen Verlauf berücksichtigt werden. Mittels *Hidden-Markov-Modellen* wird dann aus diesen Parametern der Rehabilitationsbedarf vorausgesagt.

Dieses Raster von Behandlungsverläufen mit der erfolgten Rehabilitation wird in einem zweiten Schritt auf die Gesamtheit aller Versicherten im Datensatz übertragen und somit eine Gruppe von Nicht-Rehabilitanden identifiziert, bei denen aufgrund der Behandlungsverläufe eine Rehabilitation zu erwarten gewesen wäre, die jedoch (aus unbekannten Gründen) keine Rehabilitation erhielten bzw. beantragt hatten. Diese Gruppe bildet die Kontrollgruppe von Nicht-Rehabilitanden (▶ Abb. 9.2.1). Diese hat aufgrund des Behandlungsverlaufs und des damit verbundenen Reha-Bedarfs somit ein »Quasi-Reha-Ereignis«, also einen Zeitpunkt, an dem eine Rehabilitation stattgefunden hätte, insofern diese beantragt und bewilligt worden wäre.

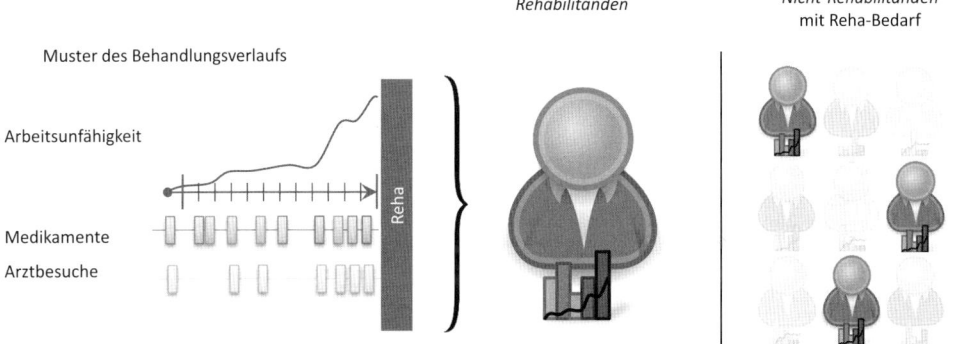

Abb. 9.2.1: Exemplarische und vereinfachte Darstellung zur Identifikation einer Kontrollgruppe nach dem Hidden-Markov-Modell für die Kosten-Nutzen-Betrachtung. Der typische Behandlungsverlauf chronischer Rückenschmerzen vor einer Rehabilitation weist unter anderem eine typische Dynamik von Arbeitsunfähigkeiten auf, selektive Medikamente werden verordnet, es erfolgen ambulante Arztbesuche. Weitere Behandlungsformen können einfließen. Das gewonnene Muster eines Rehabilitanden wird auf den Behandlungsverlauf von Versicherten angewendet, die keine Rehabilitation in Anspruch genommen haben. Diese bilden die Kontrollgruppe.

9.2.5 Untersuchung der Wirksamkeit und des Nutzens der Rehabilitation

Für beide Gruppen wird nun der weitere Behandlungsverlauf bis zu drei Jahre nach der Rehabilitation bzw. nach dem aus dem Behandlungsverlauf zu erwartenden fiktiven Zeitpunkt der Rehabilitation analysiert. Über diesen Zeitraum werden direkte Kosten für stationäre und ambulante Behandlungen, Kosten für Medikamente (die typisch für die Behandlung von chronischen Schmerzen sind) sowie Kosten aller Heil- und Hilfsmittel ermittelt. Indirekte Kosten werden über die Arbeitsunfähigkeitsdauer (AU-Dauer) erhoben. Der gleiche Nachbeobachtungszeitraum sowie die gleichen Erhebungsmerkmale werden für die Kontrollgruppe der Nicht-Rehabilitanden errechnet (▶ Abb. 9.2.2). Die direkten Kosten ergeben sich aus dem Bottom-up-Ansatz, die indirekten Kosten über die Humankapitalmethode im Prävalenz-Ansatz (Greiner 2012). Für jeden Tag der Arbeitsunfähigkeit werden indirekte Kosten in Höhe von 302 € angesetzt (Bundesanstalt für Arbeitsschutz und Arbeitsmedizin 2017). Die Kosten der medizinischen Rehabilitation leiten sich aus dem durchschnittlichen Vergütungssatz der DRV Baden-Württemberg (2013) ab.

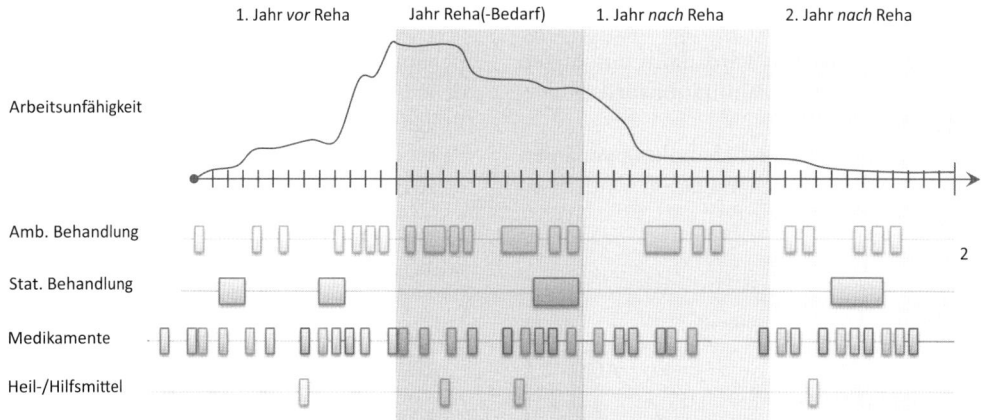

Abb. 9.2.2: Exemplarische und vereinfachte Darstellung der nachbeobachteten Ergebnisparameter von Rehabilitanden und Nicht-Rehabilitanden. Die Kosten der Behandlung ab dem Zeitpunkt des Reha-Jahrs bzw. des Jahres des angenommenen Reha-Bedarfs (in der Gruppe der Nicht-Rehabilitanden) werden bis nach Abschluss des 2. Jahres nach diesem Zeitpunkt ermittelt.

9.2.6 Rehabilitation senkt Arbeitsunfähigkeitstage

Zunächst wird der Verlauf der Arbeitsunfähigkeits-(AU-)Tage zwischen Rehabilitanden und Nicht-Rehabilitanden beobachtet. Hierbei zeigt sich, dass Rehabilitanden wesentlich weniger AU-Tage (um 14,8 Tage im ersten und um 13,8 Tage im zweiten Nachbeobachtungsjahr) aufweisen, als die Vergleichsgruppe der Nicht-Rehabilitanden (▶ Tab. 9.2.1). Nach der Bundesanstalt für Arbeitsschutz und Arbeitsmedizin 2015 belaufen sich die Kosten pro AU-Tag auf insgesamt 302 €, die sich zusammensetzen aus dem Produktionsausfall (109 €) und dem Ausfall an Bruttowertschöpfung (193 €). Volkswirtschaftlich kommt es durch die Rehabilitation somit pro Fall zu Einsparungen von 4.470 € im ersten bzw. 4.168 € in beiden Jahren nach der Rehabilitation.

Tab. 9.2.1: Verlauf der durchschnittlichen AU-Tage vom Jahr der Rehabilitation bis zum zweiten Folgejahr.

	Reha-Jahr	1. Folgejahr	2. Folgejahr
Rehabilitanden	67,8	29,5	22,6
Nicht-Rehabilitanden	59,2	35,7	27,8

9.2.7 Rehabilitation senkt die Inanspruchnahme stationärer Leistungen

Sowohl Rehabilitanden als auch Nicht-Rehabilitanden nehmen natürlich sowohl ambulante als auch stationäre Behandlungen in Anspruch. Diese direkten Kosten werden ausschließlich von der GKV getragen (PKV-Daten sind in die Studie nicht eingegangen). Während ambulante Leistungen in beiden Gruppen nahezu in gleicher Höhe erfolgen, sind deutliche Unterschiede in der Beanspruchung stationärer Leistungen erkennbar (▸ Tab. 9.2.2).

Tab. 9.2.2: Verlauf der mittleren, direkten Kosten der ambulanten und stationären Leistungsarten.

	Reha-Jahr	1. Folgejahr	2. Folgejahr
Ambulante Leistungen			
Rehabilitanden	529,68 €	345,97 €	296,03 €
Nicht-Rehabilitanden	510,34 €	394,89 €	341,69 €
Stationäre Leistungen			
Rehabilitanden	575,51 €	421,05 €	354,23 €
Nicht-Rehabilitanden	1.562,46 €	793,41 €	647,64 €

Nicht-Rehabilitanden nehmen erheblich mehr stationäre Krankenhausleistungen in Anspruch. Im »Quasi-Reha-Jahr« entstehen Kosten für stationäre Krankenhausleistungen, die fast dreimal so hoch sind wie die der Rehabilitanden, wobei die Kosten auch über die beiden Folgejahre mit einer nahezu Verdoppelung spürbar hoch bleiben. Über den gesamten Zeitraum verursachen Nicht-Rehabilitanden damit direkte Mehrkosten von 1.652,72 €. Die Rehabilitation chronischer Rückenschmerzen ist also eine Maßnahme, die in der Lage ist, relevante stationäre Krankenhauskosten nachhaltig zu senken.

9.2.8 Effekt auf Ausgaben für Medikamente und Heil- und Hilfsmittel

Untersucht werden auch die Verordnungen ausgewählter Medikamente, wie sie in der Behandlung für chronische Rückenschmerzen typisch sind (z. B. Schmerzmedikamente, Kortison) sowie die Verordnung von Heil- und Hilfsmitteln. Der Gruppenvergleich zwischen Rehabilitanden und Nicht-Rehabilitanden zeigt eine nahezu identische Inanspruchnahme (▸ Tab. 9.2.3). Lediglich im Jahr der Rehabilitation werden Heil- und Hilfsmittel und auch relevante Medikamente bei Rehabilitanden etwas häufiger verschrieben, was durch die Versorgungssituation in der Rehabilitation auch plausibel erscheint.

9.2.9 Rehabilitation verzögert den Eintritt in die Erwerbsminderungsrente

»Rehabilitation vor Rente« ist ein wesentlicher sozialrechtlicher Grundsatz bei Beschäftigten mit chronischer Erkrankung. Der Gesetzgeber sieht vor, dass mithilfe einer medizinischen Rehabilitation alles getan werden muss, um eine dauernde Erwerbsunfähigkeit

Tab. 9.2.3: Verlauf der mittleren, direkten Kosten von Medikamenten sowie Heil- und Hilfsmitteln.

	Reha-Jahr	1. Folgejahr	2. Folgejahr
Medikamente			
Rehabilitanden	60,08 €	39,34 €	39,02 €
Nicht-Rehabilitanden	50,61 €	44,37 €	40,66 €
Heil- und Hilfsmittel			
Rehabilitanden	175,05 €	82,22 €	68,66 €
Nicht-Rehabilitanden	120,41 €	79,93 €	67,19 €

zu vermeiden [nach § 8 SGB IX und § 9 SGB VI). Aus Sicht der Rentenversicherung wird von der Rehabilitation erwartet, Erwerbsminderungsrenten (EM-Renten) zumindest hinauszuzögern oder bestenfalls sogar ganz zu vermeiden. Ein möglicher Effekt der Rehabilitation auf die Vermeidung eines Renteneintritts anhand des vorgestellten Modells kann hier allerdings nicht untersucht werden, da keine Zielvariable »Vermeidung von Berentung« in den bisher verfügbaren Datensätzen existiert. Es ist also anhand der vorliegenden Daten keine belastbare Aussage möglich, welcher Rehabilitand ohne die Rehabilitationsmaßnahme in EM-Rente gegangen wäre. Jedoch ist der Effekt einer Rehabilitation auf den Zeitpunkt des Eintritts einer EM-Rente bei EM-Rentnern *mit* und *ohne* vorausgegangener Rehabilitation bestimmbar. Hierdurch lässt sich untersuchen, ob eine Rehabilitation den EM-Renteneintritt, wenn er denn eintritt, zumindest verzögert.

Hierzu muss das oben vorgestellte Raster des Behandlungsverlaufs auf eine Subgruppe übertragen werden, die aufgrund der Hauptdiagnose *chronischer Rückenschmerzen* eine EM-Rente erhalten hat. Aus den Behandlungsverläufen und einer möglichen Rehabilitation bzw. der »Quasi-Reha« kann dann der Effekt auf den Zeitpunkt des EM-Rentenbeginns analysiert werden (▶ Abb. 9.2.3).

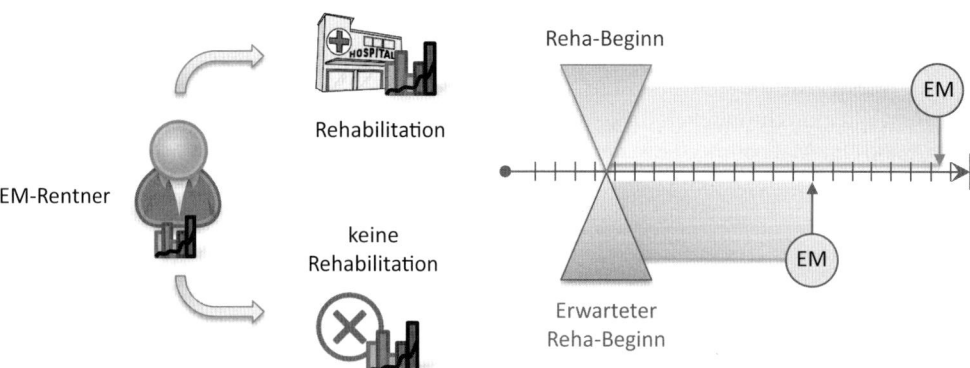

Abb. 9.2.3: Schema zur Darstellung einer Untersuchung des Effekts der Rehabilitation auf den Zeitpunkt einer Erwerbsminderungsrente. Der erwartete Zeitpunkt für den Reha-Beginn (»Quasi-Reha«) der Kontrollgruppe leitet sich aus den typischen Behandlungsverläufen (IFR-Modell) ab. Verglichen wird die Zeit zwischen erfolgtem bzw. fiktivem Reha-Beginn und dem Eintritt einer EM-Rente.

Im Ergebnis verzögert eine Rehabilitation chronischer Rückenschmerzen den Eintritt in die EM-Rente um 7,3 Monate. Der Anteil eingesparter Rentenzahlungen beträgt somit für diesen Zeitraum 4.734,71 €, zugleich verbleiben Beitragszahlungen an die GKV in Höhe von 1.460,25 € sowie an die DRV in Höhe von 2.305,58 €. Diese Effekte zusammengefasst ergeben wirtschaftliche Kosteneinsparungen durch die Verzögerung der EM-Berentung bei Rehabilitanden in Höhe von insgesamt 8.500,54 € pro Fall.

Der Nutzen der Rehabilitation durch die Vermeidung von Berentung kann hingegen nur abgeschätzt werden. Nach Berechnungen der Prognos AG (2009) beträgt dieser Anteil rund 12,5 Mio. Tage »gewonnener Berufstätigkeit«. Dies entspräche bei einem Anteil orthopädischer Patienten von 32 % damit einer Einsparung von 60,4 Mio. € pro Jahr. Ob auch anhand des hier verwendeten Datensatzes eine solche Einsparung besteht, kann nicht geprüft werden.

9.2.10 Kosten-Nutzen-Analysen in der Rehabilitation

Die Kosten-Nutzen-Analyse ist ein gesundheitsökonomischer Ansatz, der eine Bewertung der Wirtschaftlichkeit von zwei verschiedenen Behandlungen oder Behandlungsverfahren ermöglicht. Hierbei werden in einem definierten Zeitraum sämtliche Erträge und Kosten einer Behandlung erfasst und zwischen den untersuchten Behandlungen verglichen. Berücksichtigt wird ausschließlich der monetäre Nutzen (in Euro). Übersteigt der Nutzen die erforderlichen Kosten, so ist die Behandlung aus wirtschaftlicher Sicht sinnvoll. Berücksichtigt werden sowohl die direkten Kosten als die unmittelbaren Behandlungskosten (z. B. für Medikamente und ambulante bzw. stationäre Behandlungskosten), als auch die indirekten Kosten, die für die Patienten im persönlichen Umfeld (z. B. durch Arbeitsunfähigkeitszeiten und Verdienstausfall) entstehen.

Für Rehabilitanden fallen direkte Kosten der Rehabilitationsmaßnahme selbst an. Für alle stationären und ambulanten Fälle der orthopädischen Rehabilitation der DRV Baden-Württemberg errechnet sich aus der Anzahl der Fälle, der Verweildauer und dem jeweiligen Tagessatz ein mittlerer Kostenansatz von 2.472 € pro Reha-Maßnahme (▶ Tab. 9.2.4). Zudem fallen indirekte Kosten an, wenn eine Rehabilitation bei bestehender Arbeitsfähigkeit erfolgt; dies ist immerhin bei 60 % der Rehabilitanden der Fall. Für die Dauer der Rehabilitation ist der gleiche Ansatz an Produktionsausfall und Ausfall von Bruttowertschöpfung wie für eine Arbeitsunfähigkeit anzusetzen (Bundesanstalt für Arbeitsschutz und Arbeitsmedizin 2017). Damit betragen die indirekten Kosten durch den mittleren Arbeitsausfall durch die Maßnahme insgesamt 2.597 €.

Der monetäre Nutzen der Rehabilitation umfasst ganz wesentlich die Einsparungen von stationären Krankenhausleistungen und der indirekten Kosten infolge der verkürzten Arbeitsunfähigkeitsdauer und damit der Abwesenheit vom Arbeitsplatz (Ausfall Produktivität und Bruttowertschöpfung). Unter Berücksichtigung der Kosten der Rehabilitation verbleibt im ersten Jahr nach der Reha ein Nutzen von 727 € pro Fall, der sich im zweiten Jahr nach der Reha sogar mit 765 € pro Fall konstant bleibt bzw. sich sogar noch etwas erhöht.

Rechnet man näherungsweise die Fälle orthopädischer Rehabilitation auf den errechneten Nutzen hoch, so bedeutet dies für 346.000 Rehabilitanden eine Einsparung in der Gesamtsumme von 251,9 Mio. € im ersten Jahr bzw. 264,9 Mio. € in den folgenden zwei Jahren nach der Rehabilitation.

Gleichermaßen kann der Effekt des verzögerten Renteneintritts um im Mittel 7,3 Monate näherungsweise auf die Rehabilitation hochgerechnet werden. Bei 21.262 EM-Rentenzugängen mit orthopädischer Diagnose pro Jahr entspricht die Einsparung von 8.500 € pro Fall einer weiteren Kostenersparnis von

Tab. 9.2.4: Kosten-Nutzen-Vergleich der direkten und indirekten Kosten der Behandlung chronischer Rückenschmerzen mit und ohne Rehabilitation.

Kosten der Rehabilitation		Nutzen der Rehabilitation	Follow-Up 1 Jahr	Follow-Up 2 Jahre
Direkte Kosten	2.472 €	Einsparung AU-Tage	4.469,60 €	4.167,60 €
Indirekte Kosten	2.597 €	Einsparung ambulante Leistungen	29,58 €	75,24 €
		Einsparung akutstationäre Leistungen	1.359,31 €	1.652,72 €
		Einsparung Medikamente	-4,44 €	-2,80 €
		Einsparung Heil- und Hilfsmittelkosten	-56,93 €	-58,40 €
Summe	5.069,20 €		5.797,12 €	5.834,36 €
Kosten-Nutzen			727,92 €	765,16 €

180,7 Mio. €. Hinzu kommt die Schätzung eines Effekts durch die Vermeidung von Berentung in Höhe von 60,4 Mio. € (s. oben).

In der Summe führt die Rehabilitation bei chronischen Rückenschmerzen zu erheblichen, volkswirtschaftlich bedeutsamen Kosteneinsparungen, die v.a. auf geringeren Arbeitsunfähigkeitsdauern, einer geringeren Inanspruchnahme stationärer Leistungen und auf einer Verzögerung des Eintritts von EM-Rente beruhen. Die Effekte summieren sich auf die Einsparung von 493 Mio. € im ersten Jahr bzw. 566 Mio. € in den ersten beiden Jahren nach der Rehabilitation.

9.2.11 Ausblick

Routinedatenanalysen können unter strengen Voraussetzungen der Datenqualität und der Qualität der Analysen zur Untersuchung der Wirksamkeit und v.a. auch des Nutzens der Rehabilitation gewinnbringend herangezogen werden. Die Verknüpfung von Datensätzen unterschiedlichen Ursprungs, wie z.B. zwischen Kostenträgern, aber auch z.B. Registern, scheint hierfür eine sehr aussichtsreiche Option zu sein.

Es ist nachvollziehbar, dass sich Studien zum Nachweis des Nutzens zunächst auf die Kostenträgersicht fokussieren, denn die Rehabilitation als genehmigungspflichtige Antragsleistung unterliegt zentralen Steuerungsmechanismen. Die Frage nach der Wirtschaftlichkeit aus Kosten- und Nutzensicht ist aus Sicht der Rehabilitationsmedizin aber nicht die alleinige Größe, weshalb Rehabilitation als sinnvolle und wirksame Maßnahme bewertet werden kann. Die Verbesserung des Gesundheitszustands, der Lebensqualität, der Selbstständigkeit und der Teilhabe sind nur einige die wesentlichen Ziele der Rehabilitation und sind von großer, wenn nicht sogar von wesentlicher Bedeutung für die Gesundheitsversorgung. Nutzt man die weiteren Möglichkeiten der Gesundheitsökonomie, so sind weitere Auswertungen hinsichtlich der Perspektive der Rehabilitanden sowie der Leistungsträger unerlässlich. Hierfür bieten sich u. a. Kosten-Nutzwert-Analysen an, die den Kosten auf der einen Seite einem Nutzwert mit Zielgröße des Gesundheitszustandes gegenübergestellt (z. B. die gesundheitsbezogene Lebensqualität).

Ein Nutzen der Rehabilitation kann, aber muss nicht zwangsweise »rentabel« unter Kostengesichtspunkten sein. Dennoch ist die Perspektive einer »sich lohnenden Investition« auch unter Kostengesichtspunkten ein gewichtiges Argument, um zusammen mit der Politik, den Leistungsanbietern und den Sozialversicherungsträgern auf eine Stärkung des Rehabilitationssystems hinzuarbeiten.

Literatur

Bundesanstalt für Arbeitsschutz und Arbeitsmedizin (Erscheinungsdatum 27.02.2017). Volkswirtschaftliche Kosten durch Arbeitsunfähigkeit. (https://www.baua.de/DE/Themen/Arbeitswelt-und-Arbeitsschutz-im-Wandel/Arbeitswelt berichterstattung/Kosten-der-AU/pdf/Kosten-2015.pdf?__blob=publicationFile&v=2).

Greiner, W. (2012): Die Berechnung von Kosten und Nutzen. In: Schoffski, O. (Hrsg.): Gesundheitsökonomische Evaluationen. Berlin, Heidelberg: Springer. S. 49–64.

Hüppe, A., Glaser-Möller, N., Raspe, H. (2006): Trägerübergreifendes Projekt zur Früherkennung von Rehabilitationsbedarf bei Versicherten mit muskuloskelettalen Beschwerden durch Auswertung von Arbeitsunfähigkeitsdaten: Ergebnisse einer randomisierten, kontrollierten Evaluationsstudie. Gesundheitswesen 68: 347–356.

Krischak, G., Tepohl, L., Dannenmaier, J., Hartschuh, U., Auer, R., Kaluscha, R. (2018): Gesundheitsökonomische Effekte der Rehabilitation bei chronischem Rückenschmerz. Eine Beobachtungsstudie mittels kombinierten Sekundärdaten einer gesetzlichen Krankenkasse und der Deutschen Rentenversicherung. Rehabilitation 2018 Nov 21. doi: 10.1055/a-0668-4235. [Epub ahead of print].

Nübling, R., Kaluscha, R., Krischak, G., Kriz, D., Martin, H., Müller, G., Renzland, J., Reuss-Borst, M., Schmidt, J., Kaiser, U., Toepler, E. (2017): Ergebnisqualität medizinischer Rehabilitation: Zum Zusammenhang zwischen »Patient Reported Outcomes« (PROs) und geleisteten Sozialversicherungsbeiträgen. Rehabilitation 56: 22–30.

Prognos AG. (2009): Die medizinische Rehabilitation Erwerbstätiger – Sicherung von Produktivität und Wachstum, Prognos.

Rheinisch-Westfälisches Institut für Wirtschaftsforschung (2015): Evaluation medizinischer Rehabilitationsleistungen der DRV – Abschlussbericht, RWI.

Sachverständigenrat zur Begutachtung der Entwicklung im Gesundheitswesen (2014): Bedarfsgerechte Versorgung. Perspektiven für ländliche Regionen und ausgewählte Leistungsbereiche. Bern: Verlag Hans Huber.

Schmacke, N. (2011): Dilemmata in der Versorgungsforschung. Ein Plädoyer für mehr Ergebnisoffenheit. GGW 11: 16–22.

Stegmaier, P. (2018): Über die Efficacy zur Effectiveness zum Value«. Monitor Versorgungsforschung 3: 28–30.

Perspektiven und Handlungsempfehlungen für das Reha-Management

- Die Beteiligung von Reha-Einrichtungen an Studien zur Rehabilitationsforschung sollte als Instrument mit den Zielen der Qualitätsverbesserung und Kosten*effizienz* vermehrt eingesetzt werden. Denn die Beteiligung an Studien kann ein zentraler Bestandteil eines effektiven Qualitätsmanagements sein.
- Es erscheint zweckmäßig, neben krankheitsbildbezogenen Studien zur Therapieeffizienz insbesondere auch Sektor übergreifende Studien im Sinne der Versorgungsforschung durchzuführen. Letztere um Auswirkungen von Entscheidungen in einem Sektor auf Qualität und Kosten in einem anderen Versorgungssektor transparent zu machen.

10 Neuere Formen der Rehabilitation: Trends und Perspektiven für das Continuum of Care

Kontext

»Rehabilitation neu erfinden« – dieser Satz gewinnt an Bedeutung, wenn man die Veränderungen in der Rehabilitation in den letzten Jahren betrachtet.

Auch wenn die Kapazitäten im Wesentlichen konstant geblieben sind, sehen wir drastische Entwicklungen: Die Anzahl der Betreiber geht zurück, die Kliniken werden in der durchschnittlichen Bettenzahl größer – der Markt konsolidiert sich. Indikationen wie Neurologie und Geriatrie nehmen zu. Und die Rehabilitation wird ambulanter, weil sich die Anforderungen und Bedarfe seitens der Patienten und Kostenträger verändern.

Das wirft wichtige strategische Fragen für die Zukunft der Rehabilitation auf: Wieviel stationäre Rehabilitation in welcher Form wird es zukünftig noch geben und wie ist die erwartete Entwicklung der ambulanten und wohnortnahen Rehabilitation? Wie lassen sich stationäre und nichtstationäre Formen der Rehabilitation sinnvoll koppeln?

Zur Orientierung für das Management folgt ein Überblick über das aktuelle Spektrum und die Dynamik der neueren Rehabilitationsformen.

- Die ambulante Rehabilitation fordert zunehmend selbstbewusst ihren Platz in der Versorgung. Es wird geschätzt, dass der Anteil ambulant erbrachter Reha-Maßnahmen über alle Indikationen hinweg besonders in Ballungsräumen auf 30 % steigen wird. Kapitel 10.1 skizziert den aktuellen Entwicklungsstand der ambulanten Rehabilitation und zeigt deren Erfolgsfaktoren auf.
- Kapitel 10.2 stellt die mobile Rehabilitation als Sonderform vor, die überwiegend im häuslichen Umfeld erfolgt. Sie steckt in weiten Teilen noch in der Pilotphase. Die Potentiale dieser »aufsuchenden« Form der Rehabilitation sind unbestritten. Besser kann man einen Menschen nicht begleiten bei der Rückkehr in sein normales Leben.
- Einen ganz anderen Weg gehen Campus Konzepte. Sie verknüpfen Akut- und Rehabilitationsmaßnahmen auf einem Klinikgelände, wie das Beispiel der Kerckhoff-Kliniken zeigt. Das stößt auf hohe Akzeptanz bei den Patienten. Einen noch weitergehenden, radikaleren Ansatz verfolgt das Campus-Konzept der Rhön Kliniken. Hier wird eine komplett neue, sektorenübergreifende Versorgungslandschaft faktisch auf der grünen Wiese aufgebaut – ein mutiges Vorhaben. Details zu beiden Campus-Konzepten stellt das Kapitel 10.3 vor.

10.1 Ambulante Rehabilitation

Lars Weber und Björn von Pickardt

Vor dem Hintergrund der Zielstellung, die gesundheitliche Versorgung von der Geburt bis zum Lebensende möglichst lückenlos sicher zu stellen, werden nachfolgend, retrospektiv und prospektiv die Entwicklungen der ambulanten medizinischen Rehabilitation betrachtet.

Die medizinische Rehabilitation stellt neben der beruflichen und der schulisch/sozialen eine weitere Form der Rehabilitation dar. Zu Lasten der Deutschen Rentenversicherung (DRV) versucht sie dabei, einen die Erwerbsfähigkeit bedrohenden physischen oder psychischen Gesundheitsschaden mit medizinischen Maßnahmen zu mildern und drohende Erwerbsminderungsrenten abzuwenden. Entsprechend dienen medizinische Rehabilitationsmaßnahmen der gesetzlichen Krankenversicherung (GKV) dazu, die Teilhabe am privaten Leben zu sichern und den Eintritt von Pflegebedürftigkeit zu verzögern bzw. zu verhindern. Im Rahmen von Leistungen der gesetzlichen Unfallversicherung (DGUV) dient sie dazu, durch Berufstätigkeit entstandene Schäden (Arbeitsunfälle, Berufskrankheiten) zu therapieren.

Für die über eine Million in Deutschland durchgeführten Reha-Leistungen gab die DRV 2016 rund 4,7 Milliarden Euro aus. Die Frage, ob sich der materielle Aufwand rechnet, wurde u. a. in einer aktuellen Analyse des Instituts für Rehabilitationsmedizinische Forschung (IfR) an der Universität Ulm bei Patienten der DRV und der AOK Baden-Württemberg mit chronischen Rückenschmerzen untersucht. Im Ergebnis zeigte sich neben dem persönlichen Nutzen der Versicherten eine deutliche Kostenersparnis für Arbeitgeber sowie für die Solidargemeinschaft. Den Ausgaben für die medizinische Rehabilitation von ca. 5.069 Euro (einschließlich Arbeitsausfall) stehen Einsparungen durch weniger Krankheitstage, geringere akutstationäre Leistungen und verzögerte oder vermiedene Erwerbsminderungsberentungen von 5.797 Euro im 1. Folgejahr und 5.834 Euro im 2. Folgejahr gegenüber (Ihre Versorge – Nachgefragt 2018).

10.1.1 Die Vorteile der ambulanten Rehabilitation

Die ambulante Rehabilitation ist – bei gleichen strukturellen und personellen Anforderungen gegenüber der stationären Durchführung – eine alternative Form mit gleicher Leistungsfähigkeit und teilweise besseren Reha-Ergebnissen (DRV Bund GB Sozialmedizin und Rehabilitation 2018). Da die ambulante Rehabilitation wohnortnah durchgeführt wird, haben Patienten den Vorteil, abends und nachts in Ihrer gewohnten Umgebung zu sein. Ein Transfer der erlernten, konkreten Handlungsanleitungen ist unmittelbar zu Hause möglich. Persistierende Unsicherheiten und Fragen werden im weiteren Rehabilitationsverlauf geklärt. Außerdem kann während der Rehabilitation Kontakt zum Arbeitgeber, zu behandelnden Ärzten und zu Angehörigen aufgenommen werden. Das Rehabilitationsangebot ist flexibler und individueller anpassbar. So können Patienten, die nicht mehr im Erwerbsleben stehen, die ambulante medizinische Rehabilitation bspw. an drei bis fünf Tagen in der Woche in Anspruch nehmen, was besonders im höheren Lebensalter längere Erholungsphasen und bessere physiologische Anpassungen ermöglicht. Auch die tageszeitliche Planung kann im Rahmen vertraglich geregelter Leistungskorridore individuelle Besonderheiten (Betreuungszeiten von Klein- und Schulkindern, Pflege von Angehörigen, Unterbringung von Haustieren) berücksichtigen.

Im Gegensatz zur stationären Durchführung müssen Versicherte, die noch im Erwerbsleben stehen, keine Zuzahlungen leisten. Außerdem werden die Kostenträger durch den Wegfall der nächtlichen Unterbringung und der geringeren Verpflegungsleistungen sowie der in stationären Einrichtungen therapeutisch nicht umfänglich genutzten An- und Abreisetage, Wochenenden, Feiertage bzw. bei AU Zeiten von Patienten entlastet. Die Nähe zum Wohn- bzw. Arbeitsort ermöglicht die Nutzung weiterer Leistungsangebote, die auf Vorsorge- und Gesundheitsförderung bzw. auf erhaltende Nachsorge ausgerichtet sind. »Prävention vor Reha vor Rente bzw. Pflege« kann unter einem Dach umgesetzt werden.

10.1.2 Zur Entwicklung der ambulanten medizinischen Rehabilitation

Die DGUV entwickelte als erster gesetzlicher Versicherungsträger Verfahren zur Durchführung multimodaler, komplextherapeutischer Maßnahmen in ambulanter Form. Als Vorläufer späterer Formen der ambulanten Rehabilitation gab es seit 1991 bei der Verwaltungs-Berufsgenossenschaft (VBG) für Hochleistungssportler die »Besonders indizierte Therapie« (BiTh). Diese wurde 1995 als »Erweiterte Ambulante Physiotherapie« (EAP) von allen Berufsgenossenschaften übernommen. Dabei wird wohnortnah eine intensive physiotherapeutische Behandlung durch ein muskuläres Aufbautraining ergänzt sowie durch ärztliche Anleitung und Beratung unterstützt. Bundesweit waren 2017 über 550 ambulante Einrichtungen in dieses Verfahren vertraglich eingebunden und mehr als 30.000 Versicherte wurden behandelt (Deutsche gesetzliche Unfallversicherung e. V.). Eine EAP ist dabei aber keine Rehabilitationsmaßnahme im engeren Sinne, da ein ganzheitlicher, multiprofessioneller Ansatz nur bedingt umgesetzt wird. Trägerübergreifend wurde in den 1990er Jahren der Bedarf nach wohnortnaher rehabilitativer Behandlung, insbesondere bei orthopädischen Erkrankungen, erkannt. Durch die Neuformulierung des § 15 Abs. 2 im sechsten Sozialgesetzbuch (SGB) zum 01.01.1997 und durch das GKV – Gesundheitsreformgesetz im Jahr 2000 bekam die ambulante Rehabilitation neue Rechtsgrundlagen. Darauf basierend gibt es seit Oktober 2000 Rahmenempfehlungen der Bundesarbeitsgemeinschaft für Rehabilitation (BAR), welche die konzeptionell-inhaltlichen Grundlagen für einen koordinierten Ausbau der ambulanten Rehabilitation darstellen.

Bis heute haben sich ca. 320 ambulante medizinische Rehabilitationszentren entwickelt. Der Anteil abgeschlossener ambulanter Reha-Maßnahmen lag 2017 bei 15 % (▶ Tab. 10.1.1), von denen mit ca. 68 % bei Männern und ca. 75 % bei Frauen die orthopädischen Indikationen den größten Anteil haben.

Tab. 10.1.1: Abgeschlossene Leistungen zur medizinischen Rehabilitation 2000–2017 (Quelle: Statistiken der Deutschen Rentenversicherung »Rehabilitation« 2000–2017)

Abgeschlossene Leistungen zur medizinischen Rehabilitation 2000–2017							
Jahr	Insgesamt*	Stationär Erwachsene		Ambulant Erwachsene		Kinder- und Jugendliche	
2000	835.878	778.789	93 %	25.257	3 %	29.908	4 %
2001	892.687	826.014	93 %	30.472	3 %	33.751	4 %
2002	894.347	813.362	91 %	41.714	5 %	36.682	4 %

Tab. 10.1.1: Abgeschlossene Leistungen zur medizinischen Rehabilitation 2000–2017 (Quelle: Statistiken der Deutschen Rentenversicherung »Rehabilitation« 2000–2017) – Fortsetzung

Abgeschlossene Leistungen zur medizinischen Rehabilitation 2000–2017							
Jahr	Insgesamt*	Stationär Erwachsene		Ambulant Erwachsene		Kinder- und Jugendliche	
2003	845.618	752.426	89 %	52.285	6 %	37.846	4 %
2004	803.159	702.122	87 %	60.557	8 %	37.276	5 %
2005	804.064	696.731	87 %	67.975	8 %	36.759	5 %
2006	818.433	704.004	86 %	75.850	9 %	36.443	4 %
2007**	903.257	771.782	85 %	92.038	10 %	37.498	4 %
2008	942.622	804.006	85 %	99.820	11 %	37.568	4 %
2009	978.335	829.822	85 %	111.022	11 %	36.254	4 %
2010	996.154	837.864	84 %	122.835	12 %	34.223	3 %
2011	966.323	810.664	84 %	122.726	13 %	30.919	3 %
2012	1.004.617	843.319	84 %	127.642	13 %	32.103	3 %
2013	988.380	827.080	84 %	129.073	13 %	30.812	3 %
2014	1.014.763	840.639	83 %	141.147	14 %	31.384	3 %
2015	1.027.833	845.825	82 %	147.783	14 %	31.354	3 %
2016	1.009.207	828.707	82 %	146.240	14 %	29.815	3 %
2017	1.013.588	825.040	81 %	151.866	15 %	30.819	3 %

* Ab 2016 einschl. Mischfälle (stationäre und ambulante Reha in Kombination erbracht) und Zahnersatz, Summe der Leistungen insgesamt übersteigt somit Summe der rechtsstehenden Spalten
** Sondereffekt im Jahr 2007: Inkl. zusätzlich nachgemeldeter Fälle der Vorjahre (rd. 1,5 %)

10.1.3 Reha-Nachsorge

War zur Jahrtausendwende die rehabilitative Nachsorge nach medizinischer Rehabilitation noch wenig prominent, kann man heute auf eine Vielzahl unterschiedlicher, neuer Entwicklungen für fast alle Indikationen blicken. Diese Leistungen werden – überwiegend in ambulanten, wohnortnahen Reha-Einrichtungen – erbracht, um den Erfolg der voran gegangenen medizinischen Rehabilitation zu sichern, die berufliche Wiedereingliederung zu erleichtern und die Teilhabe am sozialen Leben zu ermöglichen. Durch die DRV wurden »… im Jahr 2016 … im Anschluss an die medizinische Rehabilitation insgesamt 149.394 Leistungen zur Reha-Nachsorge von Versicherten durchgeführt. Damit schloss sich an etwa jede siebte medizinische Rehabilitation eine Reha-Nachsorge an (14,5 %)« (Wiedera et al. 2017). Aktuell ändern sich die Rahmenbedingungen, unter denen die Nachsorge der DRV durchgeführt wird. Einerseits wurde die Reha-Nachsorge vom bisherigen Status einer Ermessensleistung (§ 31 SGB VI) ab 01.01.2017 in eine Pflichtleistung mit eigenständigen Regelungen überführt (§ 17 SGB VI), andererseits ist nach einer 3-jährigen Übergangsphase ab dem 01.01.2019 das neue »Rahmenkonzept zur Nachsorge für medizinische Rehabilitation der Deutschen Rentenversicherung« verpflichtend umzusetzen (§ 15 SGB VI). Dabei ist dann durch die Reha-Einrichtung jeweils eine Entscheidung zu treffen, ob und welche Form der nun inhaltlich differenzierten Nachsorgeangebote eingeleitet wird.

Zusätzlich wächst die Bedeutung der Digitalisierung auch in der Reha-Nachsorge. Neben den herkömmlichen Programmen stehen zunehmend telemedizinisch assistierte Reha-Nachsorge-Angebote (Tele-Nachsorge) zur Verfügung, mit denen die Reha-Einrichtungen mit ihren Patienten verschiedene Therapiemodule (Bewegungsübungen, Schulungen, Vorträge) unabhängig von Ort und Zeit online durchführen können. Standardtherapiepläne für verschiedene Fachbereiche (bspw. Orthopädie, Neurologie, Kardiologie) werden dabei individuell und multimodal angepasst. Die tatsächliche Nutzung derartiger Programme ist messbar und ein Feedback des Patienten an die Einrichtung möglich.

10.1.4 Perspektiven der ambulanten Rehabilitation – »Prävention vor Rehabilitation und Nachsorge«

Die Belastungen im Arbeitsleben nehmen zu, Menschen arbeiten länger und Unternehmen sind vor dem Hintergrund des Fachkräftemangels daran interessiert, dass ihre Mitarbeiter langfristig gesund bleiben. Chronische Krankheitsverläufe zu vermeiden, Ausfalltage im Job zu reduzieren und Menschen bei der Bewältigung erster körperlicher und psychischer Probleme zu helfen, ist das Ziel von Präventionsleistungen nach dem »Flexirentengesetz« (Gesetz zur Flexibilisierung des Übergangs vom Erwerbsleben in den Ruhestand und zur Stärkung von Prävention und Rehabilitation im Erwerbsleben 2016). Dahinter stehen verschiedene mehrwöchige bis mehrmonatige berufsbegleitende Maßnahmen, die für die Versicherten kostenlos sind. Dabei erhalten sie einen Gesundheitscheck, Sport- und Bewegungsangebote sowie Kurse im Umgang mit Stress und Ernährungsgewohnheiten. Auf Grund der Wohn- bzw. Arbeitsplatznähe und der Erfahrungen mit vielschichtigen Reha-Leistungen sind ambulante Reha-Einrichtungen in besonderer Weise geeignet frühzeitig, präventiv zu intervenieren. Unumgänglich dabei sind Kooperationen mit Betriebs- und Hausärzten, Arbeitgebern sowie Sozialleistungsträgern, um besondere persönliche Belastungsfaktoren zu erkennen und gezielt aufzuklären.

Bei der wohnortnahen Rehabilitation ist von einer weiteren Flexibilisierung und Individualisierung auszugehen. Momentan wertet die DRV z. B. das Modellprojekt einer berufsbegleitenden Rehabilitation aus. Wie bei der Einführung präventiver Maßnahmen sollen die Versicherten im Kontext zunehmender Arbeitsverdichtung und steigender Lebensarbeitszeit frühzeitiger und mit geringerer Einstiegshürde in multimodale Therapiekonzepte integriert werden.

Andererseits steigt der Stellenwert der »Medizinisch Beruflich Orientierten Rehabilitation (MBOR)« weiter. Schätzungsweise »[...] ein Drittel aller Rehabilitandinnen und Rehabilitanden« der DRV weisen »besondere berufliche Problemlagen (BBPL)« auf (Deutsche Rentenversicherung Bund 2015). Die Identifizierung und deren spezifische medizinisch, berufliche Rehabilitation mit zusätzlichem Einsatz von Leistungen zur Teilhabe am Arbeitsleben erfordert immer weitere Modifikationen der bisherigen Konzepte. Für eine wirklichkeitsnahe Darstellung körperlicher Belastungen und ergonomischer Anforderungen wird zukünftig regelhaft der Kontakt zum Arbeitgeber des Versicherten oder eine Arbeitsplatzbegehung vor Ort umzusetzen sein.

Ausgelöst durch das »Flexirentengesetz« wurden zusätzlich zu den bisher nur stationär erbrachten Rehabilitationen für die etwa 16 % der unter 17-jährigen Kinder und Jugendlichen mit einer chronischen Erkrankung (Poethko-Müller 2015) auch ambulante rehabilitative Angebote zur neuen Pflichtleistung der DRV. Neu daran ist, dass die bisher ausschließlich stationär erbrachten Reha-Leistungen um ambulante und nachsorgende Angebote ergänzt werden. Gerade bei Kindern und Jugendlichen kann durch die Wohnortnähe das soziale und häusliche Umfeld des Kindes in die Behandlung einbezogen werden, um den schwierigen Übergang in eine grundsätzliche Lebensstiländerung unter Einbeziehung von Eltern und Geschwistern sensibel zu gestalten.

Allen Präventions- und Rehabilitationsformen gemein ist die Frage der Nachhaltigkeit und damit verbunden die Vermittlung von Selbstverantwortlichkeit an Patienten. Diese Grundforderung lässt sich leichter im Rahmen der ambulanten Durchführung umsetzen, da bspw. der nahtlose Übergang in weiterführende Bewegungsformen, in regelmäßiges Entspannungstraining oder die wiederholte Nutzung von Angeboten der Ernährungsberatung, ohne Schnittstellenverluste sichergestellt werden kann, wenn schon Angebote der Prävention oder Rehabilitation im ambulanten Reha-Zentrum genutzt wurden.

10.1.5 Ausblick

Mit den Entwicklungen der medizinischen Rehabilitation der vergangenen Jahre hat sich auch die relative Inanspruchnahme von ambulanten Rehabilitationseinrichtungen im Vergleich zur stationären Rehabilitation deutlich erhöht. Das Potenzial der wohnortnahen Rehabilitation ist jedoch bei weitem noch nicht erschöpft. Der mögliche Anteil der ambulant zu erbringenden Reha-Maßnahmen in Ballungs- und Verdichtungsgebieten wird in der Zukunft mit 30 % über alle Indikationen eingeschätzt. Multimodale, präventive und berufsbegleitende Interventionen werden stärker in den Fokus einer übergreifenden Gesundheitsversorgung rücken. Den wachsenden gesellschaftlichen Ansprüchen bei gleichzeitig steigenden strukturellen Anforderungen an Flexibilität und Qualität an Reha-Einrichtungen steht jedoch eine unproportioniert wachsende Finanzierung im Kontext eines wachsenden Fachkräftemangels gegenüber. Die politisch gewollte Bindung der Finanzierung an § 71 SGB V sowie die auf niedrigem Niveau stagnierenden Gesamtausgaben bei der GKV aber auch die Fixierung am Reha-Budget und der ab 2017 schrittweise Abbau des Reha-Budgets bei der DRV führen zu schleichender Unterfinanzierung der ambulanten und stationären Rehabilitation und gefährden dadurch den Erhalt der sehr hohen Qualität medizinischer Rehabilitation in Deutschland. Nur Quersubventionierungen durch höhere Vergütungssätze bei Privatpatienten und Patienten der DGUV sowie die Nutzung von Effizienzreserven durch eine enge Verzahnung von präventiven, kurativen, rehabilitativen und nachsorgenden Leistungen unter einem Dach ermöglichen, die strukturellen und inhaltlichen Herausforderungen der Gegenwart zukünftig noch wirtschaftlich zu bewältigen.

Literatur

Deutsche gesetzliche Unfallversicherung e.V. (o.J.): (https://www.dguv.de/landesverbaende/de/med_reha/eap/index.jsp, Zugriff am 17.01.2019)

Deutschen Rentenversicherung Bund GB Sozialmedizin und Rehabilitation. (Hrsg.) (2015): Anforderungsprofil zur Durchführung der Medizinisch-beruflich orientierten Rehabilitation (MBOR) im Auftrag der Deutsche Rentenversicherung Bund. 4. Auflage (11/2015). S. 6.

Deutsche Rentenversicherung Bund GB Sozialmedizin und Rehabilitation (Hrsg.) (2018): Reha – Bericht 2018; S. 43.

Gesetz zur Flexibilisierung des Übergangs vom Erwerbsleben in den Ruhestand und zur Stärkung von Prävention und Rehabilitation im Erwerbsleben (Flexirentengesetz). Bundesgesetzblatt Jahrgang 2016 Teil I Nr. 59.

Ihre Vorsorge – Nachgefragt (2018): Eine Initiative der Regionalträger der Deutschen Rentenversicherung und der Deutschen Rentenversicherung Knappschaft-Bahn-See. (https://www.ihre-vorsorge.de/magazin/lesen/rechnet-sich-reha.html, Zugriff am 17.01.2019).

Poethko-Müller, C. (2015): Vortrag zur Jahrestagung 2015 der Kinder- und Jugendrehabilitation. Statistiken der Deutschen Rentenversicherung «Rehabilitation« 2000–2017.

Widera, T., Volke, E., Buschmann-Steinhage, R. (2017): Reha-Nachsorge im Wandel – Aktuelle Rahmenbedingungen und Herausforderungen für Rentenversicherungsträger und Leistungserbringer. RV aktuell 11/12: 320.

10.2 Mobile Rehabilitation

Claudia Friedrich

10.2.1 Definition der mobilen Rehabilitation

Mobile Rehabilitation wird als Sonderform der ambulanten medizinischen Rehabilitation in der konkreten Lebensumwelt der Rehabilitanden durchgeführt, daher müssen die Rehabilitationsleistungen so ausgerichtet sein, dass sie die Patienten vor Ort erreichen, von ihnen akzeptiert werden und die Kontextfaktoren in besonderer Weise mit einbeziehen. Dies gilt insbesondere für Menschen, deren Rehabilitationsprognose nur in der gewohnten Umgebung positiv einzuschätzen ist, weil sie von schwersten Einschränkungen betroffen sind und auf die Unterstützung von Angehörigen und Partnern angewiesen sind. Die Versicherten haben einen gesetzlich fundierten Anspruch auf Leistungen der Mobilen Rehabilitation nach den Grundsätzen: »Reha vor Pflege« und »ambulant vor stationär« (Lübke und Schmidt-Ohlemann 2014). Der Alltag der Rehabilitanden, die darin enthaltenen wiederkehrenden Aktivitäten und das individuelle Umfeld dienen als Übungs- und Trainingsfeld und fördern eine nachhaltige Rehabilitation im Sinne des Kompetenzerwerbs. Dieser Zugewinn an Eigenkompetenz und Selbstständigkeit wiederum kann eine weitere Intensivierung von Pflegemaßnahmen verhindern. Die Mobile Rehabilitation geht ebenso wie die stationäre und ambulante Rehabilitation von einem ganzheitlichen Ansatz aus, der die physischen, psychischen und sozialen Aspekte der Rehabilitation umfasst. Auch gelten die Grundsätze der Finalität, Komplexität, der Interdisziplinarität und der Individualität.

10.2.2 Entwicklung der mobilen Rehabilitation bis heute

Die erste Mobile Rehabilitation deutschlandweit wurde 1992 in Bad Kreuznach/Rheinland-Pfalz als Modellprojekt gegründet, die Zulassung durch die Krankenkassen erhielt sie 1996. Auf der Grundlage der Rahmenempfehlungen« Mobile geriatrische Rehabilitation« der Krankenkassenverbände in Zusammenarbeit mit dem medizinischen Dienst der Spitzenverbände vom 01.05.2007 (Spitzenverbände der gesetzlichen Krankenkassen 2007, Mobile geriatrische Rehabilitation aus bundespolitischer Perspektive) wurden weitere elf Standorte in Deutschland zugelassen. Hierzu zählen Marburg, Woltersdorf, Karlsruhe, Chemnitz, Berlin Spandau, Berlin Mitte, Wiesbaden, Coburg, Bamberg, Bremen und Sebastiansweiler. In Bad Neuenahr und Kastellaun entstanden mobile Einrichtungen mit neurologischem Schwerpunkt. Bad Kreuznach nimmt hinsichtlich der fachübergreifenden Indikationsspezifität eine Sonderstellung ein. 2010 verabschiedeten die GKV-Spitzenverbände weitere Umsetzungshinweise, 2016 nochmals definierte Eckpunkte (Eckpunkte des GKV-Spitzenverbandes 2006, Mobile geriatrische Rehabilitation aus bundespolitischer Perspektive) zur indikationsspezifischen Rehabilitation. Am 25.4.2017 erfolgte ein motivierendes Rundschreiben der Spitzenverbände der Krankenkassen zur Umsetzung der Eckpunkte und zum bundesweiten Aufbau der Mobilen Rehabilitation in Deutschland. Somit existieren in Deutschland nur – oder immerhin – insgesamt 14 Mobile Rehabilitationseinrichtungen.

10.2.3 Patienten und Indikationen

Elf von 14 Mobilen Rehabilitationseinrichtungen sind geriatrisch orientiert, d. h. eine spezialisierte Rehabilitation für ältere Menschen, die deren Multimorbidität berücksichtigt. Ziel ist die Wiederherstellung der individuellen Selbstständigkeit, sowie die Vermeidung von Pflegebedürftigkeit. In der praktischen Arbeit der mobilen geriatrischen Rehabilitation stieß man immer wieder auf jüngere, nicht geriatrische Patienten, die ebenfalls nur in ihrer eigenen häuslichen Umgebung erfolgreich rehabilitiert werden konnten. Seit dem Eckpunktepapier der GKV-Spitzenverbände vom 05.04.2016 (Eckpunkte des GKV-Spitzenverbandes 2016) können auch Patienten aus den Bereichen der Orthopädie, Onkologie, Neurologie, Kardiologie und Pneumologie zu Hause, im Pflegeheim und während der Kurzzeitpflege komplex-rehabilitativ behandelt werden.

Konkret bedeutet dies, dass nicht nur ein 85-jähriger Mensch nach Schlaganfall mit Diabetes, Hochdruck und beginnender Demenz mit Verschlechterung außerhalb der gewohnten Umgebung in den Indikationsbereich der mobilen Rehabilitation fällt. Auch ein knapp 60-jähriger Mensch mit Multipler-Sklerose, der akut operativ versorgter Schenkelhalsfraktur nach häuslichem Sturz und Beeinträchtigung der Sehfähigkeit wird von einer Rehabilitationsmaßnahme zu Hause profitieren.

Für die Indikation und Durchführung einer mobilen Rehabilitation ist es unabdingbar, dass die positive Rehabilitationsprognose an das häusliche Umfeld gekoppelt ist, umgekehrt darf keine positive Prognose für eine andere Rehabilitationsform bestehen.

Die Auswertung der Daten der mobilen Rehabilitation der Kreuznacher Diakonie aus dem Jahr 2017 zeigt, dass 147 gesetzlich krankenversicherte Patienten rehabilitiert wurden, hiervon waren 95 Patienten weiblichen Geschlechts und 52 männlichen Geschlechts. Die Altersspanne lag zwischen 15 und 104 Jahren, der Mittelwert bei beiden Geschlechtern betrug 79 Jahre. Unter den rehabilitationsbegründenden Diagnosen führten Frakturen der unteren Extremität mit 41 % die Liste an, gefolgt von Hirninfarkten mit 26 %. Zunehmend gewinnt die Impairmentgruppe R16 an Bedeutung. Dies sind Patienten, die nach schwerer Erkrankung, z. B. Herzoperationen mit längerer Beatmungszeit oder onkologische Patienten nach Tumorextirpation und Chemotherapie stark dekonditioniert mit defizitärer Selbstständigkeit nach Hause entlassen werden. Diese Gruppe war mit 17,7 % die drittstärkste Gruppe unten den rehabilitationsbegründenden Diagnosen.

10.2.4 Ablauf und Organisation

Auch ärztliche Kollegen können sich bisweilen unter »Mobiler Rehabilitation« wenig vorstellen und verkennen daher das Potential dieser Rehabilitationsform. Stationskollegen indizieren bei Patienten nach Schlaganfällen oder solchen, die nach Operationen der unteren Extremität vorübergehend im Rollstuhl sitzen – oftmals in Unkenntnis der Lage – stationäre oder ambulante Rehabilitationsformen.

»Krankengymnastik zu Hause« sei nicht ausreichend oder man benötige »eine richtige Rehabilitation«, wird oftmals begründend angeführt (Mobile Rehabilitationsleistungen § 40 Abs. 1 SGB V, GKV-Versorgungsstärkungsgesetz 2015).

Mobile Rehabilitation bedeutet, dass ein interdisziplinäres Team, bestehend aus Physiotherapeuten, Ergotherapeuten, Logopäden, Krankenschwestern, Psychologen, Ernährungsberatern und Sozialarbeitern, ärztlich geführt und geleitet, den Patienten zu Hause untersucht und behandelt. Dies erfolgt nach telefonischer Absprache mit den Patienten oder Angehörigen. Notwendige Hilfsmittel werden mitgebracht, zu Hause erprobt und rezeptiert. Als Trainingsfeld dient die häusliche Umgebung, welche nicht selten enge Räume, steile Treppen und unebenes Gelände vorhält. Ein Toilettentraining in einem alten Bauernhaus mit wenig Bewegungsfreiheit und fehlenden Haltemöglichkeiten stellt eine weitaus größere Herausforderung an den Patienten und Therapeuten dar, als in einem »behindertengerechten« Badezimmer einer modernen Rehabilitationsklinik. Die Leistungen werden in Einheiten erbracht, hierunter versteht sich das Arbeiten am und mit dem Patienten über eine Dauer von 45 Minuten. In den BAR-Rahmenempfehlungen ist die Behandlungsdichte mit mindestens zwei Therapieeinheiten von jeweils 45 Minuten/Behandlungstag definiert. Insgesamt dürfen pro Woche drei Behandlungstage und acht Therapieeinheiten nicht unterschritten werden, es sei denn, dass aufgrund einer körperlichen oder psychisch eingeschränkten Belastbarkeit im Einzelfall eine Reduktion von Einheiten notwendig ist. Die Maßnahmen erfolgen an durchschnittlich 20 Therapietagen, können aber, individualisiert angepasst an das Leistungsvermögen des Patienten, auch einen längeren Zeitraum in Anspruch nehmen. In der Regel werden 35 Therapieeinheiten von den Leistungsträgern kostenzugesagt.

10.2.5 Besonderheiten der Mobilen Rehabilitation

Was »Mobile Rehabilitation« wirklich bedeuten kann, findet sich nicht in Richtlinien und Tabellen, dies kann nur in der Lebenswirklichkeit der Rehabilitanden und/oder deren Angehörigen in Zusammenarbeit mit einem engagierten Rehabilitationsteam erfahren werden.

Die Arbeit im häuslichen Umfeld zwischen allen persönlichen Dingen des Patienten, Bildern und Gegenständen erfordert eine sehr hohe Professionalität der Therapeuten und Ärzte. Nötig ist eine große Empathie zum Patienten, denn oft wird dieser grenzwertig verwahrlost und in ärmlichen Verhältnissen angetroffen. Die Wohnbedingungen sind schlecht und der neuen Situation mit starken Funktionseinschränkungen nicht zuträglich. Von oberflächendesinfizierten Behandlungsliegen und gut beleuchteten Räumen ist die Therapie vor Ort weit entfernt. Auch krebskranke und von chronisch-degenerativen Erkrankungen betroffene Menschen und deren Angehörige werden in desolaten Situationen vorgefunden. Diese Patienten können durch die Erkrankung und deren Folgen an den Rand der Gesellschaft gedrängt sein, sie benötigen Hilfe auf allen Ebenen. Nicht nur therapeutische Interventionen sind gefragt und notwendig, sondern auch tröstende Worte, begleitende Gesten und die Reorganisation des gesamten Lebensumfeldes.

Oft sind die Übergänge zur Sterbebegleitung fließend, durch die intensive Arbeit zu Hause ist professionelle Abgrenzung und mitfühlendes Begleiten ein Balanceakt, was eine hohe Belastung für das Team darstellt.

Mobile Rehabilitation kann die Bestellung eines Betreuers, die Zusammenarbeit und Implementierung des Palliativteams, die Weiterorganisation der häuslichen Pflege und Krankenpflege, die Anbindung der Angehörigen an Selbsthilfeorganisationen und nicht selten das Suchen einer neuen Wohnung, zusätzlich zur Arbeit am Patienten in den therapeutischen und medizinischen Disziplinen bedeuten.

Somit leistet ein mobiles Rehabilitationsteam in der heutigen Zeit, die vorwiegend von Selbstumkreisung, Selbstoptimierung und »I don´t care« geprägt ist, einen im-

mensen Beitrag zur »Teilhabeverbesserung«, ein Begriff, der zunehmend von Abnutzung bedroht scheint.

Einer guten Mobilen Rehabilitationseinrichtung gelingt nicht nur die Wiederherstellung der Selbstständigkeit des Patienten, sondern auch dessen Einbettung in weiterführende Betreuung und fortgesetzte Fürsorge, ganz im Sinne der Kapitelüberschrift: »Continuum of care«

10.2.6 Welchen Einfluss hat die Digitalisierung auf die Mobile Rehabilitation?

Die Informations- und Kommunikationstechnologie ist die Schlüsseltechnologie des 21. Jahrhunderts, deren Einsatz im Gesundheitswesen zunehmend an Bedeutung gewinnt.

Die Mobile Rehabilitation könnte durch fortschreitende Digitalisierung positiv beeinflusst werden. Hiermit ist nicht nur die Vernetzung der Mitarbeiter zum zeitnahen Informationsaustausch über den Patienten gemeint, es geht um mehr als den klugen Einsatz von Computern und Software. Denkbar ist die Implementierung von intelligenten Technologien, welche die Arbeit der Pflegenden und Therapeuten unterstützen, indem Dinge und Handlungen vernetzt, diese Daten zusammengeführt und anschließend weiter genutzt werden. Dies können Assistenzsysteme wie Sturzdetektoren, Sensorsysteme zur Analyse von Bewegungsmustern im häuslichen Bereich, automatische Beleuchtungssysteme und intelligente Trinkbecher und Matratzen sein.

Ziel all dieser Überlegungen muss sein, den Menschen in seinem Umfeld möglichst lange belassen und begleiten zu können. Sein Recht auf Selbstbestimmung könnte mit Hilfe von klugen Technologien unterstützt werden.

10.2.7 Ausblick

Die Mobile Rehabilitation nimmt eine zentrale Rolle bei der Beantwortung der Frage ein, ob ein alter und kranker Mensch in seinem häuslichen Umfeld verbleiben kann oder nicht.

Keine andere interdisziplinäre Rehabilitationsform kann dies vor Ort besser beurteilen, daher ist es unverständlich, warum es nicht mehr mobile Rehabilitationseinrichtungen gibt.

Durch die Stärkung der Eigenkompetenz, wohnbauliche Veränderungen und den Einsatz von ambulanten Diensten kann vermehrtes Pflegeaufkommen verhindert und der Kranke in seinem Umfeld gehalten werden. Gesundheitspolitisch wäre das ein großer Erfolg.

Eine ethische Diskussion wird unvermeidbar sein, da sich Investoren für ein profitgetriggertes Unternehmen wie Altenheime oder sonstige Betreuungseinrichtungen entscheiden müssen oder für die empathie- und personalintensive Form der mobilen Rehabilitation, welche an der Würde des alternden Menschen orientiert arbeitet. Letzteres ist dringend notwendig.

Literatur

Eckpunkte des GKV-Spitzenverbandes und der Verbände der Krankenkassen auf Bundesebene für die mobile indikationsspezifische Rehabilitation vom 05.04.2016.
Gesetz zur Stärkung der Versorgung in der gesetzlichen Krankenversicherung (GKV-Versorgungsstärkungsgesetz) vom 10.06.2015 http://www.vdek.com
Lübke, N., Schmidt-Ohlemann, M. (2014) Recht, Praxis und Visionen für die Mobile Geriatrische Rehabilitation. Recht Prax Rehabil 1(4): 21–29.
Mobile geriatrische Rehabilitation-aus bundespolitischer Perspektive, 25 Jahre mobiler Rehabilitationsdienst der Stiftung kreuznaher Diakonie, www.bag-more.de.
Mobile Rehabilitationsleistungen §40 Abs.1 SGB V.
Rundschreiben der Spitzenverbände der Krankenkassen (RS 2017/217) vom 25.04.2017.
Spitzenverbände der gesetzlichen Krankenkassen (Hrsg) Rahmenempfehlungen zur mobilen geriatrischen Rehabilitation vom 01.05.2007.

10.3 Campus-Konzepte für sektorübergreifende Versorgung

10.3.1 Das Campus-Konzept
Das Sektor übergreifende Medizin- und Service-Portfolio als strategische Option[3]

Maximilian C. von Eiff, Matthias Müller und Wilfried von Eiff

Ausgangssituation und Rahmenbedingungen

Die Überlegung, ein Campus-Konzept zu entwickeln, das auf eine Sektor übergreifende ganzheitliche Patientenversorgung entlang eines Life-Cycle of Care« ausgerichtet ist, resultierte aus verschiedenen Einflüssen:

- Aufgrund der Beschlüsse zur Ausweitung stationsersetzender Leistungen und der zunehmenden Ambulantisierung kardiologischer Leistungen musste das Einweiser-Marketing intensiviert sowie neue medizinische sowie die Servicequalität betreffende Leistungsangebote in das Portfolio aufgenommen werden.
- In der Praxis zeigten sich regelmäßig Probleme in der zeitnahen Entlassung und Verlegung von Patienten in die Rehabilitation, was zu Bettenblockaden und Erlösausfall sowie zu Wartezeiten in der Herzchirurgie führte.
- Wesentlicher Trigger für eine notwendige Veränderung des medizinischen Portfolios waren eine Reihe von Effekten, die in der REDIA-Studie (von Eiff et al. 2011) transparent gemacht wurden. Diese Studie betrachtete die Auswirkungen der DRG-Einführung auf die Rehabilitation und zeigte den Zusammenhang zwischen Veränderung der Patientenstruktur, Komplikationsraten und der Art des Entlassungsmanagements in den Jahren 2003 und 2011.

Komplikationen waren insbesondere bei kardiologischen Patienten anzutreffen. Hier stiegen die Komplikationsraten von 0,9 % (2003) auf 18,3 % (2010) bei Bypass-Patienten und von 5,6 % auf 17,1 % bei Myokardinfarkt-Patienten. Die häufigsten Komplikationen waren Pleuraerguss (28,5 % der Patienten in 2003; 40,3 % in 2010) und Wundheilungsstörung nach Sternotomie (12,2 % auf 16 %). Während im Jahr 2003 nur 1,8 % aller Komplikationen bei Kardiologiepatienten in der Übergangszeit auftraten, waren es in 2010 18 %. Gleichzeitig ging der Anteil der Direktverlegungen von 20,1 % (2003) auf 7,4 % (2010) deutlich zurück. Bei kardiologischen Patienten stieg die Zahl der Begleiterkrankungen und Risikofaktoren je Patient von 3,1 (2003) auf 4,5 (2010). Insbesondere neurologische Begleiterkrankungen nahmen von 1,4 % auf 9,8 % zu. Fettstoffwechselstörungen, Bluthochdruck und Rauchen stellen die auffälligsten Risikofaktoren dar. Bei Patienten, die sich einer Bypass-OP unterzogen, erhöhte sich der Altersdurchschnitt von 60,08 Jahren (2003) auf 65,5 Jahre (2010).

Aus dieser Studie konnten wichtige strategische Empfehlungen abgeleitet werden:

a) Konzentration auf die Versorgung multimorbider (gegebenenfalls chronisch kranker) Patienten mit Herzkreislauf- bzw. Lungenerkrankungen als Primärdiagnose.
b) Sektor übergreifendes Überleitungs- und Case-Management.
c) Sektor übergreifende Kooperationen mit Zuweisern und Reha-Kliniken mit dem

---

[3] Die Erstveröffentlichung dieses Beitrags erfolgte in: von Eiff MC, Müller M, von Eiff W. Qualitäts- und Wirtschaftlichkeitseffekte einer lokalen integrierten Versorgung: Das Campus-Konzept. Rehabilitation 2019; 58. Doi:10.1055/a-0973-2518. © Georg Thieme Verlag KG Stuttgart, New York.

Ziel einer durchgängigen, Sektor übergreifenden Qualitätssicherung.
d) Entwicklung spezialisierter Versorgungsnetze, insbesondere auf dem Gebiet der Pneumologie.
e) Forschungskooperationen auf dem Gebiet der Herz-Kreislauf-Erkrankungen.
f) Ausbau der medizinischen Versorgungsangebote mit komplementären Leistungsbereichen wie Gefäßchirurgie, Rheumatologie und Diabetologie.

Weiterhin hatte die regelmäßige Abwertung von DRGs in der Hauptdiagnosegruppe »Krankheiten und Störungen des Kreislaufsystems« (MDC 05) eine verschlechterte Refinanzierungsfähigkeit aus negativen Katalogeffekten zur Folge. Dieser Entwicklung sollte durch Sektor übergreifende Optimierung der Versorgungsprozesse (insbesondere im Bereich des Entlassungs- und Verlegungsmanagements) begegnet werden.

Das Campus-Konzept bot den idealen organisatorischen Ansatz zur Realisierung dieser strategischen Eckpunkte.

Merkmale des Campus-Konzepts

1. Merkmal: Komplementäre medizinische Leistungen

Ein Campus ist ein lokal konzentrierter Verbund von komplementären medizinischen Leistungsanbietern mit Ziel, für komplexe Krankheitsbilder (z. B. Katalogkrankheiten, onkologische Entitäten, Herzkreislauferkrankungen) eine fallabschließende ganzheitliche Versorgung unter Einbezug präventiver, kurativer und rehabilitativer Bestandteile sicherzustellen. Damit ermöglicht der Campus Spezialisierung und komplementäre Differenzierung mit Leistungsangeboten im Notfall- und Elektivbereich mit dem Ziel einer ganzheitlichen Versorgung, ausgelegt auf den Versorgungszyklus eines Krankheitsbildes (▶ Abb. 10.3.1.1). Der medizinische Versorgungsansatz eines Campus ist demnach orientiert an der kausalen Verknüpfung unterschiedlicher Krankheitsbilder, so sind z. B. 35 % aller Herzinfarktpatienten gleichzeitig Diabetiker. Diabetiker sind überdurchschnittlich häufig von Gefäßleiden (Diabetischer Fuß; Gefäßstenosen) betroffen. Das Campus-Konzept führt folgerichtig Herzkreislauf-, Lungen- und Gefäßerkrankungen medizinisch-konzeptionell und organisatorisch-strukturell zusammen. Eine eigene – vaskulär ausgerichtete Rheumatologie – ergänzt das Spektrum. Die Versorgung diabetologischer Patienten erfolgt ebenfalls auf dem Campus in enger Kooperation mit der Diabetes-Klinik eines kooperierenden Akutkrankenhauses am Standort.

2. Merkmal: Sektor übergreifendes Prozessmanagement

Das Campus-Konzept bietet die Voraussetzungen für ein Sektor übergreifendes Prozessmanagement und erschließt Sektor übergreifende Optimierungspotenziale, die bei einem sektoral konzentrierten Management (jeweils isolierte Optimierung von Akutbehandlung und Reha-Therapie) aufgrund gegensätzlicher Anreizsysteme nicht mobilisiert werden, wie das folgende Beispiel zeigt.

Die Entnahme von venösen Gefäßteilen zur Herstellung eines sogenannten Myokard-Bypasses erfolgt klassisch im Bereich der Bein-Vene. Die Kosten liegen etwa bei 500 Euro je Eingriff. Diese Patienten haben aber ein überdurchschnittliches Wundheilungsrisiko, das – wenn es eintritt – in der Reha-Klinik zu erhöhtem Behandlungsaufwand und damit steigenden Kosten führt (mangelnde Therapiefähigkeit des Patienten, Medikamentengabe, Wundmanagement → Qualitätsverlust). Demgegenüber ist die minimalinvasive Gefäßentnahme mit deutlich geringeren Wundheilungsrisiken verbunden und verursacht damit geringere Nachbetreuungskosten und erlaubt intensivere Therapieteilnahme (→ Qualitätsgewinn) in der Rehabilitation.

Allerdings: Die minimalinvasive Technik erfordert eine Geräteinvestition (ca. 20.000 Euro)

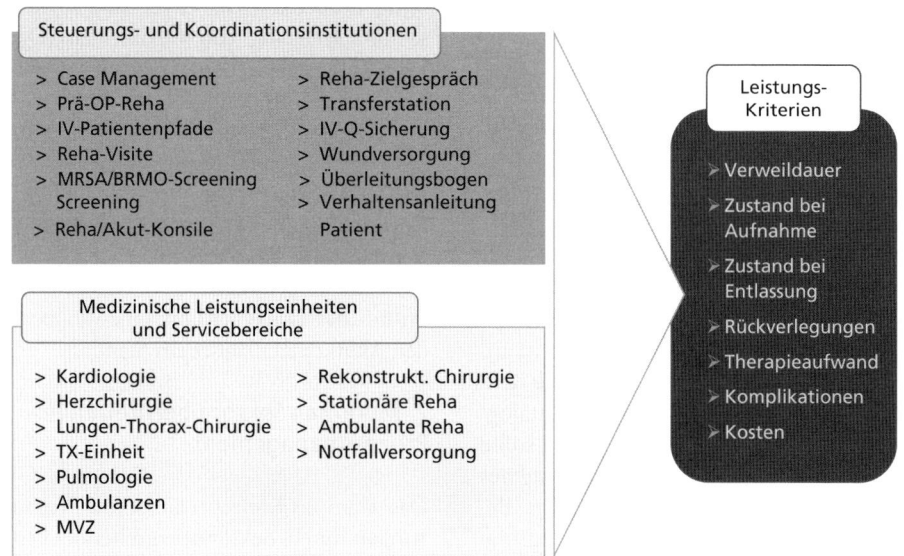

Abb. 10.3.1.1: Das Campus-Konzept fokussiert auf medizinische Leistungseinheiten und Servicebereiche, die über Koordinationsinstitutionen prozessorientiert gesteuert werden (© C.A. von Eiff 2013).

und verursacht Kosten in Höhe von 200–250 Euro je Eingriff. Die Investition rechnet sich, wenn Akut-Krankenhaus und Reha-Klinik eine ökonomische Einheit bilden; medizinisch ergibt sich eine höhere Qualität, ebenso steigt das Patienten Outcome.

Das Campus-Konzept bietet an dieser Stelle eine anreizkompatible Möglichkeit, Investitionen nach ganzheitlichen Gesichtspunkten (z. B. unter Orientierung an Lebenszykluskosten sowie an bereichsübergreifenden Prozess-Vorteilen) vorzunehmen.

3. Merkmal: Infektionsprophylaxe

Das Campus-Konzept steht weiterhin für Infektionsprophylaxe nach dem Select-and-Destroy-Prinzip. Dies bedeutet MRSA-Screening für definierte Risikogruppen (aus Basis-Empfehlungen des RKI und dem Münsteraner/Greifswalder Modell) sowie konsequente Vermeidungs- und Bekämpfungsstrategien gegen nosokomiale Infektionen (insbesondere auch gramnegative Keime). Dieses auf frühzeitige Detektion von Kolonisationen und Infektionen ausgerichtete Infektionsmanagement, das bereits vor Aufnahme eines Patienten in den Akutbereich greift, führt zu einer deutlichen Reduktion von Infektionsfällen in der Rehabilitation. Bei einer BRMO-Prävalenz (Besonders Resistente Mikro-Organismen) in Deutschland von 1,96 % (von außen in das Krankenhaus gebrachte Infektionsfälle) sind bei 13.000 Akutbehandlungsfällen etwa 255 Infektionsfälle pro Jahr zu behandeln. Jeder nicht erkannte Fall verursacht zusätzliche Behandlungskosten von im Durchschnitt 8.200 €.

In Reha-Einrichtungen besteht grundsätzlich eine höhere Übertragungswahrscheinlichkeit für Keime: die Patienten sind zunehmend älter sowie multimorbid und sie haben einen

Krankenhausaufenthalt hinter sich. Im Jahr 2016 lag die MRSA-Prävalenz in Reha-Einrichtungen (laut Modul MRSA-KISS-REHA des NRZ) bei 0,76 %. Der Anteil der nosokomialen Fälle ist mit 22,79 % deutlich höher als im Krankenhaus (7,92 %). Die Mehrkosten der Versorgung MRE-positiver Patienten in der Rehabilitation liegen bei zirka 250 € pro Tag. Insofern ist es auch ökonomisch sinnvoll, ein geregeltes MRE-Screening vor Eintritt des Patienten in den Campus-Versorgungskomplex durchzuführen.

4. Merkmal: Qualitätssicherung und Behandlungspfade

Die Qualitätssicherung erfolgt entlang definierter Behandlungspfade und ist orientiert u. a. an ablauforganisatorischen bzw. diagnostischen und therapeutischen Meilensteinen wie z. B. Überprüfung des Wundstatus, Aufnahme-Screening, Prüfung der Reha-Fähigkeit und Transfermanagement. Die gesetzliche Qualitätssicherung des Akutsektors wird durch die gesetzliche Qualitätssicherung des Rehabilitationssektors sowie ein strukturiertes selbst entwickeltes Nachsorgeprogramm ergänzt.

5. Merkmal: Durchgängige Dokumentation

Informationstechnologisch können alle medizinischen und administrativen Daten aus Akutbehandlung und Rehabilitation in einer Campus-KIS-Struktur verwaltet werden. Die Patientenakten für Akut- und Reha-Bereich sind identisch aufgebaut (▶ Abb. 10.3.1.2). Die zur Datenverarbeitung erforderlichen Sicherheits- und Rollenkonzepte steuern den Zugriff für die jeweils am Behandlungsprozess beteiligten Gruppen.

Integrierte Versorgung durch Campus-Konzept
Campus-Konzepte stellen die medizinisch wirkungsvollste und wirtschaftlichste Form der Fallversorgung dar. MRSE- und Medikamentenscreening ermöglichen Sektor übergreifende Effekte.

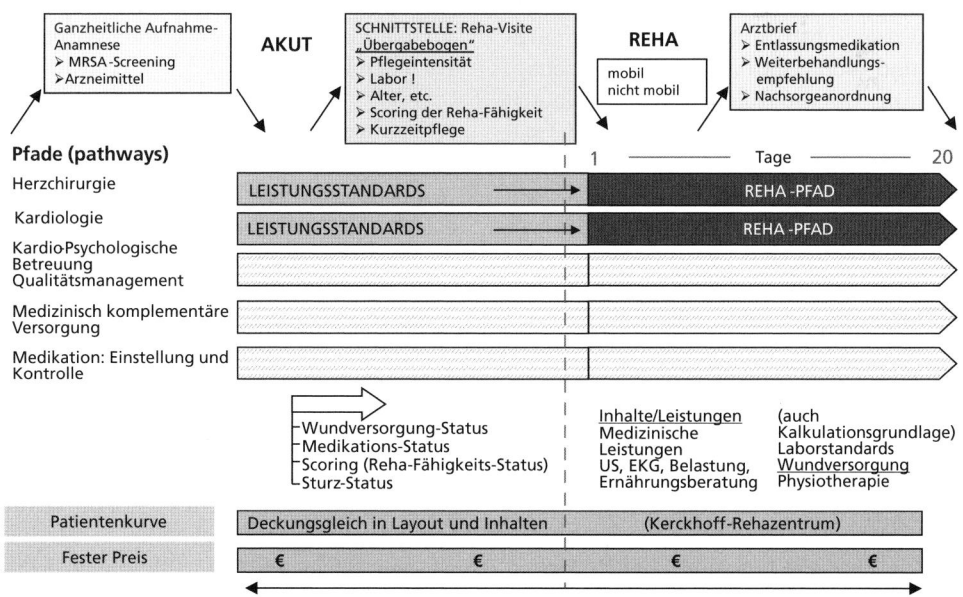

Abb. 10.3.1.2: Durchgängige Dokumentation eines ganzheitlichen Behandlungsfalls (© C.A. von Eiff)

6. Merkmal: Netz-Integration

Der Campus ist in ausgewählte, hoch spezialisierte Versorgungsnetze integriert, so z. B. in das Tumornetz der Entität Lungenkrebs. Im Rahmen dieses Netzes fungiert der Campus als kooperierendes Zentrum. Die Campus-Fachspezialisten für Pneumologie sind Mitglieder des Netz-Tumorboards. Über Tumorkonferenz und Zweitmeinungsverfahren gewährleistet das Netzwerk die diagnostische und therapeutische Qualität. Der Campus ist gekennzeichnet durch mehrere »Leuchttürme«, so z. B. den pneumologischen Schwerpunkt »Lungenhochdruck« sowie den chirurgischen Schwerpunkt »Pulmonale End-Arteriektomie« (PEA).

7. Merkmal: Notfallversorgung

Der Campus hat die Funktion eines Systemkopfes im Notfall-Netzwerk »Akuter Myokardinfarkt« (AMI-Netz). Dieses Netzwerk ist gekennzeichnet durch die enge ablauforganisatorische Verzahnung präklinischer und klinischer Leistungserbringer in der Rettungskette mit der Konsequenz einer hoch effektiven Versorgung von Notfallpatienten (STEMI- und NonSTEMI-Patienten). So beträgt bspw. die Door-to-Balloon-Time 21 Minuten (Orientierungswert der Deutschen Gesellschaft für Kardiologie 90 Minuten). Eine den Anforderungen der Deutschen Gesellschaft für Kardiologie entsprechenden Chest-Pain-Unit (CPU) wird 24/7 betrieben.

8. Merkmal: Translationale Medizin

Der Campus ist forschungsorientiert, wobei sowohl Grundlagenforschung, als auch translationale Forschung betrieben wird. Alle Forschungsaktivitäten mit den Schwerpunkten Herz-Kreislauferkrankungen, einschließlich Elektrophysiologie und klinischer Pharmazie, werden über einen – aus klinisch tätigen Ärzten besetzten – Forschungsrat koordiniert. Neben den Forschungsaktivitäten am Campus-Standort wird ein Herzforschungsinstitut in Kooperation mit einer benachbarten Universitätsklinik am dortigen Standort betrieben.

9. Merkmal: Aus- und Weiterbildung

Im medizinischen Bereich hat der Campus die volle Weiterbildungsberechtigung für die Fachgebiete Kardiologie und Herzchirurgie sowie weitere umfangreiche Weiterbildungsmöglichkeiten (begründet durch die enge organisatorische Verflechtung mit einer Universitätsklinik). Darüber hinaus werden Pflegekräfte an der gemeinsam mit dem regionalen Grund- und Regelversorger betriebenen Pflegeschule ausgebildet. Des Weiteren werden Medizinische Fachangestellte und diverse IHK-Ausbildungsberufe ausgebildet und duale Studiengänge für medizinisch-ökonomisches Schnittstellenmanagement und Medizintechnik angeboten.

10. Merkmal: Digitalisierung und Wandel in der Struktur der Gesundheitsversorgung

Die Digitalisierung eröffnet neue Optionen für die Gestaltung der Patientenversorgung nach den Prinzipien

- Verfügbarkeit des bestmöglichen medizinischen Wissens dezentral am »Point-of-Living« des Patienten und
- Echtzeit-Erhebung und -Verarbeitung von Diagnosedaten durch Einsatz von Sensoren (»Wearables«), telemedizinischer Infrastruktur sowie Nutzung medizinischer Apps durch den Patienten zuhause zu Zwecken des Monitorings und der Behandlungssteuerung.

So kann via Smartphone im 24/7-Betrieb festgestellt werden, ob ein Patient die verordneten Medikamente eingenommen hat, ebenso sind Vitaldaten (Puls, Blutdruck, Sauerstoffsättigung) überprüfbar und es kann über Körpertemperatur und Bewegungsmuster

10.3 Campus-Konzepte für sektorübergreifende Versorgung

kontrolliert werden, ob ein Patient im häuslichen Bereich gestürzt ist.

Die Möglichkeiten der Digitalisierung revolutionieren die Geschäftsmodelle von Akutkrankenhäusern, Reha-Kliniken und Kostenträgern, insbesondere aber wird sich das Rollenverständnis im Arzt-Patienten-Verhältnis verändern. Dies demonstriert die Einführung von Frühwarn- und Behandlungssystemen für Herzpatienten nach einer Schrittmacher- oder Defibrillator-Implantation. Das Cardio-Messenger-System zur häuslichen Fernüberwachung von Arrhythmie-Patienten trägt dazu bei, unnötige Krankenhaus-Einweisungen zu vermeiden sowie die Behandlungskosten zu senken (▶ Abb. 10.3.1.3).

Digital Health

Frühwarnsysteme für Arrhythmie-Patienten ermöglichen schnelle Hilfe im Bedarfsfall und verhindern unnötige Krankenhaus-Einweisungen.

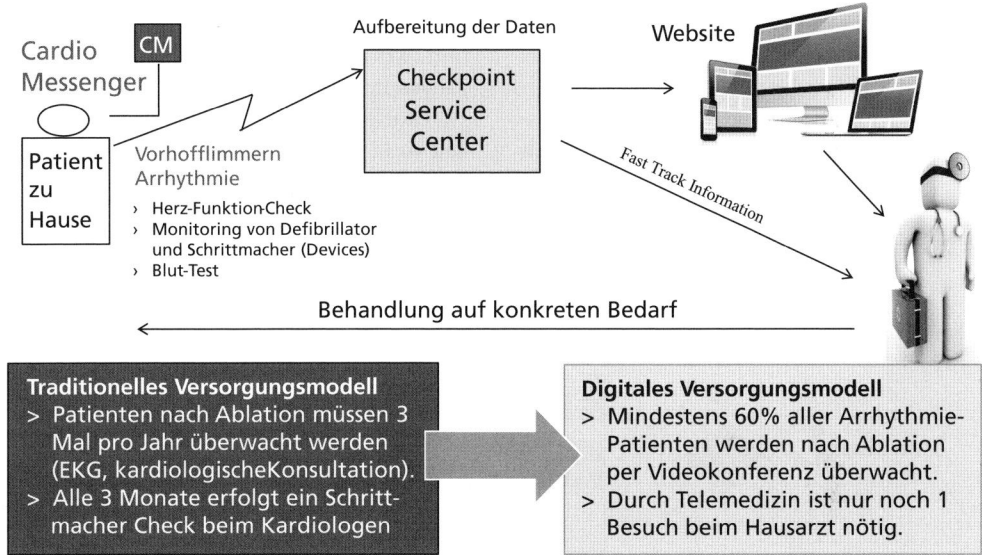

Abb. 10.3.1.3: Patientenüberwachung am »Point-of-Living« am Beispiel von Arrhythmie-Patienten (© von Eiff 2019).

Der Campus-Effekt

Der Aufbau eines Campus ist mit erheblichen Investitionsmitteln verbunden, da einerseits hochspezialisierte Bereiche wie Herzchirurgie, Kardiologie, Gefäßchirurgie, Lungenchirurgie, Pneumologie und Rheumatologie technisch und personell auszustatten sind. Andererseits sind Investitionen in Ambulanzen, in die Rehabilitationsklinik sowie in infrastrukturelle Maßnahmen erforderlich.

So stellt sich die Frage, welche qualitativen medizinischen und patientenbezogenen Vorteile mit dem Aufbau einer Reha-Klinik auf dem Campus verbunden sind und welche ökonomischen Effekte durch die Campus-Lösung eintreten.

Qualitative Effekte

Als großer Vorteil aus Sicht des Akut-Versorgungsbereichs und des Patienten erweist sich die Möglichkeit, in einem Campus die

Überleitung eines Patienten nach dessen individuellen Anforderungen (psychologischer Zustand, Wundstatus, Schmerzstatus, Reha-Fähigkeit) flexibel zu gestalten (▶ Abb. 10.3.1.4). So kann der Zeitpunkt einer Überleitung von Akut- in Reha-Bereich in Abhängigkeit vom Patientenzustand individuell festgelegt werden. Eine Abhängigkeit von der Aufnahmekapazität von Reha-Einrichtungen Dritter entfällt. Insbesondere bei transplantierten Patienten, Patienten mit herzunterstützenden Systemen, Herzinfarkt- und Herzinsuffizienz-Patienten usw. trägt das Sektor übergreifende Versorgungsangebot von Ambulanzbetrieb, Akutversorgung und Rehabilitation aus einer Hand zu hoher medizinischer Qualität sowie verbessertem Patienten Outcome bei. Dem durch die REDIA-Studie (▶ Ausgangssituation und Rahmenbedingungen) nachgewiesenen Zusammenhang zwischen steigenden Komplikationen bei gleichzeitigem Rückgang der Direktverlegungen wird aktiv begegnet. Für Campus-Patienten erhöht sich die individuelle Sicherheit durch 100 % Direktverlegungen. Diesen Vorteil erkennen neben Patienten und Angehörigen zunehmend auch Sozialleistungsträger als Qualitätsmerkmal in einem »Pay-for-Performance«-Vergütungssystem an.

Verlegungsmanagement
Die Transferpflege ist eine bedarfsgerechte und wirtschaftliche Institution, um Übergangszeiten (Komplikationen, Perspektiven) zu reduzieren/vermeiden und die Reha-Fähigkeit von Patienten herzustellen.

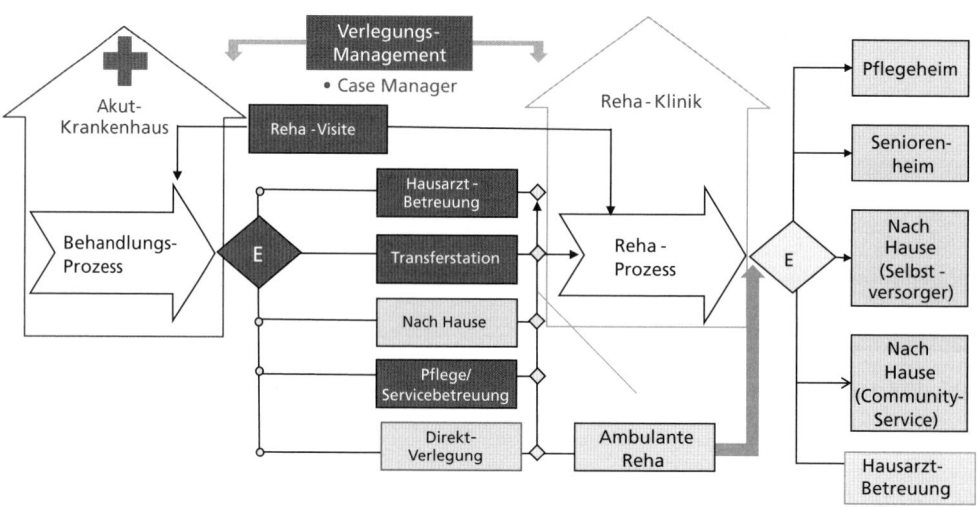

Abb. 10.3.1.4: Kern des Campus-Konzepts ist das Verlegungsmanagement mit seinen Steuerungsinstitutionen (© von Eiff 2019).

Als vorteilhaft hat sich auch die zeitnahe Nutzung komplementären medizinischen Wissens herausgestellt, insbesondere zeigt sich dies an der Organisation von »Akutvisite im Reha-Bereich« und »Reha-Visite im Akutbereich«.

Große Akzeptanz findet auch das Gästehaus, das als Patientenhotel nutzbar ist oder von Angehörigen genutzt wird. Dieses Angebot ist – bei sektorübergreifend gemessenen »Campus«-Verweildauern von über 30 Tagen

– ein wichtiger Bestandteil für die soziale und psychische Stabilität von Patienten *und* Angehörigen. Das Patientenhotel ermöglicht in der Funktion einer Transferstation eine frühe Verlegung aus dem Akutbereich, wenn der Patient medizinisch abschließend versorgt, aber noch nicht rehabilitationsfähig ist und gibt Ambulanzpatienten die Chance einer stressfreien Anreise aus einem größeren Einzugsbereich.

Effekte aus geteilter Ressourcennutzung und Prozessvereinfachung

Diese Effekte betreffen z. B. das Zusammenlegen von Ultraschall-Abschlussuntersuchung vor Entlassung aus dem Akutbereich und Ultraschalluntersuchung bei Aufnahme in den Reha-Bereich. Dadurch werden unter den aktuell gegebenen Bedingungen über 800 Ultraschalluntersuchungen pro Jahr eingespart (entspricht zirka 28.000 €) und die Kapazität dieses Funktionsbereichs kann anderweitig (z. B. zur Reduktion von Wartezeiten in den Ambulanzen) genutzt werden. Ein ähnlicher Effekt ergibt sich im Bereich des Labormanagements durch die Zusammenlegung von Blutbild bei Akut-Entlassung und Blutbild bei Reha-Aufnahme auf Basis eines standardisierten Blutbildes. Weiterhin entfallen Verlegungen zwischen Akut- und Reha-Klinik sowie die damit verbundenen Risiken und Kosten (ca. 80 Euro) für den Transport. Die räumliche Nähe erlaubt im Bedarfsfall auch eine problemlose Rückverlegung von Patienten vom Reha- in den Akutbereich (zirka 60 Rückverlegungen pro Jahr bei 1.800 Verlegungen insgesamt). Dies gilt insbesondere für Rückverlegungen in der Nacht bzw. am Wochenende (bis zu zwei pro Monat). Dies entlastet die Rettungsdienstträger. Aufgrund der zunehmenden Multimorbidität und des wachsenden Altersdurchschnitts der Patienten in Verbindung mit innovativen Eingriffsarten, durch die auch schwere Krankheitsbilder behandelbar sind, ist in Zukunft mit einer Zunahme der Rückverlegungen zu rechnen.

Ökonomische Effekte

Aufgrund eines Vergleichs der Verlegung in die Campus-Reha-Klinik mit einer Verlegung in Reha-Kliniken Dritter wurden zwei Effekte festgestellt:

a) Im Durchschnitt ist die Akut-Verweildauer bei Verlegung in die Campus-Reha-Klinik um 0,43 Tage kürzer. Das entspricht einer belegungsbereinigten Kapazität von 300 Tagen. Bei einer Verweildauer von 11 Tagen ergibt sich die Möglichkeit, die Zahl herzchirurgischer Eingriffe um 27 pro Jahr zu steigern. In Bettenkapazität ausgedrückt, erhöht sich diese Kapazität um zwei Akutbetten bzw. 620 Belegungstage pro Jahr. Daraus resultiert eine jährliche Erhöhung des Deckungsbeitrags (DB I = DRG-Erlös minus variable Kosten) von 350.000 Euro.

b) Weiterhin werden ca. 100 Tage belegungsbereinigt gewonnen durch die Verweildauerreduktion bei Patienten mit komplexen Schweregraden. Aus diesem Kapazitätseffekt resultiert ein zusätzlicher Deckungsbeitrag I in Höhe von 115.000 Euro.

Die unter a) und b) bewerteten alternativ zu nutzenden Kapazitäten sind um weitere infrastrukturelle Komponenten, wie einheitliches Hygienemanagement, zentrales Wund- und Notfallmanagement sowie Sicherstellung der Vorhaltung aller gesetzlich erforderlichen Beauftragen (Arbeitssicherheit, Brandschutz, Datenschutz etc.) zu ergänzen.

Hindernisse auf dem Weg zum Campus

Insbesondere drei Hindernisse stehen der Realisierung eines Campus-Konzepts entgegen:

a) Die aktuelle Refinanzierung von Reha-Leistungen ist mit Tagessätzen von knapp über 100 Euro nicht kostendeckend, wenn eine medizinisch qualifizierte und sichere Patientenversorgung erfolgen soll. Dies gilt auch für Patienten von ambulanten Reha-Leistungen, deren Vergütung (inklusive Patiententransport und sechs bis sieben Stunden Therapie sowie Betreuung) unter 100 Euro je Tag liegt. Damit werden zukunftsweisende Reha-Konzepte bestehend aus stationären und ambulanten Therapieanteilen unwirtschaftlich, deren Realisierung wird erschwert.

b) Der Schweregrad von Patienten findet in den gegenwärtigen Refinanzierungsstrukturen keine Berücksichtigung. Transplantierte Patienten, Kunstherzpatienten und Patienten mit Kombinationseingriffen weisen einen zwischen 40 und 100 % höheren Schweregrad auf, was aber in der Reha-Vergütung noch keinen Niederschlag findet. Therapieansätze und strukturelle Voraussetzungen sind nicht mit »Standard«-Rehabilitationsverfahren bspw. nach Herzinfarkt zu vergleichen.

c) Die erforderlichen Investitionsmittel lassen sich angesichts der limitierten Refinanzierungsmöglichkeiten trotz niedrigem Zinsniveau nur schwer aufbringen. Die überwiegende Zahl von Rehabilitationseinrichtungen sind vor über 30 Jahren gebaut worden. Mittel für Sanierungs- bzw. Instandhaltungsmaßnahmen sind knapp. Dies ist ein Grund für das zunehmende Engagement von Finanzinvestoren und strategischen Investoren, die in einen aus ihrer Sicht nachhaltig finanzierten, sicheren Wachstumsmarkt anlegen möchten.

Fazit

Das Campus-Konzept ist aufgebaut nach den Gestaltungsprinzipien des »Boundaryless Hospital« (von Eiff 2018) mit den Merkmalen

- ganzheitliche patientennahe Versorgung durch medizinische Netzwerke mit dezentraler Verfügbarkeit bestmöglicher medizinischer Kompetenz in Diagnose und Therapie sowie

- Monitoring und Primär-Versorgung des Patienten am »Point-of-Living« durch Nutzung digitaler Gestaltungsoptionen.

Das Kerckhoff-Campus-Konzept ermöglicht eine medizinisch hochqualifizierte Versorgung multimorbider und chronisch kranker Patienten mit Herzkreislauferkrankungen nach Maßstäben der Wirtschaftlichkeit und Bedarfsgerechtigkeit. Das Campus-Konzept entspricht den Anforderungen des Gesetz- und Verordnungsgebers, wonach die vollstationäre Versorgung sicher, auf den neuesten Stand des medizinischen Wissens und patientenorientiert sein soll. In einem durch »Pay-for-Performance« (Geld folgt Leistung) gesteuerten Entgeltsystem ist diese Versorgungsform in besonderer Weise geeignet, als Benchmarking-Partner für Qualitätsvergleiche herangezogen zu werden.

Integraler Bestandteil ist ein medizinisches Controlling-Konzept auf Basis messbarer Qualitätskriterien (z. B. ICF) das den zukünftigen Anforderungen eines Pay-for-Performance (Vergütung folgt Qualität) entspricht, Hier hat die Kerckhoff-Klinik in der Vergangenheit bereits Qualitätsmodelle im Rahmen der Integrierten Versorgung entwickelt und mit den Kostenträgern pilothaft realisiert.

Das Campus-Konzept bietet medizinisches und ökonomisches Potential und ist nach Auffassung der Autoren auch für andere Indikationen (bspw. Neurologie, Orthopädie) geeignet.

Durch flexibles Transfermanagement wird sichergestellt, dass Patienten orientiert an ihrem Krankheitsstatus bzw. an ihrer Reha-Fähigkeit direkt verlegt werden können. Komplikationen während einer häuslichen Übergangszeit entfallen, und damit Erlös schmälernde Fallzusammenlegungen bzw. Fehlbelegungen z. B. bedingt durch Wiederaufnahmen. Das Campus-Konzept eröffnet die Möglichkeit, mit den Kostenträgern qualitätsorientierte Selektivverträge zu schließen bzw. Versorgungsangebote auf Basis von Komplex-Pauschalen zu machen.

Aus ökonomischer Sicht kann der steigenden Multimorbidität der Patienten bei sinkenden Fallpauschalvergütungen durch Prozessmanagement und Qualitätssteigerung begrenzt begegnet werden. Allerdings ist ausdrücklich festzustellen, dass das Campus-Konzept keine strategische Option für alle Krankenhaustypen darstellt. Lediglich Krankenhäuser, die komplexe spezialisierte Krankheitsbilder in Verbindung mit multimorbiden Patienten betreuen sowie einen ganzheitlichen komplementärmedizinischen Versorgungsansatz verfolgen, können aus dem Campus-Ansatz medizinisch und ökonomisch Nutzen ziehen und einen Beitrag zur Optimierung der regionalen und überregionalen Versorgungsstruktur leisten.

Tab. 10.3.1: Informationskasten zur Kerckhoff-Klinik (Bad Nauheim)

	Kerckhoff Campus	
Betten	Akut	381
	Reha	127
Fälle	Akut	14.000
	Reha	1.800
Fälle amb.	Akut	42.000
	Reha	0
Belegungstage	Akut	100.000
	Reha	35.000
Case-Mix-Index		2,28
Mitarbeiter		1.400
	Medizinische Schwerpunkteingriffe	
Kardiologie	Kathetereingriffe	4.700
	Ablationen	950
Heart-Team	TAVI	500
	HSM, ICD	1.500
Herzchirurgie	Bypass-OP	1.000
	Klappen-OP	900
Thoraxchirurgie	PEA	150
	Lunge-Bronchus	100
Gefäßchirurgie	BAA	100
	Varizen	800
Transplantationen		6

Hinweis

Das vorliegend beschriebene Campus-Konzept geht inhaltlich und von der Schwerpunktsetzung her über den Kerckhoff-Campus hinaus. Es handelt sich um eine mögliche Campus-Konstellation.

Literatur

von Eiff, W., Schüring, S., Niehues, C. (2011): REDIA. Auswirkungen der DRG-Einführung auf die medizinische Rehabilitation. Ergebnisse einer prospektiven Langzeitstudie von 2003 bis 2011. 2. Aufl. Münster, Berlin: LIT-Verlag.

von Eiff, C.A. (2013): Mergers Acquisitions auf dem deutschen Gesundheitsmarkt. Eine wirtschaftliche und rechtliche Betrachtung von M&A-Transaktionen im Krankenhaussektor. Heidelberg: Medhochzweiverlag.

von Eiff, M.C. und von Eiff, W. (2018): The Boundaryless Hospital. The New Role of Hospitals and the Triple Aim Challenge. HealthManagement.org 18(5): 384–388.

von Eiff, M.C. und von Eiff, W. (2018): Digitalisierung des Gesundheitswesens. Perspektiven für eine bedarfsgerechte und wirtschaftliche Patientenversorgung. In: Rebscher, H. und Kaufmann, S. (Hrsg.): Zukunftsmanagement in Gesundheitssystemen. Heidelberg: Medhochzweiverlag. S. 119–134.

10.3.2 Campus Trends und Perspektiven für das »Continuum of Care« – Das RHÖN-Campus-Konzept

Bernd Griewing und Dominik Walter[4]

Einleitung

Das RHÖN-Campus-Konzept bietet seinen Patienten eine sektorenübergreifende Versorgung durch die einzigartige Zentralisierung verschiedener medizinischer und nicht-medizinischer Leistungsanbieter an einem Ort. Die Beteiligten werden so zu neuen Formen der Zusammenarbeit motiviert. Das einrichtungsübergreifend gedachte Flussprinzip hat, mit einer möglichst optimierten Patientennavigation, Effekte auf Qualität, Wirtschaftlichkeit und die Kontinuität der Versorgung. Für solche Behandlungspfade braucht es insbesondere bei komplexen Krankheitsbildern, die passenden Gebäudestrukturen sowie den gezielten Einsatz digitaler Technologien.

Grundlagen und Bestandteile

Die Unternehmensführung hat alle relevanten und hinlänglich bekannten Trends, Herausforderungen und eigene Erfahrungen im Gesundheitswesen, analysiert und im Gesamtkonzept skalierbar und modular berücksichtigt.

Bisherige Systemanreize in der Versorgung und Vergütung bestehen fast ausschließlich in

---

[4] An diesem Beitrag haben Prof. Dr. med. Martin Siepmann (Ärztlicher Direktor und Chefarzt der Psychosomatischen Klinik Bad Neustadt a.d. Saale), Dr. med. Alfred Baumgarten (Chefarzt a.D., Weiterführende Rehabilitation und Anschlussheilbehandlung Neurologische Klinik Bad Neustadt a.d. Saale), Dr. med. Gerhard Müller (Chefarzt kardiologische Rehabilitation, Frankenklinik Bad Neustadt a.d. Saale), Jürgen Steiner (Leitender Therapeut RHÖN-KLINIKUM Campus Bad Neustadt), Burkhard Bingel, Jochen Bocklet (Geschäftsleitung RHÖN-KLINIKUM Campus Bad Neustadt), Lisa Müller, Referentin Vorstand Medizin RHÖN-KLINIKUM AG, mitgewirkt. Herzlichen Dank an alle.

einer Volumenorientierung. Große Herausforderungen liegen in der Vielfalt des Patientenzustandes und der Dienstleistungsebenen sowie in der Notwendigkeit einer koordinierten Behandlung ohne Versorgungsbrüche (SVR 2014).

Das RHÖN-Campus-Konzept basiert auf dem Grundgedanken der Netzwerkmedizin (Münch et al. 2014). Es wird dabei von einer steigenden Nachfrage nach Gesundheitsdienstleistungen ausgegangen, die auch in Zukunft ohne Rationierung für Jedermann gedeckt werden soll. Ziel ist es daher, die Produktivität durch Bündelung der Kräfte zu verbessern (Augurzky et al. 2015).

Ein dazu erforderliches Vollversorgungskonzept bringt alle für den Patienten wichtigen komplementären Leistungsanbieter an einem Ort zusammen. Dadurch ist es möglich, Patienten auch mit komplexen und multimorbiden Krankheitsbildern eine qualitativ hochwertige, wirtschaftliche sowie spezialisierte Versorgung anzubieten.

Die fünf umfassenden Bestandteile des RHÖN-Campus-Konzepts:

- Ambulante und stationäre Akut-/Reha-Versorgung
- Ambulante und stationäre Pflege mit Versorgung chronisch Kranker
- Prävention und Gesundheitsmanagement
- Altersgerechte Wohnkonzepte
- Tourismus, Wellness und Services

Die Versorgung kommt explizit nicht aus einer Hand, sondern aus einem Guss, um den heutigen Erwartungen der wichtigsten Stakeholder (u. a. Patienten und Mitarbeiter) zu entsprechen.

Jeder Partner konzentriert sich auf seine Kernkompetenzen. Potenziale ergeben sich so z. B. durch geringere Vorhaltekosten, die gemeinsame Nutzung von E-Health-Anwendungen (sektorenübergreifende elektronische Patientenakte, Online-Terminmanagement für Patienten und Partner, Medical Cockpit, Digitale Eigenanamnese etc.) und strategische Kooperationspartnerschaften mit Kostenträgern werden eher möglich (Walter et al. 2017).

Schematisch betrachtet, können höhere Kosten in einem Sektor (z. B. erweitertes/präventives Screening) zu größeren Ersparnissen in anderen Sektoren führen. Es gilt Redundanzen und Fehlprozesse insbesondere zwischen den Leistungserbringern zu vermeiden. Die sektorenübergreifende Belegungs- und Entlassplanung wirkt sich bspw. durch eine höhere Quote an Direktverlegungen, positiv auf die DRG-Verweildauern aus (weitere Effekte siehe von Eiff et al. 2015).

Die Pilotregion Rhön-Grabfeld
Der Landkreis Rhön-Grabfeld liegt an der nördlichen Grenze Bayerns und grenzt an Hessen und Thüringen. Diese ländliche Region zählt mit seinen ca. 80.000 Einwohnern und Heilquellen zum Netzwerk »Bäderland Bayerische RHÖN«. Die sieben Akut- und passenden Rehakliniken haben als Fachkliniken ein überregionales Einzugsgebiet und waren infrastrukturell lange in Einzelgebäuden untergebracht.

In den letzten Jahren wurden eigenfinanziert umfassende Baumaßnahmen umgesetzt, wie z. B. das Zentrum für klinische Medizin (ZkM), das Zentrum für ambulante Medizin (ZaM) sowie ein modernes Parkhaus. Im Ergebnis rücken durch diese Investitionen die Leistungserbringer aus allen Sektoren real zusammen.

Gut zwei Drittel der relevanten Facharztpraxen der Region haben sich frühzeitig entschieden, auf den Gesundheitscampus zu ziehen. Die Inbetriebnahme der neuen Gebäudekomplexe mit kurzen Wegen erfolgte Anfang 2019. Zusätzlich stehen medizinnahe Dienstleistungen und die Bereitschaftspraxis der Kassenärztlichen Vereinigung räumlich zur Verfügung. Umfassende Beratungsangebote z. B. durch das Bayerische Rote Kreuz runden das Setting ab.

Für Patienten kann die integrative Gesamtbehandlung am Standort schnell mehrere Wochen dauern. Daher werden weitere Services, wie z. B. altersgerechte Wohnkonzepte mit Gästehäusern und Patientenhotels auch für Angehörige angeboten (Walter et al. 2017).

Der gesamte Campus ist mit seinen rund 1.700 Betten und rund 2.900 Mitarbeitern für die Versorgung von insgesamt 1.000.000 Einwohnern der zehn umliegenden Landkreise relevant.

Das Zentrum für rehabilitative Medizin (ZrM) als ein entscheidender Bestandteil des sektorübergreifenden Behandlungskonzepts, fügt sich konkret an der Nahtstelle zwischen Akut- und Rehabilitationsmedizin anhand der folgenden vier Beispiele ein.

1. Die Psychosomatische Klinik wurde 1975 eröffnet. Seit 1995 gibt es eine Akut- und eine Rehabilitationsabteilung. Die enge Zusammenarbeit am Campus ermöglicht eine rasche und valide Diagnostik von Störungen an den Schnittstellen Suchterkrankungen, Neurologie, Kardiologie, Gefäß- und Extremitätenchirurgie und einen interdisziplinären Behandlungsansatz.

   In Kooperation mit der Abteilung für Anästhesie werden bspw. die Therapie chronischer Schmerzzustände durchgeführt; die Behandlung psychischer Traumafolgestörungen wird in enger Zusammenarbeit mit der Klinik für Handchirurgie realisiert. Neue sektorenübergreifende Behandlungsformen wie die psychosomatische Tagesklinik, -Abendklinik und ein Blended Care Ansatz mit Onlineselbsthilfe werden als Pilotprojekte durchgeführt (Zwerenz et al. 2017).

2. Die Neurologische Klinik verfügt heute über rund 300 Betten und wurde 1991 als Rehabilitationsklinik mit drei Phasen gemäß BAR (B, C und D) in Betrieb genommen sowie 1998 um die Phase A mit inzwischen überregionaler Stroke Unit, MBOR- und IRENA-Programm erweitert.

   Prä- und postklinisch werden verschiedene telemedizinische Lösungen im Sinne der Netzwerkmedizin eingesetzt (Beispiele siehe Rashid et al. 2017). Es werden akutneurologische Patienten und Rehabilitanden gleichsam und kooperativ am Campus mit dem Vorteil behandelt, dass sich Schnittstellenprobleme deutlich verringern und alle Behandlungsschritte definiert sind. Etwa die Hälfte der Rehabilitanden werden direkt aus den eigenen Kliniken übernommen. Bei vorübergehenden Überwachungsnotwendigkeiten sind passende Reaktionsmöglichkeiten vorhanden. Im Bereich der Rehabilitation wird an einer Idee für eine gemeinsame Station »Herz und Hirn« gearbeitet.

3. Die Frankenklinik als Einrichtung der kardiologische AHB, orientiert sich an einem integrierten, teilhabeorientierten multiprofessionellen und biopsychosozialen Rehabilitationskonzept, gemäß ICF, welches am Campus durch diese ganzheitliche Patientenbetreuung abgebildet ist. Direktverlegungen aus der eigenen großen Kardiologie und Kardiochirurgie haben einen Einfluss auf die Patientensicherheit, da mögliche Komplikationen während häuslicher Übergangszeiten entfallen. Abschlussuntersuchungen in diesen Fachbereichen können bspw. als Eingangsuntersuchungen in der Rehabilitation genutzt werden (Müller 2011).

4. Die Therapeuten als Querschnittsfunktion gewährleisten eine fortschrittliche sektoren- und phasenübergreifende Behandlungskette und nehmen somit eine wichtige Rolle für die Kontinuität der Versorgung ein. Um Behandlungslücken zu minimieren wird auf eine koordinierte und bedarfsgerechte Planung und Steuerung der Therapien bis hin zum Einsatz z. B. von Exoskeletten geachtet (Porter et al. 2012). Zur Erhöhung der Trainings- bzw. Aktivitätszeiten der Patienten wurden sektorenunabhängige videobasierte Therapiemodule entwickelt. Den Patienten wird am Campus uneingeschränkt ermöglicht, bereits am Bettplatz dieses Eigentraining per Video zu absolvieren. Über eine The-

rapie-APP sowie eine personalisierte Zuordnung ist eine weitere Verwendung im häuslichen Umfeld möglich.

Fazit

Will man sich als Krankenhausträger verbessern, ist es ratsam sich mit den vor- und nachgelagerten Partnern in der ambulanten Versorgung intensiv zu beschäftigen. Das gilt vor allem in ländlichen Regionen. Die modulare Kombination der verschiedenen trägerübergreifenden Leistungsangebote ermöglicht einen hohen Grad an Flexibilität und Freiheit der einzelnen Akteure. Die zunehmenden gesetzlichen Anforderungen (z. B. sektorenübergreifenden Qualitätssicherung) lassen sich nur so sinnvoll erfüllen. Prozesse (z. B. Überleitungsmanagement) können an einem Campus optimiert und vereinfacht werden.

Die Komplexität dieses Gesamtkonzeptes und der Investitionsbedarf sind enorm. Dem Kooperations- und Vertragsmanagement sollte ein besonderes Augenmerk gelten. Die essentielle »Koordination« der Versorgungsangebote wird nur unzureichend vergütet. Innovationen und heutige Serviceerwartungen der Patienten lassen sich damit nur schwer einführen bzw. vereinbaren.

Dieser Beitrag plädiert für die Erprobung von neuen regionalen Netzwerken und Vergütungsmodellen, die effizienter funktionieren können, als unkoordinierte und separierte Einheiten. Gleichzeitig braucht es einen Qualitätswettbewerb zwischen diesen Regionen, um den Patienten stets Ausweichmöglichkeiten bei schlechter Leistung bieten zu können (Brandhorst et al. 2017).

Die ausgewählten Beispiele, die für das Zentrum für rehabilitative Medizin (ZrM) und für die entscheidende Funktion Rehabilitation als solches stehen, sollten zeigen, wie wichtig es ist, die sich ergänzenden hochspezialisierten Partner integrativ auf verschiedenen Ebenen zusammenzuführen, um dem Patienten immer das richtige Versorgungsniveau anbieten zu können.

Im Kern geht es bei dem RHÖN-Campus-Konzept, um die Realisierung von übergreifenden Behandlungspfaden mit einer hohen Versorgungs- und Infrastrukturqualität. Um letztlich die Kontinuität der Patientenbehandlung in ländlichen Regionen für die Zukunft zu erhalten und zu verbessern.

Literatur

Augurzky B., Holzinger S. (2015): Netzwerkmedizin – Fakten. Diskurs. Perspektiven für die praktische Umsetzung. 1. Aufl. Heidelberg. Medhochzwei.

Brandhorst A., Hildebrandt H. et al. (2017): Kooperation und Integration – das unvollendete Projekt des Gesundheitssystems. Wiesbaden: Springer.

Müller G.A. (2011): Moderne Therapiekonzepte der kardiologischen Rehabilitation. Herz-, Thorax- und Gefäßchirurgie 25:187 ff. DOI 10.1007/s00398-011-0849-7.

Münch E., Scheytt S. (2014): Netzwerkmedizin – Ein unternehmerisches Konzept für die altersdominierte Gesundheitsversorgung. Wiesbaden: Gabler.

Porter M.E. et al. (2012): Chancen für das Deutsche Gesundheitssystem: Von Partikularinteressen zu mehr Patientennutzen. Heidelberg: Springer.

Rashid A., Laufer J., Marquardt K. et al. (2017): Digitale Transformation von Dienstleistungen im Gesundheitswesen I, Produktive Netzwerkmedizin am Beispiel Schlaganfall. In: Mehlich H. et al. (Hrsg.): Wiesbaden: Gabler. S. 41 ff..

SVR – Sachverständigenrat zur Begutachtung der Entwicklung im Gesundheitswesen (2014): Bedarfsgerechte Versorgung Perspektiven für ländliche Regionen und ausgewählte Leistungsbereiche Langf. Berlin.

Von Eiff W., Müller M. (2015): Campus-Konzept Kerckhoff-Klinik – Ganzheitlich und individuell. f&w, S. 872 ff., Melsungen: Bibliomed.

Walter D., Auner H., Griewing B. (2017): Und der Patient entscheidet doch! Campus-Konzept der RHÖN-KLINIKUM AG, in KU Gesundheitsmanagement. Kulmbach: Mediengruppe Oberfranken Fach. S. 53 ff.

Zwerenz R., Knickenberg R. J., Siepmann M., Beutel M. E. et al. (2017): Online Self-Help as an Add-On to Inpatient Psychotherapy: Efficacy of a New Blended Treatment Approach, Psychotherapy and Psychosomatics 86: 341 ff., Basel.

> **Perspektiven und Handlungsempfehlungen für das Reha-Management**
>
> - Die Rehabilitation ist im Wandel: Wir sehen, dass sich zwar die Kapazität der Betten bzw. der Plätze in der Rehabilitation in den letzten Jahren nicht deutlich verändert hat und sich sicher auch nicht nach unten ändern wird, wenn tiefgreifende regulatorische Eingriffe ausbleiben. Aber die Art, wie die Rehabilitation erbracht wird, ist im Wandel: Um es auf den Punkt zu bringen, die Rehabilitation der Zukunft wird wohnortnäher, ambulanter und besser vernetzt mit den Versorgungsstrukturen vor und nach der Rehabilitation.
> - Für das Management hat das Implikationen für die strategische Zielrichtung und vor allem auf die Investitionstätigkeit: Hier sind zahlreiche Fragen zu beantworten, wie investiere ich in die stationäre Rehabilitation, eher in bestehende Standorte, in metropolennahe Campusmodelle etc. und vor allem, wie stelle ich mich den neuen, ambulanten und mobilen Rehabilitationsverfahren.

11 Rehabilitation im internationalen Vergleich

Andreas Winkelmann, Andrea Bökel und Christoph Gutenbrunner

> **Kontext**
>
> Rehabilitation spielt in allen entwickelten Gesundheitssystemen eine wichtige Rolle in der Gesundheitsversorgung. Gleichwohl unterscheiden sich die Versorgungsansätze zur Vorsorge- und Rehabilitationsmedizin in den verschiedenen Ländern zum Teil erheblich.
>
> - Während in Deutschland Rehabilitationsleistungen über einen separaten Versorgungssektor zur Verfügung gestellt werden, der einer eigenständige Sozialgesetzgebung unterliegt, monistisch finanziert wird und durch spezielle Sicherstellungsaufträge, Refinanzierungsquellen sowie Steuerungshoheiten gekennzeichnet ist, wird in anderen Ländern (z. B. USA, Dänemark, Schweden, Finnland, Norwegen) die Anschlussheilbehandlung als integrierter Bestandteil der Krankenhausbehandlung verstanden.
> - In den nordischen Ländern liegt zudem der primäre Fokus der Reha-Medizin auf der Wiederherstellung der Arbeitsfähigkeit und damit ist die Rehabilitation Teil der Arbeitsmarktpolitik.
> - In Ländern mit einer integrierten Versorgungsstruktur von Akutmedizin und AHB betreiben Krankenhäuser eigene Reha-Abteilungen. Die Kosten der Rehabilitation werden in den nationalen statistischen Berichtssystemen dieser Länder als Kosten der Akutmedizin betrachtet und nicht separat ausgewiesen. Damit sind internationale Vergleiche auf Basis von typischen Kennzahlen (z. B. Anzahl von Reha-Leistungen, Kosten/Erlöse je Reha-Tag, Kosten des Reha-Sektors) nur begrenzt aussagefähig.
> - Ein besonderer Versorgungsweg für Vorsorgeleistungen zeichnet sich derzeit in den USA im Rahmen der Versorgungsstrategie des »Triple Aim« ab. Hier bieten regionale Gesundheitsketten in sogenannten Vorsorgezentren Leistungen an, die präventionsorientiert sind und darauf zielen, unnötige Krankenhausbehandlungen zu vermeiden bzw. notwendige Reha-Maßnahmen vorzubereiten.
>
> Im internationalen Vergleich ist weiterhin auffallend, dass die durchschnittliche Akutverweildauer in Deutschland mit 7,5 Tagen deutlich höher liegt als in anderen Ländern. Entsprechend hat die integrierte Reha-Versorgung die Funktion, den Akutbereich zu entlasten. Zudem gewinnen in einzelnen Ländern ambulante Versorgungsformen der »Zuhause-Versorgung« durch mobile Reha-Teams (z. B. in Malta) an Bedeutung.

11.1 Einleitung

Das Angebot an rehabilitativen Leistungen stellt sich im internationalen Vergleich sehr heterogen dar. Dies liegt einerseits daran, dass sich die Rehabilitation aus sehr verschiedenen Zusammenhängen und mit unterschiedlicher Zielrichtung entwickelt hat. Dies sind z. B.

- die Versorgung von Menschen mit angeborenen Missbildungen und Behinderungen (*sog. Krüppelfürsorge*)
- die Versorgung von Kriegsverletzten oder von Arbeitsunfällen (*auch zur Sicherung des sozialen Friedens*)
- die Versorgung von Menschen mit erworbenen Hirnschädigungen (*einschl. Schlaganfall*) (*Neurologische Rehabilitation*)
- die Verhinderung von vorzeitiger Zahlung von sozialen Kompensationsleistungen (*z. B. Rehabilitation vor Rente*)
- die Versorgung von Menschen mit Behinderungen in Gebieten mit geringer medizinischer und sozialer Infrastruktur (*Ansätze der sog. Community based Rehabilitation; CBR*)

Darüber hinaus haben sich Rehabilitationsleistungen teilweise auch aus Angeboten für Menschen mit chronischen Erkrankungen und Erholungsangeboten (z. B. *Kuren*) entwickelt.

Andererseits sind die Unterschiede in der Bereitstellung von Rehabilitation stark mit den Ressourcen eines Landes, der generellen Gesundheits- und Sozialpolitik sowie der Setzung von Prioritäten im Gesundheitssystem verbunden. Last but not least ist das Verständnis von Rehabilitation und deren Begriffsbestimmung in verschiedenen Ländern sehr unterschiedlich.

11.2 Konzeptionelle Grundlagen der Rehabilitation im internationalen Kontext

Auf Ebene internationaler Organisationen wurde die Rehabilitation erst in den letzten Jahrzehnten breiter diskutiert und definiert. Diese Diskussion speist sich im Wesentlichen aus zwei Ansätzen:

1. der Definition von Gesundheit der Weltgesundheitsorganisation (*WHO*) als »Zustand des physischen, mentalen und sozialen Wohlbefindens« (WHO 1978), aus der sich ableiten lässt, dass über die reine Behandlung von Krankheiten weitere Aspekte in der Versorgung zu berücksichtigen sind. Konsequenter hat die WHO die rehabilitative Versorgung als Teil der sogenannten »Universal Health Coverage«, also der Gesundheitsleistungen, die für jeden Menschen verfügbar sein sollte, definiert (WHO 2018).

2. der Konvention der Vereinten Nationen (*UN*) über die Rechte von Menschen mit Behinderung, in der die Mitgliedsstaaten aufgefordert werden, für die Versorgung von Menschen mit Behinderung Habilitations- und Rehabilitationsleistungen zur Verfügung zu stellen (UN 2006). Dabei soll die Rehabilitation zur Überwindung von Behinderung und Stärkung der Funktionsfähigkeit dienen

Dabei wurden und werden kontroverse Diskussionen geführt, inwiefern die Rehabilitation primär einen medizinischen oder einen sozialen Ansatz verfolgen soll.

Die heutige international weitgehend unumstrittene Definition der Rehabilitation als »Maßnahmen, die Menschen, die Behinderung erleben oder ein Risiko haben, Behinderung zu entwickeln, zu befähigen eine optimale Funktionsfähigkeit in Interaktion mit ihrer Umwelt zu erlangen« leitet sich aus dem von der WHO im Jahre 2001 veröffentlichen Modell der Internationalen Klassifikation der Funktionsfähigkeit, Behinderung und Gesundheit (*ICF*) ab. Dies geht davon aus, dass Gesundheitsstörungen und Krankheiten mit Veränderungen von Körperfunktionen und -strukturen verbunden sind und sich auf die Aktivitäten einer Person sowie ihrer Teilhabe im Lebensumfeld auswirken. Diese Faktoren werden nach dem ICF Modell auch vom Kontext beeinflusst, der aus den Komponenten der Umweltfaktoren und an die Person gebundenen Faktoren besteht. Behinderung wird dabei als Interaktion einer Person mit einer Gesundheitsstörung und der Umwelt (*sozial und physisch*) definiert, wobei das Ausmaß von Behinderung gleichermaßen von der Person und der Umwelt beeinflusst wird. Funktionsfähigkeit ist in diesem Kontext als positiver Aspekt dieses Zusammenhanges definiert. Dies impliziert auch die Lösung der oben genannten Kontroverse zwischen medizinischem und sozialem Ansatz der Rehabilitation und beinhaltet die Schlussfolgerung, dass Rehabilitation sowohl medizinische als auch soziale Faktoren berücksichtigen muss (WHO 2001).

Die WHO hat sich mittlerweile sehr klar für eine Stärkung der Rehabilitation im Gesundheitssystem positioniert und dabei einige grundlegende Forderungen aufgestellt (WHO 2015, 2017). So sollte u. a. Rehabilitation

- auf allen Ebenen der Gesundheitsversorgung zur Verfügung stehen (*primäre, sekundäre und tertiäre Versorgung*) und auch nahe an den Lebenswelten der betroffenen Menschen angesiedelt sein (»*Community Based Rehabilitation*«)
- in einer Kontinuität von Akut-, Post-akut und Langzeitversorgung angeboten und eng mit anderen Versorgungsbereichen verzahnt sein
- die Bereiche Rehabilitationsmedizin, Therapie und Hilfsmittelversorgung umfassen (*und möglichst teamintegriert erbracht werden*).

Dabei hat die WHO in ihrem »World Report on Disability«, aufgrund von verfügbaren Daten festgestellt, dass die Bedarfe an Rehabilitation, die zur Verfügung stehenden Angebote bei weitem übersteigen und fordert, dass in Ländern mit fehlendem oder rudimentärem Rehabilitationssystem, der Aufbau von Rehabilitationsangeboten voran getrieben werden muss, und dass in Ländern mit bestehendem Rehabilitationssystem, diese weiter verbessert werden sollen (WHO 2015).

11.3 Grundsätze der Analyse der Rehabilitation auf Länderebene

Für standardisierte vergleichende Analysen des Rehabilitationssystems auf Länderebene liegen in der Literatur nur sehr wenige Daten vor. Dabei stellen sich methodische Fragen, insbesondere welche Kenngrößen das Rehabilitationssystem am besten charakterisieren. Nach dem WHO-Konzept der »Health Systems Building Blocks« müssen die folgenden

Bereiche berücksichtigt werden: Erbringung von Gesundheitsleistungen, Gesundheitsberufe, Gesundheitsinformationssysteme, Zugang zu essentiellen Gesundheitsleistungen, Finanzierung sowie Steuerung und Führung (WHO 2010). Gutenbrunner und Nugraha (2018) haben vorgeschlagen, zur Analyse von Rehabilitationssystemen auf nationaler Ebene die folgenden Bereiche zu berücksichtigen:

- Generelle Informationen über das Land (z. B. Bevölkerung, Wirtschaftskraft, Epidemiologie)
- Informationen über Behinderung und Rehabilitation (Epidemiologie von Behinderung und Funktionsfähigkeit, bestehende Rehabilitationseinrichtungen, Rehabilitationsfachberufe Zugang, Finanzierung u. a.)
- Informationen über die Gesetzeslage und das Gesundheits- und Sozialsystem (Verantwortlichkeiten, gesetzlich vorgeschriebene Angebote, Zielgruppen, Zugangskriterien etc.)
- Informationen über relevante Nichtregierungsorganisationen mit Aktivitäten in der Rehabilitation (z. B. Projektträger von Rehabilitationsprojekten, Verbände von Menschen mit Behinderungen, Berufsverbände)

Die WHO hat jüngst ein Assessmentinstrument für solche Analysen erarbeitet, dass vermutlich im Jahr 2019 der Öffentlichkeit zur Verfügung gestellt werden soll.

Für die Charakterisierung und den Vergleich von Rehabilitationseinrichtungen und Diensten wurden Dimensionen einer Internationalen Klassifikation der Organisation von Rehabilitationsdiensten (ICSO-R) entwickelt (Gutenbrunner et al. 2015), dessen überarbeitete Version (ICSO-R 2.0) in Kürze publiziert wird.

11.4 Beispiele für nationale Rehabilitationssysteme

In Ermangelung systematischer internationaler Systemvergleiche im Bereich der Rehabilitation werden hier Rehabilitationssysteme auf nationaler Ebene anhand der von Gutenbrunner und Nugraha vorgeschlagenen Vorgehensweise (2018) analysiert.

11.4.1 Europa (hier mit dem Beispiel Schweden als Industrieland)

- Generelle Informationen über das Land (z. B. Bevölkerung, Wirtschaftskraft, Epidemiologie)
- Im Königreich Schweden, einer parlamentarischen Monarchie in Nordeuropa, leben in der jährlich um 0,8 % wachsenden Bevölkerung seit 2017 über 10 Millionen Einwohner verteilt auf 447.435 km^2, die Bevölkerungsdichte betrug Ende 2018 23 Einwohner/km^2 (Statistiska centralbyrån 2017). Die Geburtenrate lag 2016 mit 1,88 Kindern/Frau über dem EU-Durchschnitt (1,58/Frau). Die Lebenserwartung betrug 2010–2015 81,9 Jahre, das Durchschnittsalter betrug 2016 41,2 Jahre. Die Gesundheitserwartung (gesunde Lebensjahre) lag 2016 mit 73 Jahren im Vergleich zu Österreich (57 J.) 16 Jahre besser. Als mögliche Gründe können genannt werden: 85 % der Schweden sind Nicht-Raucher, die Lebenserwartung steigt mit sinkendem Sterberisiko von Schlaganfällen und Herzinfarkten. Schweden hat den höchsten Anteil älterer Menschen in ganz Europa, 5 % sind älter als 80 Jahre. Die schwedische Bevölkerung ist damit gesünder und älter

als der Durchschnitt in Europa (Eurostat 2016).
Wirtschaftskraft: Das Bruttoinlandsprodukt betrug 2017 nominal 538,6 Milliarden US Dollar (USD), das BIP/Einwohner 53.218 USD (Eurostat 2019).

- Informationen über Behinderung und Rehabilitation (Epidemiologie von Behinderung und Funktionsfähigkeit, bestehende Rehabilitationseinrichtungen, Rehabilitationsfachberufe Zugang, Finanzierung u. a.)
Epidemiologie von Behinderung: Zwei Millionen Menschen von jung bis alt, damit jeder fünfte, leben in Schweden mit einer leichten bis schweren Behinderung. Die Rechte Behinderter gelten in Schweden als vorbildlich. Behinderte werden staatlich unterstützt. Schüler werden meist in der Regelschule integriert und erhalten bei Bedarf eine kostenlose Assistenz (bis zu 8 Helfer rund um die Uhr im Schichtdienst), für behindertengerechte Umbauten in der Wohnung oder am Auto können Zuschüsse beantragt werden. Arbeitgeber, welche Behinderte beschäftigen, erhalten vom Staat Geld für den Lohn. Unselbständige Menschen mit schwerer Behinderung können in Wohngemeinschaften betreut werden (European Agency for Safety and Health at Work 2015).
Etwa 5 % der arbeitenden Bevölkerung (ca. 280.000) benötigen Rehabilitation, um erfolgreich für eine erneute Arbeitsfähigkeit rehabilitiert zu werden (European Agency for Safety and Health at Work 2015).
Bestehende Rehabilitationseinrichtungen: Aus einer tabellarischen Berichterstattung der WHO einer Website der Gesundheitsberichterstattung des Bundes liegt die stationäre Versorgung in Schweden für Krankenhäuser und Vorsorge- oder Rehabilitationseinrichtungen (stationäre Versorgung) – Rehabilitationseinrichtungen sind nicht separat aufgeführt – zuletzt in 2003 in Schweden mit 0,9/100.000 Einwohner im Europaweitem Vergleich deutlich unter dem Durchschnitt (im Jahr 2003 Deutschland mit 4,3 und der Schweiz mit 4,8 sowie 2011 in Deutschland mit 4,0 bzw. in der Schweiz mit 3,9 rückläufig) (Gesundheitsberichterstattung des Bundes 2019). Die Rehabilitationseinrichtungen sind nahe der Großstädte sehr gut für die verschiedensten Erkrankungen, Verletzungen oder Behinderungen vorhanden, allerdings für das gesamte Land mit geringer Besiedelungsdichte nicht flächendeckend zu leisten.
Rehabilitationsfachberufe: Ärzte, Physiotherapeuten, Ergotherapeuten, Pflegefachkräfte, Sozialarbeitern und Psychologen. Verantwortlich für die Rehabilitation ist die Ärztin/der Arzt (Berger, 2004).
Zugang: Die medizinische Indikation zur Medizinischen Rehabilitation erfolgt durch den behandelnden Arzt, es erfolgt eine Priorisierung mit Warteliste, der Arbeitgeber unterstützt mit gesetzlicher Verpflichtung die Organisation. Ohne vorhergehenden Akuteingriff kann eine berufliche/berufsbezogene Rehabilitation auch bei einer bestehenden Arbeitsunfähigkeit (AU) von sechs Monaten bei Rehabilitationsbereitschaft und -fähigkeit (v. a. psychosozial) eingeleitet werden. Eine soziale Rehabilitation kann bei anerkannter Behinderung geleistet werden (Zimmermann 2007).

- Informationen über die Gesetzeslage und das Gesundheits- und Sozialsystem (Verantwortlichkeiten, gesetzlich vorgeschriebene Angebote, Zielgruppen, Zugangskriterien etc.)
Der schwedische Staat legt Grundsätze und Ausrichtung der Gesundheitsversorgung fest. Die Sicherung der Grundversorgung ist dezentral den 21 Provinziallandtagen und einzelnen Gemeinden übertragen worden. Diese haben eine qualitativ hochwertige medizinische Versorgung für die Bevölkerung sicherzustellen. Durch die eigenständige dezentrale Planung existieren regionale Unterschiede. Ein Großteil der medizinischen Versorgung wird in Gesundheitszentren (dort arbeiten Fachärzte verschiedener Gebiete, Krankenschwestern,

Hebammen, Physiotherapeuten sowie andere medizinische Fachkräfte) geleistet, 25 % davon in privater Trägerschaft. Außerdem existieren als Anlaufstelle für werdende Mütter und Heranwachsende Akutkrankenhäuser, welche Eigentum der Provinziallandtage sind. Zur besseren Versorgung werden zu erbringende Leistungen auch an private Gesundheitsversorger (ca. 10 %) weitergegeben bzw. zugekauft (Berger 2004).

Die Kosten der schwedischen Gesundheitsversorgung betragen ca. 9 % des Bruttoinlandproduktes, diese werden zum Großteil vom Staat (davon 71 % aus Steuergeldern; 10,24 % des Bruttoarbeitslohn werden als Steuereinnahmen für das Gesundheitssystem verwendet) und nur zu 3 % von Patientengebühren finanziert. Die Patientengebühren betragen 80-150 SEK (oder mehr), eine Obergrenze ist auf 900 SEK bzw. ca. 85 €/12 Monate festgelegt, darüber hinaus erfolgt die Patientenbehandlung kostenlos. Für Arzneimittel wurde ebenfalls eine Obergrenze (1800 SEK bzw. ca. 170 €) festgesetzt. Die Gesundheitsversorgung ist damit für alle in Schweden lebenden Einwohner fast ausschließlich staatlich finanziert. Nur 5 % der Bevölkerung hat eine freiwillige Kranken-Zusatzversicherung abgeschlossen. Ein Schwachpunkt waren bislang lange Wartezeiten auf einen Arzttermin. 2005 wurde dann von der Regierung eine Behandlungsgarantie eingeführt. Damit sollte kein Patient (Berger 2004) bei Akutbeschwerden (in der Grundversorgung) länger als einen Tag auf einen Telefontermin (durch Pflegefachkraft oder Arzt), länger als sieben Tage auf einen notwendigen Arzttermin, auf Empfehlung der Grundversorgung (die meisten Provinziallandtage verlangen keine Überweisung durch die Grundversorgung) länger als drei Monate auf einen Termin beim Spezialisten (Facharzt), seine elektive Behandlung warten müssen, dies wird nun für zumindest 80 % erreicht (Berger 2004).

Für Rehabilitationsleistungen – Ziel ist vor allem wieder eine Arbeitsfähigkeit zu erlangen – ist an erster Stelle der Arbeitgeber verantwortlich, für Arbeitsbezogene Rehabilitation (z. B. Arbeitsplatzanpassung, Workhardening), für Berufliche Rehabilitation (z. B. ggf. notwendige Umschulung, Ausbildung) und Soziale Rehabilitation (Berger 2004).

Neben dem Arbeitgeber sind als Rehabilitationsträger die staatliche Gesundheitsversorgung, die koordinierende allgemeine Sozialversicherung bzw. Sozialversicherungsagentur der Regierung, der Arbeitsmarktdienst und die Unfallversicherung zu nennen. Die Sozialversicherungsagentur, eine für die Sozialversicherung zuständige Regierungsbehörde, organisiert die Rehabilitationsleistungen. Jeder, der in Schweden lebt oder arbeitet, hat Anspruch auf Sozialversicherung, und die Agentur stellt sicher, dass die Personen die Leistungen und Zulagen erhalten, auf die sie Anspruch haben. Die Agentur ist für die Koordinierung der verschiedenen Rehabilitationsmaßnahmen verantwortlich, die eine Person benötigt, um wieder arbeiten zu können (Zimmermann 2007). Die Sozialversicherung übernimmt neben den Koordinationsaufgaben die Trägerschaft nur im Falle aktueller Arbeitsunfähigkeit und Invalidität. Für die darüber hinausgehenden Maßnahmen und die Rehabilitation nach einer stationären Akutversorgung ist der staatliche Gesundheitsdienst zuständig (Zimmermann 2007).

Bei der Notwendigkeit zu beruflicher Veränderung ist für berufliche Rehabilitation (z. B. Umschulung) der Arbeitsmarktdienst (dieser nicht für arbeitsbezogene Rehabilitation, wie z. B. Arbeitsplatzanpassung), die Sozialversicherung und der Arbeitgeber verantwortlich, bei beruflich bedingten Verletzungen und Erkrankungen ist die Unfallversicherung zuständig (Zimmermann 2007).

- Informationen über relevante Nichtregierungsorganisationen mit Aktivitäten in

der Rehabilitation (z. B. Projektträger von Rehabilitationsprojekten, Verbände von Menschen mit Behinderungen, Berufsverbände)
Wie im letzten Punkt beschrieben, hat der Arbeitgeber als Nichtregierungsorganisation zusammen mit den Regierungsorganisationen die Rehabilitation zu organisieren. Ein Krankenversicherungs- oder Rentenversicherungssystem (wie wir dies in Deutschland kennen) existiert in Schweden nicht.

11.4.2 Asien (hier mit den Beispielen China und Indonesien als Schwellenländer)

China

Analyse von Rehabilitationssystemen auf nationaler Ebene in China (wie von Gutenbrunner und Nugraha 2018 vorgeschlagen):

- Generelle Informationen über das Land (z. B. Bevölkerung, Wirtschaftskraft, Epidemiologie)
Die Volksrepublik China ist mit 1,4 Milliarden Einwohnern das bevölkerungsreichste Land der Welt und von der Fläche mit knapp 9,6 Millionen km^2 das viert größte Land der Erde (GIZ 2019). Die Wirtschaftskraft wächst in den letzten Jahren 2008–2018 (Statistia 2019) fast linear und hat sich gemessen mit dem BIP pro Kopf nominal von je gerundet 3.500 auf 9.600 US Dollar fast verdreifacht. In der Liste der größten Volkswirtschaften mit den Länderbezogenen größten BIP in 2018 (Statista 2019) liegt China (13,4 Milliarden USD) hinter USA (20,5 Milliarden USD) an zweiter Stelle, gefolgt von Japan (5 Mill. USD) und Deutschland (4 Mill USD). Es liegt im BIP pro Kopf (Vergleich von 2017, BIP kaufkraftbereinigt) im Landesdurchschnitt mit 16.700 USD aber noch deutlich hinter den Top-Industrienationen USA (59.800 USD), Deutschland (50.500 USD) und Japan (42.900 USD) zurück. Das Vermögen ist in China weiterhin sehr ungleich verteilt, von der Anzahl der Milliardäre und Millionäre gehört China bereits zu den Top 5 weltweit, die Region Hongkong liegt hier an der Spitze (hier liegt das BIP pro Kopf mit 46.100 USD über dem deutschen Durchschnitt).
Im Jahr 2016 wurde von der Kommunistischen Partei Chinas und vom Staatsrat der Plan Healthy China 2030 veröffentlicht. Die Lebenserwartung soll bis zum Jahr 2030 auf 79 Lebensjahre steigen. Im Jahr 2015 wurde sie auf 76,34 Jahre, bei der Gründung der VR China noch auf 40 Jahre beziffert (State Council of the People's Republic of China, 2016).
In der VR China werden laut Albert (2017) 90 % der Krankenbehandlungen in Krankenhäusern durchgeführt, sodass es fast keine freien Ärzte gibt, d. h. für jede kleine Erkrankung wird das Krankenhaus aufgesucht. 2016 existierten landesweit rund 29.140 Krankenhäuser, etwa 4.000 Kliniken für traditionelle chinesische Medizin, 36.795 Krankenstationen, 34.327 örtliche Gesundheitsstationen und 216.187 Ambulanzen. Insgesamt verfügte die Volksrepublik China 2016 über sieben Millionen Krankenhausbetten. Die Qualität der Behandlung kann nur in den Metropolen wie z. B. Peking mit den westlichen Standards verglichen werden.
- Informationen über Behinderung und Rehabilitation (Epidemiologie von Behinderung und Funktionsfähigkeit, bestehende Rehabilitationseinrichtungen, Rehabilitationsfachberufe Zugang, Finanzierung u. a.)
In China leben mit über 85 Millionen Menschen über 6,5 % mit Behinderung, die Mehrheit von ihnen unter sehr schwierigen Bedingungen (Handicap international, 2019).

Laut einer aktuellen Umfrage zum Thema Behinderung (handicap-international.de) liegt das durchschnittliche Jahreseinkommen von Menschen mit Behinderung bei weniger als 50 % des nationalen Durchschnittseinkommens. Nur ein Drittel der Menschen mit Behinderung, die Rehabilitationsmaßnahmen benötigen, hat auch Zugang zu ihnen – Physiotherapeuten und Ergotherapeuten sind nur an wenigen überwiegend in privater Trägerschaft organisierten Krankenhäusern/Rehabilitationszentren (z. B. in Honkong) zu finden – und nur 20 % derer, die auf eine Mobilitätshilfe (wie eine Prothese oder einen Rollstuhl) angewiesen sind, verfügen über die finanziellen Mittel, diese zu kaufen. Das Bildungssystem und die Arbeitswelt sind für Menschen mit Behinderung ebenfalls nur schwer zugänglich (Handicap international 2019).

Zwar befindet sich das Land in einem Modernisierungsprozess, doch das schnelle Wirtschaftswachstum wird vom Auftreten neuer Ungleichheiten begleitet. Eine der beunruhigenden Folgen ist die wachsende Ungleichheit zwischen den armen Regionen im Landesinneren und den reichen Regionen im Osten und Süden. Auch im Westen des Landes leben zahlreiche Menschen unter der Armutsgrenze. Die Menschen mit Behinderung in dieser Region sind besonders schutzbedürftig. Darüber hinaus wird China oft von Naturkatastrophen heimgesucht und die Provinzen sind regelmäßig von Erdbeben und starken Überflutungen betroffen (Handicap international 2019).

Derzeit besteht in China ein wachsender Bedarf an Rehabilitationsmaßnahmen. Die Rehabilitation ist jedoch seit Jahrzehnten unterentwickelt. Seit Ende 2010 wurden vom chinesischen Gesundheitsministerium Pilotprogramme in 46 Städten (Bezirken) von 14 Provinzen initiiert, um formelle Vorkehrungen zur Erleichterung der Bereitstellung einer kontinuierlichen medizinischen Rehabilitationsversorgung für örtliche Gemeinden zu treffen. Nach zweijähriger Pilotarbeit wurde eine Evaluierung von Forschern durchgeführt (Xiao et al. 2017).

Viele Pilotprogramme förderten öffentlich-private Partnerschaften bei der Durchführung von Rehabilitationsmaßnahmen. Private Krankenhäuser haben sich dabei als eine Stütze bei der Organisation von Rehabilitationsmaßnahmen entwickelt. Aufgrund der fehlenden Absicherung durch die Politik hatten jedoch viele private Krankenhäuser Personalmangel und Schwierigkeiten, als Krankenhäuser für öffentliche Krankenkassen ausgewiesen zu werden. Infolgedessen konnten die meisten privaten Krankenhäuser keine große Rolle bei der Förderung der Rehabilitation spielen (Xiao et al. 2017).

Einige Schlüsselfragen wurden von den Forschern nach eingehenden Interviews und Diskussionsrunden mit den wichtigsten Akteuren der lokalen Pilotprogramme definiert und gemeldet (Xiao et al. 2017):

- Unterentwickeltes soziales Rehabilitationsnetzwerk
- Mangel an angemessener Unterstützung für Zahlungs- und Preisrichtlinien
- Langsame Entwicklung der Rehabilitationsmedizin mit starkem Personalmangel
- Schwere Krankheitslast aufgrund des fehlenden finanziellen Schutzes der Patienten
- Überwachung und Aufsicht für öffentlich-private Partnerschaften erforderlich

- Informationen über die Gesetzeslage und das Gesundheits- und Sozialsystem (*Verantwortlichkeiten, gesetzlich vorgeschriebene Angebote, Zielgruppen, Zugangskriterien etc.*) sowie Informationen über relevante Nichtregierungsorganisationen mit Aktivitäten in der Rehabilitation (*z. B. Projektträger von Rehabilitationsprojekten, Verbände von Menschen mit Behinderungen, Berufsverbände*).

Auch mit den angestoßenen Pilotprogrammen ist die Rehabilitationsmedizin in China trotz einiger folgend beschriebenen Zuständigkeiten weit von den Standards der westlichen Industrienationen entfernt (Xiao et al. 2017).

In China wurde die Bereitstellung von Rehabilitationsdiensten vor allem in Provinzen und Gemeinden dezentralisiert. Darüber hinaus waren neben den Gesundheitsministerien mehrere Ministerien an der Rehabilitationsversorgung beteiligt. Der Behindertenverband (DPF, Disabled people federation) ist für die Versorgung der behinderten Menschen zuständig. Die nationale Gesundheits- und Familienplanungskommission (NHFPC, National Health and Family Planning Commission) ist für die Bereitstellung von Gesundheitsdiensten einschließlich Rehabilitationsmaßnahmen zuständig. Das Ministerium für Humanressourcen und soziale Sicherheit (MOHRSS, Ministry of Human Resources and Social Security) finanziert die Rehabilitationsversorgung für arbeitsbedingte Verletzungen. Das Ministerium für zivile Angelegenheiten (MCF, Ministry of Civil Affairs) ist für die Subventionierung der Rehabilitation älterer Menschen zuständig (Xiao et al. 2017).

Um der steigenden Nachfrage nach Rehabilitationsleistungen gerecht zu werden, hat die chinesische Regierung die Bereitstellung von Rehabilitationsleistungen seit 2009 als Hauptbestandteil der Reform des Gesundheitssystems ausgewiesen und im 12. Fünfjahresplan für die gesundheitliche Entwicklung die Anforderungen für die Entwicklung von Rehabilitationsleistungen festgelegt.

Anfang 2013 haben die DPF und das Gesundheitsministerium gemeinsam die Bekanntmachung über die Erleichterung der Zusammenarbeit zwischen Einrichtungen für die Rehabilitation Behinderter und Einrichtungen für medizinische Rehabilitation veröffentlicht, mit der die Integration von Einrichtungen für die Rehabilitation Behinderter und Dienstleistungen für medizinische Rehabilitation gefördert werden soll (Xiao et al. 2017).

Abbildung 11.1 zeigt den Rahmen des Rehabilitationsnetzwerks in China. Das medizinische Rehabilitations-Netzwerk besteht aus vier miteinander verbundenen Teilen: klinische Rehabilitation, berufliche Rehabilitation, Rehabilitation für Behinderte und Rehabilitation von Patienten mit Langzeiterkrankungen und der Behandlung älterer Menschen. Die klinische Rehabilitation ist zentraler Bestandteil des gesamten Rehabilitationsnetzwerks. Für Patienten mit verschiedenen Rehabilitationsbedürfnissen, wie z. B. Patienten mit Arbeitsunfällen, Langzeiterkrankungen und geriatrischen Erkrankungen und für Patienten mit Behinderungen wurden verschiedene Teilnetzwerke entwickelt. Diese Netzwerke überlappen sich, um die Kommunikation zwischen der Gemeinde und den Haushalten zu gewährleisten und Prävention von Behinderungen sicher zu stellen. Die Diagnosestellung und Behandlung von Patienten mit unterschiedlichen medizinischen Rehabilitationsbedürfnissen soll mit den zwei verschiedenen übereinander dargestellten Stufen (1. Schwerpunkt Prävention von Behinderung, 2. Behandlung und Rehabilitation) klinischer Einrichtungen (Zentren, Kliniken) geleistet werden (Xiao et al. 2017).

In Gesprächen mit lokalen politischen Entscheidungsträgern stellten die Untersucher der Pilotprogramme fest, dass sich viele Regierungsbehörden, insbesondere die DPF und die Büros für zivile Angelegenheiten, nachdrücklich für den Aufbau eines sozialen Versorgungsnetzwerks aussprechen, das sich auf die medizinische Rehabilitation konzentriert und durch Behindertenmanagement, Rehabilitation für ältere Menschen usw. ergänzt wird. Aufgrund fehlender gesetzgeberischer und politischer Unterstützung konnten die lokalen Programme die vorhandenen Ressourcen für

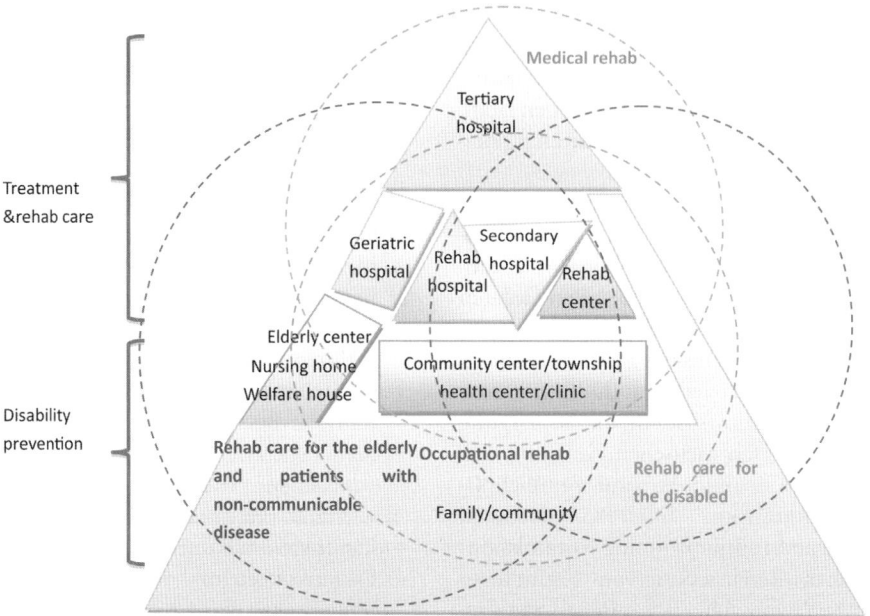

Abb. 11.1: Grafik zum derzeitigen System der Rehabilitationsversorgung in China (Xiao et al. 2017)

die Bereiche Beschäftigung, Behinderung, medizinische Rehabilitation und Rehabilitation für ältere Menschen jedoch meist nicht integrieren. Sie konnten daher weder ein soziales Rehabilitationssystem entwickeln noch die regionalen Ressourcen effektiv nutzen (Xiao et al. 2017).

Indonesien

Die Prävalenz von Menschen mit Behinderungen in der insgesamt sehr jungen Bevölkerung von Indonesien wird mit 4,3 % beziffert (Nugraha et al. 2018), ein Wert der weit unterhalb der Schätzungen der WHO zur weltweiten Prävalenz von Behinderung liegt (WHO & World Bank 2011). Bei Menschen über 50 Lebensjahren wird die Behinderungsprävalenz mit 23 % und bei über 70-Jährigen sogar mit 70 % angegeben. Als Hauptursachen werden Störungen des Sehens gefolgt von Störungen des Hörens, der Mobilität und der Selbstversorgung angegeben. Was andere Krankheiten angeht, die zu Behinderung führen können und häufig zu einem Bedarf an Rehabilitation führen, steht der Schlaganfall an erster Stelle, gefolgt von Krebserkrankungen, koronarer Herzkrankheit und Diabetes mellitus.

Indonesien hat ein nationales Gesundheitssystem, in dem auch rehabilitative Interventionen und Hilfsmittel finanziert werden (WHO 2017). Darüber hinaus gibt es in Indonesien auch private Krankenversicherungen, von denen allerdings nur ein Teil rehabilitative Maßnahmen einschließen. Die klinische Versorgung wird in drei Typen unterteilt (*Typ A: hochspezialisierte Krankenhäuser; Typ B: Regionskliniken und Typ C: städtische Kliniken*). In allen diesen Typen sind Rehabilitationsmaßnahmen möglich, wobei keine Statistiken über den realen Versorgungsgrad vorliegen. In Indonesien gibt es alle relevanten Rehabilitationsfachberufe einschließlich Ärzte/innen für Physikalische und Rehabilitative Medizin, Physiotherapeuten/innen, Ergotherapeuten/innen, Orthopädietechniker/innen und Logopäden/innen: Die meisten medizinischen Fakultäten haben akademische Abteilungen für Rehabilitationsmedizin. Darüber hinaus ist in zahlreichen Kommunen gemeindenahe Rehabilitation verfügbar, in denen überwiegend engagierte Laien tätig sind, die aber qualitativ gute Fortbildungsangebote haben und mit den professionellen Rehabilitationsdiensten eng zusammenarbeiten. In einem Land mit häufigen und schweren Naturkatastrophen ist es darüber hinaus wichtig, dass Rehabilitationsmediziner/innen auch in der Katastrophenversorgung involviert werden, was durch die indonesische Fachgesellschaft für Physikalische und rehabilitative Medizin (*PERDOSRI*) gewährleistet wird.

Bei einer insgesamt guten Qualität der rehabilitativen Versorgung in Indonesien kann allerdings nicht verschwiegen werden, dass es große regionale Unterschiede gibt und insbesondere in ländlichen Gebieten und den z.T. schwer zugänglichen Inseln die Versorgung noch unzureichend ist. Hier und auch bei der Frage der notwendigen Kapazitäten und der lückenlosen Versorgungskette werden systematische Analysen des Rehabilitationssystems empfohlen (Nugraha et al. 2018).

11.4.3 Afrika: Ghana als Land mit geringem Einkommen

Ghana

Die Prävalenz von Behinderung in Ghana bei einer Gesamtbevölkerung von 28 Millionen wird bei Männern auf 6,2 % und bei Frauen auf 10,6 % geschätzt. Als wesentliche Ursache werden Einschränkungen des Sehens, des Hörens und andere körperliche Schäden angegeben (Tuakli-Wosornu & Haig 2014). Bei Kindern wird die Zahl von Behinderungen auf 14–16 % geschätzt.

In Ghana sind eine Reihe von Organisationen von Menschen mit Behinderungen aktiv. Sie arbeiten in der Ghana Federation of the Disabled zusammen (Dadzie et al. 2012). Eine Reihe von – überwiegend kirchlichen – Organisationen unterstützen den Aufbau von Rehabilitationseinrichtungen in Ghana (Tuakli-Wosornu & Haig 2014).

Im Jahr 2006 wurde ein Gesetz verabschiedet, das die Rechte der Menschen mit Behinderung schützen soll. Seine Auswirkungen werden allerdings als gering beschrieben, vor allem weil es eine Reihe von Barrieren in den negativen Einstellungen der Bevölkerung, den Umweltbedingungen und innerhalb von Organisationen gibt. So wird die aktive Teilhabe von Frauen an der Gesellschaft und in der Arbeitswelt z.B. durch ihre traditionelle Rolle als Mütter und in der Familie behindert. Auch dominiert innerhalb der Bevölkerung ein spirituell geprägtes Bild von Behinderung (*Behinderung als Strafe Gottes*), was zusammen mit Einstellungen der Organisationen der Menschen mit Behinderung, die nicht »versorgt« werden möchten, den Aufbau von Rehabilitationseinrichtungen erschwert. Auch ist die eher passive Einstellung der Menschen in Ghana, die für sich keine Forderungen nach einer rehabilitativen Versorgung stellen, zusammen mit der sozialen Stigmatisierung der Entwicklung von Rehabilitationsprogrammen nicht förderlich (Tuakli-Wosornu & Haig 2014).

Was die Umweltbedingungen angeht, so sind bedingt durch die relativ schlechte Infrastruktur die meisten Wege nicht befestigt und somit für Menschen mit Gehilfen und auch mit Rollstühlen praktisch unpassierbar. Auch ist das öffentliche Transportsystem nicht barrierefrei ausgestattet. Schließlich sind wegen der geringen Technisierung die körperlichen Anforderungen an das tägliche Leben für das Individuum sehr hoch, so dass Menschen mit Beeinträchtigungen sich hohen Umweltbarrieren gegenübersehen (Tuakli-Wosornu & Haig 2014).

Was die rehabilitative Versorgung angeht, so muss zunächst ein Mangel an Fachkräften konstatiert werden. So wird angegeben, dass bisher nur eine Fachärztin für Physikalische und Rehabilitative Medizin in Ghana arbeitet (Tannor 2019). So wird die rehabilitative Versorgung fast ausschließlich von Physiotherapeuten/innen getragen. Auch gibt es in Ghana keine oder nur vereinzelte Ergotherapeuten/inne und Logopäden/innen. Während es in der Hauptstadt Accra und in Kumasi immerhin eine gute Versorgung von Unfallverletzten und Menschen mit akuten Erkrankungen gibt, fehlen auch hier stationäre Rehabilitationsabteilungen. In der Krankenversicherung gibt es keine Vergütung für rehabilitative Interventionen, die somit ausschließlich direkt bezahlt werden müssen. Die Versorgung mit Hilfsmitteln ist ebenfalls unzureichend, wenngleich in diesem Bereich einige internationale Hilfsorganisationen mit Projekten aktiv sind.

Zusammenfassend muss festgestellt werden, dass es in Ghana keinerlei flächendeckende und systematisch aufgebaute Rehabilitation gibt und dass durch die gering entwickelte Infrastruktur und durch Barrieren in den negativen sozialen Einstellungen der Menschen die Lebenssituation von Menschen mit Behinderungen außerordentlich prekär ist. Immerhin gibt es gesetzliche Grundlagen diese zu verändern und einige Initiativen um Rehabilitation aufzubauen. Allerding sind auch diese unterfinanziert. Diese Situation, die in anderen Ländern ähnlich ist, muss für die internationale Gemeinschaft ein dringender Aufruf sein, den Aufbau eines Rehabilitationssystems durch Ausbildung von Fachkräften sowie durch technische und finanzielle Mittel zu unterstützen.

11.5   Internationale Organisationen

Bei den für die Entwicklung der Rehabilitation wichtigen internationalen Organisationen muss zwischen Regierungsorganisationen und Organisationen der Zivilgesellschaft unterschieden werden.

Bei den Regierungsorganisationen spielt die WHO (wie oben erwähnt) eine zentrale Rolle bei der Definition, Positionierung und Ausgestaltung der Rehabilitation (*Resolution on Disability (2013); World Report on Disability (2012); Global Disability Action Plan 2014–2021 (2014), Rehabilitation 2030 – a call for action (2017); Recommendation Rehabilitation in Health Systems (2017)*). Aber auch andere UN-Agenturen wie die International Labour Organisation (*ILO*) und die World Bank sind in die Entwicklung der Rehabilitation involviert. Auf UN Ebene ist neben der UN-Konvention der Rechte von Menschen mit Behinderung sowie deren Nachfolgeaktivitäten die Formulierung der Sustainable Development Goals (*SDG*) von großer Bedeutung.

Das Ziel Nummer 3 »Good Health and Wellbeing« ist eine wichtige Basis für die Weiterentwicklung von Rehabilitation und zwar nicht nur wegen der Möglichkeit die Gesundheit von Bevölkerungen zu verbessern, sondern auch wegen ihrer Bedeutung für die Gleichberechtigung verschiedener Menschengruppen sowie die Wirtschaftliche Entwicklung (*insbesondere in Ländern mit geringen Einkommen*)(UNDP 2015).

Bei den Nichtregierungsorganisationen ist ein weites Spektrum von Organisationen für die Weiterentwicklung der Rehabilitation aktiv. Das Spektrum reicht von Organisationen von Menschen mit Behinderungen über Organisationen für eine krankheitsspezifische Versorgung bis hin zu den Organisationen von Fachberufen in der Rehabilitation. Hinzu kommt eine große Zahl von Nichtregierungsorganisationen, die konkrete Implementationsprojekte der rehabilitativen Versorgung weltweit finanzieren und durchführen. Ein sehr junger Zusammenschluss einer Reihe dieser Organisation ist die Global Rehabilitation Alliance, die 2018 in Genf gegründet worden ist.

11.6   Schlussfolgerung und Ausblick

Insgesamt zeigt sich, dass auf internationaler Ebene ein zunehmend weiter Konsens darin besteht, dass die Rehabilitation ausgebaut werden muss, mit dem Ziel, dass jeder Mensch, der Behinderung aufgrund von Unfällen, chronischen oder angeborenen Erkrankungen erlebt, Zugang zu einer hochqualifizierten Versorgung erhält. Diese muss alle Bereiche und Phasen der Gesundheitsversorgung einschließen. Was die Vorhaltung und Ausgestaltung von Rehabilitationsmaßnahmen angeht, so ist die Situation in verschiedenen Ländern extrem heterogen. So gibt es Länder, in denen praktisch keine rehabilitative Versorgung vorhanden ist und auch rehabilitative Fachberufe fehlen, in denen aber der Ansatz einer gemeindebasierten Rehabilitation eine zunehmende Bedeutung erlangt (*wie z. B. in zahlreichen Ländern Afrikas südlich der Sahara*). In anderen Ländern befindet sich das Rehabilitationssystem im Aufbau. Es steht aber nur Teilgruppen der Bevölkerung zur Verfügung (z. B. in den Städten oder für Angehörige bestimmter Bevölkerungsgruppen). Diese Situation findet sich in den meisten sogenannten Schwellenländern. Last but not least gibt es in den industrialisierten Ländern Konzepte, die aber höchst unterschiedliche Ansätze verfolgen: so ist in Skandinavien die Rehabilitation sehr nah an der akuten und postakuten Versorgung orientiert, während bei chronischen Erkrankungen kaum Rehabilitation vorgehalten wird. Anders sieht die Situation in vielen zentral- und osteuropäischen Ländern aus, in denen die intermittierende Rehabilitation bei chronischen Erkrankungen im Vordergrund steht und die meist in speziellen stationären Einrichtungen (*Rehabilitationskliniken*) durchgeführt wird. Hier setzt sich die Rehabilitation in der Akutphase (*z. B. Krankenhäusern*) nur sehr langsam durch. Große Unterschiede bestehen auch im Vorhandensein von Rehabilitationsfachberufen. Während die Physiotherapie in den meisten Ländern (*wenn z. T. auch nur rudimentär*) verankert ist, gibt es in vielen Ländern keine Fachärzte/innen für Physikalische und rehabilitative Medizin und keine Ergotherapeuten/innen. Auch ist die Dichte von Rehabilitationsberufen extrem divers (WHO 2014).

Ähnlich groß sind die Unterschiede bei der Versorgung mit assistiven Technologien wie z. B. Rollstühlen und Prothesen. Dabei reicht das Spektrum von der einfachen aus Holz oder Kunststoff gefertigten Prothese bis hin zu elektronisch gesteuerten High-tech Prothese.

Zur Verbesserung der Versorgung in Ländern mit fehlender oder unzureichender Versorgung sollten dringend mehr Implementationsprojekte durchgeführt werden, die mehr sein müssen als der Aufbau einzelner Einrichtungen und die Implementation der Rehabilitation als zentrale Gesundheitsstrategie beinhalten müssen. Hier sollte eine enge internationale Zusammenarbeit gestärkt und eine enge Zusammenarbeit mit Nichtregierungsorganisationen gefördert werden. In Ländern mit einer existierenden Rehabilitationsversorgung sollte anhand der Kriterien der Versorgung auf allen Ebenen und als Kontinuum Analysen der Versorgungsrealität vorgenommen und gegebenenfalls bestehende Lücken geschlossen werden. Diese Maßnahmen sollten optimaler Weise auch wissenschaftlich begleitet werden (WHO 2015), da auch die Politik Evidenz für ihr Handeln benötigt.

Literatur

Albert, F. (2018): Krankenhäuser in China: Gigantisch. Exotisch. Inspirierend. Bibliomed-Medizinische Verlagsgesellschaft mbH. S. 1082 f.

Berger, Y. (2004): Die Grundversorgung in Schweden. Managed Care in Europa 8: 10– 12.

Dadzie, J., Abdul-Aziz, AR. and Kwame A. (2012): Performance of Consultants on Government Projects in Ghana: Client and Contractor Perspective. International Journal of Business and Social Research 2: 256–267.

Deutsche Gesellschaft für Internationale Zusammenarbeit (GIZ) GmbH. Das Länderinformationsportal – China. (Available from: https://www.liportal.de/china/wirtschaft-entwicklung/).

Eurostat. BIP pro Kopf in KKS. 2019. (Available from: https://ec.europa.eu/eurostat/tgm/table.do?tab=table&init=1&language=de&pcode=tec00114&plugin=1).

Eurostat. Healthy life years statistics. 2016. (Available from: https://ec.europa.eu/eurostat/statistics-explained/index.php?title=Healthy_life_years_statistics#Healthy_life_years_at_birth).

Gesundheitsberichterstattung des Bundes. Krankenhäuser/Vorsorge- und Rehabilitationseinrichtungen [WHO Health Data]. 2019. (Available from: http://www.gbe-bund.de/gbe10/abrechnung.prc_abr_test_logon?p_uid=gast&p_aid=0&p_knoten=FID&p_sprache=D&p_suchstring=9065::Schweden).

Gutenbrunner, C., Bickenbach, J., Kiekens, C., Meyer, T., Skempes, D., Nugraha, B., Bethge, M., Stucki, G. (2015): ISPRM Diskussion Paper: Proposing dimensions for an international classification system for service organisation in health-related rehabilitation. J Rehabil Med 47: 809–815.

Gutenbrunner, C., Boya, B. (2018): Principles of Assessment of Rehabilitation Services in Health Systems: Learning from experiences. J Rehabil Med; 50(4): 326–332.

Handicap international e. V. China. (Available from: https://handicap-international.de/de/land/china).

Nugraha, B., Setyono, GR., Defi, IR., Gutenbrunner, C. (2018): Strengthening rehabilitation services in Indonesia: A brief situation analysis. J Rehabil Med 50: 377–383.

Reiches, ungerechtes Hongkong [editorial]. Zeit online. 2014. (Available from: https://www.zeit.de/wirtschaft/2014-10/hongkong-china-proteste).

State Council of the People's Republic of China. Healthy China 2030. (Available from: http://english.gov.cn/).

Statista GmbH. China: Wachstum des realen Bruttoinlandsprodukts (BIP) von 2008 bis 2018 (gegenüber dem Vorjahr). (Available from: https://de.statista.com/statistik/daten/studie/14560/umfrage/wachstum-des-bruttoinlandsprodukts-in-china/).

Statistiska centralbyrån. Sweden – Popular statistics. 2017. (Available from: https://www.scb.se/en/).

Tannor, A. (2019): The Organizations of Physical and Rehabilitation Medicine in The World: Physical and rehabilitation Medicine in Africa. J Int Soc Phys Rehabil Med.

Tuakli-Wosornu, YA., Haig, AJ. (2014): Implementing the World report on Disability in West Africa – Challenges and Opportunities. Am J Phys Med Rehabil: 93: 50–57.

United Nations Development Program. Systainable Development Goals. 2015. (Available from: https://www.undp.org/content/dam/undp/library/corporate/brochure/SDGs_Booklet_Web_En.pdf).

United Nations. Resolution adopted by the General Assembly on 13 December 2006. 2006. (Available from: https://www.un.org/ga/search/view_doc.asp?symbol=A/RES/61/106).

World Health Organisation & World Bank. World Report on Disability. 2011. (Available from: http://www.who.int/disabilities/world_report/2011/en/).

World Health Organisation. Erklärung von Alma-Ata. 1978. (Available from: http://www.euro.who.int/__data/assets/pdf_file/0017/132218/e93944G.pdf?ua=1).

World Health Organisation. International classification of functioning, disability and health. 2001. (Available from: http://apps.who.int/gb/archive/pdf_files/WHA54/ea54r21.pdf?ua=1).

World Health Organisation. Monitoring the building blocks of health systems: a handbook of idnicators ans their measurement strategies. 2010. (Available from: https://www.who.int/healthinfo/systems/WHO_MBHSS_2010_full_web.pdf).

World Health Organisation. Rehabilitation in health systems. Geneva; 2017. (Available from: https://apps.who.int/iris/bitstream/handle/10665/254506/9789241549974-eng.pdf?sequence=8).

World Health Organisation. Universal health coverage. 2018. (Available from: http://apps.who.int/gb/ebwha/pdf_files/EB144/B144_14-en.pdf).

World Health Organisation. WHO Global disability action plan. 2015. (Available from URL: http://www.who.int/disabilities/actionplan/en/).

World Health Organization, Regional Office for South-East Asia. The Republic of Indonesia health system review. Health systems in transition. 2017. Vol 7, Number 1. (Available from:

https://apps.who.int/iris/bitstream/handle/10665/254716/9789290225164-eng.pdf).

Xiao, Y., Zhao, K., Ma, Z-X., Li, X., Qiu, Y-P. (2017): Integrated medical rehabilitation delivery in China. Chronic diseades and Translational Medicine 3: 75–81.

Zimmermann, M. (2007): Funktionen, Konzepte und Strukturen der Rehabilitation in Deutschland, England, Schweden und der Schweiz – Ansätze einer Methodik der vergleichenden Rehabilitationsforschung [Dissertation]. Halle-Wittenberg: Martin-Luther-Universität.

> **Perspektiven und Handlungsempfehlungen für das Reha-Management**
>
> - Internationale Vergleiche von Leistungen der Vorsorge- und Reha-Medizin sind aufgrund unterschiedlicher Systemstrukturen von begrenztem Informationswert und müssen im Kontext der jeweiligen Zuständigkeitsregelungen, politischen Zielstellungen und Refinanzierungssystem beurteilt werden.
> - Von einem reinen Kennzahlenvergleich ist abzuraten. Empfehlenswert ist dagegen, gezielt nach »Best Practices« zu suchen, die – nach Anpassung an die Besonderheiten des deutschen Gesundheitssystems – die Wettbewerbsposition einer Reha-Klinik verbessern können.
> - Wie in anderen Ländern zu beobachten ist, werden Akutbereich und Rehabilitation zumindest in einigen medizinischen Feldern (z. B. Neurologie, Kardiologie, Orthopädie) enger zusammenwachsen. Von daher ist es empfehlenswert, sich als Reha-Manager frühzeitig um derartige Kooperationen zu bemühen: z. B. durch Etablierung spezieller chirurgischer Leistungen in der Reha-Klinik oder durch eigene rehabilitative Betreibermodelle in einem Akutkrankenhaus.

Agenda Rehabilitation 2025

York Dhein und Wilfried von Eiff

Das Management in der medizinischen Rehabilitation ist auf stabile, zugleich zukunftsweisende Rahmenbedingungen angewiesen, um auch in Zukunft seiner gesellschaftlichen Aufgabe gerecht werden zu können. Rahmenbedingungen zu schaffen, liegt in der Verantwortung der Politik. Demografischer Wandel, fortschreitende Digitalisierung, neue Diagnose- und Eingriffstechniken in der Akut-Medizin und damit erweiterte Aufgaben der Rehabilitation erfordern eine grundlegende versorgungspolitische Neuausrichtung und nachhaltige Gestaltung des regulatorischen Rahmens.

Aus der täglichen Praxis des Rehabilitation-Managements ergeben sich dafür zahlreiche Ansatzpunkte. Die folgenden programmatischen Überlegungen wollen einen Beitrag zu der Diskussion leisten, welche Weichenstellungen für eine zukunftsfähige, qualitativ hochwertige, gesellschaftlich nützliche Rehabilitation in den nächsten Jahren angegangen werden sollten.

1. Wertorientiertes System der Rehabilitation stärken

In einem wertorientierten Gesundheitssystem stehen Patienten-Outcome, Service-Leistungen und Zugang zum System als Wertkomponenten den Kosten der Versorgung gegenüber.

In dem Maß, in dem Rehabilitation medizinischer, pflegeintensiver und ausstattungsintensiver wird, ist dafür Sorge zu tragen, dass diese Ausweitung der Leistungsanforderungen auch angemessen vergütet wird.

Leistungen, die sich nicht wirtschaftlich darstellen lassen, werden sonst vom Markt verschwinden und für die Rehabilitation fehlen.

Deshalb muss das derzeitige System der Vergütung von Rehabilitationsleistungen grundlegend reformiert werden. Ein transparentes, faires und leistungsrechtes Vergütungssystem

- berücksichtigt den Schweregrad der Erkrankung und somit den Aufwand in der Medizin, Pflege und Therapie sowie Besonderheiten wie Infektionen
- ist betriebswirtschaftlich kalkuliert und wird periodisch aktualisiert
- misst dem Faktor Qualität einen hohen Stellenwert zu
- vermeidet den Fehler der Komplexität des DRG Systems in der Akutmedizin
- fördert schlanke, bürokratiearme Prozesse z. B. durch den Wegfall des Genehmigungsvorbehaltes der Kostenträger bei AHB

2. Standards in der Digitalisierung verbindlich machen

Die enormen Potentiale der Digitalisierung in der Gesundheitsversorgung lassen sich nur heben, wenn verbindliche Standards für Datenübertragung, Datenspeicherung, Datenschutz und Schnittstellenkompatibilität geschaffen werden.

Standards sind zudem in der Lage, die Anbietervielfalt und Chancengleichheit im Qualitätswettbewerb zwischen Einzeleinrichtungen und großen Klinikketten zu fördern. Große Player können sich Ihre Standards selbst schaffen, darüber zusätzliche Marktmacht entfalten, den Konzentrationsprozess forcieren und die Innovationsdynamik drosseln.

Standards für die Digitalisierung im Gesundheitswesen sind eine wesentliche Voraussetzung dafür, dass Deutschland im weltweiten Vergleich und im internationaler werdenden Wettbewerb auch im Gesundheitsmarkt aufholen kann.

Gesundheitsversorgung 4.0 bedeutet neue Versorgungs-Settings und Therapieoptionen, die neue ökonomisch sowie medizinisch attraktive Geschäftsmodelle ermöglichen:

- Apps zur Vorsorge und zur Rehabilitation und Nachsorge
- Therapie unterstützender Einsatz von Robotics, z. B. zur Unterstützung der Physiotherapie nach Schlaganfall
- Etablierung eines neuen (virtuellen) Versorgungssektors der »Zuhause-Versorgung« (»First-Line Digital Sector«).
  - Telemedizinische Anwendungen und Sensoren (Bewegung, Wärme, …) ermöglichen die Überwachung von Patienten zu Hause,
  - unterstützen bei der Durchführung der Prävention, der Reha-Therapie sowie der Nachsorge,
  - fördern die Therapietreue des Patienten (Compliance).

Die Ausdehnung der originären, vollstationären Wertschöpfungskette der Rehabilitation auf medizinische Leistungen zur Entlastung des vollstationären Sektors, auf ambulante Settings und auf digital basierte Leistungen im Bereich der »Zuhause-Versorgung« wird als strategische Entwicklungsposition unverzichtbar.

3. Potentiale der Prävention nutzen

In der Prävention und der Prä-Rehabilitation ist das Leistungsvermögen der Rehabilitation in Medizin und Therapie bisher nahezu ungenutzt. Dabei ist körperliche Leistungsfähigkeit ein prognostischer Parameter für die Vermeidung postoperativer Komplikationen. Auch erholen sich präoperativ sportliche (»fitte«) Patienten deutlich wirksamer und schneller.

Es ist empfehlenswert, die Prä-Rehabilitation und Prävention standardmäßig in ein sektorübergreifendes Therapie-Regime zu integrieren. Sie sollten auch als Leistungsmerkmale in der Qualitätsbeurteilung berücksichtigt werden.

Präventionsleistungen gewinnen bei einer alternden Bevölkerung immer mehr an Bedeutung. Die Struktur der Rehabilitations-Patienten entwickelt sich hin zu multimorbiden Patienten, deren Durchschnittsalter steigt und die zunehmend durch Gebrechlichkeit (Frailty), postoperatives Delir und Sturzgefahr den Betreuungsaufwand in der Rehabilitation deutlich erhöhen.

- Prävention kann einen wesentlichen Beitrag zur Pflegevermeidung leisten, damit die Lebensqualität älterer Menschen verbessern und gleichzeitig die Sozialkassen entlasten.
- Betriebliches Gesundheits-Management (BGM ist als wesentlicher Bestandteil der Prävention weiter zu stärken. Dabei ist BGM weit mehr als die gesundheitliche Betreuung der Mitarbeitet. Es umfasst alle Maßnahmen und strukturelle Veränderungen des Unternehmens oder der Organisation, die die Gesundheit der Belegschaft fördern können.

4. Trennung der Sektoren überwinden

Die sektorale Trennung im Gesundheitswesens ist ein Relikt aus der Vergangenheit. Sie steht einem modernen und leistungsfähigen, am Patienten orientierten Gesundheitswesen entgegen. Reibungsloses und kostengünstiges Funktionieren von Sektor übergreifenden Versorgungsprozessen setzt wirksame Koordination der verschiedenen Leistungserbringer entlang der Versorgungskette eines Patienten voraus. Koordinationsleistungen nehmen in einem »Wertorientierten Gesundheitssystem« einen bedeutenden medizinischen und ökonomischen Stellenwert ein.

Stellen wir den Patienten bzw. den Kunden mit prozessualen Innovationen in den Mittelpunkt.

- Einrichtung von Transferstationen: Sie koordinieren die Weitergabe von Patienten mit eingeschränkter/nicht gegebener Reha-Fähigkeit und Patienten mit sozialer Entlassungsindikation sowie nicht gesicherter häuslicher Nachsorge.
- Etablierung einer Reha-Visite: Sie dienen der Abklärung der Reha-Fähigkeit des Patienten durch einen Reha-Mediziner, der Einsteuerung des Patienten in den ambulanten oder stationären Reha-Bereich als auch der Klärung des Betreuungsbedarfs durch einen Vertragsarzt bei (vorübergehender) Entlassung in den häuslichen Bereich.
- Schaffung der Funktion eines Case Managers: Er fungiert als Organisationsdienstleister und Lotse für den kompletten sektorübergreifenden Versorgungsprozess eines Krankheitsbildes.
- Förderung von Campusmodellen: Optimierte medizinische und lokale Koordination an einem Standort aus Sicht des Patienten erhöht die Versorgungsqualität und gleichzeitig die Wirtschaftlichkeit.

5. Qualität stärker gewichten

Die Politik ist gefordert, ein möglicherweise preisdominiertes Einkaufsverhalten einzelner Kostenträger zugunsten einer qualitäts- und medizinisch anforderungsorientierten Versorgung zu unterbinden.

Reha-Leistungen sind Leistungen der Daseinsfürsorge und können insbesondere aus ethischen Gründen nicht vollständig einer Steuerung über einen freien Markt unterworfen werden. Bei Ausschreibungen muss evidenzbasierten Qualitätskriterien eine höhere Gewichtung eingeräumt werden als der Preiskomponente.

6. Kapital für Innovationen mobilisieren, zugleich Überkapitalisierung einhegen

Das Gesundheitswesen benötigt klare Rahmenbedingungen, die einerseits den Zufluss von Kapital in langfristige und nachhaltige Geschäftsmodelle ermöglicht, andererseits Auswüchse verhindert.

Da der Reha-Markt hoch-fragmentiert ist, lassen sich momentan Überrenditen durch die klassische »Buy-Reengineering-Exit-Strategy« erzielen. Daher werden – auch in Verbindung mit zunehmendem Kostendruck bei anhaltender Investitionslücke – in den nächsten Jahren verstärkt Finanzinvestoren in den Reha-Markt stoßen. Aber auch ausländische Gesundheitsketten haben deutsche Reha-Einrichtungen als ökonomisch attraktive Targets auf dem Wachstums-Radar. Sollte sich das Finanz-Engagement von Private Equity-Investoren auf dem Reha-Markt intensivieren, ist im Zeitraum von 15 Jahren mit einer »Reha-Blase« zu rechnen: Die Reengineering-Exit-Strategie erreicht ihre Grenze, wenn nach zwei oder drei Exits die Immobiliensubstanz in Fremdkapital umgewandelt ist, die Rationalisierungspotenziale ausgeschöpft sind und die Marktkonsolidierung weit fortgeschritten ist.

7. Dem Fachkräftemangel wirksam begegnen

Die bisher von der Politik getroffenen Entscheidungen zur Verbesserung der Personalsituation in der Pflege mögen von guter Absicht geprägt sein, aber sie vernachlässigen die zentralen, über Jahre verfestigte Ursachen des »Phänomens: Fachkräftemangel«:

- Die Vergütung der Pflegeberufe entspricht nicht dem Verantwortungs- und Belastungsprofil dieses Berufsstandes. Auch die steuerliche Belastung (insbesondere bei Überstunden) wirkt anreizfeindlich. Seit Jahren werden kaufmännische Berufe im Gesundheitswesen besser bezahlt, obwohl diese keinen direkten Beitrag zum Kerngeschäft leisten. So stieg die Zahl der Controller, während die Zahl der Pflegekräfte sank.
- Generell wurde zu wenig getan, um Pflegeberufe mit einem positiven Berufs-Image zu versehen (Pflege hat keine Stimme in Politik und Gesellschaft).
- Die Arbeitsbedingungen in den patientennahen Berufen sind seit Jahren familienfeindlich und gesundheitlich belastend.
- Es fehlt an Ausbildungskapazitäten und an einer attraktiven Vergütung während der Ausbildungszeit (wie dies aus anderen Ausbildungsberufen und Branchen bekannt ist).
- Die Anwerbung von Pflegekräften aus dem nicht EU-Ausland wird politisch verhindert. Hier ist die Regierung aufgefordert, einen pragmatischen Kurs einzuschlagen, der allen Beteiligten nützt, auch den Schwellenländern.
- Für arbeitsunterstützende Technologien und die Schaffung baulich-funktionaler Strukturen als Voraussetzung für Prozessoptimierung und Arbeitsvereinfachung fehlen die Finanzmittel, weil die Länder ihrer Verpflichtung zur Finanzierung von Investitionen seit Jahren nicht nachkommen.

Um die Mangelsituation bei Fachkräften im Gesundheitswesen zu beheben, ist die Politik mehr denn je gefordert, klare und attraktive Rahmenbedingungen zu etablieren. Hier erwartet die Branche ein Gesamtkonzept, das folgende Bereiche betrifft:
Neuregelung der Vergütung für Pflegeberufe:

- Erhöhung der Anzahl von Ausbildungsplätzen.
- Gestufte Vergütung während der Ausbildung.
- Wegfall der privaten Ausbildungsfinanzierung.
- Staatliche Prämien bei Abschluss der Ausbildung.
- Staatliche Prämien für Berufsrückkehrer in der Pflege.
- Aufnahme von Kriterien zur Beurteilung familienfreundlicher Arbeitsbedingungen in die Qualitätsbeurteilungssysteme von Kostenträgern bzw. des KTQ-Systems.

8. Der Blick über den Tellerrand – mit Sachverstand

Zuweilen bedient man sich in der politischen Diskussion gerne als vorbildlich angesehen Beispielen aus dem Ausland, um die eigene Position zu untermauern. Das ist auch in der Rehabilitation so. Galt vor nicht allzu langer Zeit das Gesundheits-System in den Niederlanden als Vorbild, wird heute gerne die beeindruckende Konsolidierung der Krankenhauslandschaft im Nachbarland Dänemark herangezogen.

Es ist gut und wichtig für Politik und Management, über den Tellerrand zu blicken, sich best practice-Beispiele im Ausland anzuschauen. Aber es ist mindestens genauso wichtig, die jeweils unterschiedlichen Rahmen- und Steuerungsbedingungen der dortigen Rehabilitation sachlich fundiert zu prüfen, bevor man unbedacht eine Nachahmung empfiehlt. Die Übertragungsfähigkeit solcher Modelle ist in der Regel wegen mangelnder Vergleichbarkeit der Verhältnisse sehr begrenzt.

Autorenverzeichnis

Geleitworte

Thomas Bublitz, Hauptgeschäftsführer des Bundesverbandes Deutscher Privatkliniken e. V. BDPK; Geschäftsführer des IQMG (Institut für Qualitätsmanagement) sowie der 4QD-GmbH

Prof. Dr. med. Jens Scholz, Vorstandsvorsitzender des Universitätsklinikums Schleswig-Holstein (UKSH); Professor (C 4) für Anästhesiologie und Direktor der Klinik für Anästhesiologie und Operative Intensivmedizin an das Universitätsklinikum Schleswig-Holstein

Prof. Dr. med. Matthias Köhler, Geschäftsführer Medizin VAMED Kliniken Deutschland GmbH

Die Autoren

Prof. Dr. oec. Alfred Angerer, ZHAW School of Management and Law, Leiter Management im Gesundheitswesen, CH Winterthur

Rudolf Bachmeier, Leitung Qualitäts- und Prozessmanagement bei *Johannesbad* Holding SE & Co. KG

Edeltraud Bernhard, Personalvorstand Medical Park AG

Andrea Bökel, Wissenschaftliche Mitarbeiterin, Medizinische Hochschule Hannover

Prof. Dr. rer.pol. Peter Borges, Gründer und Geschäftsführer der aktiva GmbH – Beratung im Gesundheitswesen GmbH

Dr. Maren Bredehorst, PhD, Fachreferentin Systembeobachtung & Forschung, Bundesarbeitsgemeinschaft für Rehabilitation (BAR), Frankfurt am Main

Gertrud Demmler, Vorständin Siemens-Betriebskrankenkasse

Dr. rer. pol. Christine A. von Eiff, Dipl.-Jur.(Uni), MBA, wissenschaftliche Mitarbeiterin im EU-Projekt »health-i-care« (Infektionsmanagement und Finanzierung der Infektionsprävention). Ehemalige Projekt-Mitarbeiterin am IHCI – International Health Care Institute der Universität Trier

dr. med. Maximilian C. von Eiff, St. Josef Krankenhaus, Hamm

Univ.-Prof. Dr. rer. pol. Dr. biol. hom. Wilfried von Eiff, Leiter des Centrums für Krankenhaus-Management (Universität Münster) sowie Academic Director des Center for Health Care Management and Regulation an der HHL Leipzig Graduate School of Management

Dr. med. Claudia Friedrich, Leitende Ärztin Mobiler Rehadienst und Beratung, Kreuznacher Diakonie

Univ.-Prof. Dr. med. Andreas J. W. Goldschmidt, ehem. geschäftsführender Leiter des Internationales HealthCare Management Institut IHCI, Trier

Prof. Dr. med. Bernhard Greitemann, Ärztl. Direktor Klinik Münsterland der Deutschen

Rentenversicherung Westfalen, Bad Rothenfelde

Prof. Dr. med. Bernd Griewing, Vorstand Medizin Rhön-Klinikum AG, Bad Neustadt a. d. Saale

Prof. Dr. med. Christoph Gutenbrunner, Chefarzt und Abteilungsleiter der Klinik für Rehabilitationsmedizin, Medizinische Hochschule Hannover

Prof. Dr. med. Bettina Hamann, Leiterin Psychokardiologie, Kerckhoff-Klinik GmbH, Bad Nauheim

RA Dirk van den Heuvel, Geschäftsführer des Bundesverbandes Geriatrie e. V.

Ulrich Holschbach, Leiter des Fachbereichs Vorsorge- und Reha-Leistungen, DAK Zentrale

Dr. phil. Michael John, Diplom-Medienwissenschaftler, stellvertretender Leiter des Innovationszentrums Telehealth Technologies am Fraunhofer-Institut für Offene Kommunikationssysteme FOKUS, Berlin

Thomas Keck, Erster Direktor DRV Westfalen

Ines Kehrein, Geschäftsführerin Lohmann Konzept GmbH

Eike Alexander Kraft, Head of Global Marketing & Communications, Roland Berger Holding GmbH

Prof. Dr. med. Gert Krischak, Leiter des Instituts für Rehabilitationsmedizinische Forschung an der Universität Ulm (IFR Ulm) und Chefarzt der Abteilung Orthopädie und Unfallchirurgie, Federseeklinik Bad Buchau

Admir Kulin, Geschäftsführer m.Doc GmbH

Prof. Heinz Lohmann, Gesundheitsunternehmer

Ulf Ludwig, Vorstand MediClin AG

Prof. Dr. med. Thomas Mengden, Ärztlicher Leiter Rehabilitation, Kerckhoff-Klinik GmbH, Bad Nauheim

Maximilian Michels, Mitgründer und Geschäftsführer von Caspar Health, Goreha GmbH

Matthias Müller, kaufmännischer Geschäftsführer, Kerkhoff-Klinik, Bad Nauheim

Dr. med. Björn von Pickardt, Chefarzt des Reha-Zentrums Teltow

Simon Pink, Bereichsleiter Marketing & Unternehmenskommunikation, Johannesbad Holding SE & Co. KG

Marc Raschke, Leiter Unternehmenskommunikation, Klinikum Dortmund, sowie freiberuflicher Public-Relations- und Personalmarketing-Berater

Dr. med. Konrad Rippmann, Geschäftsführer Lohmann Konzept GmbH

Dr. med. Wilfried Schupp, Chefarzt Neurologie/Neuropsychologie, Fachklinik Herzogenaurach

Dominik Walter M.A., Leiter Fachbereich medizinisches Prozessmanagement, Rhön-Klinikum AG, Bad Neustadt a. d. Saale

Dr. phil. Lars Weber, Geschäftsführer Reha-Zentrum Teltow, Berlin

Werner Weißenberger, Vorstand, CFO der Johannesbad Holding SE & Co. KG

Dr. phil. Volker Weissinger, Geschäftsführer des Fachverbandes Sucht e. V.

Dr. phil. Teresia Widera, Leiterin Systembeobachtung und Forschung, Bundesarbeitsgemeinschaft für Rehabilitation (BAR), Frankfut am Main

Dr. med. Andreas Winkelmann, Oberarzt Klinik und Poliklinik für Physikalische Medizin und Rehabilitation, LMU Klinikum der Universität München

Agnes Zimolong, Dipl. Gesundheitsökonomin, Geschäftsführerin aktiva – Beratung im Gesundheitswesen GmbH

Stichwortverzeichnis

A

Adhärenz   125
Adipositas- und Sucht-Prävention   117
Afrika   315
Agile Führung   93
Akademisierung   258
Akutstationäre Behandlungsbedürftigkeit (ASB)   73
Akutverweildauer   305
Ambulante geriatrische Rehabilitationseinrichtungen (AGR)   81
Ambulante medizinische Rehabilitation   281
Ambulante Rehabilitation   24, 281
Ambulantisierung   26
Anforderungsanalyse   126
Angst   76
Anreiz-Beitrags-System   90
Anreizsystems   116
Anschlussheilbehandlung   21
Anschlussrehabilitationsmaßnahmen   56
Antragsrehabilitation   21
Apps   77
Arbeitsunfähigkeits-(AU-)Tage   274
Arbeitsunfähigkeitsdauer   273
Arzt-Patienten-Verhältnis   295
Assessments   63, 225
Assistive Technologien   317
Assoziation   187
Aufgabe der Vertriebsorganisation   200
Ausschreibungen   258
Automatisierte Dokumentation   126

B

BACKLOG   95
Bedarfserkennung   36
Behandlungsgarantie   310
Behandlungslösung   32
Behandlungspfade   293
Belegungssteuerung   28
Benefit   109
Benutzermanagement   120
Benutzerschnittstellen   128

Berufliche Reintegration   58
Beschaffungsmarketing   183
Besondere berufliche Problemlagen (BBPL)   284
best company   102
Beziehungsmanagement   198
Biofeedback   75–76
Boundaryless Hospital   298
Brand   191
BT-Drucks   41
Bundesarbeitsgemeinschaft für Rehabilitation (BAR)   282
Bundesteilhabegesetz (BTHG)   73
Bundesverband Deutscher Berufsförderungswerke e. V.   50

C

Campus-Konzept   291
Case Management (CM)   47
Caspar-Health   134–136
Change-Management   125
China   311
CIMT (constraint induced movement therapy)   75
CKM-Führungsmodell   86
Cluster-Strategien   232
Community Based Rehabilitation (CBR)   306–307
Compliance   75–76
Content- und Social Media Marketing   201
conversion rate   201
Critical illness   73
customer journey   201
customer lifecycle   201
customer relationship management (CRM)   200

D

Dänemark   305
Datenschutz   124
Datenschutzaspekte   126

Datenschutzrechtliche Bestimmungen   113
Datensicherheit   124
Datenverarbeitung   120
Definition von Gesundheit der
  Weltgesundheitsorganisation (WHO)   306
Delir   63
Depression   76
Deutsche Rentenversicherung Bund   44, 47
Digitale Fabrik   139
Digitale Gesundheitsanwendungen   112
Digitale Nachsorge   132
Digitale Therapie   133
Digitalisierung   294
Digitalisierungsprozess   117
Direkte Kosten   277
Disabled people federation (DPF)   313
DRG   56
Duale Finanzierung   207

E

EBITDA   231, 239
Economies of Scale   230
Economies of Scope   230
Edukative Rehabilitationsauftrag   226
Effizienz   150
Effizienzsteigerung   123
Eigenfinanzierung   211
Eigenübungsprogramme   74
Einkaufsmodell   229
E-Learning   106, 118
Elektronische Kommunikationshilfen   75
Elektrostimulation   76
employer branding   144
engagement rate   201
Entlassungsmanagement   142
Entscheidungsautonomie   245
Erfolgsfaktoren   236
Erfolgsorientierte Vergütung   64
Ergebnisqualität   171
Ergebnisrendite   214
Erweiterte Ambulante Physiotherapie (EAP)
  282
Erwerbsminderungsrente   275
Europäische Datenschutz-Grundverordnung
  230
European Agency for Safety and Health at Work
  2015).   309
Evidenzbasierte Interventionen   74
Evidenzbasierung   261
Evidenznachweis   116
Externen Qualitätssicherungsergebnissen   223

F

Fachkräftemangel   28, 100
Fallmixes   220
Fehlsteuerung   223
Fernbehandlung   121
Finanzierungsformen   210
Finanzierungsplanung   207
Finanzinvestoren   229, 238
Finanzkrise   229
Finanzmanagement   207
Finnland   305
Firmenservice   47
Fitness Tracker   112
Flexirentengesetz   284
Fördergeber   258
Förderschwerpunkt   251
Förderung   258
Forschung   249
Forschungsinstitute   260
Forschungskoordination   259
Forschungsmanagement   259
Forschungsprojekte   249
Forschungsverbünde   254
Fragmentierte Märkte   239
Fraunhofer FOKUS   133
Frührehabilitation   21, 73
Führungskompetenz   88
Führungskräfteentwicklung   107
Führungstechnik   89
Führungsverhalten   89
Führungswerte   86

G

Gastroenterologie   23
Gebrechlichkeit   63
Gemischtes Finanzierungsmodell   217
Geriatrie   23, 79
Geriatriespezifische Rehabilitationsangebote   81
Geriatrische Patienten   79
Geriatrische Reha-Häufigkeit   80
Geriatrischen Rehabilitation   80
Geriatrischer Versorgungsverbund   82
Geschäftsmodellbasierte
  Finanzierungsalternativen   214
Gesetzliche Grundsätze   21
Gesetzliche Krankenversicherung   20
Gesundheitsakte   117
Gesundheitsforschung   121
Gesundheitswissenschaften   265
Gesundheitszentren   309
Ghana   315
GKV Spitzenverband   117

great place to work 101
Grundmietzeit 215–216

H

handicap-international.de 312
Health Systems Building Blocks 307
Healthy China 2030 311
Heilmittel-Richtlinien 77
Heilverfahren 21
Heimtrainingsprogramme 76
Herzinsuffizienz 63
Hilfsmittel 76
Holistisches Verfahren 74
Horizontale Integration 233
Hybride Integration 236
Hybride Modelle 37, 39
Hybridmodelle 38

I

ICF 73, 249
ICF Modell 307
ICSO-R 2.0 308
Identifikationsnutzen 186
Immobilie 213
Immobilienbasierte Finanzierungsalternativen 216
Indirekte Kosten 272
Individualisierte (patientenzentrierte) Therapie 39
Indonesien 311, 314
Infektionsprophylaxe 292
Informationsaustausch 121
Inkontinenzhilfen 76
Innovative Finanzierungsformen 211
Integrierte Versorgungsaufträge 63
Interaktion 120
Interaktionsmanagement 120
interdisziplinär 74
Intermittierende Rehabilitation 317
International Labour Organisation (ILO) 316
Interventionsstudien 261
Investitionen 209
Investitionsrisiko 128
IT und Robotik unterstützte Beschäftigungsmöglichkeiten 77

J

Joba Qualitätsmonitor 173
Jobbörsen 102
Job-Match 59

K

Kaia 133
Kaizen 154
Kapitalmarkt 239
Karriere-Website 101
Klappen-Erkrankungen 63
Kognition 75
Kognitive Defizite 63
Kommunikationsmanagement 120
Kommunikationspolitik 184
Kompensatorische Ansätze 75
Kompetenzanspruch (Mission) 182
Komplikationen 290
Kontinuierliche Weiterentwicklung 153
Kontrollgruppe 272–273
Konvention der Vereinten Nationen (UN) 306
Konzentrationstendenzen 38
Koronare Herzerkrankung (KHK) 63
Kosten-/Preiswettbewerb 38
Kosten-Nutzen-Analyse 277
Krüppelfürsorge 306
Kundenbindung 192
Künstliche Intelligenz 197

L

Langzeitbetreuung 77
Langzeitversorgung 74
Laterale Integration 235
Laufband 75
Lean 151–153, 156
Lebens- und Haushaltsführung 75
Lebensalltag 121
Lebensqualität 76
Lehre 249
Lehrstühle 255
Leitlinien 74, 126
Leitlinien und Behandlungsstandards 119
Logo 193

M

Magnet Nursing 86
Magnet-Krankenhaus 188
Management by Objectives 89
Marke 185, 191, 195
Markenamt 193
Markenbildung 191
Markenentwicklung 191
Markenfunktion 185
Markenkultur 188
Markenmanagement 182

Markenmedizin 33
Marketing 182
Marketing Automation 196
Marketing-Mix 183
Marktdynamik 229
Marktorientierte Unternehmensführung 182
Marktvolumen 22
MBOR B 59
MBOR C 59
Medizin 4.0 30
Medizingeräte 119
Medizinisch Beruflich Orientierte Rehabilitation (MBOR) 46, 284
Medizinisch-berufliche Orientierung 57
Medizinische Rehabilitation 159, 167
Medizinisches Rehabilitations-Netzwerk 313
Medizinprodukteentwicklung 127
Mehrstufigkeit 35
MeineReha 133
Ministry of Civil Affairs (MCF) 313
Ministry of Human Resources and Social Security (MOHRSS) 313
Mitarbeiter werben Mitarbeiter 102
Mobile Geriatrische Rehabilitation (MGR) 81
Mobile Rehabilitation 286, 288–289, 305
Mobilitätshilfe 312
Monistische Finanzierung 21, 305
Muda 152
multidisziplinär 58
multimodal 58, 134
Multimorbidität 63
Multiprofessionelles therapeutisches Team 74

N

Nachhaltigkeit 38–39
Nachsorge 36, 44, 60, 74, 77
National Health and Family Planning Commission (NHFPC) 313
Nationale Bewegungsempfehlungen 74
Netzwerke 77
Netzwerkmanagement 120
Neurologie 23
Neurologische Rehabilitation 306
Neuroplastizität 74
Norwegen 305
Notfallversorgung 294
Nutzen 270, 273
Nutzennachweis 116, 128

O

Öffentlich-private Partnerschaften 312
Omnikanalmanagement 140

Onbaording 100
Online Reputation Managementsystemen (ORM-System) 173
Online Therapie 133
Optimierung 150
Organisationseffizienz 245
Orthopädische Rehabilitation 23

P

Pacht 215
Pachtvertrag 214
Palliativmedizin 73
Partizipation 120
Patient Empowerment 115, 122
Patientenakte 142
Patientenfeedback 39
Patientennavigation 300
Patientenorientierung 152–153
PE-Geschäftsmodell 241
Personalentwicklung 100, 106
Personalmanagement 100
Personalmarketing 183
Personelle Ressourcen 63
Persönlichkeit 90
Pflegebedürftige und pflegende Angehörige 38
Pflegebedürftigkeit 281
Pflegemarkt 230
Pflegesätze 219
Phase B 73, 77
Phase F 73
Phasenmodell 73, 77
Plattform-Architektur 146
Pneumologie 23
Prähabilitationsmaßnahmen 63
Prävention 60, 113, 231
Präventionsmaßnahmen 43
Predictive Analytics 196
Preispolitik 184
primum nihil nocere 89
Private Equity 239
Private-Equity-Investoren 26
Prozesse 150
Prozessmanagement 150
Prozessoptimierung 150
Prozessqualität 171
Prozessvisualisierung 153
Psychosomatik 23

Q

Qualität 152, 188
Qualitätsdimensionen 171
Qualitätsindikatoren 172

Qualitätsmanagement 154, 159, 170
Qualitätsmessung 171
Qualitätsmonitoring 171
Qualitätsorientierte Fallsteuerung 223
Qualitätsorientierte Steuerung 168
Qualitätsparameter 37
Qualitätssicherung 159, 161, 168–171
Qualitätsstandard 124
Qualitätsverbesserung 160

R

Randomisierte, kontrollierte Studie (RCT) 271
REDIA-Studie 232, 290
Regelversorgung 124
Reha in der Pflege 73
Reha vor Rente 231
Rehabilitation vor und bei Pflege 79
Rehabilitationsbedarfe 36, 39
Rehabilitationsforschung 271
Rehabilitationsklinik 131, 133, 136
Rehabilitationslücke 57
Rehabilitationsmarkt 230
Rehabilitationssetting 221
Rehabilitationsträger 20
Rehabilitative Nachsorge 283
Reha-Kliniken 21
Reha-Qualitätssicherung 261
Reha-Visite 296
Reha-Wissenschaften 250
Rentenversicherung 20
Ressortforschung 258
Restitutive Ansätze 75
Rheumatologie 23
RHÖN-Campus-Konzept 300
Risikofaktoren 271–272
Risikoreduktion 186
Roboter 74
Robotic Process Automation 197
Robotik 77
Robotik assistiertes Training 75
Routinedaten 272
Rückverlegung 297

S

Sale-and-Lease-Back 242
sales funnel 201
Schiedstellenverfahren 22
Schnittstellen 127
Schnittstellenmanagement 120
Schnittstellenübergreifende Rehabilitation 60
Schuldscheindarlehen 216
Schweden 305, 308

Schwellenländer 311, 317
Schwimmbahn-Diagramm 154
SCRUM 94
SCRUM-Managements 96
Sektor übergreifendes Prozessmanagement 291
Sekundärprävention 115
Selbstmanagement 76, 114
Selbstwirksamkeit 122
Select-and-Destroy-Prinzip 292
Selektionshilfe 186
Selfapy 133
Sensoren 119
Sensorik 115
Servicekommunikation 144
SGB IX 249
Shareholder Value 87
Sicherheitsmanagement 120
Sinn und Zweck 87
Skandinavien 317
Social Networking 118
Sozialgesetzgebung 20
Sozialleistungsträger 20
Spiegeltherapie 75
Standards 126
Strategische Planung 208
Struktur-/Potenzialqualität 171
Strukturkriterien-basierte Vergütung 64
Studium 265
Suchmaschinenoptimierung 195
Suchtrehabilitation 169
Sustainable Development Goals (SDG) 316

T

Team (virtuelles) 74
Teamkommunikation 77
Teamkonferenzen (virtuelle) 74
Team-Management 74
Teilhabe 34–35
Telecoaching 118
Telekonsile 122
Telekonsultation 74
Telemedizin 76
Telemonitoring 118
Telerehabilitation 113
Tele-Reha-Nachsorge 132–134
Teletherapeutische Betreuung 75
Tele-Therapie-Anbieter 132
TErrA 50
Therapieanalyse und -steuerung 122
Therapieangebote 63
Therapiefrequenz 134
Therapieplattform 136
Therapietreue 121, 127
Transaktionale Führung 89

Transfer 264
Transformation 156
Translationale Medizin 294
Triple Aim 305

U

Ü45-Gesundheitscheck 41
Übergangszeiten 56
Umsatzmargen 198
Umsetzung 264
Unfallversicherung 20
Universal Health Coverage 306
UN-Konvention 316
Unternehmensanleihen 216
Unternehmenskultur 191
Unternehmerisches Denken 88
USA 305

V

Value 152
Verantwortung 87
Vergütungshöhe 37
Vergütungssätze 222
Verschwendung 152, 154, 156
Versorgungsforschung 257
Versorgungsnetze 294
Vertikale Integration 233
Vertragsgrundlage 116
Vertrieb 198
Verweildauersteuerung 222
Videokommunikation 116
Virtuelle Realität 75
Vivy 139
Vorrang 35

Vorsorge 36
Vorwärtsintegration 233
VUCA-Welt 86

W

Wartezeit 156
Web of Science 262
Weiterempfehlungsbereitschaft 182
Weiterentwicklung 259
Wertbeitrag der Führung 91
Wertorientierte Führung 85
Wertschöpfungskette 143
Wettbewerb 30
WHO 316
Wirksamkeit 270, 273
Wirksamkeitsforschung 265
Wirksamkeitsnachweis 128
Wohnortnahe Rehabilitation 285
Wohnortnahe Rehabilitationskonzepte 38
Work-Life-Balance 104
World Bank 316
World Report on Disability 307
Wundmanagement 56
Wunsch- und Wahlrecht 21

Z

Zentrum für rehabilitative Medizin (ZrM) 302
Zertifizierungsverfahren 160–161
Zielgruppe 199
Zielgruppenorientierte Rehabilitationskonzepte 38
Zugangsbarrieren 136
Zukünftiger Versorgungsbedarf 80
Zuwendungen 258

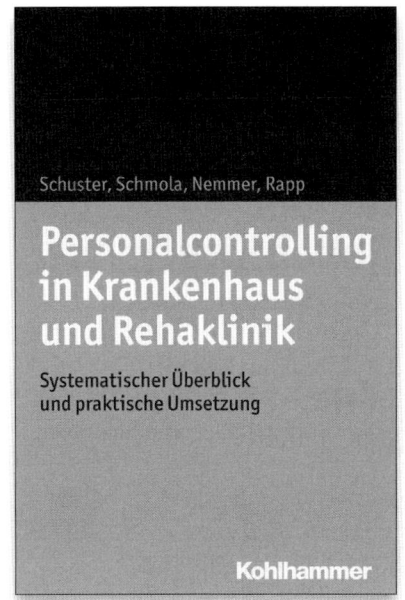

Schuster/Schmola/Nemmer u.a.

Personalcontrolling in Krankenhaus und Rehaklinik

Systematischer Überblick und praktische Umsetzung

2018. 180 Seiten,
28 Abb., 54 Tab. Kart. € 36,–
ISBN 978-3-17-033120-4

auch als EBOOK

Im Spannungsfeld von medizinischer Leistung und wirtschaftlichem Handeln von Krankenhäusern und Rehakliniken kommt der Ressource Personal ein besonderer Stellenwert zu. Durch ein Personalcontrolling-System können zum einen personalwirtschaftliche Informationen quantifiziert und strukturiert werden und zum anderen unterstützt es dabei, Potenziale festzustellen und zu nutzen. Das Buch gibt einen systematischen Überblick über das Thema. Sämtliche Instrumente des Personalcontrollings, z.B. Soll-Ist-Vergleiche, Balanced Scorecard und Szenario-Technik, werden nicht nur theoretisch beschrieben, sondern mit zahlreichen Beispielen praxisnah vermittelt. Hierbei fließen die Erkenntnisse einer großen Befragung von Führungskräften im Krankenhaus ein. Ein Kapitel widmet sich ergänzend der Systematik von Personalbedarfsberechnungen, ein weiteres der Prozesskostenrechnung.

W. Kohlhammer GmbH
70549 Stuttgart

Kohlhammer

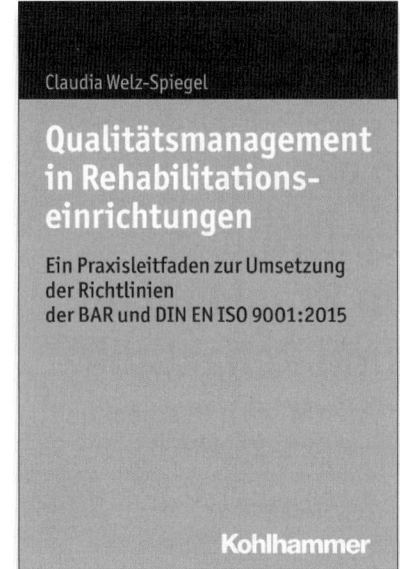

Claudia Welz-Spiegel

Qualitäts- management in Rehabilitations- einrichtungen

Ein Praxisleitfaden zur Umsetzung der Richtlinien der BAR und DIN EN ISO 9001:2015

2017. 110 Seiten, 4 Tab. Kart. € 36,- ISBN 978-3-17-022618-0

Die Bundesarbeitsgemeinschaft für Rehabilitation (BAR) verpflichtet die Einrichtungen der ambulanten und stationären Rehabilitation, ein internes QM-System aufzubauen und nachzuweisen. Für stationäre Rehabilitationseinrichtungen besteht eine Zertifizierungspflicht. Dieser Praxisleitfaden bietet dem Leser neben den wichtigsten Anforderungen und Vorgaben der BAR und der DIN ISO einen detaillierten Leitfaden zur Entwicklung eines internen QM-Systems in einer ambulanten und stationären Rehabilitationseinrichtung. Im Praxisteil werden Hilfestellungen zur Interpretation und Anwendung der BAR-Anforderungen und der ISO-Normen gegeben. Eine Fülle von Tipps macht diesen Praxisleitfaden zu einem hilfreichen Werkzeug für Projektleiter in Rehabilitationseinrichtungen.

W. Kohlhammer GmbH
70549 Stuttgart

Kohlhammer